GROWTH and DEVELOPMENT Through the Lifespan

Second Edition

인간 성장과 발달

생애주기별 접근

제 2 판

Kathleen M. Thies | John F. Travers

강경아 김신정 조경미 외 공역

Jones and Bartlett

JMK

GROWTH and DEVELOPMENT
Through the Lifespan

Second Edition

인간 성장과 발달
생애주기별 접근

제2판

Kathleen M. Thies | John F. Travers
강경아 김신정 조경미 외 공역

ORIGINAL ENGLISH LANGUAGE EDITION PUBLISHED BY
Jones & Bartlett Learning, LLC
5 Wall Street
Burlington, MA 01803 USA

저자 서문

전문의료인에게 있어서, 생애주기별에 따른 인간의 성장과 발달에 대한 이해와 통찰력은 동료나 대상자와의 관계를 더욱 강화시킬 수 있는 기회를 제공한다. 새로운 세기에는 최신의 이론과 기술, 다양한 인간 특성에 관한 관점들이 개발되어 인간발달의 경로가 좀 더 명확하게 이해될 수 있을 것이라는 희망을 제공해 줄 수 있다. 간호 학생들의 주요한 과제는 모든 대상자와 가족들에게 발달에 따른 적절한 간호를 제공하고 지식과 전문성을 충분히 활용할 수 있도록 생애주기별로 인간 성장과 발달에 대해 이해해야 한다. 즉, 다양한 연령대의 사람들에 대한 특징과 문제, 욕구를 이해해야 하는 것이다.

K.M.T
J.F.T

서론: 인간발달의 특성

사람은 태어나서 자라고, 발달하고, 성숙해가면서 아동에서 성인으로 변화하며, 그 후 점차 노화과정을 겪게 된다. 이러한 극적인 변화를 경험한 사람에게는 어떤 일이 생기는 것일까? 무엇이 행복한 삶 또는 비극적인 삶에 영향을 미치는 것일까? 우리들은 연령이 늘어감에 따라 특정한 인생의 시기와 연관된 문제들과 만나게 된다. 자신의 개인적 상황과는 관계없이 각 인생의 단계마다 피할 수 없는 어려움에 직면하게 될 수도 있다. 이러한 도전들 중 상당 부분은 신체적인 것으로, 전문적인 지식과 이해가 요구된다. 간호의 삶에 헌신하는 사람들에게 있어서 인간발달에 대한 이해는 성공적이고 온정적인 서비스를 위해 매우 중요한 요소가 된다.

인간발달은 수정부터 사망까지의 생애주기에 걸쳐 신체적 · 심리사회적 변화를 나타내며 이에 따라 흥미로우며, 때로는 어리둥절하게 만드는 현상이다. 신체의 변화에는 무력한 유아에서부터 걷고 말하는 2세까지의 변화와 같은 확실한 성취도 포함된다. 또한 더 복잡한 언어 패턴의 출현과 모호한, 심지어는 숨겨진 의미를 이해하는 능력과 같은 확실하지 않은 심리사회적 변화까지도 포함한다. 이러한 발달상의 변화가 어떻게 발생하는지에 대해 다루려는 시도가 학습자로 하여금 성장과 발달에 대해 설명하는 근본이 된다.

발달기원

우리는 이번 개정판에서 생물정신사회적 상호작용의 역할을 강조함으로써 발달의 복잡 미묘한 문제를 밝히려는 시도를 하였다. 이러한 기법이 좀 더 이해 가능한 연구에 기본틀을 제공하고 발달의 복잡성에 대해 설명하는 데 도움이 될 것이라고 믿는다. 아래와 같은 방식으로 상호작용하면서 발달을 유도하는 힘(forces)에 대해 생각해 보기를 바란다.

유전
↕
뇌
↕
행동
↕
환경

예를 들면, 7세 아동은 일반적으로 사고를 거꾸로 뒤집는 경향이 있다. 다시 말하면, 그들이 밟아온 단계를 다시 추적해 감으로써 어떻게 해답에 도달했는지를 설명할 수 있다. 두 개의 유리병 중 한 유리병에서 좀 더 높이가 높고 가는 다른 유리병 쪽으로 물을 쏟아 부으면 물의 위치가 더 높아진다. 그러나 대부분의 7세 아동은 물의 양이 똑같다고 말할 것이다. 어떻게 알았는가 하고 물으면 머리 속으로 물을 다시 옮겨 담았다고 말할 것이다.

이러한 변화는 체력(뇌발달), 인지능력(지능), 심리사회적인 힘(환경)의 결합을 반영한다. 이러한 발달상의 영향력의 상호작용을 생물정신사회적 상호작용이라고 부른다(이 개념에 대한 상세한 논의는 데이시, 트래버스, 앤 피오르, 2009 참조). 인간발달에 대한 이해의 핵심은 발달을 나타내는 상호작용에 대한 추구이다.

발달기

각 시기별 주요한 특징에 대해 기술하였으며 생애주기는 다음과 같이 구분하였다.

- 태아기: 수정 기법, 유전적 발견, 산전 해당 개월의 중요한 발달 단계, 초기의 문제로 이어지는 상당수의 위험과 같은 화제에 대해 검토하였다. 우리의 목적은 출생 시에 능동적 · 적응적 인간이 되는 결과를 불러오는 태아의 특성에 대해 이해하기 위함이다.
- 영아기와 유아기(0~2세): 영아기는 신체적, 심리사회적 변화가 놀랍도록 빠른 속도로 나타나게 되는 시기를 말한다. 걷기나 말하기도 충분히 관찰가능한 변화이지만, 이러한 변화를 둘러싼 영아, 유아와 성인 간의 정교한 상호작용도 미래 사회적 관계의 기반을 수립한다.
- 학령전기(2~7세): 성장이 약간 느린 속도로 계속 진행되지만, 언어와 인지 발달은 추상적인 능력을 의미한다. 또래들이 좀 더 중요해지고, 아동은 그들의 사회적 관계의 범위를 꾸준하게 확대해 감에 따라 나는 누구인가(자아의식)에 대한 적절한 개념을 습득할 수 있게 된다.
- 학령기(7~12세): 아동들이 이제까지 없었던 추상적인 활동(문제 해결, 창의력 시범)에 참여할 수 있는 인지능력이 생겨난다. 아동기의 세계가 확대되어 감에 따라 친구, 학교, 매체로부터 점점 늘어나는 다양한 형태의 자극과 만나게 된다.
- 청소년기: 신체적 변화나 심리사회적 변화와 맞물린, 정체성에 대한 탐구는 자아에 대한 강렬한 집착을 만들어낸다.
- 성인기: 성공적인 노화를 위해 반드시 숙달해야 하는 다양한 발달상의 과제가 발생한다. 결혼, 가족, 건강, 재정, 노화와 관련된 피할 수 없는 문제가 이 시기를 특징짓는다.

발달상의 이슈

유전 또는 교육

인간발달에 관한 연구에서, 특정한 주제가 상당한 규칙성을 가지고 나타난다. 한 가지 예가 유전적인 경향(천성)이나 주변의 세계(교육)가 발달에 큰 영향력을 행사하는지의 여부에 관한 문제이다. 다시 말하면, 유전자나 환경 중에서 어느 것이 더 결정적인 작용을 하는가이다. 대부분의 발달심리학자들은 발달을 형성하는 데 있어서 이러한 두 힘 간의 상호작용으로 기우는 경향이 있다. 다시 말해서, 유전자와 환경 사이의 상호작용이 개인의 발달을 설명한다. 유전적 유산을 사용하는 인간은 수동적인 수혜자가 아니라 오히려 자신의 운명에 대한 능동적인 형성가로서 환경과 상호작용한다.

문화의 역할

다양한 문화권의 구성원들 간의 상호작용이 매일 발생하기 때문에 문화와 인간발달의 관계는 사회에 있어 매우 중요하다. 나와 다르게 보이는 타인에 대한 반응이 학교에서의 성취, 직장 내에서의 성공, 조화로운 인간관계에 상당한 영향을 미칠 수 있다. 예를 들면, 다양한 문화권의 대상자는 다양한 방식으로 간호사를 포함한 전문의료인과 상호작용을 하게 된다. 그들의 학습 방식도 다양하고, 이러한 다양성이 의료에 대해 생각하는 방식에도 영향을 미칠 수 있다. 이러한 모든 차이가 발달상 영향을 미친다. 문화와 건강한 발달 간의 관계에 대해 인식하고 성공적인 간호 능력을 도모하는 문화적 실천사례(예: 육아, 교육 태도)에 대해 이해할 수 있기를 바란다.

성의 역할

성은 발달상 강력한 사회심리 요인이다. 비록 남성과 여성에 대한 고정적인 편견이 서서히 사라지고 있지만, 사람들이 엄격한 역할 특징에 따라 대우를 받는다면 그 잠재력은 즉시 제한된다. 아동은 그들을 둘러싼 세계로부터 신속하게 사회적 범주를 구성하고, 이러한 범주에 특정한 특징들을 부여하며, 범주마다 라벨을 표시한다. 이러한 과정은 아동들이 자기만의 세계를 구축하는 데 도움이 된다는 점에서 긍정적이다. 그러나 안타깝게도, 특정 범주와 연관된 특징이 제한적이라면, 이러한 과정은 부정적일 수도 있다(예: "소녀들은 수학을 잘 못한다").

안정 대 변화

안정과 변화 사이의 균형은 간호사와 대상자 간의 관계에 영향을 미치는 또 다른 문제이다. 인간은 놀라운 탄력성을 보이는데, 이것이 인간의 변화능력을 증명한다. 그러나 탄력성은 한계가 있고, 이것이 안정의 지연 효과를 증명한다. 대부분의 발달심리학자들은 안정과 변화의 존재를 모두 주장한다.

발달상의 관점

발달 자료를 의미있는 지식체계로 구성하는 한 가지 방법은 이론의 사용을 통한 방법이다. 이론은 많은 사실에 근거한 자료를 이해하고 질서를 가져오는 데 도움이 되는 아이디어의 통합된 집합이다. 특정한 발달의 측면에 대해 가장 잘 설명한다고 생각하는 아래의 이론들 중에서 각각의 이론에 대한 특징을 선택해 볼 수 있다.

- 정신분석이론: 지그문트 프로이드와 에릭 에릭슨의 연구 때문에 아마도 가장 잘 알려진 이 이론은 인간 발달, 특히 인격 발달에 대해 무의식적인 힘의 산물이라는 설명을 시도한다. 에릭슨은 프로이드와의 기본적인 의견 합의를 통해, 발달에 있어서 개인의 환경(가족, 학교, 친구)을 크게 강조하였다.
- 인지이론: 인간발달에 관한 인지적 관점에 대해서는 장 피아제가 가장 잘 표현하였다. 피아제는 인지 발달이 인지 구조가 발달함에 따라 진행되어 간다고 믿었다. 인지구조의 변화 특성으로 피아제는 지능발달이 일련의 단계 속에서, 즉 감각운동, 전조작, 구체적조작, 형식적조작의 단계 속에서 발생하게 된다고 추측하였다.
- 인본주의 이론: 인본주의심리학파의 지지자인 아브라함 매슬로우는 정상발달이 발생하게 된다면 인간의 기본 욕구가 반드시 충족되어야 한다고 믿었다. 매슬로우는 인간의 욕구가 만약 충족될 경우 자아 실현으로 이어지는 욕구의 위계 개념을 형성하였다.
- 문화 대 맥락이론: 문화 또는 맥락 관점으로도 알려진 인지발달의 다양한 해석을 레브 비고츠키가 제안하였다. 비고츠키는 인지 발달을 이해하는 단서가 개인의 사회화 과정(예: 사람들이 자신을 둘러싼 주변 사람들과 맺는 관계)에서도 찾을 수 있다고 믿었다. 문화적-맥락적 기본틀 안에서 작업한 우리 브론펜브레너(Uri Bronfenbrenner)는 사람의 삶을 형성하는 데 있어서 환경의 중요성을 강조하였다. 그는 발달에 관한 시스템 분석을 제안하였다. 여러 시스템(미시체계, 중간체계, 외체계, 거시체계)에 대해 파악한 브론펜브레너는 개인의 성장이 계속 확대되어 가는 환경 네트워크에 의해 영향을 받고 있음을 시사했다.
- 학습 이론: B.F.스키너와 같은 심리학자들은 발달에 관한 최고의 설명이 학습에 있다고 오래 전부터 주장해 왔다. 학습 관점을 사용한 스키너는 개인의 행동이 강화될 때 발달도 진행된다고 주장하였다. 스키너의 연구의 한 갈래가 사회인지학습관점이다. 앨버트 반두라에 의해 많은 사람들에게 알려진 이 관점은 어떻게 사람들이 행동하고 그러한 과정 속에서 발전해 가는지를 설명하기 위해 모델링이나 관찰 학습을 강조하였다. 다시 말하면, 다른 사람들의 행동을 관찰함으로써 사람들은 자기만의 방법을 배우게 된다.

'인간 성장과 발달-생애주기별 접근(Growth and Development Through the Lifespan)'의 이번 2판에서는 1판에서 우리가 제시한 목표를 여전히 달성하고자 노력하였다.

- 우리는 생애주기발달의 통찰력과 이해를 제공하고, 가장 최근에 가장 결과가 좋은 연구가 지지하고 있는 주제에 대한 논의에 열중하고 있다. 또한 우리의 독자들과 관련이 있는 주제를 포함시키고자 한다.
- 우리는 우수한 건강관리를 제공하기 위해 실무적이고 유용한 시사점을 기초로 책 전체에 걸

쳐 제시된 개념의 명확한 적용을 제공해야 할 필요성에 대해 인식하고 있다.

- 미국이라는 나라는 이민자의 수가 꾸준히 증가하는 나라이기 때문에 발달에 있어서 문화가 수행하는 역할에 대해 분석역량을 늘려 왔다.
- 이러한 목표에 도달하기 위한 시도로서, 우리의 연구를 가능하면 독자친화적이고 매력적인 연구로 만들기 위해 모든 노력을 기울여 왔다.

출처

• Dacey, J., Travers, J., & Fiore, L. (2009). *Human development across the lifespan* (7th ed.). New York: Mc-Graw-Hill.

약어

A	adenine(아데닌)
ADA	Americans with Disabilities Act(미국장애인법)
ADD	attention-deficit disorder(주의력 결핍장애)
ADHD	attention-deficit/hyperactivity disorder(주의력결핍과잉행동장애)
AGA	appropriate for gestational age(적정임태연령)
AIDS	acquired immune deficiency syndrome(후천성면역결핍증)
AIP	artificial reproductive technology(인공생식술)
ART	assisted reproductive technology(보조생식술)
BADL	bodily activities of daily living(일상생활운동)
BNBAS	Brazelton Neonatal Behavioral Assessment Scale(브래즐턴 신생아 행동평가 척도)
BPD	bronchopulmonary dysplasia(기관지폐형성이상)
C	cytosine(시토신)
CF	cystic fibrosis(낭포성 섬유증)
cm	centimeter(센티미터)
CMV	cytomegalovirus(거대세포바이러스)
CNS	central nervous system(중추신경계)
CVD	cardiovascular disease(심장혈관계 질병)
dL	deciliter(데시리터)
DNA	deoxyribonucleic acid(디옥시리보핵산)
DOE	Department of Energy(미국에너지국)
DSM-IV	Diagnostic and Statistical Manual of Mental Disorders, Fourth Edition (정신장애 진단과 통계편람 제4판)
EDC	estimated date of confinement(분만예정일)
EEG	electroencephalogram(뇌전도)
ELSI	ethical, legal, and social issues(윤리적, 법적, 사회적 이슈)
ERT	estrogen replacement therapy(에스트로겐 보충요법)
ESL	English as a second language(제2의 언어로서의 영어)
FSH	follicle-stimulating hormone(난포자극호르몬)
FTT	failure to thrive(성장 장애)
G	guanine(구아닌)
g	gram(그램)
GIFT	gamete intrafallopian transfer(난관 내 배우자 이식)
GnRH	gonadotropin-releasing hormone(생식샘자극호르몬방출호르몬)
HGP	Human Genome Project(인간게놈프로젝트)
HIV	human immunodeficiency virus(인간 면역 결핍 바이러스)

IADL	independent activities of daily living(독립적인 일상생활활동)
IDDM	insulin-dependent diabetes mellitus(인슐린의존당뇨병)
IDEA	Individuals with Disabilities Education Act(장애인교육법)
IUD	intrauterine device(자궁내장치)
IVF	in vitro fertilization(시험관 아기)
kcal	kilocalorie(킬로칼로리)
kg	kilogram(킬로그램)
lb	pound(파운드)
LBW	low birth weight(저체중출생아)
LDL	low-density lipoprotein(저밀도리포단백질)
LEP	limited English proficiency(제한된 영어 능력)
LH	luteinizing hormone(황체형성호르몬)
mg	milligram(밀리그램)
mL	milliliter(밀리리터)
mRNA	messenger ribonucleic acid(메신저 리보핵산)
NAEYC	National Association for the Education of Young Children(전국유아교육협회)
NICHD	National Institute of Child Health and Development(아동건강과 개발 연구소)
NIH	National Institutes of Health(미국국립보건원)
NYLS	New York Longitudinal Study(뉴욕장기종단연구)
oz	ounce(온스)
PCB	polychlorinated biphenyl(폴리염화바이페닐)
PID	pelvic inflammatory disease(골반염)
PIVH	periventricular-intraventricular hemorrhage(뇌실주위-뇌실내 출혈)
PKU	phenylketonuria(페닐케톤뇨증)
PNS	peripheral nervous system(말초신경계)
PTSD	post-traumatic stress disorder(외상후 스트레스 장애)
RDS	respiratory distress syndrome(호흡장애증후군)
RNA	ribonucleic acid(리보핵산)
SAT	Scholastic Assessment Test(대학진학적성시험)
SES	social and economic status(사회경제적 지위)
SGA	small for gestational age(재태기간에 비해 작은 신생아)
STD	sexually transmitted disease(성매개감염병)
T	thymidine(티미딘)
VLBW	very low birth weight(극소저체중출생아)
ZIFT	zygote intrafallopian transfer(접합자 자궁관내 이식)

역자 서문

인간은 수정되는 순간부터 계속하여 성장하고 발달해 간다. 이러한 인간의 성장과 발달은 모든 학문 분야에서 관심을 받고 있지만, 특히 인간을 대상으로 하는 간호학에서는 중요하게 가치를 두고 있고, 간호교육 전반에 걸쳐 관련 지식을 적용할 수 있는 철학적 근본이 된다.

간호학을 전공하는 학생들은 실무 현장을 접하기 전에 인간의 전 생애에 대한 이해를 통해 인간의 발달주기에 따른 특성을 이해하고, 이를 바탕으로 각 발달단계에 있는 대상자에게 생애주기에 따른 접근을 할 수 있다.

인간의 성장과 발달은 각 개인을 포함하여 주위에 있는 모든 사람들이 어떠한 성장과 발달 과정을 통해 현재에 있고 미래에 접근할지를 알려준다. 간호학생들은 인간의 성장과 발달에 대한 학습을 통해 과거를 이해하고 현재를 살아가며, 미래를 어떻게 대비해야 할 것인지를 이해하고 적용할 수 있다. 이러한 학습을 통해 인간, 환경, 건강, 간호에 대한 지식, 태도 및 기술을 함양하는 기회가 될 수 있다.

본 역서는「인간 성장과 발달: 생애주기별 접근」이라는 이름으로 출간되며, 총 7부, 69장으로 구성되어 있고, 각 장은 핵심적이고 요약적인 내용으로 구성되어 있어서 일목요연하게 내용을 이해할 수 있다. 또한 7개의 부로 구성된 내용 뒤에는 연습문제가 제공되어 학습한 내용을 다시 확인할 수 있다.

각 장은 다음과 같은 특성을 지니고 있다.

제1부 '주요 발달이론과 이슈'에서는 각 발달이론가의 주요 이론적 관점이 제시되어 있으므로 각 발달이론가들이 주장하는 이론을 알기 쉽게 접할 수 있다.

제2부 '태아발달'에서는 유전자와 수정부터 태아발달에 미치는 영향과 난임, 미숙아에 대한 내용을 다루었다.

제3부 '영아기'에서는 신생아 사정부터 신생아, 영아의 성장과 발달에 대한 내용을 다루었다.

제4부 '유아기'에서는 유아기의 성장 발달과 가족관계, 입양, 이혼의 내용을 다루었다.

제5부 '학령기'에서는 학령기의 특성과 함께 아동과 밀접한 학교에 대한 내용을 포함하고, 장애를 가진 아동에 대한 내용을 포함하였다.

제6부 '청소년기'에서는 청소년의 특성과 성 발달, 비행과 폭력, 정신건강문제를 포함하였다.

제7부 '성인기'에서는 성인초기, 성인중기, 성인후기의 신체, 인지, 심리사회발달에 대한 내용을 포함하였다.

이 책은 인간의 성장과 발달을 생애주기별로 접근한 번역서로, 간호학을 배우는 학부 학생부터 대학원생, 임상 현장에서 활용할 있도록 간단하고 명료하게 제시되어 있다.

본 역서가 나오기까지 번역을 위해 수고를 하신 여러 교수님들과 출판과 편집을 위해 지원을 아끼지 않으신 JMK 임직원 여러분께 깊은 감사를 드린다.

2016년 8월

역자 일동

차례

4부: 유아기 165

5부: 학령기 237

6부: 청소년기 297

7부: 성인기 357

1부

주요 발달이론과 이슈

미리보기

프로이드가 인간발달이론에 미친 영향은 아래에 제시된 영역이다.

- 인격구조를 구성하는 요소는 세 가지로, 이드(본능)와 자아, 초자아가 있다.
- 방어기제가 불쾌한 감정, 특히 불안감과 죄의식으로부터 자아를 보호한다.
- 인식 수준은 세 가지로, 의식, 전의식, 무의식이 있다.
- 아동의 원시적 욕망에 대한 통제는 5가지 심리성적 단계를 거친다.
- 정신분석은 무의식적 갈등, 동기, 방어에 대해 이를 해결할 수 있도록 인식을 불러온다.
- 아동의 초기경험이 성인행동과 방어의 근원이 된다.

1장

프로이드: 정신분석이론

주요어휘

- □ 갈등(conflict)
- □ 고착(fixation)
- □ 구강기(oral stage)
- □ 남근기(phallic stage)
- □ 무의식(unconscious)
- □ 반동 형성(reaction formation)
- □ 방어기제(defense mechanisms)
- □ 변위(displacement)
- □ 성기기(genital stage)
- □ 억압(repression)
- □ 역전이(countertransference)
- □ 오이디푸스 콤플렉스(oedipus complex)
- □ 의식(conscious)
- □ 이드(Id)
- □ 자아(ego)
- □ 잠복기(latency stage)
- □ 전의식(preconscious)
- □ 전이(transference)
- □ 정신분석(psychoanalysis)
- □ 정체성확인(identification)
- □ 초자아(superego)
- □ 투사(projection)
- □ 합리화(rationalization)
- □ 항문기(anal stage)
- □ 회귀(regression)

프로이드는 누구인가?

1856년에 태어난 지그문트 프로이드는 오스트리아 비엔나에서 유대상인의 아들로 태어났다. 1886년 의과대학을 마친후, 히스테리를 전문으로 하는 신경학 실습을 시작하였다. 특성상 신경학의 기원이 성에 있다는 결론을 내린 그는 환자가 과거의 경험을 다시 떠올릴 수 있도록 정신분석기법을 개발하였다. 여성 환자들이 그들의 아버지와 사춘기전 성적 조우를 했다고 보고했을 때, 프로이드는 이러한 조우가 환상인지 아니면 실제 경험인지를 알아보려고 했다. 그는 자기분석도 실시하였으며, 그의 심리성적발달이론은 궁극에는 이러한 과정을 통해 발전하게 되었다.

프로이드는 우울증을 완화시키려 코카인에 탐닉했지만, 니코틴 중독으로 구강암에 걸려 사망에 이르렀다. 1938년, 비엔나 정신분석협회를 파괴시킨 나치로부터 도피하기 위해 건강이 좋지 않은 상태에서 비엔나를 떠났으며, 1939년 런던에서 사망하였다.

인격의 구조

프로이드는 인격의 요소를 세 가지로 구분하였다. 그 요소는 이드, 자아, 초자아이다. 그의 **이드**에 대한 개념화는 다윈의 영향을 받았다. 이드는 본능적 충동, 특히 성, 음식, 공격성이 자리하는 영역이다. 쾌락욕구 원칙에 따라 작동하는 이드는 즉각적인 만족을 추구하고 육체적, 심리적 고통을 회피하고 싶어 한다. 이드는 비논리적인 일차적 처리 사고에 관여하고 환상에 빠진다.

> 프로이드는 인격의 구성요소를 세 가지로, 즉 이드와 자아, 초자아로 구분하였다.

이드의 자기고양적 쾌락의 욕구는 사회의 수용가능한 행동에 대한 규범과 충돌한다. 이 갈등으로부터 자아가 생겨나고, 이드를 곤경에서 벗어나게 하는 역할을 한다. **자아**는 현실 원칙을 바탕으로 결정을 내림으로써 이드의 욕구와 사회의 기대의 균형을 유지한다. 다시 말하면, 본능적 충동을 충족시키기 위한 사회적으로 적절한 수단이 발견될 때까지 만족을 지연시킨다. 자아는 현실적인 이차적 처리 사고에 관여하고, 문제를 해결하려고 노력한다.

초자아는 인격의 도덕적인 요소이다. 3~5세경에 나타나는 초자아는 선한 행동과 나쁜 행동에 대한 사회적 표준의 내재화를 의미한다. 자신의 행동에 대해 스스로 감시하는 개인의 방식이다. 초자아가 너무 많은 것을 요구하게 될 때, 개인은 도덕적 완벽을 충족시키지 못했다는 지나친 죄책감을 느낀다. 초자아가 없으면 개인은 후회의 마음을 느끼지 못한다.

> 3~5세경에 나타나는 초자아는 선한 행동과 나쁜 행동에 대한 사회적 표준의 내재화를 의미한다.

인식과 꿈의 수준

프로이드는 세 가지 수준의 인식을 파악하였다. 그것은 **의식**, 전의식, 무의식이다. 의식은 현재에 대한 인식으로 구성된다. **전의식**은 표면 바로 아래에 자리하고 있는 것으로서, 사람이 알고는 있지만 지금 당장 생각하지 못하는 물질을 감싸는 집과 같다. **무의식**은 사람이 알지는 못하지만 사랑하는 사람에 대한 적대적인 감정과 같은 개인의 행동에 깊은 영향을 미칠 수 있는 기억력, 사고, 욕망을 포함한다. 이드는 전적으로 무의식에 존재한다. 1899년 그의 책 〈꿈의 해석 The Interpretation of Dreams〉에서, 프로이드는 무의식으로 가는 "지름길"이 꿈이라고 주장했다.

갈등과 방어기제

프로이드는 이드와 자아, 초자아 사이의 내적 투쟁이 인격에 **갈등**을 유발시키는 요인이 된다고 생각했다. 성과 공격의 욕구가 특히 갈등의 주요 요인인데, 이런 행동을 제한하는 사회적 규범에 의해 욕구가 충족되지 않을 가능성이 더 높기 때문이다. 그로 인해 무의식적인 내적 투쟁이 불안감을 양산하고, 이 불안감이 의식과 충돌하여 괴로움을 유발시킨다. **방어기제**(표 1-1)는 불쾌한 감정, 특히 불안감과 죄의식으로부터 자아를 보호한다. 이 기제에는 **합리화, 억압, 투사, 변위, 반응 형성, 회귀, 정체성확인**이 포함된다. 방어기제는 무의식적인 것으로서, 대처(coping)와 동일하지 않다.

> 방어기제는 무의식적인 것으로서, 대처(coping)와 동일하지 않다.

심리성적발달단계

프로이드는 "성"이라는 용어를 광범위하게, 즉 선천적인 육체적 쾌락의 욕구를 의미하는 용어로 사용하였다. 프로이드는 아동의 이러한 충동에 대한 통제가 심리성적 5단계를 통해 발달한다고 했다(표 1-2). 이러한 통제능력이 발달하지 못하게 되는 경우는 **고착(fixation)**이라고 한다.

인생 초기의 **구강기**에, 쾌락의 주요한 원천은 입으로 빨기와 물기가 있다. 성인의 구강 고착에는 흡연과 식이가 있다.

항문기는 배변을 조절할 때 유아의 기쁨에 초점이 맞추어져 있다. 아동이 자기고양적 육체적 욕구를 조절하는 사회성의 최초의 노력을 나타내는 배변훈련은 아동과 돌봄제공자들 간의 갈등을 유발한다. 성인기 고착은 일을 수행하지 않아 벌을 받을 것에 걱정하는 불안감과 관련이 있다.

남근기는 생후 3년에서 5년 사이에 발생한다. 남아는 자기자극 속에서 쾌락을 찾고 어머니와의 애정을 구하기 위해 아버지와 경쟁한다. 여아는 남아의 자기쾌락에 대한 능력을 시기하고 음경을 갖지 못하여 어머니를 비난한다고 프로이드는 생각했다. 여아는 이 "결핍"을 아버지와의 애착

표 1-1 방어기제

기제	설명/예시
합리화	행동을 정당화시키기 위한 거짓되지만 타당해 보이는 변명 만들기 예: "다른 사람들도 그렇게 한다."
억압	무의식속에서 불안감을 유발하는 사고를 유지하는 방법 예: 괴롭히는 경험에 대해 "잊기"
투사	생각과 감정, 동기를 다른 사람 탓으로 돌리기 예: 성적 감정을 갖고 있는 동료가 치근거렸다고 생각
변위	한 사람에서 다른 사람으로, 또 다른 사람 또는 대상으로 감정의 전환 예: 사장에게서 화가 났는데 배우자에게 소리치기
반동 형성	자기가 느끼는 방식과 정반대의 방식으로 행동하기 예: 포르노를 은밀하게 즐기면서 포르노를 반대하는 운동하기
회귀	미성숙한 행동으로 복귀 예: 성인의 분노발작
정체성 확인	긍정적인 자아정체성을 형성하는 방식으로 존경하는 사람이나 집단에게 자기를 맞추기 예: 사교클럽의 가입

을 형성하여 보상한다. **오이디푸스 콤플렉스**는 동성의 부모를 향한 적대감이 동반되는 이성 부모에 대한 성적 욕망을 의미한다. 이 갈등은 초자아의 출현과 동시에 발생한다. 프로이드는 이 갈등의 해결이 동성 부모와의 건강한 성 확인에 반드시 필요하다고 생각했다. 몇 가지 횡문화적 증거자료에서 남아에게 나타나는 오이디푸스 콤플렉스의 개념을 뒷받침한다.

몇 가지 횡문화적 증거자료에서 남아에게 나타나는 오이디푸스 콤플렉스의 개념을 뒷받침한다.

단계이론은 발달에 명확하게 그어진 변화의 시점이 있기 때문에 발달의 불연속성에 초점을 맞춘다.

잠복기 동안, 즉 5세부터 사춘기 동안에 아동은 가족 이상의 다른 사회적 관계, 특히 또래와 관계를 형성해감에 따라, 성적 충동이 억압을 받는다.

성기기는 사춘기와 함께 시작된다. 사춘기에 성적 충동이 적절하게 또래 이성을 향한다.

단계 이론은 발달에서 변화하는 점을 명확하게 경계하기 때문에 발달의 불연속성에 초점을 맞춘다.

정신분석

정신분석의 목표는 무의식적 갈등과 동기, 방어에 대해 이를 해결하기 위해 인식을 가능하게 하는데 있다. 자유 연상은 개인의 사고와 감정의 자발적 표현이다. 해석은 대상자의 꿈이 갖는 상징성과 대상자의 경험이 갖는 의미를 설명하기 위한 노력과 관련이 있다. 분석가는 저변에 있는 갈등을 더 잘 이해하기 위해 해석에 대상자의 저항을 사용한다.

표 1-2 심리성적 발달단계

단계	연령	성적 충동의 초점
구강기	생후 1년	입(예: 빨기, 물기)
항문기	유아	생물학적 충동의 제어(예: 배변)
남근기	3~5세	생식기 자위, 오이디푸스 콤플렉스
잠복기	5세~사춘기	충동의 억제
성기기	사춘기	또래의 이성

전이는, 환자가 당신의 인생에서 누군가를 통해 당신을 생각나게 될 수 있고, 그 사람을 다루었던 방식과 같은 방식으로 이 환자를 다룰 수 있다는것을 의미한다. 이 사람은 좋은 사람일 수도 나쁜 사람일 수도 있다. 환자마다 한 인격체로서 다루어야 한다는 점에 대해 기억하라.

전이는 대상자가 인생에서 다른 의미 있는 관계와 유사한 방식으로 분석가들과 관계를 맺을 때 발생한다. **역전이**는 그러한 대상자에 대한 분석가의 반응을 의미한다.

출처

• Freud, S. (1924/1952). *A general introduction to psychoanalysis* (J. Riviere, trans.). New York: Washington Square Press.

미리보기

에릭슨은 발달에 있어서 사회환경의 역할을 강조하였다.

- 발달은 점차 다양한 범위의 사람들과 상호작용을 통해 발생한다.
- 심리사회발달은 8단계가 있다.
- 각 단계마다 규범적 발달 양극성 위기가 특징이다.
- 초기의 부정적인 경험이 인격발달에 있어서 중요하지만, 나중에 해결될 수 있다.

2장

에릭슨: 심리사회발달이론

주요어휘

- □ 규범적 발달 위기(normative developmental crisis)
- □ 근면성(industry)
- □ 생산성(generativity)
- □ 신뢰감(trust)
- □ 심리사회 발달이론(psychosocial development)
- □ 심리적 유예기(psychological moratorium)
- □ 자아정체감 형성(identity formation)
- □ 자아정체감 유실(identity foreclosure)
- □ 자아통합(integrity)
- □ 자율성(autonomy)
- □ 친밀감(intimacy)
- □ 통합(integration)

에릭슨은 누구인가?

에릭 홈부르거 에릭슨은 1902년 독일에서 덴마크인 부모 슬하에 태어났다. 그는 안나 프로이트와 함께 비엔나 정신분석 연구소에서 아동 분석을 연구하고 1933년 미국으로 이주하였다. 미국에서, 하버드 대학교, 예일대학교, 버클리 캘리포니아 대학교와 제휴를 맺고, 아동심리장애 치료를 위해 아동상담소를 설립하였다. 에릭슨과 그의 아내 조앤은 1950년 백악관 컨퍼런스(White House Conference)에서 생애주기에 따른 8단계 이론을 소개하였고, 같은 해 〈아동과 사회 Childhood and Society〉가 발표되었다. 에릭슨은 미국 청년들의 대격동의 시기인 1968년 〈정체성: 청춘과 위기 Identity: Youth and Crisis〉라는 저서를 썼다. 그는 1994년 메사추세츠주 캠브리지에서 사망하였다.

심리사회발달이론

프로이드가 인격발달에 있어서 내적 심리성적 갈등을 강조한 반면, 에릭슨은 아동의 자아의식을 형성하는 데 사회환경이 중요한 역할을 한다고 인식하였다. 에릭슨의 **심리사회 발달이론**은 사람은 어머니로부터 시작하여 점차 다양한 범위의 사람들과 상호작용을 한다는 전제 하에 수립되었다.

> 에릭슨의 **심리사회 발달이론**은 사람은 어머니로부터 시작하여 점차 다양한 범위의 사람들과 상호작용을 한다는 전제 하에 수립되었다.

생애주기의 8개의 심리사회 발달 단계마다 발달과업의 달성 정도에 따라 긍정적인 결과나 부정적인 결과가 초래되는 방식으로 **규범적 발달위기**가 특징이다(표 2–1).

긍정적 결과와 부정적 결과는 연속선상에 위치하며 사람은 어느 한쪽만 경험하는 것이 아니라 긍정적, 부정적 상황들 간의 갈등을 통해 문제를 해결해 나가는 과정에서 인격이 성숙된다.

불행했던 아동기를 극복하는 인간의 능력에 대해 회의적이었던 프로이드와 달리, 에릭슨은 인간이 인생의 후기에 초기의 위기를 재생시킨다고 보았다. 인생 초기 경험이 미치는 영향에 대한 믿음이 프로이드와 에릭슨 간의 중요한 차이인데, 에릭슨이 프로이드보다 더 희망적이었다. 전반적으로 발달과업을 긍정적으로 달성한 경험이 더 많을 때, 인생 초기의 위기를 재생하더라도 이를 **통합**하여 인격을 성장시킬 수 있다. 하지만, 초기의 위기가 잘 해결되지 못하면 그 위기를 다시 재회한다고 해도 파괴적일 수 있다. 특히 그러한 행동이 질병이나 사망과 같은 우연한 삶의 위기와 함께 동시에 일어날 때, 특히 파괴적이 될 수 있다.

> 초기경험의 역할에 관한 믿음이 프로이드와 에릭슨 간의 중요한 차이인데, 에릭슨이 프로이드보다 더 희망적이었다.

생애주기의 8단계

- **신뢰감 대 불신감**: 영아는 음식, 따뜻함, 안락함을 위한 욕구를 자체적으로 충족시킬 수 없다. 다른 사람들, 특히 어머니에게 의존하여 이러한 욕구를 충족시킬 수 있기 때문에 돌봄을 받는다고 느낄 때 "자아"와 "타인"에 대한 신뢰감을 발달시킨다. 그러나 돌봄을 제공하는 어머니가 항상 영아의 욕구를 모두 충족시켜 줄 수는 없기 때문에 돌봄을 잘 받는 영아도 때로는 어느 정도의 불신감을 느낄 수도 있다. 지속적으로 돌봄 상태가 좋지 못하면 아동은 인생을 통해 자아정체성과 대인관계에 부정적으로 영향을 미칠 수 있는 불신감을 갖게 된다.
- **자율성 대 수치심과 의심**: 프로이드와 마찬가지로, 에릭슨도 아동의 신체기능을 통제할 수 있는 능력이 주요 발달 위기를 야기한다고 제시했다. 유아는 자율적으로 행동하고 싶어하지만, 돌봄제공자는 사회문화적 규범에 어긋나는 행동에 대해 못마땅해 한다. 어른들이 승인한 행동을 배우고 따라하면서 긍정적인 결과를 경험하면 유아는 "나는 잘했어."라는 자긍심과 자율성에 대한 인식을 갖게 된다. 하지만, 아무런 지도도 없이 하지 말라는 부정적인 통제를 많이 경험하게 되면 "나는 안돼."라는 수치심이 더욱 깊어지고, 자기의 의지까지도 의심하게 된다.
- **주도성 대 죄책감**: 무언가를 하고 싶어하는 학령전기 아동은 그릇된 행동을 할 수도 있다. 프로이드와 마찬가지로, 에릭슨도 이 시기를 양심이 탄생하는 단계라고 보았다. 약간의 죄책감이 아동으로 하여금 규범 내에서 자발적인 행동을 하도록 한다. 하지만, 비현실적인 수준의

표 2-1 생애주기단계

발달위기	시기	발달투쟁
신뢰감 대 불신감	영아기	나는 다른 사람들을 신뢰할 수 있고, 따라서 나 자신도 신뢰할 수 있다. 대 나는 신뢰할 수 없고 나의 욕구는 무가치하다.
자율성 대 수치심과 의심	유아기	"나는," "나는 할 수 있다." 그것이면 충분하다. 대 "나는 할 수 없다." 나는 나쁘다.
주도성 대 죄책감	학령전기	나는 내가 하는 일을 통제할 수 있다 대 내가 하는 일은 잘 되지 않는다.
근면성 대 열등감	학령기	나는 친구를 사귈 수 있고 무언가를 할 수 있다. 대 아무도 나를 좋아하지 않고 나는 멍청하다.
자아정체감 형성 대 정체성 혼돈	사춘기	나는 나 자신과 조화를 이루고 있다. 대 나는 혼란스럽다. 나는 아무 것도 아니다.
친밀감 대 고립감	성인기	나는 내가 누구인지에 대해 특별한 다른 사람들과 공유한다. 대 나는 혼자이고, 공유할 수 있는 것이 아무 것도 없다.
생산성 대 침체감	중년기	나는 기여를 하고 있다. 대 나에게 중요한 의미를 지닐 때에만 그 문제는 중요하다.
자아통합 대 혐오감과 절망감	노년기	이것은 나의 인생이고 나는 내 인생에 만족한다. 대 나는 후회로 가득하다. 나는 패배자이다.

성한 행동을 기대하면 아동은 지나친 부담감으로 인해 실패할 수 밖에 없고, 나쁜 일을 했다고 생각하며 자연스러운 호기심을 억누를 수 있다.

- **근면성 대 열등감**: 잠복기 동안, 아동은 친구와의 우정을 키우고, 학문이나 스포츠와 같이 잘하게 되는 것에 에너지를 쏟는다. 스스로에 대해 사회적으로, 육체적으로, 지적으로 유능하다라는 경험을 하지 못한 아동은 부적응이나 열등감이 발달한다.
- **자아정체감 형성 대 정체성 혼돈**: 사춘기의 자아정체감 형성이 에릭슨 이론의 초석이다. 아동의 자아정체감 확인이란 새로운 생물학적 충동, 사회적 역할에 대한 추론, 능력과 한계 인식, 그리고 이 모든 것을 통합시키는 것이다. **심리적 유예기** 동안, 사춘기 청소년들은 다른 정체성, 가치, 사회적 역할을 시도한다. 자아정체감 형성을 하지 못하면 정체성 혼돈, 즉 나는 아무 것도 아니다, 어디로 가야할 지 모르겠다, 일련의 가치에 대해서 헌신적인 노력을 해 본 경험이 없다는 등의 혼돈의 결과를 불러올 수 있다. **자아정체감 유실**은 사춘기 청소년들이 어떠한 질문도 하지 않고 이미 운명 지워진 역할만을 맡을 때 발생한다. 에릭슨은 사춘기를 언급하는 말로 "정체성 위기"라는 용어를 만들었다.
- **친밀감 대 고립감**: 청년기에 일단 정체성에 대해 확고한 인식을 갖게 되면 친구나 사랑하는 사람과 친밀한 관계를 맺을 수 있다. 관계 속에서 정체성이 상실될 거라는 두려움이 있으면 헌신적인 행동을 회피하게 되고 고립과 외로움을 유발한다.

> 에릭슨은 사춘기를 언급하는 말로 "정체성 위기"라는 용어를 만들었다.

- **생산성 대 침체감**: 생산력이 있는 성인들은 사회의 생산적인 구성원들로, 젊은 세대들을 안내하고, 노인들을 돌보며, 모든 사람들을 위해 재능을 기부한다. 반면, 자기 몰두적인 어른들은 자기의 욕구 그 이상을 내다보지 않고, 정서적으로 침체 상태가 되며, 가치의 핵심적 세트가 부족하다.
- **자아통합 대 혐오와 절망**: 발달위기에 대한 해결이 비교적 긍정적이었던 사람들은 자아 통합의 의식을 가지고 노년기에 도달한다. 인생이란 무엇인가, 인생이 어떠하였는가, 즉 좋은 인생이었는지, 나쁜 인생이었는지, 무관심한 인생이었는지에 대해 책임을 수용한다. 하지만, 정서적으로 고립되고, 자기 몰두적이며, 확고한 정체성이 부재한 사람들은 절망과 후회로 인생을 마감한다. 에릭슨은 인격을 긍정적으로 재통합하고, 인생의 교훈을 배우며, 성숙해 나가는 데는 절대 늦음이 없다고 보았다.

출처

- Erikson, E. (1950). *Childhood and society*. New York: W. W. Norton.
- Erikson, E. (1959). *Identity and the life cycle*. New York: International Universities Press.
- Erikson, E. (1968). *Identity: Youth and crisis*. New York: W. W. Norton.

미리보기

피아제는 인지발달은 환경과의 상호작용을 통해서만 발생할 수 있다고 믿었다.

- 인간은 이중의 유전적 특징, 즉 우리의 신체와, 반드시 적응해야 하는 전체 자연계를 갖는다.
- 구성주의적 관점은 우리가 세계에 대한 우리의 이해를 적극적으로 구성해야 한다고 말한다.
- 보편적인 관점은 모든 인지적 발달이 각 단계 안에서 동일한 방식으로 구성된다고 말한다.
- 인지를 구성하는 구성요소는 정신구조와 도식, 조작이다.
- 인지발달에는 4단계 즉, 감각운동기, 전조작기, 구체적 조작기, 형식적 조작기가 있다.
- 발달은 동화와 조절의 과정을 통해 발생한다.

3장

피아제: 인지발달이론

주요어휘

- □ 감각운동기(sensorimotor)
- □ 구성(organization)
- □ 구체적 조작기(concrete operational)
- □ 도식(schemata)
- □ 동화(assimilation)
- □ 보편적 구성주의(universal constructivism)
- □ 적응(adaptation)
- □ 전조작기(preoperational)
- □ 정신구조(mental structures)
- □ 조작(operations)
- □ 조절(accommodation)
- □ 형식적 조작기(formal operations)

피아제는 누구인가?

장 피아제(1896~1980)는 그의 모국인 스위스와 프랑스에서 대부분의 인생을 보냈다. 생물학 박사학위 과정을 마친 후, 실험심리학에 관한 연구를 시작하였다. 1920년, 알프레드 비넷을 위해 영어 지능검사의 프랑스 버전을 표준화시키면서, 장 피아제는 아동의 틀린 답변에 매료되었다. 동일 연령대의 아동들은 동일한 방식으로 부정확하게 사유를 하는 것 같았다. 그는 이러한 현상이 지식의 양이라기보다 지적 성숙의 기능이 아닐까 의심했다. 장 피아제의 아동 지적발달에 관한 연구는 생명체 내 성숙과정의 자연스러운 전개에 관한 연구인 발생론적 인식론을 바탕으로 진행되었다. 예를 들면, 사과씨가 성숙해감에 따라, 더 많은 씨앗이 되지 못한다. 대신, 질적인 변화, 즉 묘목, 어린나무, 그후 성숙한 나무로 변화할 뿐이다. 마찬가지로, 장 피아제는 아동이 다양한 연령대마다 어떻게 사물에 대해 생각하는가에 있어서 예측가능한 질적인 차이가 존재함을 보았다.

장 피아제는 아동의 지적발달과 인지적 발달, 도덕적 발달을 비롯하여 다양한 주제에 관해 50권 이상의 책을 썼다. 이 장에는 그의 기본 이론을 간략하게 제시하여 본다. 피아제의 이론에는 많은 도전과제들과 이후의 개정된 내용들이 있지만, 그의 연구는 아동발달분야에 지속적으로 주요한 영향력을 행사하였다.

보편적 구성주의 이론

보편적 구성주의라는 용어는 모든 인간들이 예측가능한 방식으로 세계에 대한 이해를 구성한다는 의미를 포함한다. 피아제는 인간에게 이중의 유전적 특징, 즉 신체와 전체 자연계가 있다고 믿었다. 인간은 소극적인 유기체가 아니라, 오히려 물리적 환경에 작용함으로써 스스로의 발달에 능동적인 역할을 한다. 피아제는 유아기의 정신 생활이 작업 능력과 함께 시작된다고 믿었다. 피아제는 발달이 환경과의 상호작용을 통해서만 발생한다고 믿었다. "구성주의"란 인지 능력이 경험을 통해 발달해야 한다는, 다시 말해서, 인지 능력이 아동에 의해 능동적으로 구성된다는 의미이다. "보편적"이란 말은 모든 사람들이 동일한 단계를 거친다는 말이 아니라 어떤 사람이 특정 단계에 있을 때, 그 단계는 인지적 발달의 모든 영역과 동시에 관련되어 있다는 것을 의미한다. 팔을 흔들고 장난감을 움켜 잡는 유아는 신체의 통제, 사물의 특성, 신체와 사물의 관계에 대해 배운다. 피아제의 구성주의 이론에서 핵심 개념은 **정신 구조**와 **구성**, **적응**이다.

> 피아제는 발달이 발달이 환경과의 상호작용을 통해서만 발생한다고 믿었다. "구성주의"란 인지 능력이 경험을 통해 발달해야 한다는, 다시 말해서, 인지 능력이 아동에 의해 능동적으로 구성된다는 의미이다. "보편적"이란 말은 모든 사람들이 동일한 단계를 거친다는 말이 아니라 어떤 사람이 특정 단계에 있을 때, 그 단계는 인지적 발달의 모든 영역과 동시에 관련되어 있다는 것을 의미한다.

정신 구조

인지구조라고도 불리는 정신구조는 유아의 반사신경과 함께 시작하여 **도식**으로 진화하고, 그 다음, **조작**이라고 부르는 좀 더 복잡한 구조로 발전한다. 예를 들면, 유아는 손바닥에 올려진 물체 주위로 손가락을 조종할 수 있는 선천적인 파악반사(움켜잡기반사)가 있다. 유아의 신경계가 성숙해감에 따라 이러한 경향을 통제할 수 있게 된다. 그리고 어떻게 다양한 형태와 크기의 물체를 움켜쥐어야 하는가에 대해 이해할 수 있다. 고무 젖꼭지를 움켜잡으려는 유아의 도식은 블록을 움켜쥐려는 도식과 다르다. 조작은 도식과 인지 구조로 구성된다.

조작은 도식과 인지 구조로 구성된다.

여러 개의 도식이 합쳐져서 점점 효율적인 구조로 구성된다. 예를 들면, 0~2세 중에, 정신구조는 환경과 유아의 감각 및 운동 상호작용을 둘러싸고 구성된다. 피아제는 이러한 아동의 삶의 일부분을 발달의 4단계 중 첫 번째 단계인 **감각운동기**라고 불렀다(그림 3-1). 유아는 블록 차단부터 블록 던지기, 블록을 함께 맞대고 치기, 두 개의 블록을 쌓기까지 성숙해 나간다.

아동이 성숙해감에 따라, 조작이라고 불리는 고차원 구조도 발달한다. 조작은 인지 단계로 알려진 발달의 4단계 중 마지막 세 단계, 즉 **전조작기, 구체적 조작기, 형식적 조작기**(그림 3-1)의 특징이다. 피아제는 형식적 조작기에 2단계, 즉 초기단계(11~14세)와 후기단계(15~19세)가 있다고 제시했다. 조작은 아동이 단순한 신체가 아닌 정신을 사용하여 환경과 상호작용할 수 있게 해주는 정신 활동이다. 피아제는 인지 단계는 발달순서가 정해져 있다고 했다. 즉, 아동이 처음으로 구체적 조작능력을 발달시킬 수 있기 전까지 형식적 조작기도 발달할 수 없는 것을 말한다.

피아제는 형식적 조작기에 2단계, 즉 초기 단계(11~14세)와 후기단계(15~19세)가 있다고 믿었다.

구성

피아제는 인간이 환경과의 관계를 구성하는 자연적, 선천적 경향을 지니고 있다고 믿었다. 어린 묘목이 나무의 일부가 되어가는 것처럼, 떠오르는 도식은 기존의 도식에 통합되어 전체 조직의 재구성을 유발시킨다. 각각의 재구성은 좀 더 높은 수준으로, 인지적 성숙과 함께 더 큰 조정과 복잡성을 반영한다. 두 개의 블록을 쌓는 행동이 블록 도시를 구축하는 행동으로, 결국에는 건축의 물리학에 대해 평가하는 방향으로 진화한다. 발달단계는 자연계에 대한 인간의 경험의 구성과 관련한 예측 가능한 변화를 의미한다. 사람들은 그들의 활동을 합법적으로 구성하여, 그 때 당시에 이치에 맞는 현실을 구성한다.

감각운동기(신생아~24개월)

– 6개 하위 단계로 구분
– 반사행동으로 시작하여, 상징적 사고(언어)로 끝남

4가지 주요한 성과
– 대상 영속성: 대상이나 사람이 눈에서 멀어졌을 때에도 계속해서 존재한다.
– 공간관계: 안/밖, 위로/아래로, 중력
– 인과성: 원인과 결과(예: 오른쪽 버튼을 눌러라. 그러면 미키마우스가 툭 튀어나온다)
– 시간: 이전과 이후(예: 목욕을 한 후에 깨끗한 잠옷을 입어라)

전조작기(2~7세)

– 물활론적 사고: 무생물에 생명을 부여한다(예: 인형에도 감정이 있다)
– 자기중심적 사고: 세계가 자아를 중심으로 창조, 구성되었다.
– 연상심리적 사고: 동시에 발생하는 사건들이 서로 원인이 된다.
– 지각적 경계: 물리학적 제약을 고려하지 않고 확실해 보이는 것에 집중한다(예: 산타는 한 번에 두 곳의 쇼핑몰에 올 수 있다고 생각한다).
– 중심화: 한 번에 한 개의 정보만을 본다(예: 유리잔의 높이가 크다는 사실만 보고 너비는 무시한다).

구체적 조작기(7~11세)

– 조작을 위한 규칙을 사용하여 논리적 추론을 정신적으로 행할 수 있다.
– 머리를 사용하여 순서를 뒤바꾸는 능력(예: 3+2=5를 5−2+3으로 바꾼다)
– 문제를 해결할 때 분산시키는 능력: 복수의 정보를 한 번에 평가한다(예: 얼마나 많은 양의 주스가 있는지는 용기의 높이와 폭에 따라 달라진다).
– 기본 현실(물리학)을 인식한다(예: 산타는 한 번에 두 곳의 쇼핑몰에 있을 수 없다)
– 미래 지향적이 아닌 가까운 현재에 집중한다.
– 최소 두 가지의 속성을 기초로 대상을 분류한다(예: 팀별로, 포지션별로 야구 카드를 분류한다).

형식적 조작기(사춘기)

– 추상적사고: 정신적으로 조작할 수 있는 상징기호를 사용한 현실의 표현(예: 성경이야기의 상징기호, 대수 방정식의 x)
– 더욱 체계적인 논리적 사고: 과학적 방법
– 메타인식: 사고에 대한 사고
– 가설적/명제적 추리:"만약 ~라면 어떨까?"를 생각할 수 있다. 다양한 시나리오에 대해 정신적으로 놀이를 할 수 있다. 논리의 규칙에 대해 평가한다.
– 미래 지향적

그림 3–1 4단계 발달의 특징

적응

인간은 환경에 적응하기 위해 인지구조를 형성한다. 피아제에게, 지능에 관한 정의는 적응, 즉 환경 요구에 대해 효과적으로 협상하는 능력이다. 적응은 **동화**와 **순응**의 이중 프로세스로 구성된다. 사람들이 동화될 때, 자신의 경험을 기존의 도식과 구조로 통합시킨다. 하지만 경험을 기존의 도식이나 구조에 끼워 맞추지 못하면 반드시 조절, 즉 경험을 끼워맞추기 위해 사고방식을 전환해야 한다. 조절이 상당한 정신적 작업일 수 있기 때문에 다음과 같은 유명한 구절이 탄생했다. "할 수 있다면 동화되어라. 하지만 반드시 조절하라."

조절이 상당한 정신적 작업일 수 있기 때문에 다음과 같은 유명한 구절이 탄생했다. "할 수 있다면 동화되어라. 하지만 반드시 조절하라."

수학을 예로 들어보자. 한 1학년 학생이 종이에 3+2라고 쓸 수 있다. 하지만 더하기 9+2의 경우 1을 옆의 칸에 써야 한다. 이것은 덧셈에 대한 좀 더 새로운 변화이다. 피아제는 조절을 통해 구조를 구축하는데 자연스러운 한계가 존재한다고 믿었다.

다시 말해서, 인지발달은 생물학적 성숙에 의한 제약을 받는다. 1학년생은 일반적으로 곱셈과 나눗셈, 심지어는 대수에 대한 조절을 위해 인지 구조를 바꿀 수 없다. 하지만 대수를 잘하는 학생은 3+2를 더할 수 있다. 덧셈에 대한 초기의 도식이 더욱 정교해진 정신 구조로 통합되었기 때문이다.

출처

- Piaget, J. (1962). *Play, dreams, and imitation in childhood*. New York: W.W. Norton.
- Piaget, J., & Inhelder, B. (1969). *The psychology of the child*. New York: Basic Books.

미리보기

비고츠키는 생리적 과정 + 문화가, 특히 언어가 발달을 촉진시킨다고 보았다.

- 아동의 발달은 두 가지의 영역, 즉 자신의 내부와 타인과의 관계 속에서 이루어진다.
- 모든 정신활동이 타인과의 상호작용을 통해 발생하기 때문에 마음의 기원은 사회에 있다.
- 학습은 근접발달영역 안에서 이루어진다.
- 비계(scaffolding)는 학습자가 배울 수 있도록 우리가 환경을 구성해 주는 기준이나 수준이다.

4 장

비고츠키: 문화와 발달

주요어휘

- □ 근접발달영역(zone of proximal development)
- □ 내면화(internalization)
- □ 비계(scaffolding)
- □ 사회문화적(sociocultural)
- □ 심리간 범주(interpsychological category)
- □ 심리내 범주(intrapsychological category)

비고츠키는 누구인가?

심리학자 레프 비고츠키(Lev Vygotsky)는 현 발달 심리학에 지대한 영향을 미쳤다. 문화가 발달에 미치는 역할에 대해 심도 있게 연구한 이론가 레프 비고츠키는 1896년 러시아에서 태어났다. 그는 연구를 통해 건강하게 성장하기 위해서는 사회 · 문화적 과정이 매우 중요하다는 사실을 알게 되었다. 비록 1934년 폐결핵으로 이른 나이에 갑작스러운 요절을 하게 되었지만, 그의 작품은 그가 죽었을 당시보다 지금이 훨씬 더 많은 인기를 얻고 있다.

발달에 관한 그의 생각은 정말로 독특했다(그림 4-1). 그는 발달이 두 개의 경로, 즉 기본적으로 생물학적인 과정과 본질적으로 사회문화적으로 좀 더 높은 수준의 심리적 과정이 교차하는 순간부터 진행되기 시작한다고 했다. 예를 들면, 뇌발달이 외적언어(external speech)나 자기중심적 언어(egocentric speech)를 발현시키기 위한 생리학적인 기준을 제공하고, 이러한 외적언어나 자기중심적 언어는 행동의 지침을 제공해줄 수 있는 아동들이 사용하는 내적 언어(inner speech)가 된다.

발달기전의 상호작용

레프 비고츠키는 기본적인 생물학적 과정이 발달 과정을 통해 좀 더 높은 수준의 심리학적 기능으로 변화한다고 생각했다. 이를 잘 보여주는 예가 언어이다. 아기는 언어 발달을 시작할 때 다양한 종류의 소리를 낸다(예: 울음소리, 초기 옹알이, 재잘거림). 이러한 소리는 모두 신체의 움직임을 함께 동반한다. 그 다음, 아기는 대상을 가리키고(예: 공, 컵, 우유), 어른들은 이것을 보고 그 대상의 명칭을 아기에게 알려준다. 아동은 첫 단어를 말한 다음, 단어를 연결하고, 크게

- **관점:** 아동의 인지발달은 사회적 상호작용을 통해 이루어진다.
- **기본심리기전:** 사회적 상호작용
- **언어의 역할:** 외적 언어에서 내적 언어로 이동한다. 인지발달에 큰 영향을 미친다.
- **학습:** 생물학적 과정 + 사회적 상호작용이 학습으로 이어진다.
- **문제해결:** 언어는 계획적인 행동을 위한 지침이 된다. 사회적 상호작용의 도움을 받는다.

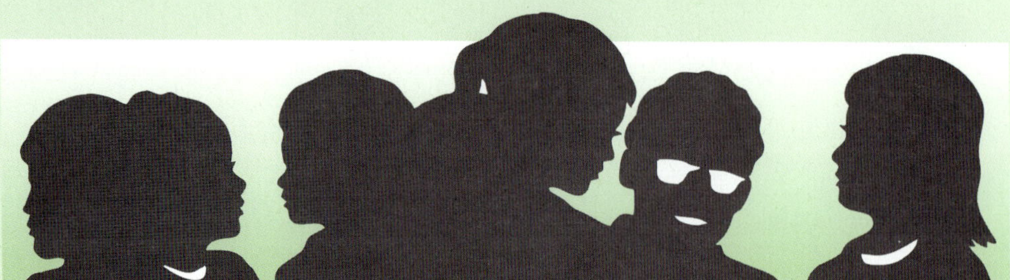

그림 4-1 레프 비고츠키의 기본개념

말하기를 하며, 마지막으로 어른이 말하는 것과 매우 흡사하게 말하는 것을 제한하기도 한다.

언어와 발달

레프 비고츠키는 언어가 발달에 중요한 영향을 미친다고 생각했다. 예를 들면, 울음을 터뜨리거나 초기 옹알이를 하거나, 재잘거림 등을 통해 아기는 즉시 환경과 상호작용을 하기 시작하고, 이후에는 주변의 대상물에 대해 명칭을 부여하기 시작한다. 아기가 약 3살이 되면 자기 중심적인 언어를 사용하는 모습이 보이고, 이때 누가 듣고 있든 그렇지 않든 대화를 계속 이어간다. 점점 아동은 언어가 내면화되고, 계획을 세우거나 행동을 안내하는 지침으로서 언어가 유용한 도움이 된다.

그는 찬장에서 사탕 조각을 꺼내려고 하는 4세 아동을 예로 들었다. 처음에는 자기중심적인 언어가 아동의 행동을 안내하는 지침으로서의 역할을 한다. 의자에 올라 사탕을 찾으면서, 큰 소리로 이렇게 말한다. "저것이 사탕이야?" "안되겠어. 손이 닿지 않아." "막대가 필요해." "이제 움직일 수 있어." 붓을 사용해서 사탕을 선반의 모서리로 옮긴다. "이제 잡았어. 막대가 도움이 됐나 봐."

마음의 사회적 기원

레프 비고츠키는 인지발달을 이해하기 위해서는 아동의 문화적 발달에 있어서 모든 기능이 두 가지의 영역에서 나타난다는 점을 알아야 한다고 했다. 첫 번째의 기능은 **심리간 범주(interpsychological category)**(타인과의 사회적 교환)이고, 두 번째의 기능은 아동의 내부에서 발생하는 **심리내 범주(intrapsychological category)**(행동을 안내하기 위한 내적 언어의 사용)이다. 또한 그는 모든 높은 수준의 기능(예: 기억력, 생각, 문제, 해결)이 개인들 사이에서 발생하는 관계로부터 시작된다고 했다.

그는 **내재화(internalization)**라는 용어를 사용하여 어떻게 외적 활동이 내적 활동으로 변화하게 되는지를 설명하려고 했다. 첫째, 외적 행동(예: 자기중심적 언어)이 변하여 내적인 형태로 생겨하기 시작한다. 그 다음, 개인간의 과정(자기중심적 언어)이 개인내 과정(내적 언어)로 변화한다. 아동은 행동 가이드로서 내적 언어를 많이 사용할수록, 훨씬 유능해진다. 하지만, 모든 정신적 활동은 타인과의 상호작용 속에서 비롯된다는 사실을 잊지 말아야 한다. 레프 비고츠키는 이러한 타인과의 상호작용에 대해 마음의 사회적 기원이라고 했다.

근접발달영역

레프 비고츠키는 **근접발달영역**을 개인의 실제적 발달 수준과 더 높은 수준의 잠재적 발달 간의

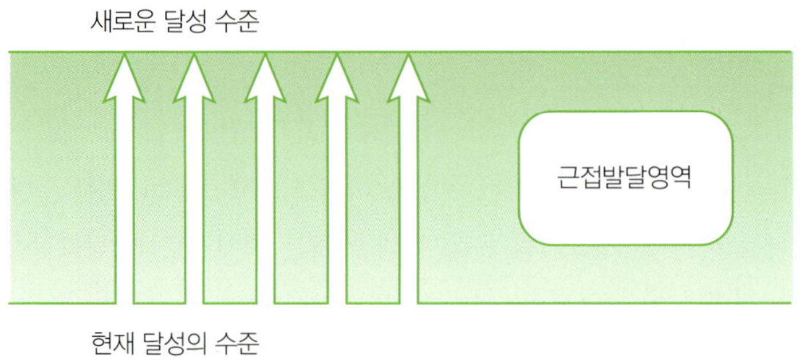

그림 4-2 **근접발달영역(zone of proximal development)**

거리라고 정의내렸다. 근접발달영역이란 사람들이 독립적으로 할 수 있는 것과 도움을 받아서 할 수 있는 것 간의 차이를 말한다(그림 4-2).

예를 들어, 당뇨병을 앓고 있지만 운동하는 것을 싫어하고 커피를 너무 많이 마시며, 단 것을 많이 섭취하고, 불규칙적인 식사를 자주 하는 내담자들을 관리하고 있다고 가정해 보자. 내담자는 "항상 피곤함을 느낀다"며 자주 불만을 토로한다. 당뇨병을 스스로 관리하기 위해 무엇을 현재 할 수 있는지 파악해야 한다. 이것이 하한선이다. 예를 들어, 내담자가 크림과 설탕만 빼고 아무 것도 들어 있지 않은 한 잔의 커피만 아침에 즐겨 마신다고 말했다고 하자. 이때의 상한선은 균형잡힌 아침식사를 먹을 수 있는 것이고, 도움이나 지원을 받아 커피에 인공감미료를 넣는 것이다. 여기서, 도움은 어떤 다른 사람이 될 수도 있고, 적당한 음식을 주방에 비축해 놓는 방법이 될 수 있다. 이렇게 하면 나름의 방식으로 헤쳐 나가기가 쉬워진다.

근접발달영역을 통한 진전(progress)은 개인의 발달과 지적 가능성에 따라 달라진다. 다시 말하면, 신체적 능력(예: 환자의 질병)과 정신적 능력(우리의 제안의 가치를 이해하는 환자의 인지적 능력)이 내담자의 질병 관리의 가능 범위를 결정짓는다.

건강관리자를 위한 시사점

성공적인 **비계(scaffolding)**로 연결되는 여러 가지의 핵심 기능들이 존재한다는 사실을 잊어서는 안된다. 환자들의 집중을 원한다면 환자들의 관심사항이 무엇인지를 반드시 파악해야 한다. 제안을 단순화시키고, 목표를 너무 복잡하게 만드는 단계는 선택하지 않는다. 식사 습관이 좋지 않은 환자에게는 영양 정보와 읽을거리 등의 너무 많은 것들을 알려 주려고 해서는 안되며, 내담자가 그 동안 느껴왔던 방식과 비교했을 때 당신이 제안한 것들로부터 얻을 수 있는 좋은

> 선상 교육을 실시한다면 근접발달영역에 대한 비계(scaffolding)를 환자가 좀 더 쉽게 배우게 하는 데 도움이 될 것이다.

점들을 알려주도록 한다. 어떻게 하면 환자가 건강을 잘 유지할 수 있을까를 증명해 보이기 위해 환자가 되고 싶어 하는 사람을 선정해 놓고 너무 성급한 모델을 만들려고 하지 않는 것이 좋다(예: 잡지기사나 그림 사용). 건강 교육을 실시한다면 근접발달영역에 대한 비계(scaffolding)를 환자가 좀 더 쉽게 배우게 하는 데 도움이 될 것이다.

출처

- Vygotsky, L. S. (1978). *Mind in society.* Cambridge, MA: Harvard University Press.
- Wertsch, J., & Tulviste, P. (1992). L. S. Vygotsky and contemporary developmental psychology. *Developmental Psychology*, 28, 548–557.

미리보기

브론펜브레너는 인간발달생태학의 개념을 도입, 사용하였다.

- 인간발달생태학은 한가운데에 놓인 아동부터 시작해서 사회적, 문화적 신념과 이념의 바깥쪽으로 확장되어가는 동심원적 사회적 레벨이 내포된 배열을 말한다.
- 한가운데의 아동을 둘러싸고 있는 레벨은 미시체계, 중간체계, 외체계, 거시체계로 나뉜다.
- 부모가 아동에게 영향을 미치는 유일한 인물은 아니다. 커다란 사회제도가 모든 아동의 발달에 영향을 미친다.
- 레벨 간에는 호혜적 상호작용이 존재한다. 즉, 아동은 환경에 영향을 미치고, 환경은 아동의 발달에 영향을 미친다.

5장

브론펜브레너: 인간발달생태학

주요어휘

- □ 거시체계(macrosystem)
- □ 미시체계(microsystem)
- □ 외체계(exosystem)
- □ 중간체계(mesosystem)
- □ 호혜적 상호작용(reciprocal interactions)

브론펜브레너는 누구인가?

우리에 브론펜브레너(Urie Bronfenbrenner)는 1917년 러시아에서 태어났고, 1948년부터 그가 사망한 2005년까지 심리학자이자 코넬 대학교의 교수였다. 유아기를 연구하는 국가전담반의 책임자로 활동하면서(1966~1967), 아동의 학교 성취도에 미치는 여러 가지의 영향에 대해 알게 되었다. 우리에 브론펜브레너는 1979년 그의 저서 인간발달생태학(The Ecology of Human Development)에서 어떻게 자식을 길러야 하고 어떻게 가족이 사회 속에서 그 기능을 해야 하는지에 관한 자신의 믿음을 전달하면서 문화 전체가 아동발달에 영향을 미친다고 했다. 그는 자연과학에서 사용하는 "생태학"과 "생태계"라는 개념을 빌려 사용하기 시작했다.

인간 생태학이란 인간과 인간의 사회적 환경 간의 복잡한 상관관계에 관해 연구하는 학문이다. 우리에 브론펜브레너는 인간생태학이라는 모형을 사용하여 다양한 사회적, 경제적 요인들이 아동의 발달에 미치는 효과에 대해 연구하였다.

인간생태학 모형

우리에 브론펜브레너는 자신의 인간생태모형을 "각 원이 다른 원 안에 포함되어 있는 동심원적 구조가 내포된 배열"(1979)이라고 생각했다. 각 동심원 구조는 발달이 이루어지는 맥락과 관련한 레벨을 보여준다(그림 5-1). 이러한 레벨들 간에는 **호혜적 상호작용(reciprocal interaction)**이 존재한다. 아동은 환경에 영향을 미치고, 환경은 아동의 발달에 영향을 미친다.

> 이러한 레벨들 간에는 **호혜적 상호작용(reciprocal interaction)**이 존재한다. 아동은 환경에 영향을 미치고, 환경은 아동의 발달에 영향을 미친다.

동심원 배열에서 가장 안쪽에 있는 구조가 아동이다. 우리에 브론펜브레너는 아동들이 그들만의 고유의 생물학적 구성을 환경에 불러온다고 보았다. 예를 들면, 남성인지 여성인지의 여부가 타인에 의한 아동의 인식 방식에 영향을 미치고, 이는 다시 아동의 행동에 영향을 미친다. 기질, 특히 활동 수준의 기질은 선천성 특질인 것 같다. 어떤 아동들은 정글짐의 가장 꼭대기까지 서둘러 올라가는 반면, 다른 아동들은 조용히 모래 놀이를 한다. 이들 아동들은 부모의 기대에 따라 서로 다른 방식으로 부모에게 영향을 미친다. 조용한 여자아동을 원했던 부모라면 매우 활동적인 남자아동 때문에 화가 날 수 있다. 그렇게 되면 남자아동은 자신이 존중받고 있지 못한다는 느낌을 받게 되는데, 이것이 다시 부모와의 관계 특성을 형성하는 요인이 된다.

밖을 향해 나아가는 동심원 구조의 다음 레벨은 **미시체계**이다. 미시체계는 아동의 삶의 즉각적인 사회적 맥락, 즉 아동이 규칙적으로 상호작용하는 사람들에 해당한다. 부모와 자녀, 교사와 동급생, 동네 소꿉친구, 보모도 여기에 포함된다. 매우 활동적인 남자아동은 놀이친구들 사이에서 가장 좋아하는 사람이 될 수 있고, 남자아동은 십대의 보모를 아주 힘들게 할 수도 있다.

미시체계는 **중간체계(mesosystem)** 안에 포함된 체계이다. 이 레벨 안에는 학교, 동네, 이외의

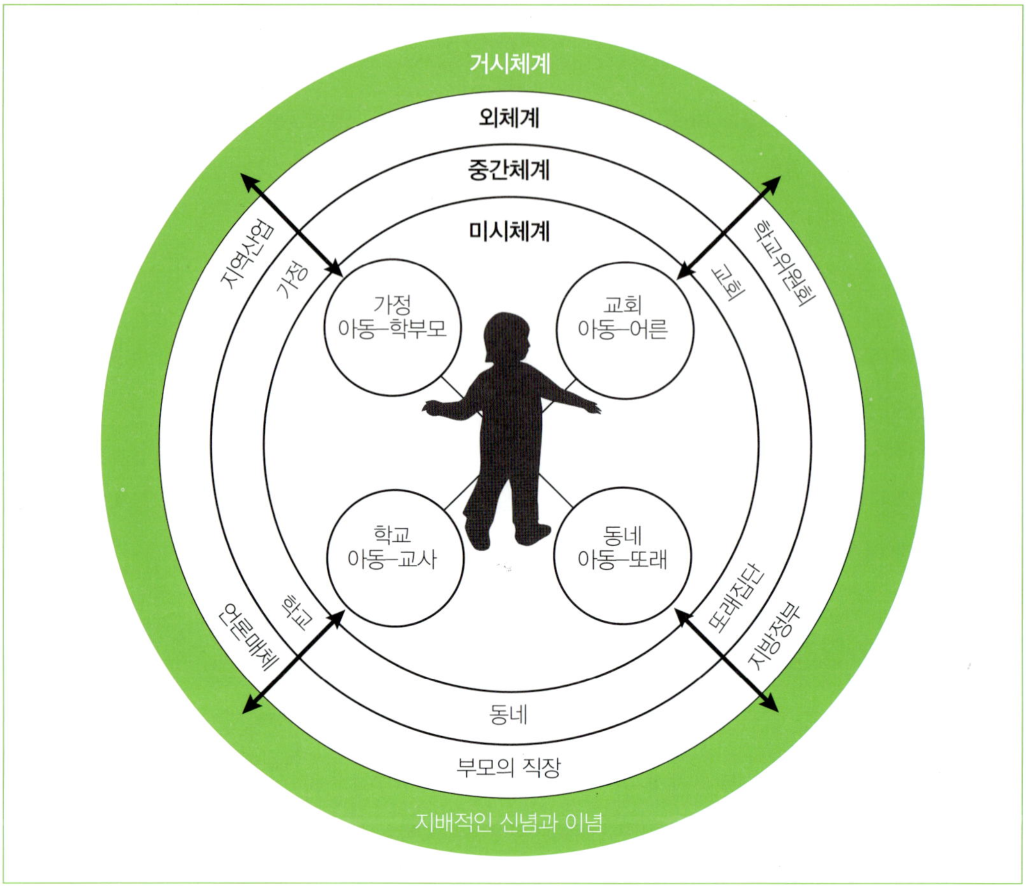

그림 5–1 브론펜브레너(Bronfenbrenner)의 인간생태모형

다른 사회조직들과 같은 공동체 집단이 포함된다. 학교 운동 코치라면 소년의 운동 능력이 매우 활동적이라는 사실을 인지할 수 있을 것이다. 만약 소년이 동네가 안전하지 못하다는 이유로 밖에서 놀 수 없거나 학교에 운동코치가 없다면 자신이 살고 있는 지역사회에 피해를 주는 활동에 많은 에너지를 쏟게 될 수도 있다.

아동들이 **외체계(exosystem)**에 존재할 수 있는 것은 아니지만, 지방정부, 기업체, 서비스업체, 언론매체와 같은 이러한 기관들이 아동의 발달에 영향을 미친다. 마을이 수익을 올리지 못하면 학교위원회에서는 스포츠프로그램의 지원금을 줄일 수도 있다. 대기업이 다른 지역으로 이전하면서 부모의 직장과 마을의 납세 기반까지도 사라지게 될 때 마을은 재정적으로 힘들어질 수도 있다. 텔레비전 방송국의 경우에는 계속 스포츠를 방송, 보도함으로써 더 이상 스포츠에 참여할 수 없는 아동들에게 스포츠를 미화시켜 보여줄 수 있다. 아동들은 이들 기관에도 영향을 미친다. 그리고 아무 것도 할 것이 없는 십대들은 지역 경찰서의 골칫거리가 될 수도 있다.

거시체계(macrosystem)란 문화 속에서 나타나는 지배적인 신념과 이념을 말한다. 언론매체에서 스포츠에 관한 보도를 하는 이유는 자본주의 사회에서는 스포츠를 통해 재정상의 이득을 얻을 수 있기 때문이다. 아동에 관한 신념이 자녀양육과 정부정책에도 영향을 미친다. 생물학적가족우선주의에 부여된 문화적 가치로 인해 절대 다시는 올 수 없는 부적합한 부모와의 재결합을 기다리면서 아동보호시설에서 수 년 동안을 지내게 하는 결과를 불러왔다.

그리고 아동도 거시체계에 영향을 미친다. 1945년부터 1960년 사이에 태어난 베이비붐 세대들은 군대에 징집된다면 그들을 징집한 사람들을 위해 투표도 할 수 있어야 한다고 주장함으로써 18세부터 투표할 수 있는 권리를 얻었다.

거시체계(macrosystem)는 문화 속에서 나타나는 지배적인 신념과 이념을 말한다. 언론매체에서 스포츠에 관한 보도를 하는 이유는 자본주의 사회에서는 스포츠를 통해 재정상의 이익을 얻을 수 있기 때문이다.

건강관리자를 위한 시사점

인간발달생태학 모형은 가족과 지역사회의 사회경제적지위(social and economic status: SES)가 아동에게 미치는 복잡한 영향에 대해 우리가 어떻게 인식하고 있는지를 알려준다. SES는 돈 그 이상을 의미하고, 부모의 교육과 직업, 사회연결망의 응집력을 나타내는 지표이다. 부모가 좀 더 나은 교육을 받을수록, 자녀들도 더 잘 산다. 교육을 받은 부모들은 일을 하고, 일을 하는 부모는 조직기술과 직업의식을 갖추고 있다. 이들 부모들이 신체적, 사회적, 학문적 기술을 구축하는 활동을 아동들도 접할 수 있게 해준다. 이러한 활동을 통해, 아동들은 능력을 개발하고, 가족들은 지역사회에서 다른 가족들의 관계망의 일부가 된다.

사회경제적지위(SES)가 높은 아동과 가족은 건강관리와 양호한 영양상태에 대한 접근성이 더 좋다. 사회경제적지위(SES)가 낮은 아동은 좋은 치료를 받는 데 어려움이 있고, 식사 상태가 좋지 못하며, 예방 노력에도 참여율이 낮다. 그 결과, 가난한 사람들의 만성질환 발생률이 더 높다(또한 만성적인 질환에 시달리는 사람들은 고용 유지가 어렵기 때문에 가난해질 가능성이 더 높다). 따라서, 일생의 주기 동안 인간발달생태학의 맥락에서 각 환자를 이해하는 것이 중요하다. 자원의 활용가능성이나 결핍과 관련된 타이밍과 특정 사회 정책의 효과가 누군가의 삶의 과정을 변화시킬 수 있다.

일생의 주기 동안 인간발달생태학의 맥락에서 각 환자를 이해하는 것이 중요하다. 자원의 활용가능성이나 결핍과 관련된 타이밍과 특정 사회 정책의 효과가 누군가의 삶의 과정을 변화시킬 수 있다.

예를 들면, 아동기와 청소년기에 치과이용 접근성 부족이 구강 건강 상태가 매우 좋지 않은 어른으로 성장하게 만드는 결과를 초래할 수 있고, 이는 다시 고운 미소가 고객들과 상호작용하는 일부가 되는 환경에서 일자리를 구할 수 있는 능력에도 영향을 미친다.

출처

- Bronfenbrenner, U. (1979). *The ecology of human development: Experiments by nature and design.* Cambridge, MA: Harvard University Press.

미리보기

매슬로우는 어떻게 사람들이 완전한 자기 자신이 될 수 있는 지를 중점적으로 연구하였다.

- 매슬로우는 욕구의 단계(hierarchy of needs)라는 개념을 발전시켰다.
- 욕구(needs)에는 생리적 욕구, 안전의 욕구, 사회적 욕구, 존경의 욕구, 자아실현의 욕구가 있다.

6장

매슬로우: 인본주의적 발달 관점

주요어휘

- ☐ 결핍욕구(deficiency needs)
- ☐ 성장욕구(growth needs)
- ☐ 욕구의 단계(hierarchy of needs)

매슬로우는 누구인가?

에이브러햄 매슬로우는 일반적으로 말하는 완전한 인격체를 중점적으로 연구해 왔다. 이러한 이유로 그는 인본주의적 심리학과 오랫동안 연관성을 보였다. 그의 연구가 지니는 훌륭한 가치는 심리적으로 건강한 사람들을 중점적으로 연구한다는 점에 있다. 그는 낙천적이고 긍정적인 관점을 가진 사람들에게서 우리가 배울 것들이 많다고 보았다.

매슬로우의 근본 개념

매슬로우의 개념을 이해하려면 두 가지 원칙을 기억해야 한다. (1) 매슬로우는 긍정적이고 건강한 인격을 가진 사람들을 연구하는 데 관심이 있었다. (2) 개인의 기본 욕구가 충족되면 더 높은 수준의 목표를 추구하려는 에너지와 동인이 생겨난다. 이 두 가지 원칙을 그의 연구의 가이드라인으로 삼은 매슬로우는 사고와 창의성, 자기충족이라는 좀 더 높은 수준으로 나아가기 전에 반드시 충족시켜야 하는 **욕구 단계**(그림 6-1)가 무엇이 있는지를 파악하였다.

매슬로우가 파악한 기본 욕구인 생리적 욕구, 안전의 욕구, 사회적 욕구, 존경의 욕구, 자아실현의 욕구 중에서, 처음에 제시한 네 가지의 욕구를 종종 **결핍욕구(deficiency needs)**라고 부른다. 하지만, 이러한 욕구가 충족된다고 하더라도, 사람들은 그들이 해야 한다고 생각하는 일을 하지 않으면 불만족이나 마음의 동요를 경험하게 된다. 매슬로우(1987)가 지적하였듯이, 사람들은 무엇이 될 수 있는가가 바로 그들이 되어야 하는 것

> 매슬로우가 파악한 기본 욕구인 생리적 욕구, 안전의 욕구, 사회적 욕구, 존경의 욕구, 자아실현의 욕구 중에서, 처음에 제시한 네 가지의 욕구를 종종 **결핍욕구(deficiency needs)**라고 부른다.

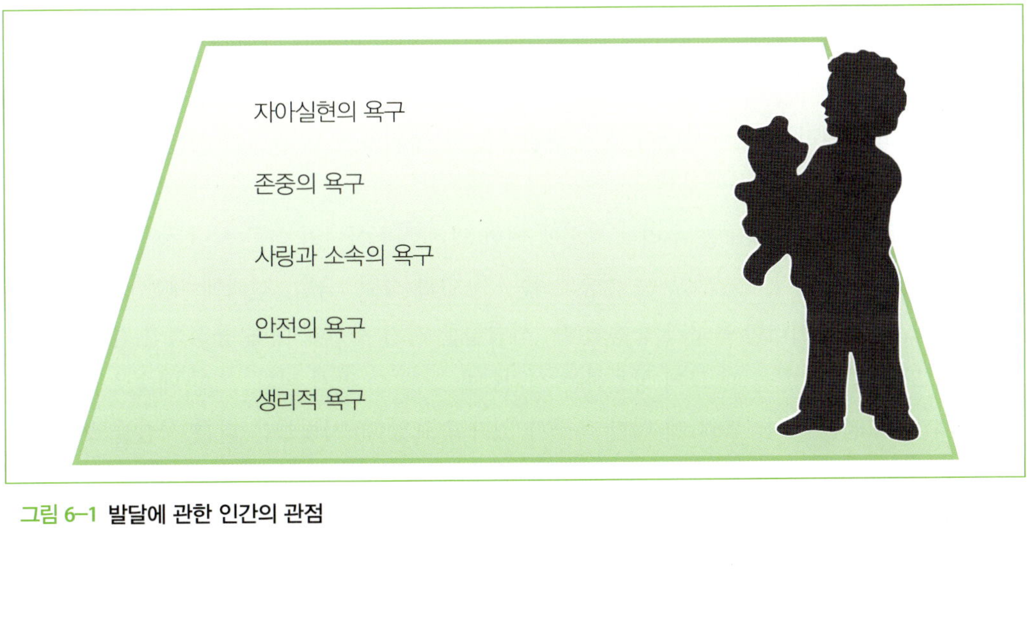

그림 6–1 발달에 관한 인간의 관점

이다. 이러한 이유로 사람들은 **성장욕구(growth needs)**, 즉 진실과 아름다움, 정의 등을 위한 자아실현의 욕구를 충족시키려고 노력하는 것이다.

욕구 단계

처음에 낮은 수준의 좀더 기본적인 욕구가 충족된 다음, 높은 수준의 욕구로 나아간다. 따라서, 만족감은 상향식으로 진행된다. 일단 이러한 지배적인 욕구가 충족되면 자아실현에 대한 추구가 시작된다.

- **생리적 욕구**: 매슬로우의 생리적 욕구에 관한 전제는 간단하다. 배고픔이나 목마름을 느끼는 사람이 그렇지 않은 사람에 비해 좀 더 강렬하게 음식과 물을 찾는다. 충족되지 않은 생리적 욕구가 개인의 삶을 지배하게 되고, 모든 것들이 그것을 충족시키려는 노력에 집중된다. 이러한 욕구의 힘을 보여주는 좋은 예가 심각한 통증을 경험한 환자이다. 통증을 완화시키려는 욕구 외에 다른 어떤 것도 중요하지 않게 된다.
- **안전의 욕구**: 사람들은 삶에 대한 위협으로부터 물리적으로 안전하다는 느낌을 가져야 한다. 이 욕구가 충족되지 않으면 더 높은 수준의 욕구에 대한 관심은 사라진다. 예를 들면, 최근에 갑작스런 회오리바람의 영향으로 미국 남부 지역이 큰 피해를 입은 적이 있다. 인터뷰에 참여했던 사람들 중 상당수가 재정적 손실에 대해서는 걱정하지 않고, 아직 살아 있다는 사실에 감사해 했다.

  또한 불안감과 두려움으로부터 자유로워야 한다. 매슬로우는 이 욕구가 익숙한 주변환경, 안전한 직장, 오래된 친구를 선호하는 태도에 반영되어 있다고 보았다. 질병에 대한 극도의 불안감이나 병원 입원에 대한 불필요한 두려움이 종종 환자의 회복을 더디게 하고 지속적인 확인을 필요로 하게 만드는 신호가 될 수 있다.
- **사랑과 소속의 욕구**: 일단 생리적 욕구와 안전의 욕구가 충족되면 사람들은 애정을 주고 받거나 우정관계를 구축하거나 뿌리를 구축하려고 하는, 다시 말해서, 사람들에게 받아들여지려고 열심히 노력하는 데 관심을 돌릴 수 있다. 이러한 욕구는 단순히 성적 만족을 달성하기 위한 동인이 아니라 오히려 사랑이 주는 행위나 받는 행위와 모두 관련이 있는 개념까지도 포함한다.
- **존중의 욕구**: 존중의 욕구는 우리들 자신에 대한 의견뿐만 아니라 다른 사람들의 생각도 포함하는 것을 의미한다. 매슬로우는 존중의 욕구가 힘과 성취, 숙달, 신뢰에 대한 갈망을 반영한다고 믿었다. 이러한 욕구가 충족될 때, 사람들은 자기 자신에 대해 긍정적인 감정을 갖고 삶의 도전에 직면했을 때 그에 상응하는 신뢰감을 느낄 수 있게 된다. 또한 매슬로우는 사람들에게는 "평판"이나 "특권"에 대한 욕구가 있다고 보았다. 사람들은 다른 사람들로부터 존경과 존중을 받고 싶어 하지만, 그 존경이나 존중은 마땅히 받아야 하는 것이다.
- **자아실현의 욕구**: 위에서 말한 욕구가 모두 충족되었다고 하더라도, 인간은 여전히 일을 하기

에 자신이 적합하다고 생각하지 않으면 불안과 마음의 동요를 경험하게 된다. 매슬로우가 말한 것처럼, 음악가들은 반드시 음악을 만들어야 하고, 예술가들은 반드시 그림을 그려야 하고, 시인이라면 반드시 시를 써서 스스로 평화를 추구해야 한다.

자아실현을 한 사람들의 특징

동료나 친구, 에이브러햄 링컨이나 토마스 제퍼슨과 같은 역사적인 인물에 대한 연구를 통해, 매슬로우는 자아실현을 달성한 사람들의 여러 가지의 특징을 파악하였다(그림 6–2). 예를 들면, 자아 실현을 한 사람들에게는 매우 정확한 현실에 대한 인지 능력, 즉 사람들과 상황을 정확하고 효율적으로 판단하는 능력이 갖춰져 있었다. 그들은 자신과 타인의 단점을 인정하지만 그로 인해 위협을 느끼지 않고 자기 자신이나 타인을 받아들였다. 그들은 상당한 자발성을 보여주면서, 이와 동시에 사생활도 기꺼이 받아들였다. 그들은 자기 자신에 초점을 맞추지 않고, 문제 중심적이고, 놀라울 정도로 독립적이고 창의적이었다. 비록 이러한 특징이 좀 더 중요한 긍정적인 특징이지만, 자아실현을 한 사람들에게도 불완전한 모습이 있다. 예를 들어, 바보 같거나, 낭비벽이 심하고, 경솔하다. 매슬로우가 내린 결론은 자아실현을 한 사람들은 희화화된 인물이 아닌 현실 속에 존재하는 사람들이라는 것이다.

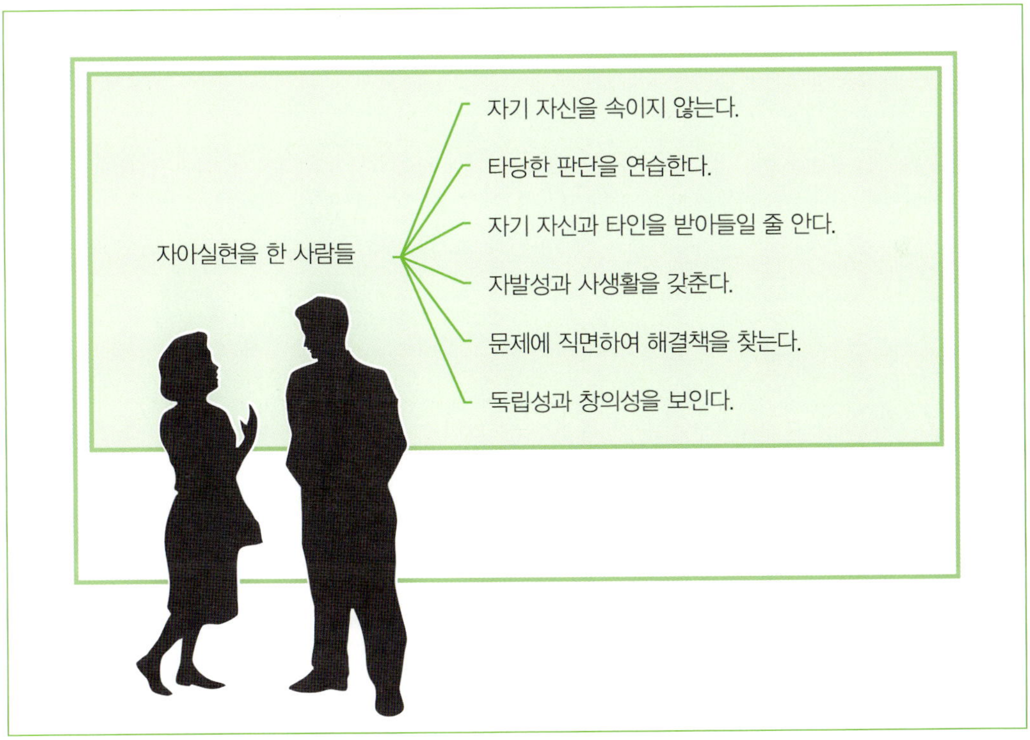

그림 6–2 자아실현을 한 사람들의 특징

건강관리자를 위한 시사점

매슬로우의 개념은 건강관리자들에게 중요한 시사점을 갖는다. 앞서 언급하였듯이, 환자의 욕구 충족이 환자의 회복 가능성을 실질적으로 높여준다. 하지만, 건강관리자들도 그들이 제공할 수 있는 가장 전문적인 도움을 제공하고자 한다면 그들 자신의 욕구에 대해서도 고려해야 한다. 많은 질병이 갖는 잠재적으로 위험한 영향을 고려하여, 안전의 욕구를 반드시 충족시켜야 한다. 또한 건강관리자들은 존중의 욕구를 인정하고 받아들이는 상황 하에서 일을 할 수 있어야 한다. 매슬로우의 욕구의 단계는 간호의 우선순위를 부여할 수 있는 한 가지 방법이 되기도 한다. 호흡에 문제가 있는 환자들은 안전감을 느낄 수 없기 때문에 소속과 숙달의 욕구를 충족하는 데 어려움이 있을 수 있다.

매슬로우의 욕구의 단계는 간호의 우선순위를 부여할 수 있는 한 가지 방법이 되기도 한다. 호흡에 문제가 있는 환자들은 안전감을 느낄 수 없기 때문에 소속과 숙달의 욕구를 충족하는 데 어려움이 있을 수 있다.

출처

• Maslow, A. (1987). *Motivation and personality* (revised by R. Frager, J. Fadiman, C. McReynolds, & R. Coc). New York: Harper and Row.

미리보기

학습 이론가들은 어떻게 행동이 환경적 영향에 의해 형성되는가에 중점을 둔다.

- 파블로프는 고전적조건화(classical conditioning)로 알려진 행동을 형성하기 위해 자극과 반응을 한 쌍으로 결합시켰다.
- 스키너는 조작적 조건화(operant conditioning), 즉 행동의 결과가 행동이 다시 일어나게 될 가능성을 증가 또는 감소시키는지에 관한 방법을 발전시켰다.
- 반두라는 우리의 행동이 우리가 타인에게서 관찰하는 것, 즉 사회인지 학습에 의해 형성된다는 의견을 제안했다.
- 자기 효능감은 원하는 성과를 불러올 수 있는 자기만의 고유의 능력에 대한 믿음이다.

7장

파블로프, 스키너, 반두라: 행동주의이론

주요어휘

- □ 강화(reinforcement)
- □ 고전적조건화(classical conditioning)
- □ 반응(response)
- □ 부정적 강화(negative reinforcement)
- □ 사회인지학습(social cognitive learning)
- □ 자극(stimulus)
- □ 자기효능감(self-efficacy)
- □ 처벌(punishment)
- □ 행동주의자(behaviorist)

학습 이론가들은 행동에 중점을 두기 때문에 **행동주의자(behaviorist)**로도 알려져 있다. 그들은 무의식적인 힘이나 보이지 않는 구조가 인간 행동에 대한 우리의 이해에 조금도 도움이 되지 않는다고 믿고 있다. 이들의 주장에 따르면 우리에게 필요한 것은 관찰자들이 인간 행동을 객관적이고 과학적으로 측정할 수 있게 만드는 방법이라고 한다. 그들은 인간이 환경에 적응해감에 따라 학습을 통해 발달이 진행된다고 주장한다. 다시 말해서, 환경이 우리에게 보상을 해 주고, 벌을 주고, 무시할 수도 있다는 것이다.

발달에 대한 학습 설명의 힘과 범위를 파악하는 데 도움을 주기 위해, 이번 장에서는 3명의 학습 이론가, 즉 파블로프, 스키너, 반두라에 대해 살펴보고자 한다. 표 7-1은 이러한 행동주의자들의 각각의 주장을 요약 정리하였다.

파블로프의 고전적조건화

> 고전적조건화는 자극과 반응의 쌍을 의미한다.

아동기의 시도 중의 하나가 수많은 주사를 받아들이는 것이다. 아마도 아동들이 주사를 맞기 전에 우는 장면을 본 적이 있을 것이다. 이 행동은 **고전적조건화(classical conditioning)**를 보여주는 훌륭한 예이다. 이 고전적조건화는 러시아 생리학자 이반 파블로프(1849~1936)가 발견하였다. 아동들은 **자극**(주사)에 **반응**(울음)한다. 나중에 비슷한 사건이 발생하면 자극(바늘)을 보기만 해도, 아니면 자극(주사를 놓는 사람)과 관련된 다른 요인들을 보기만 해도 반응(울음)을 하게 된다. 고전적조건화의 4단계로 각 단계에서 일어나는 일을 설명한다(표 7-2). 고전적조건화는 자극과 반응의 쌍을 의미한다.

스키너의 조작적 조건화

B. F. 스키너(1904~1990)는 행동의 결과를 강조하는 학습에 대한 설명을 개발하였다. 즉, 우리가 무언가를 한 후에 발생하는 일이 모두 중요했다.

> 조작적 조건화는 행동의 결과가 행동이 다시 발생하게 될 가능성을 증가 또는 감소시키는 방법을 말한다.

예를 들면, 단 것을 좋아하는 10세 아동을 상상해 보자. 그의 아버지는 계속 여름 내내 잔디를 깎으라고 재촉했다. "오늘 잔디를 깎아 둬. 내가 집에 돌아오기 전에 해 놔". 하지만, 인간행동에 대해 빠르게 이해하는 그의 어머니는 아들에게 잔디를 깎으면 매주 선물을 주겠다고 약속한다. 여름이 끝날 때까지, 아들은 어떠한 위협이나 강압, 꾸짖음 없이 정기적으로 잔디를 깎는다. **강화(reinforcement)**를 노련하게 사용하여 원하는 행동을 크게 증가시켰다. 조작적 조건화는 행동의 결과가 행동이 다시 발생하게 될 가능성을 증가 또는 감소시키는 방법을 말한다.

표 7–1 주요 학습 이론가들

이론가	주요 핵심점
파블로프	고전적조건화, 자극의 통제
스키너	도구적 또는 조작적 조건화; 강화 계획(reinforcement schedule)
반두라	사회인지학습; 관찰, 모형화

표 7–2 파블로프의 고전적조건화

1. US ——— UR
2. CS ——— NR
3. CS | ——— UR
US
4. CS ——— CR

1. 주사(무조건 자극) –> 울음(무조건 반응)
2. 간호사(조건 자극) –> 울지 않음(무반응)
3. 주사(US) + 간호사(CS) –> 울음(UR)(US와 CS의 한쌍)
4. 간호사(CS)(쌍짓기의 제거) –> 울음(CR)

조작적 조건화

스키너의 생각은 "강화인자를 통제하여, 행동을 통제하라"로 정리할 수 있다.

강화, 즉 행동의 결과를 스키너의 연구를 이해하는 열쇠이다. 예를 들면, 칭찬은 사람들에게 강력한 강화를 불러오는 요인이다. 환자의 바람직한 반응(예: 규칙적으로 간격을 두고 운동하는 것을 기억함)에 대해 즉시 칭찬을 해주면 이것이 특정 행동을 강화시킨다.

부정적인 강화인자도 존재한다. 이러한 사건들(혐오자극이라고도 불림, 어떤 불쾌한 것을 의미함)은 교정 반응이 나타나면 제거되고, 원하는 행동을 증가시키는 경향이 있다.

행동의 결과, 즉 강화인자가 강력한 통제력을 가진 힘이다. 스키너의 생각은 "강화인자를 통제하여, 행동을 통제하라"로 정리할 수 있다. 부정적인 강화인자도 존재한다. 이러한 사건들(혐오자극이라고도 불림, 어떤 불쾌한 것을 의미함)은 교정 반응이 나타나면 제거되고, 원하는 행동을 증가시키는 경향이 있다. 예를 들면, 숙제를 해야 한다는 사실을 간과하는 아동들은 학교가 끝난 후에도 남아 있기 때문에 놀 시간이 줄어들게 된다. 이동에게 기대되어지는 일, 즉 제 시간에 숙제를 제출하는 일을 할 때, 학교가 끝난 후에도 학교에 남아 있어야 한다는 벌(혐오 자극)은 제거되고, 놀이 시간이 다시 그들에게 되돌아오게 된다(강화). 긍정적, 부정적인 강화가 모두 행동을 증가시킨다.

부정적인 강화(negative reinforcement)를 처벌(punishment)과 혼동해서 사용해서는 안 된다. 처벌은 행동을 감소시킨다. 권위를 가진 사람들이 긍정적인 강화인자를 중단하거나(아동이 영화를 보러 갈 수 없다) 어떤 불쾌한 일을 소개할 때(때리기, 꾸짖기) 무슨 일이 생길까? 스키너는 이러한 조건들이 처벌의 변수를 세우게 된다고 믿었다. 즉, 어떤 혐오적인 것(불쾌함)이 반응 이후에 나타나고(예: 숙제를 하지 않는 일), 또는 어떤 긍정적인 것(즐거움)이 반응 후에 사라진다. 사람들은 부정적인 강화와 처벌을 자주 혼동한다. 부정적인 강화(가끔 부정적인 피드백이라고도 불림)는 처벌이 아니다. 부정적인 강화는 어떤 불쾌한 것을 적용할 때가 아니라, 어떤 불쾌한 것이 제거될 때이다.

사람들은 부정적인 강화와 처벌을 자주 혼동한다. 부정적인 강화(가끔 부정적인 피드백이라고도 불림)는 처벌이 아니다. 부정적인 강화는 어떤 불쾌한 것을 적용할 때가 아니라, 어떤 불쾌한 것이 제거될 때이다.

사회인지 학습

1925년에 태어난 앨버트 반두라는 관찰자가 습득을 하는 동안 모형의 반응을 재현하지 못해서 어떠한 강화도 받지 못할 때에도 타인에 대한 관찰을 통해 사회인지 학습이 발생한다고 생각한다. 반두라에게, **사회인지 학습(social cognitive learning)**은 사람들이 다른 사람, 사물, 사건에 대한 관찰을 통해 처리하는 정보가 그들의 행동 방식에도 영향을 미치게 된다는 것을 의미한다. 관찰 학습이 특별한 타당성을 보인다. 사람들은 항상 그들이 들은 내용을 행하지 않고 오히려 다른 사람들이 하는 것을 보고 따라한다는 사실을 우리가 알고 있기 때문이다.

고전 연구에서, 반두라와 그의 동료들은 살아 있는 모형의 효과에 대해 연구하였고, 인간의 공격성을 영화로 만들었으며, 취학 전 아동의 공격적 행동에 관한 만화를 만들어 공격성의 표현을 영화화하였다. 이렇게 영화화된 인간의 공격성은 부풀려진 인형에 대한 공격성을 표출하는 어른 모형과 관련이 있었고, 영화화된 만화의 공격성은 인간과 동일한 행동을 보이는 만화 캐릭터와 관련이 있었으며, 살아 있는 모형들은 다른 사람들과 동일한 공격성을 보였다. 나중에, 모든 아동들이 대조군의 젊은이들보다 상당히 큰 공격성을 보였다. 또한 영화화된 모형들은 공격성을 전달하는데 있어서 살아 있는 모형들만큼이나 효과적이었다. 반두라는 "역할 모형"의 개념을 만들어낸 사람이다.

반두라는 "역할 모형"의 개념을 만들어낸 사람이다.

반두라(1997)는 권위가 있고, 강력하며, 유능한 모형들이 이러한 자질이 부족한 모형들에 비해 훨씬 더 쉽게 모방이 된다고 했다. 연령, 성별, 인종, 교육, 사회경제적 특성들이 모형화를 장려하는 데 특히 효과적인 것 같다.

건강관리자를 위한 시사점

반두라의 연구는 건강 교육에도 시사점을 갖는다. 반두라는 우리의 타인에 대한 관찰이 우리들 자신이 할 수 있는 일이 무엇인지를 알려주는(즉, 우리 자신의 유능함에 대한 자각) 4가지 방법을 제안했다. 그것은 우리의 과거의 경험(전에 이걸 해 본 적이 있어. 다시 할 수 있을 거야), 타인에 대한 언어를 통한 설득(너는 할 수 있어!), 대리 경험과 모형화(다른 사람들도 이걸 할 수 있어. 그러니 나도 할 수 있을 거라고 생각해), 정서적 각성(우리가 작업에 시작할 때 느끼는 흥분감이나 불안감이 성공 가능성에 대한 우리의 믿음을 어떻게 색칠할 것인가)이다. 반두라는 원하는 성과를 불러올 수 있는 우리들만의 고유의 능력에 대한 믿음을 기술하기 위해 자기 효능감(self-efficacy)이라는 용어를 만들었다. 환자들을 격려하고(언어를 통한 설득), 환자들에게 그들과 같은 다른 환자들을 소개시켜 주고(대리 경험), 과거에 새로운 행동을 학습하는 데 있어서 그들 자신만의 고유의 경험을 활용하여, 환자들의 자기 효능감을 촉진시킬 수 있다. 불안감 감소에 도움을 주는 것도 중요하다.

출처

- Bandura, A. (1997). *Self-efficacy: The exercise of control.* New York: Freeman.
- Bandura, A., & Walters, R.H. (1963). *Social learning and personality development.* New York: Holt, Rinehart & Wilson.
- Dacey, J., & Travers, J. (1999). *Human development across the lifespan* (4th ed.). New York: McGraw- Hill.

미리보기

- 문화는 후천적으로 습득되어 "자기와 같이" 생각하고 말하고, 다른 사람들과 관계하는 집단의 모든 구성원들이 공유한다.
- 문화와 인종, 민족성이 반드시 동일한 것은 아니다.
- 발달적 맥락주의(developmental contextualism)는 문화와 인간 발달이 분리될 수 없는 것임을 의미한다.
- 발달적 맥락주의에서는 4가지의 힘이 작용한다. 물리적 환경, 사회적 영향, 개인적 특징, 시간의 영향이다.
- 문화적 평가에는 의사소통, 개인적 공간, 가족과 그 외의 다른 집단들로 구성된 사회 조직, 시간의 개념, 실제 또는 인지된 권한 통제와의 관계, 생물학적 변이성(biological variation)이 있다.

8장

발달에 관한 문화적 관점

주요어휘

- □ 문화(culture)
- □ 문화적 평가(cultural assessment)
- □ 문화적 역량(cultural competence)
- □ 발달적 맥락주의(developmental contextualism)

비고츠키(4장에서 논의)는 인간발달에 있어서 문화의 중요성에 대해 인식하는 인간의 마음의 사회적 기원을 믿었다. 아마도 **문화**에 대해 생각하는 가장 최선의 방법이 문화를 주어진 지역사회의 구성원들로서 사람들에게 정체성을 부여하는 의미와 규범, 습관, 사회 현상의 총합으로 보는 것일 것이다. 문화에는 행동패턴, 신념, 태도, 가치, 전통, 그 외의 다른 세대에서 세대로 전해 내려오는 사람들로 구성된 집단의 다른 측면들이 포함된다.

유명한 심리학자인 제롬 브루너(Jerome Bruner)(1996)는 문화란 인간이 마음을 구축하는 기본틀이라고 말했다. 인간 행동이 독특한 문화적 환경에서 나오기 때문에 연구자들이 발달의 비밀을 꿰뚫고자 한다면 반드시 이러한 환경을 파악하고 수용해야 한다. 바바라 로고프(Barbara Rogoff)(1990)는 전세계 아동들을 대상으로 인지발달을 연구하였고, 어떻게 아동들이 생각하는 방법을 배우느냐는 독특한 문화적 맥락의 일상생활에 뿌리를 두고 있기 때문에 인지발달을 "생각의 견습기간(apprenticeship in thinking)"으로 보았다.

> 바바라 로고프(Barbara Rogoff)(1990)는 전세계 아동들을 대상으로 인지발달을 연구하였고, 어떻게 아동들이 생각하는 방법을 배우느냐는 독특한 문화적 맥락의 일상생활에 뿌리를 두고 있기 때문에 인지발달을 "생각의 견습기간(apprenticeship in thinking)"으로 보았다.

표 8-1은 미국 인구의 점점 다채로워지는 특성을 보여준다. 문화는 역동적이며 그 자체적인 문화를 유지하기 위해 끊임없이 변화하고 있기 때문에 미국의 문화 그 자체는 독특하게 그 자체로서 유지되면서도 변화되어 가고 있다고 말할 수 있다. 여기서 기억해야 할 점은 백인의 중산층 미국인이 미국의 자체 문화이고, 일정 기간 동안 발달해 온 반면, 다른 문화의 영향도 차용하여 통합시켰다는 점이다. "서로 다르다(different)"와 "다양하다(diverse)"는 보는 사람의 눈에 따라 달라진다.

> "서로 다르다(different)"와 "다양하다(diverse)"는 보는 사람의 눈에 따라 달라진다.

발달적 맥락주의

발달적 맥락주의는 어떻게 다양한 문화적 요인들이 서로 상호작용하는지를 보여준다. 이 인간발달 모형은 발달심리학자인 리차드 러너(Richard Lerner)(1991)가 인간의 풍부하고 다양한 배경을 활용하기 위한 논리적 근거를 제시하기 위한 목적으로 제안하였다. 발달적 맥락주의는 개인의 특징, 즉 생리적인 특징뿐만 아니라 심리적인 특징까지도 모두 환경(이론상 맥락)과 상호작용한다는 생각에서부터 출발한다. "맥락(context)"은 발달의 4가지의 주요한 힘을 의미한다.

- 가정, 교실, 직장과 같은 환자들의 물리적 환경
- 가족, 또래, 중요한 타인과 같은 환자들에게 영향을 끼치는 사회적 영향
- 신체적 외모, 기질, 언어 유창성과 같은 환자들의 개인적 특징
- 시간의 영향, 즉 세월을 통해 축적한 경험에 의해 초래된 변화

표 8-1 미국 인구의 기원(1996~2050)

	1996	2050
미국계 백인	73%	53%
히스패닉계 미국인	11%	25%
아프리카계 미국인	13%	14%
아시아계 미국인	4%	8%
아메리카 원주민	1%	1%

문화의 영향

1994년 르완다 집단학살 이후, 여러 명의 미국인 심리학자들은 이 가슴 아픈 폭력으로 인해 발생한 많은 심리적인 문제에 도움을 주기 위해 르완다로 갔다. 심리학자들은 개인에게 맞추어진 요법과 같은 전통적인 서구식의 치료 방법이 무의미하다는 사실을 금방 알게 되었다. 1994년 르완다의 대량학살은 특히 그러한 학살을 두 눈으로 목격하고 가족들을 잃게 된 아동들에게 고통스러운 일이었다.

1994년 르완다의 대량학살은 특히 그러한 학살을 두 눈으로 목격하고 가족들을 잃게 된 아동들에게 고통스러운 일이었다.

또한 환자들에게 "마음 상태를 털어놓으라"고 해도 효과가 없다는 것을 알게되었다. 환자들이 자연스럽고 편안하게 느끼는 향가와 춤, 이야기가 훨씬 효과적이었다. 아프리카에서 프로그램이 성공하기 위해선 실천가들이 사회적 지원과 관계를 회복할 수 있도록 그들에게 도움을 주어야 한다. 사람들의 태도와 관습, 행동에 대한 이해, 다시 말해서, 문화에 대한 이해가 그들과 긍정적인 상호작용을 하는 데 있어서 중요하다.

건강관리자를 위한 시사점

문화적 역량(cultural competence)의 발달은 건강관리자들에게 매우 중요하다. 문화적인 역량을 지닌 간호는 환자의 문화에 알맞은 방식으로 간호를 적응시킨 것이다. 그것은 인식과 기술, 민감성 발달에 대한 의식적인 과정이다. 그것은 **문화적 평가(cultural assessment)**를 실시함으로써 시작된다. 여기에는 인간 행동과 신념에 관한 다음과 같은 영역들이 포함된다.

- **의사소통**: 사람들이 어떤 언어를 사용하느냐가 아니라 어떻게 서로 말을 하는가이다(예: 눈맞춤의 사용, 남성 대 여성, 노인 대 아동의 강조점은 어떠한가, 공식언어와 비공식언어의 사용). 예: 제1언어가 영어가 아닌 미국인들이 3천만 명이 넘는다. 이중에서, 약 6백만 명의 "영어구사능력이 제한적(LEP)"이다.

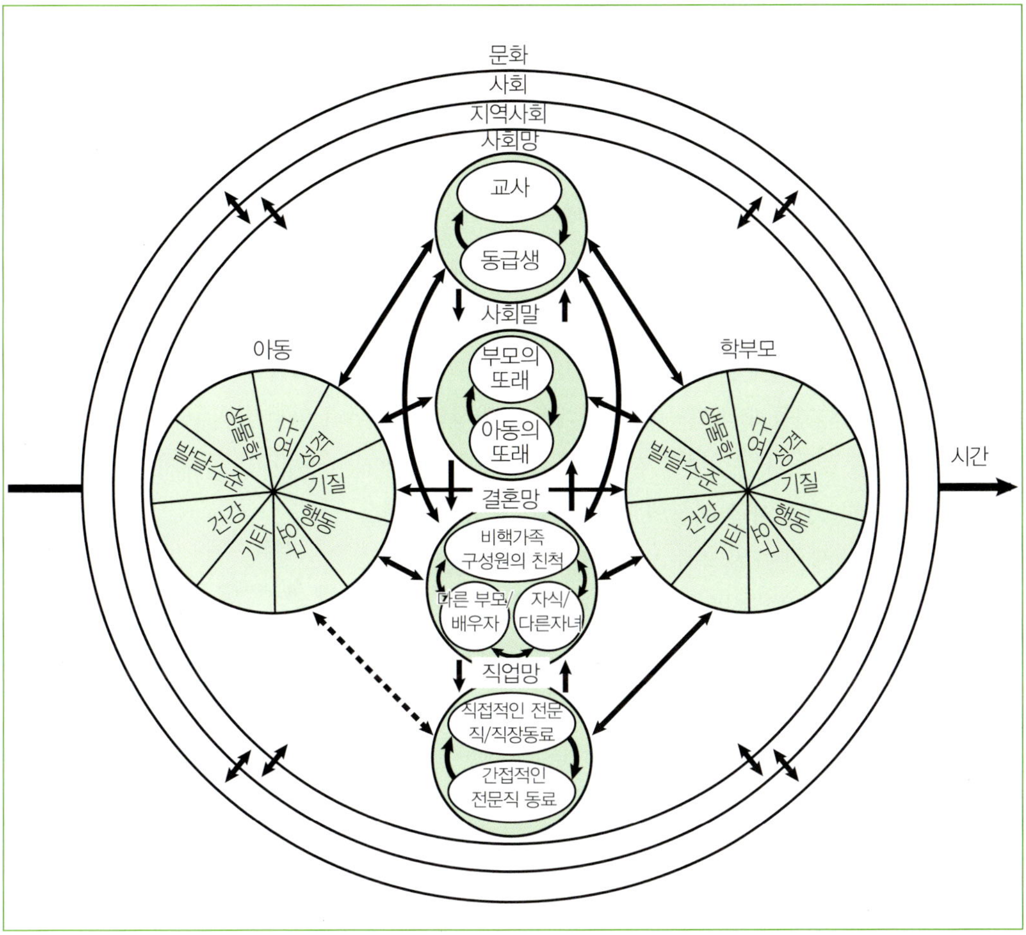

그림 8-1 발달적 맥락 관점

- **신체적**: 개인의 물리적 공간에 대한 선호, 악수를 할 것인가 말 것인가, 서 있는 자세와 앉아 있는 자세, 신체의 어느 부분을 만질 수 있고 만져야 하는가, 겸손함과 복장. 예: 흐몽 부족의 사람들은 종교적인 이유로 누가 머리를 만지는 것을 싫어한다.
- **사회 조직**: 어떻게 "가족"이 스스로를 정의하는가, 어떻게 결정이 내려지는가, 자녀와 노인, 아픈 사람들을 돌보는 사람은 누구인가, 가족과 학교나 지방 정부와 같은 더 큰 규모의 사회와의 관계, 역할에 대한 신념, 의식과 통과의례. 예: 일부 아시아 가정에서는 여자 가장이 의사결정을 내린다.
- **시간**: 클록 시간(클록 일정에 따라 일어난 사건) 대 사회적 시간(그들에게 발생한 사건의 시간). 과거, 현재, 미래 지향. 시간 지향은 시간 엄수와 계획, 심지어 만족감의 지연에 대해 시사점을 갖는다. 예: 서아프리카 환자들이 오후 1시 약속에 대해 오후 2시에 도착해도 놀라지 마라. 약속은 그들이 준비가 되면 시작된다.
- **환경 통제**: 도움형 또는 위협형의 권위자와 같은 외적행위자와의 관계(예: 정부, 종교지도자,

경찰, 의사), 자연 세계와의 관계(예: 동물도 가족의 일부분이다), 운명/숙명론 대 자기결정. 예: 동유럽 난민들은 경찰과 사회 사업가를 무서워할 수 있다.

- **생물학적 변이성**: 중요한 의미가 있고 공통 유전자와 환경의 결합으로까지 추적해 들어갈 수 있는 수량화가 가능한 건강상의 "인종적" 특이(예: 아슈케나지 유태인 인종에게서 나타나는 테이삭병 또는 서아프리카 사람들에게서 나타나는 겸상적혈구병).

건강관리자들은 반드시 문화적 차이와 선호도에 관해 열린 마음으로 배워야 한다. 건강관리자들에게 특정 문화에 관해 교육하는 것이 학습 고정관념으로 이어질 수 있지만, 문화에 관하여 교육하지 않으면 환자들에게 돌봄을 제공하면서 고려해야 할 중요한 요인들에 대해 무지한 사람으로 만들 수 있다. 환자들과 대화하며, 나름대로의 일상적인 실무의 일부가 되는 문화권과 그러한 문화권 출신의 동료들, 제공할만한 전문성과 통찰력을 지닌 다른 사람들과 친해져야 한다. 또 다른 언어를 배우며, 통역사와 최상의 협력을 할 수 있는 방법을 알아둔다. 모든 것에 대한 해석이 기대한 대로 이루어질 거라고 추측해서는 안된다. 어떤 국가에 대해 알지 못하는 사람들이 문화변용이라는 현기증을 일으키는 경험을 할 수 있다는 사실에 민감하게 반응해야 하며, 악의없는 고정관념이라도 주의한다. 무엇이 나의 생각에 영향을 미치는지 스스로에게 자문해 본다.

악의없는 고정관념이라도 주의한다. 무엇이 나의 생각에 영향을 미치는지 스스로에게 자문해 본다.

출처

- Bruner, J. (1996). *The culture of education.* Cambridge, MA: Harvard University Press.
- Lerner, R. (1991). Changing organism – context relations as the basic process of development: A developmental contextual perspective. *Developmental Psychology,* 27(1), 27 – 32.
- Rogoff, B. (1990). *Apprenticeship in thinking: Cognitive development in social context.* New York: Oxford University Press.

1부 • 질문

제시된 각각의 질문에 대하여 가장 적절한 하나의 답을 선택하시오.

1. 발달은 다음 중 어떠한 모형으로 가장 잘 설명이 가능한가?

   a. 발달의 한 가지 측면에만 집중하는 모형
   b. 주요 초점으로 행동을 사용하는 모형
   c. 생물학적, 심리적, 사회적 영향을 포함하는 모형
   d. 관찰가능한 것으로만 제한을 두는 모형

2. 인간이 변화를 위한 놀라운 잠재능력을 갖고 있지만, 다음과 같은 탄력성(resiliency)을 가지고 있다.

   a. 탄력성에 한계가 있다.
   b. 탄력성에 정의된 표지가 있다.
   c. 탄력성에 무제한적 역량이 있다.
   d. 탄력성에 알려진 특징이 있다.

3. 10세의 여아가 큰 언니의 일기장을 훔쳐 보았다. 하지만 나중에 잘못했음을 느끼게 된다. 그리고 다음과 같이 혼자 중얼거린다. "일기장을 열어보지 말았어야 했어. 옳은 일이 아니었어." 프로이드에 따르면 인격의 어떤 도덕적 요소가 이 행동에 대한 소녀의 감정을 담당하는가?

   a. 이드(Id)
   b. 자아(Ego)
   c. 초자아(Superego)
   d. 전의식(Preconscious)

4. 프로이드의 "쾌락 욕구 원칙(pleasure principle)"은 무엇인가?

   a. 무의식적인 힘이 우리의 행동을 지배한다는 관념이다.
   b. 아동기의 쾌락이 성인 인격에 강력한 영향을 미친다.
   c. 사람들은 본능적 욕구를 충족시키고 고통을 피하려는 행동을 한다.
   d. 어떻게 사람들이 성적 충동을 충족시키는가에 따라 인격이 형성된다.

5. 에릭슨의 심리사회적 발달에 관한 이론은 다음 중 어느 것을 토대로 하는가?

   a. 인격이 아동기 초기에 발달한다는 관념
   b. 인간이 상호작용하는 사람들의 범위가 점점 넓어진다는 전제
   c. 발달 위기를 회피해야 할 필요성
   d. 초기의 사회적 경험이 이후의 사회적 경험을 결정짓는다는 생각

6. 생활 주기에서 다음 중 어느 위기가 에릭슨의 이론의 초석인가?

a. 신뢰 대 불신
b. 자율성 대 수치와 의심
c. 계획 대 죄책감
d. 정체성 형성 대 정체성 확산

7. 아래의 진술 중 어느 것이 피아제의 보편적 구성주의 이론인가?

a. 인간은 수동적으로 세상에 대한 이해에 동화된다.
b. 인간은 환경과의 상호작용을 통해 현실을 구축한다.
c. 인간은 세상을 이해하는 데 도움을 주는 타고난 스키마를 갖는다.
d. 인간은 환경에 의해 영향을 받음으로써 현실을 구축한다.

8. 피아제의 "적응"에 관한 정의는 무엇인가?

a. 지능
b. 동화와 순응
c. 환경적 요구를 효과적으로 협상하는 능력
d. 위의 항목 모두 해당

9. 비고츠키는 인지발달에 대해 설명하면서 다음 중 무엇을 강조하였는가?

a. 동화
b. 사회적 상호작용
c. 강화
d. 스키마

10. 비고츠키는 언어가 점점 ____________되고 행동의 방향을 설정한다고 믿었다.

a. 구조화
b. 실용화
c. 내재화
d. 강화

11. 브론펜브레너의 인간 생태학 모형에서 학교와 이웃, 또래 집단은 다음 중 어느 시스템에 속하는가?

a. 미시체계
b. 중간체계
c. 외체계
d. 거시체계

12. 생물학적 가족에 중요성을 부여한 미국 문화의 가치는 다음 중 어느 것을 보여주는 예인가?

a. 미시체계
b. 중간체계
c. 외체계
d. 거시체계

13. 매슬로우는 우리의 욕구를 다음 중 무엇으로 볼 수 있다고 믿었는가?

a. 타원
b. 위계
c. 서로 맞물린 원
d. 다각형

14. 우리의 잠재력의 한계에 대해 우리의 능력을 사용하는 것을 다음 중 무엇이라고 하는가?

a. 동화
b. 순응
c. 조건화
d. 자기실현

15. 환경이 인간 행동에 반응하여 인간 행동을 강화시키거나 제거하는 역할을 한다. 이 이론은 다음 중 무엇으로 알려져 있는가?

a. 조작적 조건화(operant conditioning)
b. 고전적 조건부여(classical conditioning)
c. 사회인지 학습(social cognitive learning)
d. 연결주의(connectionism)

16. 다음 중 무엇이 모형의 중요성을 강조하는가?

a. 조작적 조건화
b. 고전적 조건부여
c. 사회인지 학습
d. 연결주의

17. 다르다(different)는 것이 다음 중 어느 것에 해당하지 않는다는 점을 기억하는 것이 중요하다.

a. 독특하다(unique)
b. 결핍되어 있다(deficient)
c. 인정된다(appreciated)
d. 확산된다(diffuse)

18. ___________은 발달의 모든 측면들 간의 상호작용에 대해 분석이 필요하다는 신념이다.

a. 피아제 심리학

b. 조작적 조건화

c. 사회인지 학습

d. 발달적 맥락주의

1부 • 해답

1. 답은 c이다. 발달의 복잡성으로 인해 성장과 발달을 형성하는 복수의 수준들 간의 상호작용을 인식하는 설명 모형이 필요하다. 한 가지의 주제에만 집중하는 설명은 적절하지 않다.
2. 답은 a이다. 아무도 극심한 스트레스를 무기한으로 인내할 수는 없다. 탄력성(resiliency)의 비밀 중 일부는 아직도 연구자들이 이해하기 힘들다.
3. 답은 c이다. 3~5세 경에 나타나는 초자아는 선한 행동과 악한 행동에 대한 사회적 표준의 내재화를 보여준다. 초자아는 개인이 자신의 행동을 감시하는 방법이다. 10세의 여아가 프라이버시에 대한 사회적 표준을 내재화시켰고, 그러한 표준을 고의로 위반했다는 사실을 알고 죄책감을 느낀다.
4. 답은 c이다. 인격의 가장 원시적인 요소로서의 이드(id)는 본능적 욕동, 특히 섹스, 음식, 공격성의 영역이다. 쾌락 추구 원칙에 따라 작용하는 이드(id)는 즉각적인 만족감을 추구하고 신체적, 심리적 고통을 회피하고 싶어한다. 섹스와 공격성에 대한 충동이 특히 갈등을 겪게 되는데, 모호한 사회적 규범에 따라 달라질 수 있기 때문이다. 프로이드는 자아(ego)를 불쾌한 감정, 특히 불안감과 죄책감으로부터 보호하기 위해 인간들이 사용하는 방어 기제의 개념을 개발하였다.
5. 답은 b이다. 에릭슨은 아동의 자아감을 형성하는 데 있어서 사회적 환경이 유의미한 역할을 한다는 사실을 인식하였다. 그의 심리사회적 발달 이론은 인간들은 어머니부터 시작하여 인류로 끝을 맺는 계속해서 넓혀지는 사람들의 범위와 상호작용을 한다는 전제를 기초로 하고 있다. 수명주기의 8단계는 규범적 발달 위기를 특징으로 하고, 이러한 위기의 해결이 인격을 형성한다.
6. 답은 d이다. 에릭슨의 사춘기 정체성 위기에 대한 개념은 그의 이론의 초석이다. 그는 대부분의 청소년들이 자아정체성을 달성하는 데 있어서 심각한 투쟁의 과정을 겪게 된다고 보았다. 발달 투쟁은 아동기의 자아식별을 새로운 생물학적 충동과 사회적 역할의 추정, 능력과 한계의 인식과 통합하는 것이다. 정체성을 형성하지 못하면 정체성 분산으로 이어질 수 있고, 다시 말해서, 방향감각이 없거나 일련의 가치에 대한 헌신적 노력이 없는 스스로가 아무 것도 아닌 것 같다는 느낌을 갖게 된다.
7. 답은 b이다. "보편적 구성주의자(universal constructivist)"라는 용어는 모든 사람들이 세상에 대한 이해를 예측가능한 방식으로 구축한다는 의미를 함축하고 있다. 인간이 수동적인 유기체는 아니지만, 오히려 물리적 환경에 영향을 미침으로써 자체 발달에 있어서 적극적인 역할을 띤다. 피아제는 유아기의 정신 생활이 작업 능력과 함께 시작된다고 보았다. 장난감을 향해 팔을 흔들면서 결국 장난감을 움켜잡는 유아기의 아기는 몸을 통제할 수 있는 능력과 대상물의 특성, 신체와 대상물 간의 관계에 대해 배우게 된다.
8. 답은 d이다. 피아제에게, 지적 능력에 대한 정의는 적응이다. 즉, 환경 요구를 효과적으로 협상하는 능력이다. 적응은 동화와 순응의 두 가지의 과정으로 구성된다. 사람들은 동화될 때, 경험을 기존의 스키마와 구조에 통합시킨다. "아, 나 이거 알아. 그것과 똑같아." 경험을 기존의 스키마나 구조에 일치시키지 못하면 사람들은 반드시 순응해야 한다. 즉, 사고방식을 변경하여 경험에 맞춘다. 순응은 많은 정신적 작업일 수 있기 때문에 다음과 같은 유명한 구절이 있다. "할 수 있다면 스스로를 동화시켜라. 하지만 반드시 해야 한다면 순응하라."
9. 답은 b이다. 비고츠키의 발달을 형성하는 사회적 상호작용의 힘에 대한 믿음이 그의 연구와 피아제와 같은 다른 이론가들의 연구를 구분하였다.
10. 답은 c이다. 비고츠키의 경우, 자기중심적인 발화가 내재화되어 행동의 방향을 지시하는 데 도움을

준다. 발화는 인지발달에 있어서 중심적인 역할을 하는 것으로 보인다.

11. 답은 b이다. 가족이라는 미시체계는 학교, 이웃, 또래집단, 교회 또는 그 밖의 다른 사회 조직과 같은 일반 공동체 집단을 포함하는 중간체계에 속해 있다.

12. 답은 d이다. 거시체계는 문화 전반의 지배적인 신념과 이데올로기를 의미한다. 사회 전반의 아동에 관한 신념이 양육 실천 사례와 정부 정책에 영향을 미친다. 예를 들면, 생물학적 가족을 중요시하는 문화적 가치가 생물학적 부모와의 재결합이 아동들에게 가장 큰 이익이 되는 행동이 아니었음에도 아동들이 위탁가정에서 수 년 동안 보내게 되는 결과를 불러왔다.

13. 답은 d이다. 매슬로우는 한 가지의 욕구를 충족했을 때 다음 단계의 욕구로 넘어가게 된다는 점을 감안할 때, 위계가 인간의 욕구를 가장 잘 표현한다고 보았다. 각각의 욕구는 다음 단계의 욕구를 충족하겠다는 충동이 시작될 때 부분적으로 충족될 수 있다.

14. 답은 a이다. 인간에게 가장 높은 목표는 할 수 있는 것을 실제로 하는 것이다(자기 실현). 그렇지 않으면 초조감과 궁금증이 지속적으로 나타날 것이다.

15. 답은 a이다. 스키너의 학습에 관한 해석은 행동을 형성하는 환경의 힘에 달려 있다. 환경에 대한 신중한 통제가 긍정적인(심지어 이상적인) 발달로 이어질 수 있을 것으로 보인다.

16. 답은 c이다. 반두라의 사회인지 학습에 관한 연구가 발달을 형성하는 모형의 사용에 대한 수용 증가로 이어졌다. 모형은 적절히 제시했을 때, 원하는 행동으로 이어지는 강력한 도구가 될 수 있다.

17. 답은 b이다. 우리는 모두 다른 누군가와 다르다. 따라서, 외모, 언어, 그 밖의 다른 외적인 특징을 가지고 사람을 판단해서는 안 된다.

18. 답은 d이다. 현대의 발달 심리학자들은 발달의 한 가지 측면에 초점이 맞추어진 이론을 외면하고 있다. 대신, 인간 발달의 복잡성을 인지하고 분석한 설명을 추구해 왔다.

2부

태아발달

미리보기

- 정상세포내 유전적 정보의 흐름은 DNA에서 RNA로, 단백질로 이동한다.
- 이중나선구조는 DNA를 뜻한다.
- DNA에는 뉴클레오티드염기 A, T, G, C가 포함되어 있다.
- DNA의 완전한 집합은 염색체로 구성된 인간 게놈이다.
- 각 염색체마다 많은 유전자들로 구성된다.
- 유전자 배열이 세포에 지시하여 RNA 주형에서 단백질을 만들게 한다. 이 과정을 유전정보의 해석(translation)이라고 부른다.
- 유전정보의 해석시 발생된 오류가 생명을 위협하는 심각한 질병을 불러올 수 있다.

9장

유전자, 염색체, DNA

주요어휘

- □ 게놈(genome)
- □ 뉴클레오티드 염기(nucleotide base)
- □ 대립유전자(allele)
- □ 디옥시리보핵산(DNA)
- □ 해석(translation)
- □ 상호우성(codominance)
- □ 열성 유전자(recessive gene)
- □ 염색체(chromosome)
- □ 우성 유전자(dominant gene)
- □ 유전자(gene)
- □ 유전자형(genotype)
- □ 전사(transcription)
- □ 표현형(phenotype)

이중나선구조

세포의 활동 방향을 설정하는 데 필요한 모든 지시는 꼬인 사다리를 닮은 구부러진 이중나선 구조인 **디옥시리보 핵산(deoxyribonucleic acid)**에 포함되어 있다. DNA는 뉴클레오티드라고 불리는 화학물질 구성 요소로 만들어진다. **뉴클레오티드(nucleotide)**는 1) 당 분자(deoxyribose), 2) 인산기, 4가지 뉴클레오티드염기 중 하나(A, T, G, C)로 구성된다. DNA의 이중나선구조에는 두 개의 연계된 폴리뉴클레오티드 가닥(사다리의 양변)이 있고, 이 가닥이 서로를 보완하는 보체가 된다. 어떻게 뉴클레오티드가 나란히 배열되는가에 의해 각 가닥을 따라 DNA가 배열되는 결과를 불러온다(예: AATTCCGGA). 아데닌(A)과 티민(T)도 구아닌(G)과 시토신(C)과 같이, 항상 서로 연결되어 있다. 이것이 4가지의 보체 쌍, 즉 AT, TA, GC, CG의 쌍을 만든다. 사다리의 각 "가로대"는 질소결합에 의해 감소된 2개의 질소 염기로 구성되어 이중나선구조를 결합한다(그림 9-1). 인체의 각 세포에는 약 6피트의 단단히 꼬인 DNA가 함유되어 있다.

염색체

게놈(genome)은 유기체의 완전한 DNA 집합이다. 인간 게놈은 46개의 **염색체(chromosome)**로 구성되어 있다. 정상체세포(예: 주요 장기와 신체 체계를 구성하는 세포)에는 부모 중 한 명으로부터 유전된 각각 한 쌍의 유전자를 갖는 23쌍으로 배열된 46개 염색체를 함유하고 있다. 23쌍 중 1개의 쌍이 성염색체이고, 나머지 22개 쌍은 상염색체이다. 상염색체가 대부분의 신체 속성을 제어하는 반면, 성염색체는 그 외의 다른 속성뿐만 아니라 성별을 결정짓는다. 여성에게는 2개의 X 염색체인 XX가 들어 있고, 남성은 1개는 X 염색체, 다른 1개는 Y 염색체인 XY가 들어 있다.

유전자

각 염색체는 많은 **유전자(gene)**로 구성되어 있다. 가장 큰 염색체에는 2,968개의 유전자가 들어 있다. 평균 인간 게놈은 3,000개의 뉴클레오티드 염기 쌍으로 구성되어 있지만, 가장 규모가 크다고 알려진 인간 유전자인 디스트로핀(dystrophin)에는 240만 개의 염기만 들어 있다. 인간 유전자가 20,000~30,000개 정도 존재한다는 점을 감안하면, 염기쌍은 수십억 개나 존재한다. 문제는 염기쌍들이 배열된 시퀀스(sequence)이다. 이러한 염기쌍들에는 생명에 필요한 단백질을 만드는 방법에 관해 세포가 지시한 내용이 들어 있기 때문이다.

유전자 암호: DNA, RNA, 단백질

정상 세포내 유전자 정보의 흐름은 DNA(이중 가닥)에서 RNA(리보 핵산, 단일 가닥)로, 단백

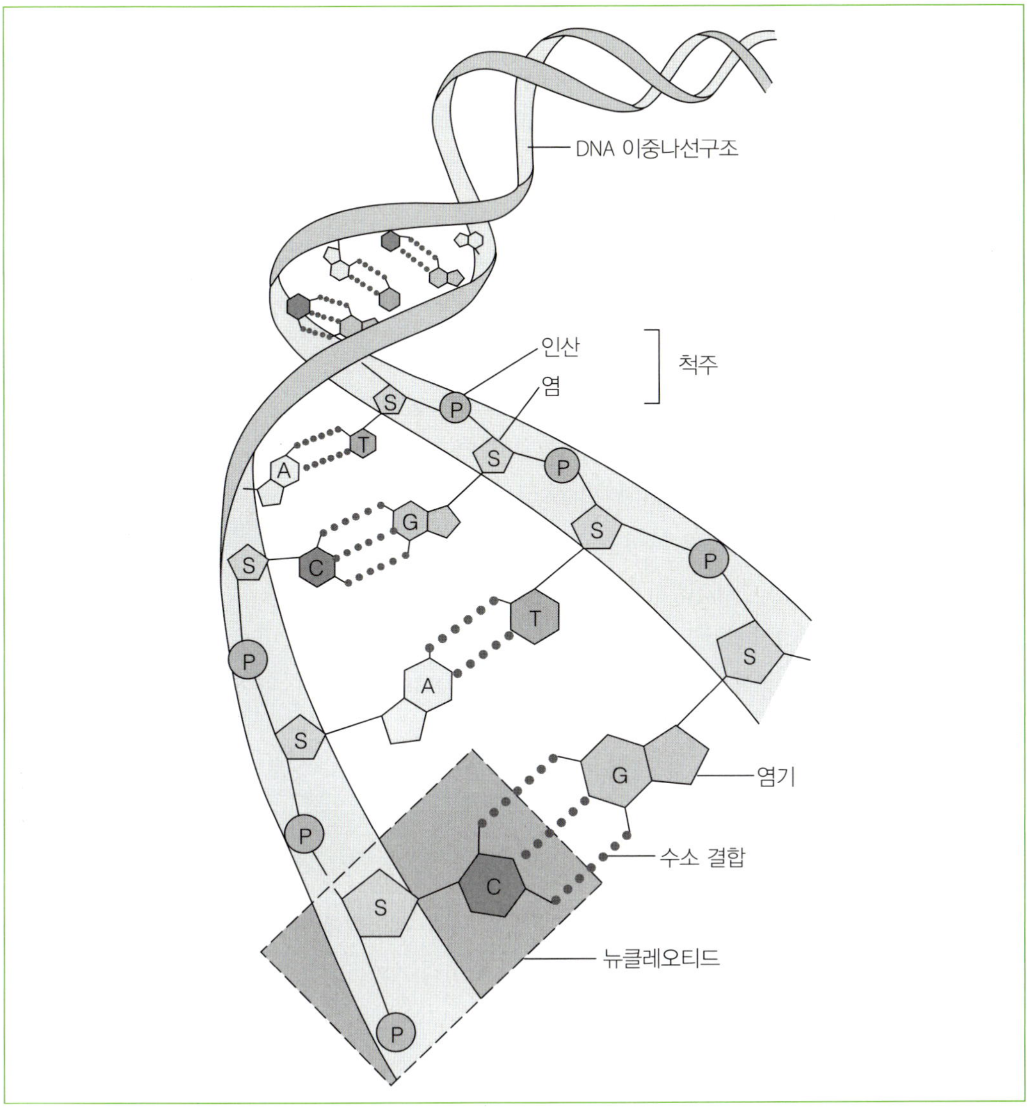

그림 9-1 **이중나선구조**

질로 이동한다. 세포에는 여러 종류의 RNA가 들어 있다. 예를 들면, 메신저 RNA(mRNA)와 전이 RNA(tRNA), 리보솜 RNA(rRNA)가 있다. 모든 세포 RNA는 DNA 주형에 의해 주어지는 지시에 따라 합성된다. DNA 주형에서 RNA의 합성을 **전사(transcription)**라고 부르는 반면, RNA 주형에서 단백질의 합성을 **해석(translation)**이라고 부른다.

인체는 단백질로 구성되어 있고, 단백질은 아미노산으로 구성되어 있는데, 이 아미노산의 종류가 20가지나 된다. 일부 단백질은 인체에 필요한 구조 재료(예: 근육, 피부, 혈구)로 구성되어 있고, 그 밖의 다른 단백질들(예: 효소, 호르몬, 인슐린)은 화학 반응을 조절한다. 우리의 몸이 단백질을 합성할 수 없으면 우리는 살 수가 없다.

세포내 모든 단백질들의 무리를 단백질체(proteome: 단백질 유전 정보)라고 부른다. 비교적 변하지 않는 게놈과 달리, 역동적인 단백질체는 수만 개의 세포내 및 세포외 환경 신호에 대한 반응으로 시시각각으로 변한다. DNA에는 정확한 시간에 정확한 양의 단백질을 만드는 데 필요한 모든 정보가 들어있어서, 배아발생부터 시작하여 매일의 일상 생활과 관련된 모든 대사 활동을 제어한다.

유전 암호는 DNA(또는 RNA 전사)내 뉴클레오티드 염기의 배열과 단백질내 아미노산의 배열 간의 관계이다. 아미노산은 고정점부터 시작하는 3가지 염기(코돈이라고 부르는 부호 기호글자, 예: CGG)로 구성된 군에 의해 부호화된다. 코돈의 개수는 64개나 되고, 대부분 아미노산의 경우에, 1개 이상이 존재한다. 단백질 합성을 해석이라고 부르는데, 핵산염기서열로 존재하는 정보가 단백질내 아미노산의 배열인 서로 다른 언어로 해석되기 때문이다.

일반적으로 단백질이 100~1,000개의 아미노산으로 구성된다는 점을 감안하면, 부정확한 아미노산이 단백질 합성의 과정에 통합되는 빈도는 반드시 10^{-4}보다 작아야 한다. 다시 말해서, 해석은 반드시 매우 정확해야 한다. mRNA 주형을 형성, 전사, 판독시의 모든 오류가 단백질 합성의 실패를 유발시킬 수 있고, 유기체에 잠재적으로 치명적인 영향을 미치게 된다.

mRNA 주형을 형성, 전사, 판독시의 모든 오류가 단백질 합성의 실패를 유발시킬 수 있고, 유기체에 잠재적으로 치명적인 영향을 미치게 된다.

유전형질의 이해

유전자에 다양한 부호화된 가능성이 존재할 때, 그것을 **대립형질**이라고 부른다. 일부 유전자의 경우, 예를 들어, 눈동자 색의 경우 대립형질이 두 개이다. 멘델의 유전학에서, 브라운 색의 대립형질 1개와 파란 색의 대립형질 1개를 유전자로 물려 받았다면 브라운 색의 눈을 갖게 된다. 이 이형접합 쌍에서는 브라운 색이 **우성 유전자(dominant gene)**이다. 파란 색의 눈을 가지려면 반드시 동형접합 쌍인 2개의 파란 색의 대립형질을 물려받아야 한다. 파란 눈은 **열성 유전자(recessive gene)**이다. 브라운 색의 눈을 가진 두 명의 부모는 두 부모가 모두 이형 접합일 경우에 파란색의 눈을 가진 아동을 낳을 수 있다. 즉, 두 명 모두 브라운 색의 대립형질 1개와 파란 색의 대립형질 1개를 갖고 있다. 두 명의 부모 중 어느 쪽에서도 파란 색의 유전자가 표출되지 않았다고 하더라도 아동은 파란 색의 유전자를 각 부모로부터 물려받을 수 있다.

유전에는 다른 패턴들도 있다. 유전자에 표출된 복수의 대립형질이 있을 때 **상호우성(codominance)**이 발생한다. 예를 들면, 혈액형에는 3가지의 대립형질이 있다. AB형에는 상호우성인 대립형질이 두 개 있다. 항원 A와 항원 B이다. 아무런 항원도 표출되지 않는 O형에는 1개의 상호우성 대립형질이 있다. 다른 패턴에는 불완전 우성(빨간색 꽃과 흰색 꽃을 교잡시키면 분홍색 꽃이 만들어진다)과 분리(색소결핍증에 대해 두 부모가 모두 이형 접합일 때, 자식이 동종 접합 색소 결핍증을 갖게 될 확률은 25%이다), 독립 분리(색소결핍증과 난청에 대해 두 부모가 모두 이형 접합일 때, 자녀는 색소결핍증과 난청을 갖게 될 확률은 1/16)가 있다.

유전자형, 표현형, 질병

각 사람의 유전 암호를 **유전자형(genotype)**이라고 부르는데, 그것은 청사진과 같은 의미이다. 어떻게 유전자형이 표출되는가를 **표현형(phenotype)**이라고 부르고, 이것은 최종 산물을 말한다. 예를 들면, 브라운 색의 눈을 가진 두 명의 사람들이 동일한 표현형을 가지고 있지만, 서로 다른 유전자형을 갖고 있을 수 있다. 다시 말하면, 한 명은 이형 접합(브라운/파란색)이고, 다른 사람은 동종 접합(브라운/브라운)일 수 있다.

표현형은 유전자 이외의 다른 요인에 의해서도 영향을 받는다. 예를 들면, 키가 6피트까지 클 수 있는 유전자 부호를 갖고 있지만 아동기에 영양실조를 경험하면 유전적으로 잠재된 가능성에 도달하지 못할 수도 있다. 마찬가지로, 특정 질병(예: 고혈압)도 그 기원이 다유전자성이다. 이 유전자형이 표현될 때, 흡연, 운동 부족, 지방이 풍부한 식사와 같은 생활 방식의 습관에 따라 달라질 수 있다. 연구자들은 일부 암(예: 호지킨병)에 대한 유전자형이 바이러스 감염에 의해 촉발될 수 있을 것으로 의심하고 있다.

출처

- Cummings, M. R. (2006). *Human heredity* (7th ed.). Belmont, CA: Thomson Brooks/Cole.
- Human Genome Project. (2007). *Human Genome Project information*. Retrieved March 13, 2008, from www.ornl.gov/sci/techresources/Human_Genome/home.shtml
- National Institutes of Health Books. (2007). *Biochemistry*. Retrieved January 10, 2008, from www.ncbi.nlm.nih.gov/books/bv.fcgi?rid=stryer.section.704

미리보기

- 배세포(생식세포)는 감수분열을 통해 분리되어 반수세포를 형성한다.
- 체세포는 유사분열을 통해 분열하여 2배수 체세포를 형성한다.
- 2배수 체세포는 23쌍으로 배열된 46개 염색체를 갖는다.
- 반수세포는 23개 단일 염색체를 갖고, 정자와 난자가 반수 세포이다.
- 수정은 정자, 난자와 관련이 있는 능동적인 생화학적 과정이다.

10장

자궁내수정

주요어휘

- □ 2배수 체세포(diploid cells)
- □ 감수 분열(meiosis)
- □ 극세포(polar body)
- □ 난모 세포(oocyte)
- □ 난자(ovum)
- □ 반수 세포(haploid cells)
- □ 방선관(corona radiata)
- □ 배란(ovulation)
- □ 배세포(germ cells)
- □ 생식세포(gametes)
- □ 자궁관, 나팔관(fallopian tubes)
- □ 수정 능력 획득(capacitation)
- □ 수정(fertilization)
- □ 염색 분체(chromatids)
- □ 유사 분열(mitosis)
- □ 유전적 변이성(genetic variability)
- □ 접합체(zygote)
- □ 정세포(spermatids)
- □ 정자(sperm)
- □ 제2난모세포(secondary oocyte)
- □ 첨단체(acrosome)
- □ 첨단체 반응(acrosome reaction)
- □ 체세포(somatic cells)
- □ 투명띠, 투명층(zona pellucid)

세포 발달

정자(sperm)와 **난자(ovum)**의 결합인 수태(conception)는 임신의 시작을 의미한다. 수정은 두 개의 **배세포(germ cells)**가 용해되어 한 개의 새로운 세포, **접합체(zygote)**라고 불리는 세포가 될 때 발생한다. 배세포도 **생식세포(gametes)**라고 불린다. 여성의 경우, 생식세포가 난세포 또는 난자로 알려져 있고, 남성의 경우, 정자로 알려져 있다. 생식세포는 **감수분열(meiosis)**이라고 불리는 세포 분열의 과정을 통해 발달한다.

감수분열과 유사분열

세포는 **유사분열(mitosis)**이나 **감수분열(meiosis)**에 의해 생성된다. 인간의 **체세포(somatic cells)**는 **2배수 체세포(diploid cells)**이다. 다시 말해서, 23개쌍으로 배열된 46개 염색체를 갖는다. 그 중 한 개의 쌍이 성염색체로 XX 또는 XY이다. 2배수 체세포는 23개 쌍의 46개 염색체를 갖는다.

유사분열은 1개의 2배수 체세포가 원래의 체세포와 동일한 2개의 2배수 체세포를 생성하기 위해 분열하는 과정이다. 원래 세포의 염색체내 DNA가 자가복제를 한다. 분열 후, 각 세포마다 46개의 염색체를 갖게 된다.

감수분열은 1개의 2배수 체세포가 4개의 반수생식세포를 생성하는 세포분열 과정이다(그림 10-1). 반수세포는 원래의 2배수 체세포가 갖는 염색체 수의 절반이다. 즉, 46개의 염색체가 아닌 23개의 단일 체세포이다.

2번의 연속 세포 분열은 감수분열일 때 발생한다. 첫째, 2배수 체세포의 46개 염색체가 자가복제된다. 그 다음, 유사분열에서와 같이 2개의 동일한 세포로 분리되지 않고, 염색체가 얽혀 유전 형질을 교환한다. 이러한 교환이 눈동자의 색이나 키와 같은 **유전적 가변성(genetic variability)**을 담당한다. 세포가 분열하면 2개의 세포를 만드는데, 각 세포에는 구조가 두 배이지만 원래의 세포와는 다른 결합을 보이는 23개의 염색체가 들어 있다.

제2분열을 할 때, 23개의 이중 염색체가 둘로 분열한다. **염색분체(chromatids)**라고 불리는 2개의 반쪽이 서로 떨어져 나가서, 각각 23개의 단일 염색체를 갖는 2개 이상의 세포를 형성한다. 다시 말하면, 4개의 서로 다른 **반수세포(haploid cells)**가 원래의 반수 세포에서 발생한다. 난자와 정자가 반수세포이다.

2배수 체세포는 23개 쌍의 46개 염색체를 갖는다.

유사분열은 1개의 2배수 체세포(예: 피부세포)가 원래의 세포(예: 염색체가 46개인 세포)와 유전적으로 동일한 2개의 2배수 체세포로 분열되는 방식을 말한다.

감수분열은 1개의 2배수 체세포(예: 난세포)가 4개의 서로 다른 반수세포를 생성하는 일련의 세포 분열 과정이다. 반수세포는 23개의 단일 염색체를 갖고, 원래의 세포와는 유전학적으로 다르다.

난자와 정자가 반수세포이다.

난자

여성 태아가 자궁 안에 있는 동안, 난자의 체세포는 감수분열의 과정을 거쳐 생식세포인 난세포나 난자를 생성한다. 제1분열이 완료되기 전에 감수분열이 중단된다. 그 결과 발생되는 **난모세포(oocyte)**라고 불리는 세포에 이중 구조를 갖는 46개의 염

여성의 난자는 모두 태아 수명(fetal life)이 6개월이 될 때까지 준비상태를 유지한다.

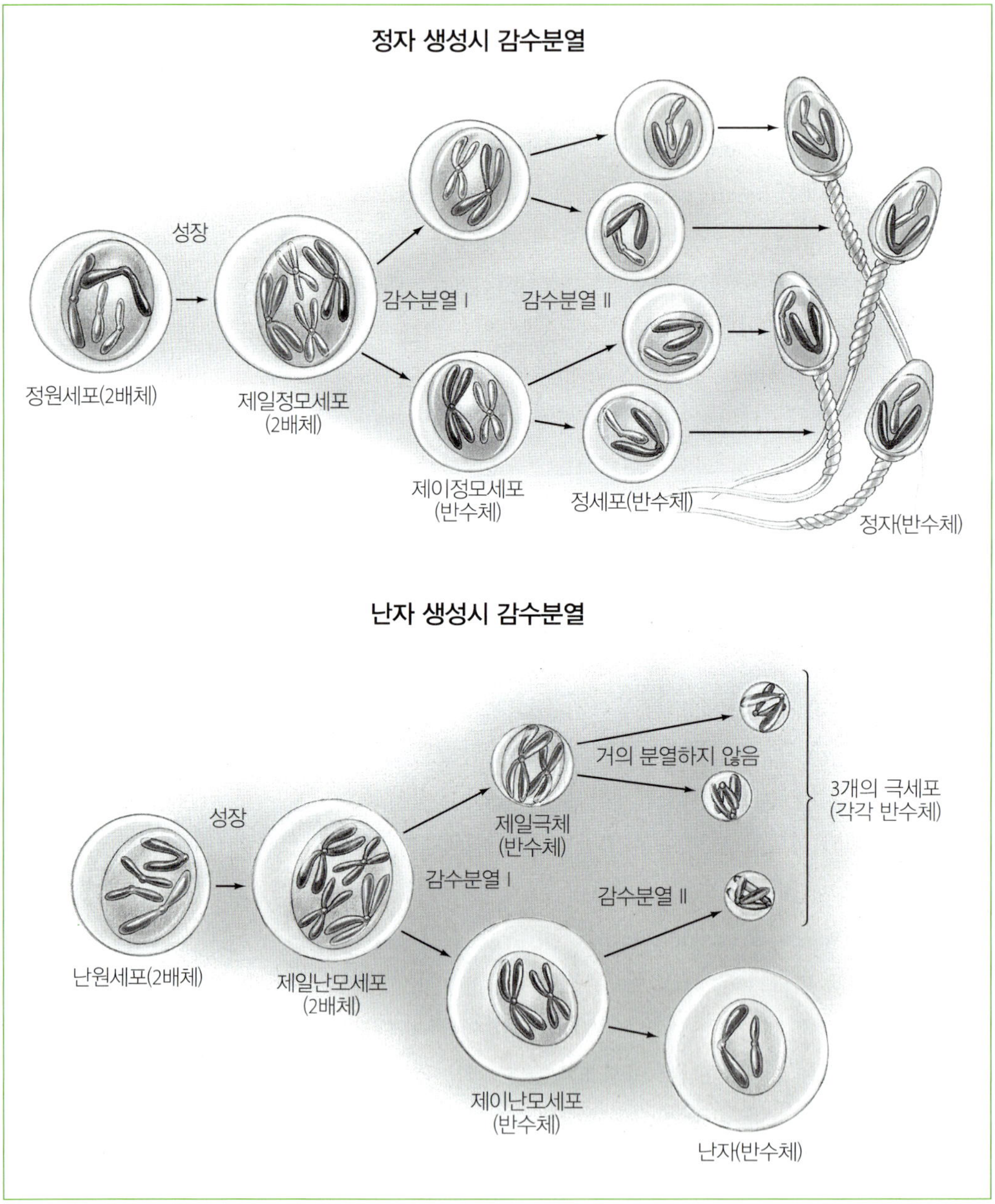

그림 10-1 감수분열

색체가 포함되어 있다. 그 다음 난모세포는 성숙기까지 휴지상태이다. 여성의 난자(female's ova)는 모두 태아 수명(fetal life)이 6개월이 될 때까지 준비상태를 유지한다. 여아(female infant)는 약 1백만 개의 난자를 가지고 태어난다. 하지만, 그 중 절반은 성숙기에 도달하기 전에 더 이상 생존할 수 없게 된다.

성숙기에 난모세포가 두 개의 세포로 분열하여, 각각 23개의 염색체가 이중 구조에 배열된다. 세포들 중 하나인 **제2난모세포(secondary oocyte)**의 크기가 더 크고, 비교적 크기가 더 작은 세포인 **제1극체(first polar body)**보다 더 많은 세포질(cytoplasm)을 함유하고 있다. 제2감수분열은 **배란기(ovulation)**에 시작된다. 제1극체가 두 개의 유사한 세포로 분열하게 되는데, 이 세포들은 분해된다. 제2난모세포는 각각 23개의 단일 염색체를 갖는 제2극체와 미성숙 난자로 분열한다. 이 제2분열은 미성숙 난자가 정자에 의한 침투에 대한 반응으로 핵을 형성하게 되는 수정이 될 때에야 비로소 완료된다. 배란은 감수분열을 의미한다.

> 배란은 감수분열을 의미한다.

정자

남성의 생식세포는 성숙기가 될 때까지 발달하지 않고, 성숙기가 되어서야 비로소 고환 내의 세포가 감수분열을 한다. 제2분열 후에는 **정세포(spermatids)**라고 불리는 반수세포가 4개 있다. 각 세포마다 23개의 염색체를 가지고 있는데, 그 중 하나가 X 또는 Y 염색체이다. 정세포가 세포질을 상실하고, 그 핵이 수축하여 정자의 머리를 형성하고, 중심 소체가 꼬리로 발달한다. 정자는 무려 42시간 동안 고환에서 생존이 가능하다.

> 정자는 무려 42시간 동안 고환에서 생존이 가능하다.

수정 과정

수정 이전 상태

수정은 보통 자궁관, 나팔관(fallopian tubes)의 외부 3분의 1에서 발생한다. 난자가 배출된 후, 높은 에스트로겐 수치에 의해 야기된 연동 운동(peristaltic movement)에 의해 나팔관으로 이동한다. 그리고 난자는 두 개의 막으로 둘러싸인다. 내부 막은 **투명띠(zona pellucid)**인데, 나중에 새로 수정된 난자에 영향을 공급한다. 외부 막은 **방선관(corona radiata)**이다. 라틴어로, zona pellucida는 "맑고 밝은 영역"을 의미하고, corona는 "왕관(crown)"을 의미한다.

> 라틴어로, zona pellucida는 "맑고 밝은 영역"을 의미하고, corona는 "왕관(crown)"을 의미한다.

성숙한 난자는 24시간 동안 생식력을 갖는다. 정자는 자성생식관에서 72시간 동안 생존할 수 있다. 사정 중에 배출된 2~4억 개의 정자 중에서, 약 2억 개만이 약 4시간 만에 나팔관에 도달한다. 한 개의 정자만 난자와 수정할 수 있고, 한 개 이상의 정자에 의한 수정은 배아 사망으로 이어진다.

정자의 성공은 여러 가지 요인에 달려 있다. 첫째, 정자는 반드시 자성생식관에 들어 있는 동안 수정 획득 능력(capacitation)을 확보하는 과정을 겪어야 한다. 즉, 첨단체 반응을 준비하기 위해 정자의 화학적 구성이 재편성되는 과정을 겪어야 한다. 정자의 머리는 첨단체(acrosome)라고 부르는 모자(cap)로 덮인다. 수정 획득 능력의 한 가지의 결과는 첨단체막이 불안정해진다는 것이다.

둘째, 첨단체를 덮는 효소가 난자의 외막에 침전되어, 거기서 결합한다. **첨단체 반응(acrosome reaction)**은 정자가 송곳과 같은 첨단체를 사용하여 투명띠(zona pellucid)를 침투 및 통과하여 난모세포로 이동한다. 또한 정자의 운동 능력도 이러한 과정에 영향을 미치는 중요한 요인이다. 투명띠는 수동적인 방관자가 아니고, 정자수용체를 갖고 있다. 이 수용체는 광환(corona)과 첨단체모자를 분해하여 정자의 진입과 통과를 수월하게 만드는 효소이다. 이와 동시에, 첨단체 효소도 투명띠를 분해한다. 난자는 수정 획득 능력의 성과를 토대로 진입을 허용하는 정자가 어떤 정자인지를 선택할 수 있고, 실제로 정자를 완전히 에워싸서 성공적인 첨단체 반응을 위한 하나의 가장 적합한 정자를 받아들일 수 있다.

난자는 수정 획득 능력의 성과를 토대로 진입을 허용하는 정자가 어떤 정자인지를 선택할 수 있고, 실제로 정자를 완전히 에워싸서 성공적인 첨단체 반응을 위한 하나의 가장 적합한 정자를 받아들일 수 있다.

수정의 순간

정자가 난자 안으로 들어감에 따라, 투명띠가 단단해지고, 정자수용체는 파괴되기 때문에 다른 정자들이 난자와 결합하거나 난자 안으로 진입하여 들어올 수가 없다. 정자와 난모세포의 융합 이후, 정자의 머리가 난자 세포질로 통합하여 들어가서 전핵(pronucleus)을 형성한다. 그 다음 난자내 감수분열이 완성되는데, 성숙한 난자가 전핵을 발달시키고 제2극체가 방출된다.

이제 난자와 정자의 새로 발달된 전핵이 단일 막에 둘러싸여 즉시 서로를 향해 이동한다. 개별 전핵에는 각각 23개의 단일 염색체(반수)가 함유되어 있다. 전핵 막은 사라져서 염색체가 쌍을 이루는 것을 허용하고, 그 결과 23개 쌍으로 배열된 46개 염색체가 생긴다. 이러한 변형이 부모나 그 외의 다른 사람들과는 다른 한 개인에 대한 모든 유전 형질을 함유하고 있는 단일 2배수 체세포인 접합체를 생성한다.

난자와 정자의 새로 발달된 전핵이 이제 단일 막에 둘러싸여 있다.

성별은 수정되는 순간에 결정된다. 성숙한 난자는 X 염색체로만 구성될 수 있다. 하지만 정자 세포는 23번째 염색체에서 X

정자가 X 염색체나 Y 염색체를 보유할 수 있기 때문에 아버지가 자녀의 성별을 결정짓는다.

염색체와 Y 염색체 중 한 개의 염색체를 가질 수 있다. 따라서, 정자가 보유한 성 염색체가 인간 유기체의 성별을 결정한다. XX 한쌍이면 여아를, XY 한쌍이면 남아가 태어난다. 정자가 X 염색체나 Y 염색체를 보유할 수 있기 때문에 아버지가 자녀의 성별을 결정짓는다.

건강관리자를 위한 시사점

정자에 노출된 난자 100개당, 84개는 수정되고, 69개는 이식되며, 42개는 1주일 동안 생존하고, 37개는 출생 전 7주까지 생존하고, 31개는 출생시까지 생존한다. 따라서, 출생 전 자연 낙태율(즉, 유산율)은 70%이다.

여아에 비해 남아가 160:105의 많은 비율로 아기로 잉태된다. 하지만, 많은 남성 배아가 자궁에서 사망하여 출생시 남성-여성 비율은 105:100이다. 남아가 여아에 비해 훨씬 취약하기 때문에 18세가 되면 성별은 전체 인구 중에서 동일하게 나타난다.

출처

• Perry, S. E., Wilson, D., Hockenberry, M. J., & Lowdermilk, D. L. (2005). *Maternal child nursing care*. New York: Elsevier Health Sciences.

미리보기

- 첫 2주는 종자기(germinal period)이다.
- 첫 8주 동안, 새로운 유기체를 배아라고 부른다.
- 기관형성은 8주째까지 95% 완성된다.
- 태아는 2개월부터 출생시까지 출생 전 인간 유기체를 가리키는 명칭이다.

11장

수정부터 출생까지

주요어휘

- □ 기관형성(organogenesis)
- □ 내배엽(endoderm)
- □ 배반포(blastocyst)
- □ 배아(embryo)
- □ 종자기(germinal period)
- □ 상실배(morula)
- □ 수초화(myelination)
- □ 영양 아층(trophoblast)
- □ 외배엽(ectoderm)
- □ 중배엽(mesoderm)
- □ 착상(nidation)
- □ 배냇솜털(lanugo)
- □ 태아(fetus)
- □ 태지(vernix caseosa)

출생 전 발달에 대한 이해(그림 11-1)는 두 가지 이유로 중요한 의미를 갖는다. 첫째, 유기체의 발달이 40주의 기간 동안 환경적인 영향을 받을 여지가 있다. 이러한 영향의 타이밍과 특성이 태아의 발달을 영구적으로 바꾸어놓을 수 있다. 둘째, 출생 전에 어떻게 태아발달이 발생하는지는 출생 이후 발달에 관한 정보를 우리에게 제시해 준다.

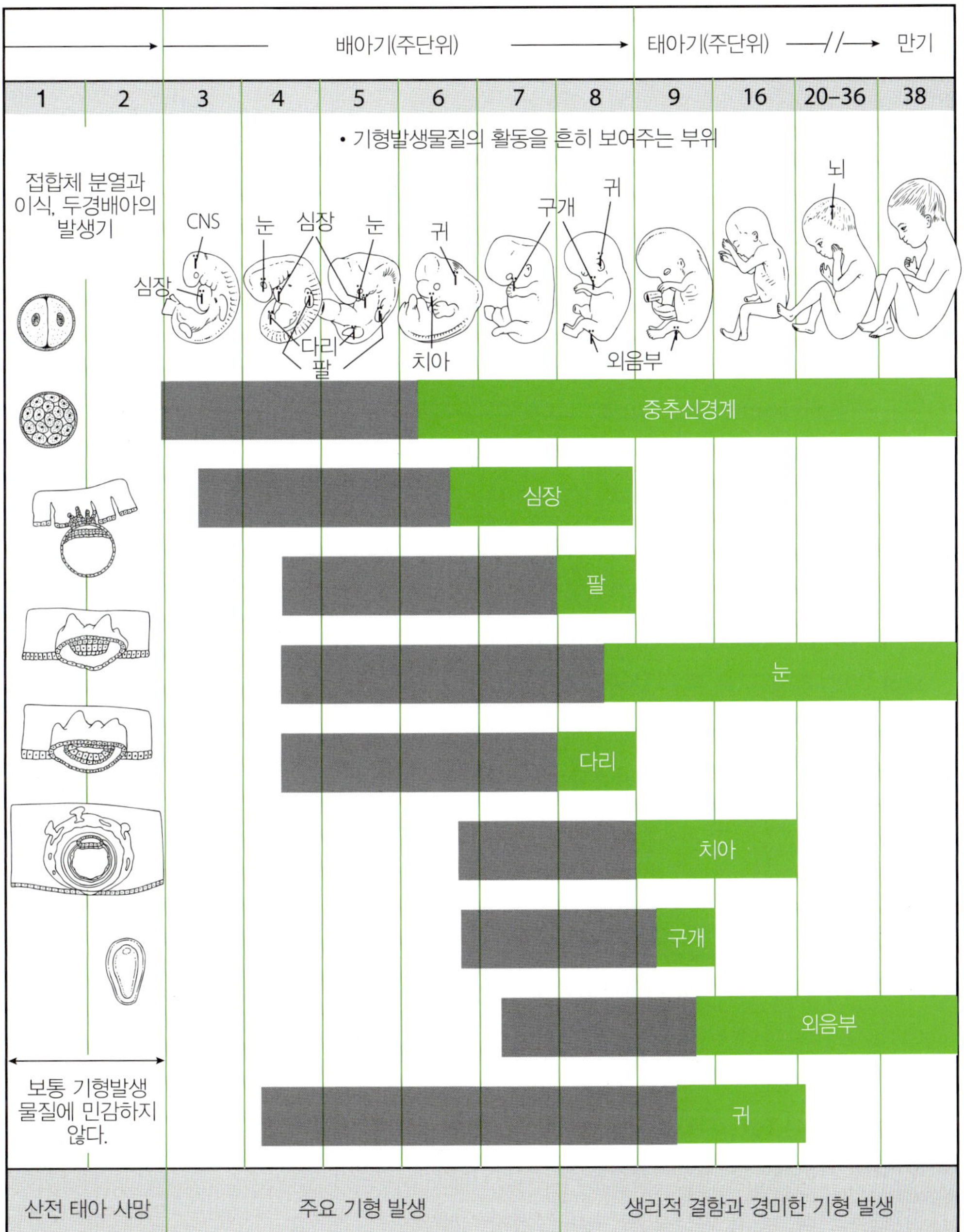

출처: Moore, K., & Persaud, T. (1998). *Before we are born* (4th ed.). Philadelphia: Saunders.

그림 11-1 출생 전 발달

배아 발달: 0~8주

배아(embryo)는 출생 전 발달 첫 8주 동안 수정된 난자에 붙여진 이름이다. 또한 첫 2주 동안을 **종자기(germinal period)**라고 부르기도 한다. 3주부터 8주까지는 주요 장기들이 모두 발달하는 기관형성(organogenesis)의 결정적 시기(critical period)라고도 불린다.

배아(embryo)는 출생 전 발달 첫 8주 동안 수정된 난자에 붙여진 이름이다.

종자기: 0~2주

0~40시간: 수정된 난자를 접합체라고 부르고 2~4개의 세포로 구성된다. 수정된 난자는 자궁관(fallopian tube)에 착상한다.

40~72시간: 12~16개 세포로 성장하면 **상실배(morula)**가 자궁으로 이동하여 64개 세포로 성장한다.

4~8일: **배반포(blastocyst)**는 100개 이상의 세포로 계속 성장한다. 내부세포괴(inner cell mass)가 인간 유기체 그 자체가 된다. **영양포(trophoblast)**는 내부괴(inner mass)와 환경(environment) 사이에서 형성되고, 나중에는 태반(placenta)으로 발달한다. 6일 또는 7일 경이 되면 배반포가 자궁벽, 즉 자궁내막에 안착한다. 이것은 착상(nidation)이라고 불리는 과정이다.

8~13일: 세포는 분열하여 3개의 배아 배엽으로 정렬하고, 이 배엽에서 주요 장기를 모두 만든다. **외배엽(ectoderm)**, 즉 외층이 신경계(뇌와 척추 포함)와 피부, 손톱, 머리카락, 침샘, 뇌하수체, 젖샘을 만든다. **내배엽(endoderm)**, 즉 가장 안쪽 층은 갑상선, 방광, 폐, 소화기계통을 만든다. 외배엽과 내배엽 사이에서 발생하는 **중배엽(mesoderm)**은 심장과 순환계/림프계, 결합조직, 근육, 뼈를 만든다. 두 번째 주가 끝날 무렵에, 태반과 탯줄, 양막(amniotic sac)이 형태를 갖춘다.

배아기: 3~8주

3번째 주: 신경판(neural plate)이라고 불리는 세포들의 자국이 외배엽에서 형성되어 뇌(후뇌, 중뇌, 전뇌)와 신경관(척수)을 만든다. 심장의 심실과 혈관들은 중배엽에서 유사한 과정을 통해 발생한다.

4번째 주: 심장이 뛰기 시작한다. 팔다리싹(limb bud)이 눈에 보인다. 눈과 귀, 신경, 근골격계와 소화기계가 형성되기 시작한다. 척추뼈가 존재하고, 주요 정맥과 동맥의 생성이 완성된다. 신경관이 닫힌다. 배아의 크기는 길이가 약 0.5cm이고 무게는 0.4g이다.

심장이 4주째에 뛰기 시작한다.

5번째 주: 기관지싹이 형성되는데, 이는 결국 나중에 폐가 된다. 손 판(hand plate)이 만들어진다.

6번째 주: 성 분화(sex differentiation)가 발생한다. 머리가 돌출되고, 하악이 융합하며, 상악의 일부가 존재한다. 외이(external ear)가 보인다.

7번째 주: 얼굴과 눈꺼풀, 목이 형성된다. 위가 적당한 위치에 자리한다. 근육이 몸 전체에 만들어진다. 신경이 분당 수천의 비율로 발달한다.

8번째 주: 머리가 위로 솟아올라서 목이 뚜렷하게 드러난다. 내이와 중이가 발달한다. 배아가 움직이고 일부 자극에 반응한다. 기관형성의 95%가 완성된다. 인간 유기체의 길이는 약 2~3cm이고 무게는 2g이다. 이제 산모가 자신이 임신했다는 사실을 알게 될 것이다.

8주가 되면 기관형성의 95%가 완성된다.

태아발달: 10~40주

태아(fetus)는 2개월부터 출산까지 출생 전 인간 유기체에게 붙여진 이름이다.

태아(fetus)는 2개월부터 출산까지 출생 전 인간 유기체에게 붙여진 이름이다.

10~12주: 내장이 올바른 위치에 자리를 잡는다. 척수가 뚜렷하게 나타나고, 눈이 최종 형태를 띠며, 혈액이 골수에서 형성된다. 성기가 나타난다. 오줌이 만들어진다. 태아의 길이는 6~8cm이고 무게는 19g이다.

16주: 태아가 사람처럼 보인다. 뼈와 관절이 두드러져 보인다. 뇌의 두개의 절반이 눈에 보인다. 입의 경구개와 연구개가 분화한다. **태모**(솜털)와 **태지**(기름)가 피부에 나타나기 시작한다. 태아의 길이는 12cm이고 무게는 100g이다.

20주: 치아의 법랑질(dental enamel)이 만들어진다. 사람이 평생 동안 갖게 되는 모든 신경 세포가 만들어진다. 신경 섬유의 피복이 만들어지기 시작하지만, 나중에 수년이 지나서야 비로소 완성된다. 태아가 활동을 시작하면서 발로 차고, 빨고, 잠을 잔다. 심장박동이 충분히 잘 들리는 정도가 된다. 내장이 작동을 시작한다. 태아의 길이는 16~18cm이고 무게는 300g이다.

20주가 되면 산모가 태아의 발차기를 쉽게 느낄 수 있다.

24주: 지방이 피부에 축적되기 시작한다. 뇌의 높은 영역이 형성됨에 따라 태아의 활동이 느려져서 무작위 자극에 대한 반응으로 태아의 반사작용을 고요하게 만든다. 눈이 완성된다. 태아의 길이는 23cm이고 무게는 600g이다.

28주: 뇌가 발달함에 따라 태아의 활동이 다시 증가한다. 성장이 느려지고, 지방이 피부 아래에 형성된다. 손톱이 나타난다. 눈을 뜨고 감으며, 빛에 반응한다. 표면 활성 물질이 폐에서 만들어지기 시작하여, 폐포가 허탈되지 않고 확장을 가능하게 한다. 태아는 생존가능성이 높아지며, 숨을 쉴 수가 있다. 태아의 길이는 27cm, 무게는 1100g이다.

32주: 태아가 외부의 소리에 반응한다. 고환이 음낭 아래쪽으로 내려간다. 태아는 매끄럽고 통통한 모습을 하고 있으며, 분만을 위해 머리가 아래쪽으로 향한 위치에 있어야 한다. 뇌는 어른 무게의 25%이다. 태아는 길이가 31cm이고, 무게는 1,800~2,100g이다.

36주: 태아의 무게는 마지막 달이 되면 출생시 무게의 50%가 증가한다. 성장이 느려지고, 뇌가 훨씬 복잡하게 만들어진다. 하지만 대뇌피질은 아직 의지적 행동에 영향을 미치지 않는다.

40주: 태아의 피부가 부드럽고, 머리에 중간 정도 또는 다량의 머리카락이 나 있으며, 어깨에만 배냇솜털이 있다. 뇌의 **수초화(myelination)**가 시작된다. 태아의 길이는 45~50cm이고 무게는 약 3,200g이다. 평균 신생아의 무게가 3.2kg(7파운드)이고, 길이는 50cm(19.5인치)이다.

평균 신생아의 무게가 3.2kg(7파운드)이고, 길이는 50cm(19.5인치)이다.

출처

• Perry, S. E., Wilson, D., Hockenberry, M. J., & Lowdermilk, D. L. (2005). *Maternal child nursing care*. New York: Elsevier Health Sciences.

미리보기

- 난임증은 35세 미만의 여성이 1년 동안 임신 시도 혹은 35세 이상의 여성이 6개월 동안 임신 시도를 하였음에도 불구하고 임신을 하지 못하는 상태를 말한다.
- 남성의 난임 원인으로는 환경적 요인, 정자의 생성이나 운반상의 문제, 적은 정자수, 정자의 운동성 문제 등이 있다.
- 여성 난임의 원인으로는 난자의 생성과 운반의 문제, 자궁내막증, 감염 등이 있다.
- 난임증은 부부관계에 있어서 스트레스와 상실감, 부적응성을 유발할 수 있다.

12장

난임

주요어휘

- □ 골반내 염증 질환(pelvic inflammatory disease: PID)
- □ 난포자극호르몬(follicle-stimulating hormone:FSH)
- □ 발기부전(erectile dysfunction)
- □ 부고환(epididymis)
- □ 난임증(infertility)
- □ 황체 형성 호르몬(luteinizing hormone: LH)

비전문가들에게, 난임증(infertility)은 아마도 아동을 갖지 못하는 것을 의미할 수 있다. 하지만 안타깝게도, 그렇게 단순한 문제가 아니다. 부부가 첫 아동을 임신할 때는 쉽게 아동을 가질 수 있지만, 두 번째에 다시 아동을 갖기가 어려울 수 있다. 이전의 파트너와 임신 경험이 있는 부부의 경우에라도 아이를 갖지 못할 수 있다. 추정에 따르면 미국인 부부 중 약 1/6이 난임증으로 보고되고 있다. 난임증의 정의는 여성의 나이가 35세 미만인 경우 피임을 하지 않고 성교를 1년 동안 했을 때, 여성의 나이가 35세 이상인 경우 피임을 하지 않고 성교를 6개월 동안 했음에도 불구하고 임신되지 않는 경우를 말한다. 표 12-1은 난임증에 관한 근거없는 믿음이나 사실들을 보여준다.

> 난임증의 정의는 여성의 나이가 35세 미만인 경우 피임을 하지 않고 성교를 1년 동안 했을 때, 여성의 나이가 35세 이상인 경우 피임을 하지 않고 성교를 6개월 동안 했음에도 불구하고 임신되지 않는 경우를 말한다.

난임증의 원인

난임증의 원인은 남성이나 여성으로 모두에게 추적할 수 있다(표 12-2). 난임증 사례 중 약 30%는 여성에게 있고, 30%는 남성에게 있으며, 30%는 여성과 남성 모두에게 있고, 10%는 원인을 모른다.

남성 난임증의 원인

생식 전문가들은 남성의 난임증이 지난 50년 동안 증가해왔고(특히 서구권 국가에서), 그 원인이 광범위하고 다양한 영역에 걸쳐 있다는 결론을 내렸다.

- **환경(environment)**: 폴리염화비페닐(PCB)과 살충제 DDT와 같은 환경오염물질이 남성 생식능력의 감소에 부분적인 원인이 될 수 있다. 그 외의 다른 원인으로는 니코틴, 알코올, 마리화나, 스트레스와 같은 환경적인 요인도 감소된 정자수와 정자 결함과 연관되어 있다.

표 12-1 난임증에 관한 근거없는 믿음과 사실

근거없는 믿음	사실
난임증은 여성의 문제이다.	난임증은 발병 사례 중 30%가 여성의 문제이고, 30%가 남성의 문제이고, 30%가 여성과 남성의 모두의 문제이고, 10%는 원인을 모른다.
생식능력은 실제로 문제가 아니다.	미국에서 가임연령의 5백만 명 이상의 사람들이 난임증을 경험하고 있다.
생식능력은 신체적인 문제라기보다는 정신적인 문제이다.	난임증은 생식기계 질환이거나 장애이다. 심리적인 요인이 원인이 될 수 있지만, 발병 사례 중 소수에만 해당한다.
부부가 뭔가 잘못하고 있다.	난임증은 성장애(sexual disorder)가 아니라 의학적 질환이다.

표 12-2 남성이나 여성과 관련된 난임증 문제

남성	여성
환경 정자수 정자 상호작용 감염 정삭 정맥류 구조적 자발적	배란 문제 자궁관(난관) 폐쇄 자궁 내막증 자궁내피임기구 자발적 기타

내분비이상이 테스토스테론, 에스트로겐, **황체 형성 호르몬(LH), 난포자극호르몬(FSH)**과 같은 핵심이 되는 호르몬의 생성과 균형을 바꾸어 놓아, 정자의 생성을 억제시킨다.

- **정자 생성(sperm production)**: 내분비이상으로 테스토스테론, 에스트로겐, **황체 형성 호르몬(luteinizing hormone, LH)**, **난포자극호르몬(follicle-stimulating hormone, FSH)**과 같은 핵심이 되는 호르몬의 생성과 균형을 바꾸어 놓아, 정자의 생성을 억제시킨다. 정삭 정맥류(varicocele)는 고환에서 혈액을 운반해 가는 정맥의 판막이 적절하게 기능하지 않는 상태를 말한다. 그 결과, 혈액이 고환 주변으로 모이고 정자생산중심점에서 여분의 열을 만들어내어, 정자의 수를 감소시킨다.
- **정자 이송(sperm transport)**: 남성 난임증의 약 10%가 정자 이송시스템, 즉 고환에서 부고환으로의 이송의 어려움 때문에 발생한다. 정자의 이송 경로는 성매개감염병(STD)이나 유행성 이하선염과 같은 이전의 감염으로 발생된 흉터에 의해 차단될 수 있다. 이러한 차단이 발생되지 않게 하려면 일반적으로 수술을 실시해야 한다.
- **정자 수(sperm count)**: 적은 정자수(mL당 정자 2천 만 개 미만)만이 난임증의 원인이 되는 것은 아니다. 정자수가 적은 많은 남성들이 시간이 더 오래 걸릴 수는 있지만, 아버지가 된다. 드문 경우에서 남성의 정액에는 고환의 선천적인 문제, 고환의 상처로 인해 정자가 부족할 수도 있다. 또한 감염이 난임증을 유발시키는 원인이 될 수 있다.
- **정자 형태와 운동력(sperm morphology and motility)**: 일단 남성의 정자가 건강하다는 판단이 내려지면 관심의 초점은 정자가 여성의 질 속에 들어갔을 때 정자에게 발생되는 일이 무엇인가에 맞추어진다. 실제로, 정자수정능력획득과 운동능력, 첨단체 반응의 어떠한 이상도 남성의 생식능력을 억제시킬 수 있다(제10장 참조). 예를 들면, 정자가 수정능력을 획득하기 전에 또는 획득의 과정을 겪고 있는 동안 정자를 공격하는 자궁경관점액에 어떠한 항체가 존재하는가? 정자가 자궁경관점액을 관통해 들어가는가? 정자의 머리(첨단체)에 정자의 난자 외막을 투과하도록 도와주는 필요한 효소를 갖고 있는가? 정자 운동능력의 특성은 무엇인가?
- **자발적 난임(voluntary infertility)**: 추정에 따르면 미국에서 50만 건의 정관 절제 수술이 매년

시행되고 있다고 한다. 이로 인한 난임은 일반적으로 수술의 결과를 되돌리기 어렵기 때문에 영구적이다.

- **그 밖의 다른 원인**: 그 외의 다른 남성의 문제에는 조기사정, 정액역류증, 생식 불능, **발기 부전(erectile dysfunction)**으로 알려진 발기유지 불능들이 포함된다.

여성 난임증의 원인

여성이 임신을 하지 못한다면 초기에 찾을 수 있는 원인은 보통 월경주기의 타이밍과 기능성이다.

- **난자의 생성(production of ova)**: 다낭포성난소증후군은 뇌하수체에 의한 황체 형성 호르몬의 과잉 생산의 결과 난소에서 안드로겐(남성호르몬)(예: 테스토스테론)을 과잉 생산하는 내분비이상을 말한다. LH와 FSH가 적정 비율 분비되지 않으면 성숙한 난자가 만들어질 수 없다. 또한 인슐린도 역할을 한다. 평균수치보다 높은 인슐린 분비가 난소에 의한 안드로겐의 생성을 촉진시키고, 비만 여성과 같은 특히 인슐린에 민감한 난소에서 훨씬 더 심하게 이러한 현상이 나타나게 된다. 또한 난소 낭종에 대한 이전의 수술을 통해 얻은 상처와 방사선 치료의 효과가 난소를 손상시켜, 그 결과 난소 생성의 감소를 불러올 수 있다.

> 다낭포성난소증후군은 뇌하수체에 의한 황체 형성 호르몬의 과잉 생산의 결과 난소에서 안드로겐(남성호르몬)(예: 테스토스테론)을 과잉 생산하는 내분비이상을 말한다.

- **난자의 수송(transport of ova)**: 난자가 난소에서 분비될 때, 난소가 자궁을 이동할 때 난자가 들어있는 나팔관이 봉쇄될 수 있다. 이러한 봉쇄가 발생하면 정자는 나팔관을 이동 통과하여 난자를 만나 수정할 수가 없다. 이러한 봉쇄는 창자나 방광과 같은 이전의 수술을 통해, 또는 성매개감염병(STD)을 통해 생긴 반흔 조직에 의해 유발될 수 있다. 예를 들면, 클라미디아는 보통 여성의 골반에 잠복해 있을 수 있는 무증상 감염이다. 성매개감염병(STD)이 **골반내염증 질환(pelvic inflammatory disease, PID)**으로 이어질 수 있고, 이것이 난임증을 유발할 수 있다. 여성의 난임증 문제의 약 30%에서 나팔관 폐쇄(tubal blockage)가 원인이다.
- **자궁내막증(endometriosis)**: 모든 여성의 약 15%가 통증과 흉터로 이어지는 자궁 외부(가장 흔하게, 골반)에서 자궁 내막 조직이 자라는 질병인 자궁내막증을 앓고 있다. 난소와 나팔관을 따라 조직이 성장할 때, 흉터가 그 기능을 방해한다. 이 문제가 여성 난임증의 가장 주요한 원인이다.
- **자궁내피임기구(intrauterine device, IUD)**: 자궁내피임기구로 인한 위험성, 특히 감염의 위험 때문에 기구사용을 신뢰하지 못할 수도 있지만, 이러한 피임 기구들은 아직도 오늘날 발생되는 몇 가지 문제들의 원인이 된다.
- **자발적 난임(voluntary infertility)**: 여성의 경우, 난임(단종)은 나팔관을 차단 또는 절단하는

형태를 띠어 난자가 자궁으로 들어가지 못하게 한다.

- **그 밖의 다른 원인**: 정상적인 경우, 두꺼운 자궁경관 점액이 월경주기의 여포기(follicular phase) 동안 에스트라디올 수치의 증가에 대한 반응으로 얇아져서 정자가 더 잘 통과할 수 있게 한다. 자궁경관 점액이 너무 두껍거나 정자를 공격하는 항체가 들어있다면 수정은 불가능하다. 자궁은 그 형태와 상태, 유섬유종(양성 종양)에 대한 민감성을 비롯하여 가끔 생식력의 문제를 유발할 수 있다.

건강관리자를 위한 시사점

난임증의 원인을 결정하려면 시간과 노력, 생식 전문가의 면밀한 검사가 필요하다. 첫 번째 단계는 생식 건강과 성 건강을 확실히 포함하며, 그에 한정되지 않는 남성과 여성 모두에 대한 철저한 건강력의 추적과 평가를 항상 실시하는 것이다. 관련 연구문제로는 부부가 얼마나 오랫동안 임신을 하려고 노력하였는가, 부부가 모두 과거에 아동을 임신한 경험이 있는가, 담배와 알코올, 기분전환용 마약과 의약품의 사용, 과거의 부상과 질병 등을 다룰 수 있을 것이다. 그 외의 다른 많은 건강상의 문제와 생활양식과 관련된 행동이 개인적으로 또는 두 명 모두에게 난임증의 원인이 될 수 있다.

많은 부부들에게, 난임증을 해결하려고 할 때 심각한 감정상의 스트레스를 유발할 수 있다. 일부는 난임증을 그들의 관계 이외의 다른 곳에서 말하고 싶어하지 않을 수도 있다. 가족과 친구들의 반응이 도움을 주기보다는 더 큰 고통을 줄 수 있기 때문이다. 아래에 제시된 사항들이 환자에게 도움이 될 수 있다.

- 난임증뿐만 아니라 난임증에 대한 정상적인 반응에 대해서도 관련 정보를 잘 알아 둔다.
- 환자가 화를 내거나 슬퍼할 수 있게 둔다.
- 부부의 구성원이 모두 다르게 반응할 수 있음을 인정한다.
- 환자들이 친구나 가족, 지원 집단에게 손을 뻗을 수 있도록 용기를 북돋는다. 그러한 사람들에게 환자가 무엇을 필요로 하는지, 무엇이 필요하지 않은지에 대해 알려준다.
- 부부 관계 안에서 소통을 증진시킨다. 부부는 난임증이 그들의 삶보다 더 중요한 목적이 되도록 두어서는 안 된다.

출처

- MedlinePlus. (2008). *Infertility*. Retrieved March 13, 2008, from www.nlm.nih.gov/medlineplus/infertility.html
- Perry, S. E., Wilson, D., Hockenberry, M. J., & Lowdermilk, D. L. (2005). *Maternal child nursing care*. New York: Elsevier Health Sciences.

미리보기

- 보조 생식 기법(ART)은 자연스럽게 임신을 할 수 없는 부부들이 선택 가능한 방법이다.
- 정자 기증(sperm donation)은 남성의 정자가 여성의 경관으로 인위적으로 들어왔을 때 발생한다. 여기서 사용된 정자는 파트너의 정자이거나 기증자의 정자일 수 있다.
- 난자 기증(egg donation)는 여성의 난자가 여성이나 기증자의 몸에서 수집될 때를 말하고, 실험실에서 전문화된 해결책을 통해 정자와 만나게 된 다음 수정된 난자를 여성의 자궁 내벽에 이식한다.
- 체외 수정은 실험실에서 전문화된 해결책을 통해 정자와 난자를 만나게 함으로써 발생하고, 그 다음 수정된 난자를 여성의 자궁 내벽에 이식한다.

13장

난임치료법

주요어휘

□ 난자 기증(egg donation)
□ 보조 생식 기법(assisted reproductive technology: ART)
□ 정자 기증(sperm donation)
□ 체외수정(in vitro fertilization: IVF)

난임증을 유발하는 원인을 진단할 수 있는 가능성이 약 90% 존재하지만, 항상 해결할 수 있는 것은 아니다. 어떠한 **보조 생식 기술(ART)**을 찾아보기 전에, 부부들은 심사숙고한 분석과 광범위한 연구, 상당한 주의를 기울여야 할 필요가 있다. 그림 13-1은 여러 보조 생식 기법을 보여준다.

흔히 사용되는 ART 절차

정자 기증

부부가 그들의 문제가 정자와 관련이 있다고 판단할 때, **정자 기증(sperm donation)**을 비롯한 여러 가지의 선택사항들이 있다.

- **파트너간인공수정(AIP)**: 파트너간인공수정(AIP)은 여성에게 파트너의 정자가 주입되었을 때 발생한다. 정자가 경관이나 자궁으로 들어오기 때문에 질액과 관련한 모든 잠재적인 문제들을 피할 수 있다.
- **인공 수정(donor insemination)**: 파트너의 정자수가 적을 때, 남성 파트너가 난임일 때, 유전자질환이나 Rh혈액형부적합의 이유가 존재할 때, 기증자 정자 또는 기증자 주입에 따른 인공 수정이 파트너간인공수정(AIP)보다 더 빈번하게 사용된다.

파트너간인공수정(AIP)은 여성에게 파트너의 정자가 주입되었을 때 발생한다. 정자가 경관이나 자궁으로 들어오기 때문에 질액과 관련한 모든 잠재적인 문제들을 피할 수 있다.

- **정자 은행(sperm banks)**: 이 기법의 이점은 성매개감염병(STD)의 위험을 낮출 목적으로 사용되는 검사 과정에 있다. 1985년, 기증자의 인체 면역 결핍 바이러스(HIV)에 대한 의무적

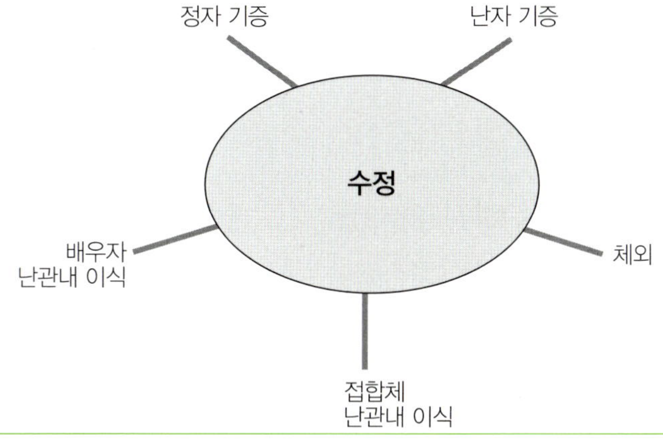

그림 13-1 수정

인 검사와 정액의 냉동과 격리가 요구되어, 그 결과로서 사실상 어느 여성도 기증된 정액으로 감염된 경우는 한 명도 없었다. 2007년 연구에서는 남성이 HIV 양성이고 여성은 아니었기 때문에 인공 정자 주입을 하기 전에 정자 세척을 하기로 결정한 부부 160쌍에 대한 조사를 실시하였다. 여성들 중 한 명도 HIV에 감염된 사람은 없었다.

대부분의 부부가 남성 파트너의 특징과 가능하면 근접하게 일치시키기를 원했기 때문에 기증자의 특성에 대해 세심하게 기록하였다. 기증자들은 일반적으로 약 100달러의 수수료를 받았고, 정자 사용에 관한 이야기를 듣지 못했다. 또한 기증한 정자로 태어난 자식에 대해 모든 부모로서의 권리를 포기해야 했다.

체외수정

체외수정(IVF)은 좀 더 흔하게 알려진 수정 방법이다. 체외수정(IVF)의 단계를 다음과 같다.

1. 보통 여성에게 난소 내 난자의 성숙을 자극하기 위해 호르몬 치료를 하고, 배란 시기(즉, 난자가 난소의 표면을 떠나는 시간)를 파악하기 위해 면밀한 관찰을 한다.
2. 의사가 복부를 절개하고 복강경(의사가 난소를 들여다볼 수 있는 얇은 관형 렌즈)을 삽입하여 성숙한 난자를 채취한다.
3. 난자를 혈청과 영양분을 함유한 용제에 넣는다.
4. 수정능력획득(capacitation), 즉 정자가 난자를 통과할 수 있도록 정자를 둘러싼 층을 제거하는 과정이 발생한다.
5. 정자가 용제에 더해져서 수정이 발생한다.
6. 수정된 난자를 갓 만들어 놓은 보조 용액(supporting solution)으로 옮긴다.
7. 수정된 난자(보통 3개)를 자궁에 삽입한다.
8. 수정된 난자를 자궁내막에 이식한다.

체외수정(IVF)의 과정 중에, 여성은 수정된 난자를 받을 수 있도록 몸의 준비를 위해 호르몬 치료를 한다.

난자 기증

여성이 난자를 생산할 수 없으면 체외수정(IVF)을 하는 데 **난자 기증(egg donation)**를 사용할 수 있다. 하지만, 기증자의 난자를 많이 사용하고 있지 않고, 보통의 경우 여분의 난자를 기증한 친척이나 체외수정(IVF) 환자들에게서 구한다. 이러한 관행은 그 자체로서 문제가 될 수 있는데, IVF 기법을 사용하는 많은 여성들이 나이가 많아 난자 세포에서 염색체 이상의 발생 가능성이 높아지기 때문이다. 또한 난자 생성에 어려움이 있는 여성은 착상이 가능한 자궁 내벽을 갖고 있지 않을 수 있다.

난자 기증 기법에 있어서는 시기가 매우 중요한데, 자궁의 발달이 반드시 난소 주기나 이식의 발생을 위한 배란과 정확하게 일치해야 하기 때문이다. 두 명의 여성이 관련되어 있을 경우에는 어려움이 증가한다. 시기의 문제를 해결하기 위해, 기증자 여성은 기증된 난자를 받는 여성의 자궁내벽의 발달과 일치시키기 위한 노력으로 배란 시간을 늦추는 약물 치료를 받는다. 이러한 노력이 이상적으로 일치하게 되면 기증자의 배란이 촉진되고, 난자를 수확하여, 남성 파트너의 정자와 수정시키고, 기증받는 여성의 자궁에 삽입하게 된다.

그 외의 다른 보조 생식 기법

보조 생식 기법(ART)의 많은 새로운 형태가 현재 사용되고 있다(표 13-1). 그 결과, 오늘날의 아동에게는 무려 5명의 부모가 있을 수 있다. 정자 기증자(아버지 또는 다른 남성), 난자 기증자(어머니 또는 다른 여성), 대리모, 아동을 키우는 부부가 그들이다. 이러한 새로운 기법들은 매우 중요한 법적, 윤리적 문제를 제기한다.

건강관리자를 위한 시사점

보조 생식 기법(ART)의 사용을 결심한 부부들은 보통 한 가지 혹은 그 이상의 생식능력상의 문제가 있다는 진단을 받아 왔고, 일반적으로 정서적 혼란을 경험한다. 이러한 사람들을 대상으로 간호를 제공할 때, 난임 문제에 관해 가능하면 많은 것을 배우도록 격려하여, 그들의 생식 과정에 해볼만한 과정이 있다고 느낄 수 있도록 도움을 제공해야 한다. 비난이나 죄의식과 관련한 어떠한 신호에 대해서도 경계하고 두 명의 파트너가 함께 문제가 되는 점을 상의할 수 있도록 촉진하여 긍정적인 관계를 유지할 수 있도록 도움을 제공해야 한다. 무엇보다도, 난임의 위기가 그들의 삶을 압도하지 않도록 하는 것이 얼마나 중요한지에 대해서 두 명의 파트너에게 강조한다. 전문적인 상담을 추천해야 할 필요성을 느끼게 될 때가 올 것을 명심한다.

표 13-1 보조 생식 기법(ART)의 새로운 형태

명칭	의미
배우자 난관내이식(gamete intra-fallopian transfer: GIFT)	정자와 난자가 함께 나팔관에 자리를 잡는데, 수정을 위한 더 자연스러운 환경이다.
접합체난관내이식(zygote intra-fallopian transfer: ZIFT)	수정된 난자가 나팔관으로 이동한다.
냉동보존(cryopreservation)	다음에 사용하기 위해 배아를 냉동시킨다.
대리모행위(surrogacy)	한 여성이 다른 여성의 배아를 만삭이 될때까지 대신 품고 있다.

출처

- Centers for Disease Control and Prevention. (1985). Testing donors of organs, tissues, and semen for antibody to human T–lymphotropic virus type III/lymphadenopathy–associated virus. *Morbidity and Mortality Weekly Review, 34*, 294.
- Marrs, R., Bloch, L. S., & Silverman, K. K. (1998). *Dr. Richard Marrs' fertility book: America's leading infertility expert tells you everything you need to know about getting pregnant*. New York: Dell.
- Perry, S. E., Wilson, D., Hockenberry, M. J., & Lowdermilk, D. L. (2005). *Maternal child nursing care*. New York: Elsevier Health Sciences.
- Savasi, V., Ferrazzi, E., Lanzani, C., Oneta, M., Parrilla, B., & Persico, T. (2007). Safety of sperm washing and ART oucome in 741 HIV–1–serodiscordant couples. *Human Reproduction*, 22(3), 772–777.

미리보기

- 인간 게놈 프로젝트는 1990년부터 2003년까지 실시되었다. 인간 게놈에 관한 "작은 초안"이 2000년에 발표되었다.
- 인간 게놈 프로젝트의 목표에는 DNA내 모든 인간 유전자에 대한 파악, 발생할 수 있는 윤리적, 법적, 사회적 이슈에 대한 제기 등이 포함된다.
- 인간은 2~3만 개의 유전자를 가질 수 있다.
- 예측가능한 미래에, 당뇨병과 같은 질병을 치료할 수 있고, 심지어는 유전자 요법을 사용하여 치료할 수도 있다.

14장

인간 게놈 프로젝트

주요어휘

- □ 게놈(Genome)
- □ 인간 게놈 프로젝트(Human Genome Progect: HGP)

어떻게 인간 게놈 프로젝트가 시작되었는가?

인간 게놈 프로젝트(HGP)는 미국에너지국, 국립보건원, 웰컴트러스트(UK)에서도 조직화한 13년 동안의 프로젝트(1990~2003)이다. 1980년대 미국 최고의 생물학자들로 구성된 두 모임을 인간 게놈 프로젝트의 선구자로 인정하고 있다. 1985년, 일군의 과학자들이 샌터크루즈 캘리포니아 대학교에서 만나 인간 유전자 지도의 가능성에 대해 논의하였다. **게놈(genome)**은 인간 염색체의 모든 유전 형질이다. 이 회의에 참석한 참가자들 중 대부분이 인간 유전자에 대한 지도를 만들 수 있을 거라고 확신했지만, 엄청난 비용 때문에 꼭 그것을 해야 하는지에 대해서는 회의적이었다. 하지만, 인간 게놈 프로젝트를 통해 얻을 수 있는 광범위한 이점을 감안할 때, 참석한 과학자들 중 거의 모두가 인간 유전자 지도에 대한 지속적인 고려의 가치가 있다는 데 동의했다.

> 게놈(genome)은 인간 염색체의 모든 유전 형질이다.

1986년 3월, 국제 과학자들로 구성된 회의가 뉴멕시코주 산타페이에서 열렸다. 이 회의는 인간 게놈 프로젝트의 실질적인 시작을 알리는 회의라고 볼 수 있다. 국립보건원(NIH)에서는 미국에너지국(DOE)의 지원을 받아 인간 게놈 프로젝트를 통솔하는 책임을 맡았다.

인간 게놈 프로젝트의 목표

인간 게놈 프로젝트(HGP)의 목표는 다음과 같았다.

- 인간 DNA의 유전자를 모두 파악한다.
- 인간 DNA를 구성하는 3십억 화학 염기 쌍(A, T, C, G)의 서열을 결정한다.
- 이러한 서열 정보를 데이터베이스에 저장한다.
- 데이터 분석을 위한 도구를 향상시킨다.
- 관련 기술을 민간 부분으로 이전시킨다.
- 인간 게놈 프로젝트로 인해 발생할 수 있는 윤리적, 법적, 사회적 이슈(ELSI)를 다룬다.

처음에, 인간 단백질 부호화 유전자가 5~10만 개가 존재할 것이고 이러한 유전자의 지도를 그리려면 무려 13년 이상이 걸릴 것으로 추정하였다. 2003년, 완성된 지도의 최종 도안이 발표되었고, 2004년, 추가 분석을 실시한 후, 추정된 유전자의 수가 2~3만 개로 감소하였다. 유전자를 산정하는 방법이 서로 다르고, 언제 유전자가 중단되고 시작하는지에 관한 척도도 서로 달라서 정확한 수치에 대한 산정이 상당히 불확실한 원인이 되었다. 2006년, 이러한 데이터에 대해 추가적인 작업을 실시하였고, 유전자와 염색체에 대한 연구가 계속됨에 따라 이러한 개선 작업도 계속될 것 같았다. 그러나, 이러한 복잡한 종에 대한 놀라울 정도로 적은 수의 유전자로 인해 과학자들은 충격에 휩싸였다(단순한 회충도 DNA에 2만 개의 유전자를 가지고 있다). 좀 더 최근에 실시한 연구에 따르면 종들 간의 차이가 DNA속의 유전자의 숫자에 있지 않고, 그러한 유전자의 서열이 어떻게 배치되어 있는가에 달려 있고, RNA의 차이는 DNA보다 종들 간에 훨씬 더 다양하게 나타날 수 있음을 시사했다.

지금까지의 성과

인간 게놈 프로젝트를 통해 얻은 연구결과 중 일부는 다음과 같다.

- 평균 유전자는 3,000개 염기로 구성되어 있지만, 그 크기는 매우 다양하다. 크기가 가장 크다고 알려진 인간 유전자는 240만 염기일 때의 디스트로핀(dystrophin)이다.
- 거의 모든(99.9%) 뉴클레오티드의 순서는 모든 사람들에게 정확히 동일하다.
- 단독 염기 DNA 차이(SNP)가 인간에게서 발생되는 위치가 약 140만 곳이 있다. 이 위치가 질병과 연관된 서열에서 관한 염색체 위치를 찾고 인간 역사의 추적에 도움이 될 것이다.
- 발견된 유전자들 중 50% 이상의 유전자에 대한 기능이 알려져 있지 않다.
- 게놈 중 2% 미만이 단백질 생성을 위해 부호화되어 있다.
- 단백질에 대해 부호화되지 않는 반복 서열("정크 DNA")이 인간 게놈에 대해 적어도 50%를 구성한다.
- 염색체 1이 대부분의 유전자(2968)를 가지고 있고, Y 염색체가 가장 적은 수의 유전자(231)를 가지고 있다.

우리가 모르고 있는 정보는 훨씬 더 많다. 예를 들면, 정확한 유전자의 수, 위치, 기능과 어떻게 유전자를 조절하는가에 관한 방법, DNA 서열의 구성, 염색체의 구조와 구성 등이 있다. 건강관리의 관점에서 매우 흥미로운 점은 질병이 있는 사람들 사이에서 단독 염기 DNA 변화(SNP)의 상관관계와 유전자 서열 변화를 기초로 한 질병 민감성, 복잡한 속성과 다유전자 질환과 관련된 유전자이다. 유전자 연구는 심혈관계 질병과 당뇨병, 관절염과 같은 흔한 질병을 치료하는 데 중요한 시사점을 지니고 있다.

2006년 노벨의학상은 RNA 간섭이라고 불리었던 현상인 선충내 짧은 RNA의 토막이 타겟 유전자의 발현을 억제시킬 수 있음을 발견한 크레이그 멜로와 앤드루 파이어에게 수여되었다. 미래에, 당뇨병이나 그 밖의 다른 인간의 질병의 원인이 되는 유전자를 억제시키는 일이 가능해질 수 있다. 게놈 과학에 대한 급속한 진전과 게놈의 잠재적인 응용에 대한 짧은 엿보기를 통해 DNA에 기반한 제품과 기술의 판매가 확대될 것을 예측하게 하였다.

이러한 성공에도 불구하고, 여전히 남아 있는 과제의 어려움도 무시할 수 없다. 수백 개의 질병이 단일 유전자로 인해 발생되고 있지만, 유전적 기여는 수천 개의 다른 질병에 대해 훨씬 더 불명확하다. 예를 들어, 일부 질병(예: 당뇨병)은 환경적 촉발 요인이 필요한 반면, 다른 질병의 경우, 한 개 이상의 유전자에 결함이 있어야 한다.

유전적 민감성에 관한 연구는 의심할 여지 없이 동일한 패턴을 따르게 된다. 사람들이 특정 질병에 민감한 반응을 하게 만드는 유전자는 단독으로 질병을 유발시키지 못한다. 오히려, 특정한 환경 요인과 특정한 유전자의 결합이 필요하다. 일단 민감성 유전자가 활동하도록 유도하는 메커니즘을 훨씬 충분히 이해하게 되면 검사 기법이나 약물 요법과 같은 예방적 조치가 많은 사람들의 목숨을 구하게 될 것이다.

건강관리자를 위한 시사점

여러 윤리적, 법적, 사회적 이슈(ELSI)는 사람들의 관심이 필요하다. 하지만 안타깝게도, 이러한 폭발적인 지식은 불확실하고, 심지어는 위험한 결과로 이어지고 있다. 예를 들면, 만약 가족 구성원이 특정한 질병에 민감하게 반응한다면 보험 회사가 이 사람과 아마도, 전체 가족에 대한 건강 보험을 부정할 수 있는 법적인 권리를 갖고 있는가? 한 사람의 병력이 얼마나 사적인가? 또는 공적인가? 이러한 문제뿐만 아니라 유사한 문제를 해결하기 위한 노력으로 인간 게놈 프로젝트의 윤리적, 법적, 사회적 시사점을 연구하기 위한 프로그램, 즉 ELSI 프로그램이 만들어지게 되었다.

출처

- Human Genome Project. (2007). *Human Genome Project information*. Retrieved March 13, 2008, from www.ornl.gov/sci/techresources/Human_Genome/home.shtml
- Venter, J. C., et al. (2001). The sequence of the human genome. *Science*, 291(5507), 1304–1351.

미리보기

- 유전병은 한 개인의 유전 형질(게놈)의 이상으로 인해 발생한다.
- 4가지의 서로 다른 유전적 장애 유형이 있는데, (1) 단독 유전자, (2) 다요인성, (3) 염색체, (4) 미토콘드리아
- 겸상 적혈구 빈혈은 단독 유전자 장애를 보여주는 대표적인 예이다.
- 이분척추는 다요인성 유전적 장애를 보여주는 대표적인 예이다.
- 다운증후군은 염색체 유전적 장애를 보여주는 대표적인 예이다.
- 미토콘드리아 유전적 장애는 발생되는 빈도는 드물지만, 생명을 위협하는 여러가지 결핍을 유발할 수 있다.

15장

유전질환

주요어휘

- □ 겸상 적혈구 빈혈(sickle-cell anemia)
- □ 낭포성 섬유증(cystic fibrosis: CF)
- □ 다운증후군(down syndrome)
- □ 바스증후군(Barth's syndrome)
- □ 성 연관 질환(sex-linked disorder)
- □ 유전적 장애(genetic disorder)
- □ 이분척추(spina bifida)
- □ 취약 X 증후군(fragile X syndrome)
- □ 터너증후군(Turner syndrome)
- □ 테이삭병(Tay-Sachs disease)
- □ 페닐케톤뇨증(phenylketonuria: PKU)
- □ 혈우병(hemophilia)

유전자는 자가 복제되지만, 세포가 분열하기 때문에 유전자가 동일하게 유지되는 것은 아니다. 특별한 일이 일어나며 서로 다른 종류의 세포들이 서로 다른 위치에서 형성된다. 그러한 과정 속에서, 오류가 가끔씩 발생하여 정상 기능에 영향을 미치는 결함과 장애로 이어지게 된다(그림 15-1). **유전적 장애(genetic disorder)**는 개인의 유전 형질(게놈)의 이상에 의해 야기되는 질병이다. 유전적 장애를 4가지 유형으로 구분할 수 있다. (1) 단독 유전자, (2) 다요인성, (3) 염색체, (4) 미토콘드리아 등이다.

유전적 장애(genetic disorder)는 개인의 유전 형질(게놈)의 이상에 의해 야기되는 질병이다. 유전적 장애를 4가지 유형으로 구분할 수 있다. (1) 단독 유전자, (2) 다요인성, (3) 염색체, (4) 미토콘드리아.

질병통제예방센터(CDC)에 따르면 유아 사망률의 3가지 주요한 원인, 즉 선천성 기형, 단기 임신이나 저출산체중과 관련된 장애, 갑작스런 유아 사망 증후군이 미국의 모든 유아 사망 원인의 약 43%를 차지한다고 한다.

단일유전자 유전적 장애

단일 유전자 장애는 한 개의 열성 유전자의 DNA 서열에서 발생되는 변화나 돌연변이로 인해 나타난다. 열성유전자를 보유한 두 사람이 자녀에게 유전적 장애를 물려줄 가능성은 1/4이다.

질병통제예방센터(CDC)에 따르면 2002년 유아 사망률의 일차적인 원인이 선천성 기형, 변형, 염색체 이상이었다.

이번 섹션에서는 유전적으로 물려받은 몇 가지 단일 유전자 장애의 발생률과 특징에 대해 논의하도록 하겠다. 테이삭병이나 겸상 적혈구 빈혈과 같은 특정 장애는 근친결혼으로 인한 특정 인구집단 사이에서 나타난다.

테이삭병

동유럽 출신의 유대인들은 4~5세 무렵에 사망에 이르게 하는 **테이삭병**을 크게 앓았다. 출생시, 이 병에 걸려 있는 아동들은 겉으로는 정상으로 보였지만, 6개월경 정도 될 때 발육이 느려지고, 정신적 황폐와 운동능력의 악화가 시작되었다. 동유럽 유대인들 중 대략 25~30명 중에 1명이 열성유전자인 결함 유전자를 보유하고 있어서, 이러한 장애를 물려주게 될 가능성을 높였다. 테이삭병은 뇌와 신경계에서 지방성 물질을 분해하는 효소를 유전자가 생성하지 못할 때 발생한다. 그 결과, 지방이 축적되고 신경 세포를 파괴하여 조절능력의 상실과 시각장애, 결국에는 사망에 이르게 하였다.

열성유전자를 보유한 두 사람이 자녀에게 유전적 장애를 물려줄 가능성은 1/4이다.

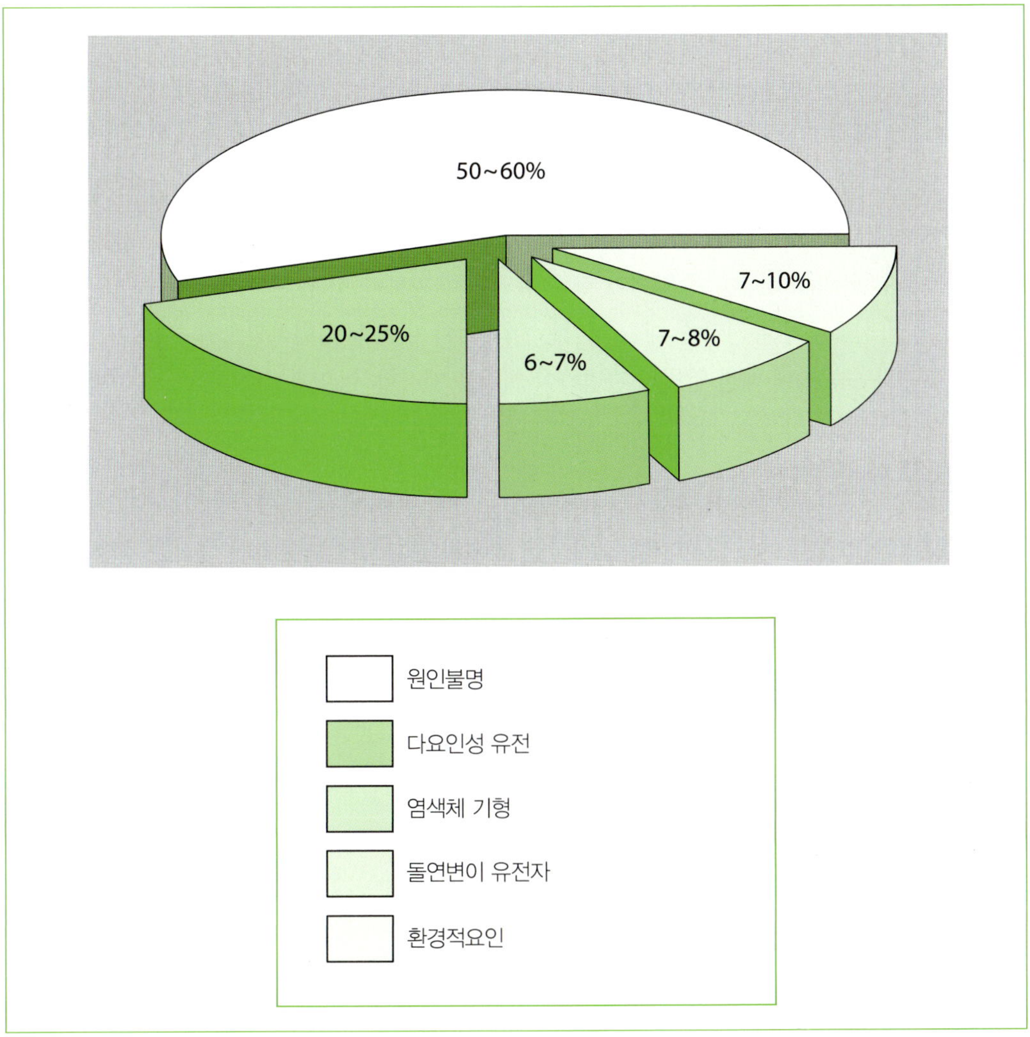

그림 15–1 **유전적 결함의 근원**

겸상 적혈구 빈혈

겸상 적혈구 빈혈은 주로 아프리카계 후손들에게 나타난다. 겸상 적혈구 빈혈은 수천 년 전에 적도 아프리카에서 나타났고, 결함 유전자를 보유하고 있는 사람들 중에서 말라리아에 대한 저항력을 높였다. 추정에 따르면 미국에서 살고 있는 아프리카계 미국 인구 중 10%가 겸상 적혈구 체질을 지니고 있다고 한다. 겸상 적혈구 빈혈이 있는 환자들의 적혈구는 원형이 아니라 비뚤어지고 모가 나 있다. 세포의 형태 때문에 적혈구가 혈관을 통과하는 데 어려움을 겪게 된다.

세포는 쌓이고 응집하여 상당한 고통이 동반되는 산소 결핍 현상에 일어난다. 이때 인체는 이러한 세포를 제거하기 위한 활동을 시작하고 그 결과 빈혈이 생긴다.

낭포성 섬유증

미국 인구의 경우, **낭포성 섬유증(CF)**이 아동기의 가장 심각한 유전적 질환으로, 1,200명 중 약 1명에게 이 질환이 나타나고 있고, 30명 중 1명이 이 유전자를 보유한 보균자이다. 이 낭포성 섬유증은 눈물과 땀, 점액, 침을 분비하는 분비샘인 외분비선의 기능 저하를 유발한다. 점액의 두께 때문에 호흡과 소화가 어렵다. 분비된 땀은 매우 짜기 때문에 종종 열사병(heat exhaustion)을 일으키기도 한다. 낭포성 섬유증(CF)이 다른 유전적 질환보다 더 많은 아동들의 사망을 불러왔지만, 낭포성 섬유증의 유전자에 대한 파악은 이제서야 비로소 식별하였으며, 새로이 진행되는 연구가 보균자(carrier)에 대한 감별과 관련하여 희망을 제시할 수 있을 것이다.

페닐케톤뇨증

페닐케톤뇨증(PKU)은 아미노산 페닐알라닌을 인체가 분해하지 못하여 발생되는 질병으로, 이 아미노산 페닐알라닌은 축적되면 신경계에 영향을 미치고, 정신발달을 지연시킨다. 현재 대부분의 주에서 아기가 태어나면 PKU 검사를 실시할 것을 요구하고 있다. 페닐알라닌이 혈액내에 존재하면 이 질병을 예방하는 데 놀라울 정도로 성공적이었던 특별식이요법을 아기에게 제공해야 한다.

하지만, 이러한 성공이 다른 문제점들도 양산하였다. 아기일 때 성공적으로 치료를 받았던 여성들이 자궁내 독성 환경 때문에 정신 지체아를 낳을 수 있다. 따라서, 이러한 여성들은 임신했다는 사실을 처음 알았을 때부터 반드시 특별식을 시작해야 한다. 페닐케톤뇨증에서 치료된 사람도 여전히 결함 유전자를 보유하고 있다.

성 연관 장애

성 연관 장애(sex linked inheritance)는 반성 유전으로 알려진 유전자가 원인이다. X 염색체가 Y 염색체보다 상당히 많이 크고, 23번째 염색체의 경우 여성이 남성보다 더 많은 유전자를 보유하고 있다. 이러한 차이가 성 연관(sex linkage)을 설명하는 데 도움이 된다. 우성 유전자와 열성 유전자 간의 차이에 대해 다시 생각해보자. 우성 유전자와 열성 유전자가 동시에 나타나면 우성 형질이 발현된다. 열성 형질(예: 파란 눈)이 발현되게 하려면 반드시 2개의 열성 유전자가 있어야 한다. 하지만, 23번째 염색체 쌍의 경우, Y 염색체의 그 어떤 것도 유전자가 X 염색체에 미치는 부정적인 영향을 상쇄시켜주지 못했다.

아마도, 성 연관 장애 중 가장 널리 알려진 장애가 혈액이 적절하게 응고되지 않는 병인 **혈우병(hemophilia)**인 것 같다. 유럽의 왕족들 중 몇몇 왕족들이 특히 이 질병에 잘 걸렸다.

X 염색체에 기인한 또 다른 성 연관 장애는 색맹이다. X 염색체에는 색식별을 담당하는 유전자가 들어 있다. 만약 이 유전자에 결함이 있으면 Y 염색체의 그 어떤 것도 이 결함을 상쇄시켜주지 못한다.

다요인성 유전적 장애

다요인성 유전적 장애는 환경적 요인과 복수의 유전자 변이가 결합되어 발생한다. 가장 흔한 만성적 장애 중 몇 가지가 다요인성 장애로, 심장병, 고혈압, 알츠하이머 질환, 관절염, 당뇨병, 암, 비만이 있다.

다요인성 유전적 장애는 환경적 요인과 복수의 유전자 변이가 결합되어 발생한다.

이분척추(척추뼈 갈림증)

이분척추(spina bifida)란 "갈라진 척추(cleft spine)"를 말한다. 이 질환은 산모가 섭취하는 음식에 엽산 부족과 같은 환경적 요인과 여러 유전자의 상호작용으로 인해 발생될 가능성이 높은 선천적 결손증(birth defect)을 보여주는 대표적인 예이다. 배아의 신경관이 닫히지 않기 때문에 척수를 둘러싸는 막의 일부가 이 열린 부분을 통해 돌출되거나(수막류) 척수 그 자체의 일부가 돌출되어(척수수막류), 다양한 정도의 정신 지체와 하지 마비를 일으킨다. 척수뼈 갈림증은 지리적 위치에 따라 분만 100건 중 1건에 해당하는 비율로 발생하고, 아시아인이나 아프리카 사람들보다 유럽 혈통의 백인과 히스패닉계 사람들에게서 훨씬 자주 발생한다. 보통의 경우, 가족력은 나타나지 않는다.

이분척추란 "갈라진 척추(cleft spine)"를 말한다.

염색체 장애

염색체가 유전 형질을 운반하여 나르기 때문에 염색체 이상이 발생하면 그 결과로 질병이 발생할 수 있다. 이러한 질병을 다음의 두 가지의 범주 중의 하나로 분류할 수 있다. 숫자의 이상으로 인해 발생된 질병(염색체가 너무 많거나 염색체가 너무 적을 때), 구조의 이상으로 인해 발생된 질병이다.

다운증후군 환자들에게는 46개의 염색체가 아닌 47개의 염색체가 있다.

다운증후군

염색체가 너무 많아서 이상이 발생한 사례를 보여주는 대표적인 예가 3염색체성 21로, 다운증후군으로 더 잘 알려져 있다. 이 경우, 염색체가 한 개가 더 많기 때문에 염색체 46개가 아닌 총 47개의 염색체가 만들어진다(그림 15-2). 다운증후군은 보통 생식세포(예: 난자나 정자)가 형성되는 동안 발생하는 무작위 사건에 기인하지만, 다운증후군의 발병률은 산모 연령의 증가와 연관성을 지니고 있다. 다운증후군을 앓는 아동을 낳게 될 확률은 산모의 연령이 30~35세 사이라면 약 750분의 1, 35~39세 사이라면 300분의 1, 40~45세 사이라면 80분의 1이다. 산모의 연령

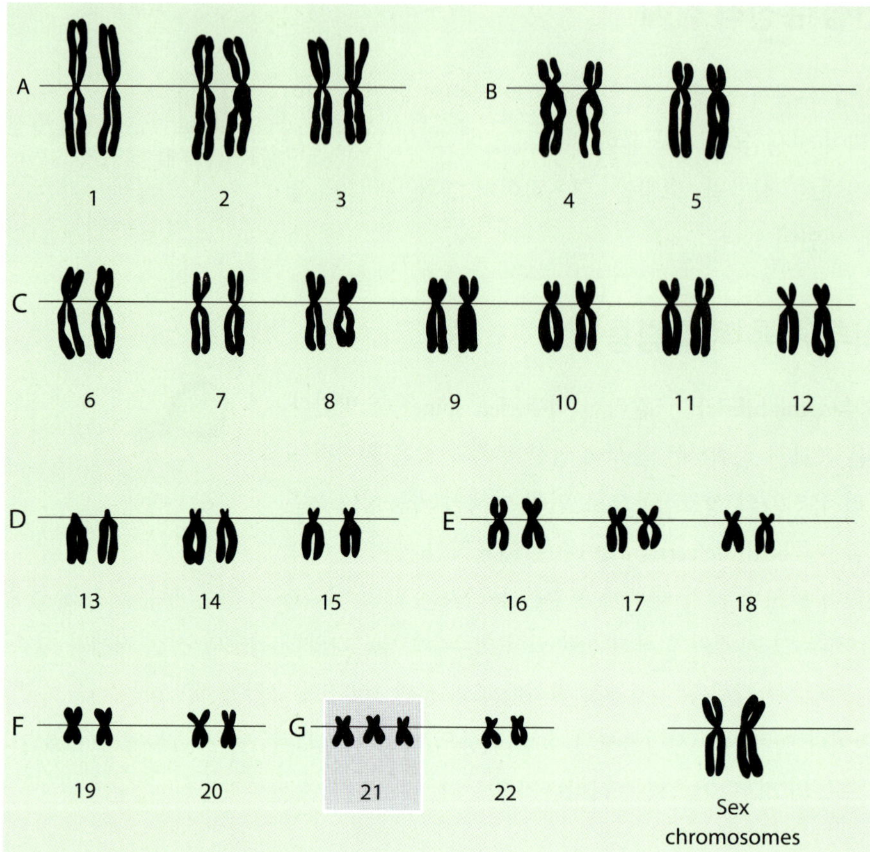

그림 15–2 다운증후군(21번째 쌍에서 3개의 염색체가 발견)

이 45세 이상이면 다운증후군 발병률은 40분의 1로 증가한다.

다운증후군은 영국인 의사 랭던 다운(Langdon Down)이 1866년 그 특징을 처음으로 정확하게 밝혀냈는데, 독특한 얼굴 특징, 작은 손과 구강, 다양한 정도의 정신 지체를 보인다. 다운증후군 환자들은 백혈병, 심장병과 갑상선 질환, 조기 치매가 발생할 가능성이 높다.

터너증후군

터너증후군은 염색체가 너무 적기 때문에 발생되는 질환이다. 여성의 경우 46개의 염색체가 아닌 45개의 염색체로 인해 XX 대신 XO의 염색체쌍을 갖는다. 터너증후군은 태어나는 아기 2,500명 중 1명에게서 발생하고, 단신, 발달 정도가 느린 이차 성징, 보통의 경우 난임을 특징으로 한다.

터너증후군을 앓는 여성의 경우 46개 염색체 대신 45개 염색체로, XO 염색체쌍을 갖는다.

취약 X 증후군

구조의 이상을 보여주는 대표적인 예가 **취약 X 증후군**이다. 1991년, 과학자들은 이 질환을 유발하는 유전자(일명 FMRI로, "취약 X 정신 지체-1")를 발견하였다. FMR1은 사람마다 길이가 서로 다른 DNA의 영역 내 X염색체의 긴 팔 위에 위치한다. 일부 사람들의 경우 일반적보다 그 길이가 더 긴데, 이것을 전돌연변이(permutation)라고 부른다. 각 세대마다 DNA의 길이가 길어지고, 결국에는 임계 길이(critical length)까지 확장되어, 유전자의 활동이 중단되기 때문에 유전자가 정상적으로 만들어내는 단백질을 만들어내지 못한다.

취약 X 증후군은 가장 흔하게 유전되는 정신 장애를 일으키는 원인이다. 259명의 여성 중 약 1명에게 취약 X 유전자가 발생하고 남아든 여아든 자녀 모두에게 물려줄 수 있다. 800명의 남성 중 약 1명이 이 유전자를 보유하고 있고, 그들의 딸도 이 유전자를 갖게 된다. 하지만, 아들은 이 유전자를 물려받지 않는다. 취약 X 증후군은 모든 인종과 민족집단의 남성 4,000명 중 1명에게, 여성 6,000명 중 1명에게 나타난다.

취약 X 증후군은 가장 흔하게 유전되는 정신 장애를 일으키는 원인이다.

미토콘드리아 유전적 장애

미토콘드리아는 필수적인 세포 기능을 수행하기 위해 산소처리와 우리가 먹는 음식물에서 나오는 물질을 에너지(아데노신 3인산, ATP)로 전환하는 일을 담당한다. 미토콘드리아에 핵 DNA와는 다른 자체적인 DNA(mtDNA)가 있기 때문에 미토콘드리아에 장애가 발생하면 에너지 위기와 흡사하다고 말할 수 있는데, 이것은 세포가 정상적으로 작동할 수 없다는 의미이다. 아데노신 3인산(ATP)이 생성되지 않을 뿐만 아니라 비효율적인 에너지 전환의 부산물도 활성산소(free radical)가 된다. 이러한 활성산소가 인체내 독약과 같은 역할을 하여, 미토콘드리아를 더욱 손상시키고, 기관계(organ system)까지도 손상시킨다.

200건 이상의 미토콘드리아 장애가 현재까지 확인되었다. 예를 들어, 유아에게 나타나는 **바스 증후군(Barth's syndrome)**은 골격근질환(skeletal myopathy), 심근증(cardiomyopathy), 단신(short stature), 호중구감소증(neutropenia)을 특징적으로 갖고 있다. 미국 아동 4,000명 중 약 1명에게 10세가 될 때까지 미토콘드리아 장애가 발달하게 될 것이다.

건강관리자를 위한 시사점

임상 실무에서 반드시 기억해야 할 여러 가지 위험 요인들이 있다.

- **고령의 부모 연령**: 산모 연령이 35세 이상이거나 아버지 연령이 50세 이상이면 염색체 이상의

위험성 증가와 관련이 있다.

- **유산이나 사산의 과거력**: 유산을 세 번 혹은 네 번 경험한 적이 있는 부부가 유산이나 염색체 이상이 쉬운 염색체 문제를 안고 있을 수 있다.
- **선천적 결손증, 정신지체, 성장 지연, 신경학적 문제를 보이는 자녀를 이전에 둔 적이 있음**: 이러한 질병들은 모두 고립된 사건이거나 염색체 또는 유전적 장애의 지표일 수 있다.
- **선천적 결손증의 가족력**: 신중하게 조사해 본 가족 병력이 중요하다. 일부 커플들은 장애 발생의 가능성에 대해 불필요하게 걱정을 많이 한다. 반면, 다른 커플들은 정보의 부적절성 때문에 잠재적인 발생 가능한 문제를 간과할 수 있다.
- **약물, 방사선, 독성 화학물질에 노출**: 모든 기형발생 발현에 대한 노출은 무작위적 장애 발생 가능성에 관한 우려를 제기하게 될 것이다.
- **인종적 배경**: 특정 집단이 특정 유전적 장애에 훨씬 더 걸리기 쉽다.

출처

- Human Genome Project. (2007). *Human Genome Project information*. Retrieved March 13, 2008, from www.ornl.gov/sci/techresources/Human_Genome/home.shtml
- March of Dimes. (2008). *Professionals and researchers*. Retrieved March 13, 2008, from www.marchofdimes.com/professionals/14332_1209.asp
- MedlinePlus. (2008). *Genetic disorders*. Retrieved March 13, 2008, from www.nlm.nih.gov/medlineplus/geneticdisorders.html
- National Institutes of Health Books. (2007). *Biochemistry*. Retrieved March 13, 2008, from www.ncbi.nlm.nih.gov/books/bv.fcgi?rid=stryer.section.704

미리보기

- 기형유발물질(teratogen)이란 배아나 태아의 구조적 이상을 유발하는 자궁외 유발요인을 말한다.
- 기형유발물질의 유형에는 화학물질(알코올), 모성 질환과 질병(풍진과 당뇨병), 환경상의 위험(방사선) 등이 있다.
- 태아 알코올 증후군은 임신 중 알코올 섭취로 인한 태아의 지체 유형을 말한다.
- 산모의 순환 혈액이 태아 혈행 속으로 들어가거나 분만이나 진통 중에 바이러스에 대한 점액 노출로 인해 HIV/AIDS 바이러스가 전염될 수 있다.

16장

태아발달에 미치는 영향

주요어휘

☐ 기형유발물질(teratogen)
☐ 태아 알코올 증후군(fetal alcohol syndrome)

산모에게 영향을 미치는 요인이 있다면 그것이 무엇이라도 태아에게도 영향을 미칠 수 있다. 기형유발물질(teratogen) teras는 "괴물(monster)"을 의미하고 genesis는 "기원(origin)"을 의미하는 발육 아동의 구조상 기형을 유발하는 자궁외 유발요인이다. 기형유발물질에는 화학물질과 감염병, 임신중 산모가 노출되는 환경적 위험 등이 있다. 당뇨병과 같은 일부 만성 질환은 자궁외 유발요인은 아니지만, 태아에게 영향을 미칠 수 있다.

기형유발물질(teratogen)은 발육 아동의 구조상 기형을 유발하는 자궁외 유발요인이다.

기형발생물질에 대한 출생 전 노출의 시기와 태아 발달 간의 관계가 매우 중요하다. 주요 기관계의 95%가 형성되는 임신 3주에서 8주 사이에 노출은 팔, 다리, 심장, 눈과 같은 필수 구조의 주요한 기형을 불러올 수 있다. 이후에 노출했더라도 장기의 기능 저하를 유발할 수 있다. 장기적인 노출(예: 알코올에 대한 장기 노출)이 다른 무엇보다도 가장 치명적이다. 보통의 경우 그 효과가 비가역적이고 예방할 수도 없다.

화학물질

알코올은 임신 기간 중 태아 세포 분열과 성장을 방해한다. 특히 임신 후기에, 알코올이 중추신경계(CNS)와 뇌의 발달에 나쁜 영향을 미친다. 태아 알코올 증후군(fetal alcohol syndrome)은 출생 전과 후의 성장 지연, 작은 머리, 평평한 인중(코와 윗입술 사이에 함몰된 부분이 없음), 작고 눈 사이가 멀어진 얼굴 특징, 구개와 심장, 신장, 방광 등에서 구조적인 이상이 특징이다. 가장 두드러진 결핍은 지적능력의 손상, 특히 정신장애로, 종종 경련을 동반하는 경우가 많다. 알코올 섭취를 중단하면 몸의 떨림, 근긴장의 증가, 과민성(irritability)이 나타난다. 태아 알코올 증후군은 알코올 중독자에게서 태어난 유아의 약 40%에서 발생되고 있다. 하지만 임신 중 안전하게 섭취할 수 있는 알코올의 최소량에 대해 알려진 바가 없다. 임신을 위해 노력 중이거나 현재 임신 중인 여성에게는, 알코올 섭취를 삼가하라는 말이 최선이다.

태아 알코올 증후군은 알코올 중독자에게서 태어난 유아의 약 40%에서 발생되고 있다.

코카인은 산모와 태아의 심박동수를 증가시키고, 태아로 들어가는 혈류를 감소시키며, 자궁수축을 유발한다. 임신중 코카인 사용의 합병증으로 태아 사망, 자연유산, 조산, 제태연령에 비해 작은 아기, 뇌실출혈(뇌로 흘러 들어가는 출혈)이 있다. 또한 유아는 비뇨생식기계의 이상과 신경학적 과민증, 예를 들어, 수면/기상주기 방해, 근긴장의 증가, 달래는 데 어려움, 학습 장애를 경험한다.

임신 중 안전하게 섭취할 수 있는 알코올의 최소량에 대해 알려진 바가 없다. 임신을 위해 노력 중이거나 현재 임신 중인 여성에게는, 알코올 섭취를 삼가하라는 말이 최선이다.

흡연은 태반으로 들어가는 혈류를 감소시키고, 자궁내 혈관을 수축시키며, 산모의 비타민과 칼슘 흡수를 방해한다. 흡연을 하는 산모는, 특히 흡연을 하는 노산 여성은 조산이나 전치태반(자궁벽에서 태반의 분리)의 가능성이 높다. 그리고 이러한 흡연 산모의 만삭아도 저체중아일 가능성이 더 높다.

임산부들이 사용하는 약품은 의사의 처방을 받은 약이든 처방전 없이 구매한 약이든 화학물질이다(그림 16–1). 여성들은 임신기간 중 섭취할 수 있는 모든 약품에 관한 정보를 건강관리자와 상담해야 한다.

여성들은 임신기간 중 섭취할 수 있는 모든 약품에 관한 정보를 건강관리자와 상담해야 한다.

약물(사용)	태아와 신생아에게 미치는 영향
혜택이 위험보다 더 많다.	
아스피린(통증)	중추신경계와 뼈, 내장기관의 기형
인슐린(당뇨병)	천골(척추 하부)의 기형
이소니아지드(폐결핵)	기형의 증가
글루코코티코이드	구개파열, 심장 기형
예) 프레드니손(항염증)	
페니실린(감염)	알려진 유해효과 없음
혜택 대 위험이 불확실하다.	
리튬(양극성 정동장애)	구개파열, 눈의 이상, 갑상선종
세포독성 약물(암)	기형의 증가
트리메소프림–설파메톡사졸	구개파열
설폰아미드약, 예) 젠타마이신(항감염약)	제8의 뇌신경 손상(청력)
위험이 혜택보다 더 많다.	
테트라사이클린(항생제)	뼈성장의 억제, 아동기 변색된 치아
메토트렉세이트(암, 관절염)	복수의 이상을 유발함, 낙태약으로 사용되어 왔음
와파린(예: 쿠마딘)(혈액희석제)	골격과 얼굴 이상, 정신지체
요오드화물(갑상선 기능 저하증)	선천적갑상선종, 정신지체

그림 16–1 임신중 처방약물

임신중 처방약물의 사용을 위험 관리(managed risk)라고 부른다. 약물사용에 대한 결정은 특히 임신 첫 3개월 동안, 태아에 대한 위험보다 산모에 대한 혜택이 더 많을 때 이러한 결정이 내려진다(표 참조). 미 식품의약국에서는 약리학 관련 참고서적에서 발견할 수 있는 모든 약물에 대한 분류 체계(분류 A, B, C, D, X)를 개발하였다.

감염병

태아에게 잠재적으로 유해한 가장 흔하게 발생하는 질병을 집합적으로 약어 STORCH로 표현한다. 즉, 매독(syphilis), 톡소플라스마증(toxoplasmosis), 풍진(rubella), 거대세포 바이러스(cytomegalovirus), 포진(herpes)의 각 앞글자를 합친 표현이다.

매독(syphilis)은 치료를 하지 않고 그대로 방치하면 임신중기 동안이나 그 이후에 태아의 약 50%의 사망을 불러오는 성매개감염병(STD)이다. 살아남은 유아라도 정신지체, 맹인, 청각장애이 셋을 모두 합친 질병일 수 있다.

톡소플라스마증(toxoplasmosis)은 동물 중 특히 고양이로부터 인간에게 전염되는 미생물(toxoplasma gondii)에 대한 감염이다. 이 톡소플라스마증은 정상출산 100건 중 1~2 사례로 발생한다. 태아에 대한 가장 큰 위험은 자신이 감염되었다는 사실을 모르는 채, 임신3기에 산모가 질병에 접했을 때 발생한다. 이로 인한 결과는 자연 유산, 조산, 저체중아(SGA), 정신지체이다.

풍진(rubella: German measles)은 정상출산 1,000건 중 1건보다 더 적은 수에서 나타난다. 임신 첫 3개월 동안 산모가 감염이 될 경우, 풍진으로 인해 청각장애, 심장병, 백내장을 유발할 수 있다.

거대세포 바이러스(cytomegalovirus)는 단순포진(herpes simplex)군에 속한다. 거대세포 바이러스(CMV) 감염은 1,000명의 신생아중 12~20명에게서 나타난다. 그리고 이들 아동 중에, 5~10%에서 심각한 신경학적 합병증을 보이는데, 예를 들면, 정신지체와 청각상의 문제가 있다. 이 바이러스에 감염된 태아는 자궁 안에서 사망을 하거나 뇌손상을 입은 상태로 태어나 살아가야 간게 된다.

환경의 위험

납 중독(lead contamination)은 자연유산과 태아사망, 조산의 발병율을 증가시킬 수 있다. 아기가 살아남는다고 하더라도 성장 지연과 신경학적인 어려움을 겪게 될 가능성이 높다. 임산부의 경우에는 납을 이용한 작업을 하지 못하도록 제외시켜야 한다. 남성의 경우 납에 노출시 정자수의 감소와 관련이 있다.

방사능 노출(radiation exposure)도 태아 세포 분열과 성장을 바꾸어 놓기 때문에 잘 알려진 심각한 위험이라고 말할 수 있다. 방사능 노출은 자연유산과 선천성 기형, 정신 지체와 연관성이 있다. 방사능에 노출된 태아는 소아백혈병의 높은 위험성이 있다.

모계 질환

당뇨병, 특히 제 1형인 인슐린 의존형 당뇨병(IDDM)은 산모에서 태아로 태반을 통해 흘러 들어가는 혈당(고혈당)치의 증가를 특징으로 한다. 제태 3주부터 6주 동안 산모에게 고혈당이 있을 경우 심장병이나 뇌수종과 같은 선천성 기형의 발병율이 3~4배 증가한다. 이후에 임신 후기에, 산모의 고혈당이 태아의 인슐린 생성을 자극하여 태아의 혈당수치를 낮춘다. 이렇게 되면 과도한 태아 성장과, 출생 후 급속히 저혈당위험이 있는 제태연령에 비해 큰아기를 출산하는 결과를 초래한다.

깨끗하지 않은 물로 만들어진 유동식보다 모유영양이 더 안전한 세상에서, HIV에 걸린 여성들은 모유영양의 이점에 반하여 바이러스를 유아에게 전염시킬 위험성을 잘 따져야 할 필요가 있다.

후천성 면역 결핍증(AIDS)은 어머니가 인간면역결핍바이러스(HIV)에 감염되어 태어난 아기에게서 나타난다. 비록 정확한 메커니즘에 대해서는 알지 못하지만, 미국국립보건원(NIH)의 과학자들은 산모의 혈액이 태아혈행으로 들어가거나 또는 진통이나 분만 시에 바이러스에 점막 노출로 바이러스에 전염될 수 있으며, 모유수유을 통해 HIV에 전염될 가능성은 10~14%라고 생각한다. 더러운 물로 만들어진 유동식보다 모유영양이 더 안전한 세상에서, HIV에 걸린 여성들은 모유영양의 이점에 반하여 바이러스를 유아에게 전염시킬 위험성을 잘 따져 보아야 할 필요가 있다.

비록 정확한 메커니즘에 대해서는 알지 못하지만, 미국국립보건원(NIH)의 과학자들은 산모의 혈액이 태아혈행으로 들어가거나 또는 진통이나 분만 시에 바이러스에 점막 노출로 바이러스에 전염될 수 있으며, 모유수유을 통해 HIV에 전염될 가능성은 10~14%라고 생각한다.

산후 첫 몇 개월 동안, 태아에 HIV에 노출된 아기는 증상이 없는 경우가 많지만, 18개월 동안 양성 항체 역가를 보일 수 있고, 이는 태반 전체에 산모의 항체가 전이되었음을 의미한다. 15개월 무렵, 이들 영아 중 절반이 산모의 항체를 흘려버리고 질병이 없는 상태가 된다. 최근 몇 년 동안, 나중에 실제로 HIV에 걸리게 될 아기들 중 90%를 중합요소연쇄반응(PCR)이라고 불리는 실험실 기법에 의해 성공적으로 확인할 수 있었다. 이 기법은 유아의 혈액에서 매우 적은 양의 바이러스라도 감지할 수 있다.

최근 몇 년 동안, 나중에 실제로 HIV에 걸리게 될 아기들 중 90%를 중합요소연쇄반응(PCR)이라고 불리는 실험실 기법으로 성공적으로 확인할 수 있었다. 이 기법은 유아의 혈액에서 매우 적은 양의 바이러스라도 감지할 수 있다.

HIV에 감염된 많은 아기들이 신체적, 인지적 단계에 느리게 도달하고, 그 중 일부에게는 신경학적 문제가 발생한다. 저체중아(SGA)가 되거나 성장장애를 경험할 가능성이 더 높고, 박테리아와 바이러스 감염에 취약하다.

건강관리자를 위한 시사점

출생 전에 유해 약물 노출의 후유증을 예방하는 방법은 교육과 조기 진단, 공중 보건 계획들이다. 그 효과가 평생 갈 수 있고, 경제적, 정신적, 사회적으로 종종 많은 비용이 든다.

출처

- MedlinePlus. (2008). *MedlinePlus*. Retrieved March 13, 2008, from www.nlm.nih.gov/medlineplus
- Organization of Teratology Information Specialists. (2008). *Home*. Retrieved March 13, 2008, from http://otispregnancy.org
- Perry, S. E., Wilson, D., Hockenberry, M. J., & Lowdermilk, D. L. (2005). *Maternal child nursing care*. New York: Elsevier Health Sciences.

미리보기

- 미숙아(prematurity)는 제태기관과 출생시 체중 간의 관계로 결정된다.
- 영아는 체중에 관계없이 37주 전에 태어나면 미숙아(premature)이다.
- 저체중 출산아(low birth weight)는 만삭기간에도 체중이 2,500g이 되지 않는 유아를 말한다.
- 극저체중 출산아(very low birth weight)는 체중이 1,500g이 되지 않는 유아를 말한다.
- 미숙아(prematurity)의 위험 요인에는 산모연령(16세 미만, 35세 이상), 허약한 건강 습관, 당뇨병, 태반과 자궁, 자궁경관에의 문제, 질병이 포함된다.
- 미숙아의 합병증은 폐기능이 좋지 못할 결과로 발생되는 경우가 많다.
- 조산아는 자궁외 태아처럼 보인다. 피부가 얇고, 체지방이 거의 없고, 배냇솜털이 있다.
- 조산으로 인한 장기적인 영향은 복수의 요인에 따라 달라지지만, 실제로 건강과 학습의 문제가 발생할 가능성이 증가한다.

17장

미숙아

주요어휘

- □ 교정나이(corrected age)
- □ 극저체중 출산아(very low birth weight: VLBW)
- □ 기관지폐형성이상(bronchopulmonary dysplasia: BPD)
- □ 뇌실내 출혈(periventricular-intraventricular hemorrhage: P/IVH)
- □ 제태연령보다 작은 영아[과소체중아(small for gestational age: SGA)]
- □ 저체중 출산아(low birth weight: LBW)
- □ 적정 체중아(appropriate for gestational age: AGA)
- □ 제태연령(gestational age)
- □ 조산(premature)
- □ 배냇솜털(lanugo)
- □ 호흡곤란증후군(respiratory distress syndrome: RDS)

조산(preterm birth)은 유아 사망률의 거의 2/3를 차지한다. 이렇게 예정일보다 빨리 출산하여 살아남은 유아의 경우 뇌성마비와 정신지체, 감각과 학습장애의 위험성이 증가한다. 또한 영아기, 아동기에 많은 만성적 건강 문제를 경험하기도 한다. 이러한 어려움은 조산아들의 차후 사회적, 교육적, 심리학적 적응에 미치는 영향도 적용된다.

미숙아를 의미하는 데 사용하는 용어

영아의 평균 임신 기간은 40주이다. 아기의 출산이 예상되는 날짜를 분만예정일(EDC)이라고 부른다. 분만예정일은 여성의 마지막 월경주기로부터 3개월 뒤로 거꾸로 산정한 다음 7일을 더한다. 분만예정일(EDC) 1주전과 2주 후 그 사이에 출산을 하게 되면 만삭아라고 한다. 아기의 체중은 3,100g ~ 3,400g이고, 이때의 신장은 약 50cm이다.

세계보건기구에 따르면 체중에 관계없이 37주 이전에 태어난 아기를 **미숙아(premature, 또는 조산)**라고 부른다. 저체중 출산아(LBW)는 기간을 다 채우고 출생시의 체중이 2,500g(5.5파운드)미만인 신생아를 말한다. 극저체중 출산아(VLBW)는 아기의 체중이 1,500g(3.3파운드) 미만인 영아를 말하고, 기간을 다 채우고 태어날 가능성이 낮다.

> 세계보건기구에 따르면 체중에 관계없이 37주 이전에 태어난 아기는 **미숙아(premature)(또는 조산)**라고 부른다고 한다. **저체중 출산아(LBW)**는 기간을 다 채우고 출생시의 체중이 2,500g(5.5파운드) 미만인 유아를 말한다. **극저체중 출산아(VLBW)**는 아기의 체중이 1,500g(3.3파운드) 미만인 영아를 말하고, 기간을 다 채우고 태어날 가능성이 낮다.

비록 "미숙아(premature)"와 "저체중 출산아(low birth weight)"라는 용어가 서로 혼용되는 경우가 많지만, 미숙아(prematurity)에 대한 실제적인 결정은 아기의 체중과 제태연령 간의 관계를 토대로 한다(표 17-1). **제태연령(gestational age)**은 출산 후 2시간에서 8시간 사이의 신경학적, 신체적 평가를 통해서 결정을 내린다. 아기가 태어났던 태아 발달의 시점에 대한 파악이 출생 후 발생될 문제를 예상하는 데 있어서 매우 중요하다. 조산아의 **교정나이(corrected age)**는 제태연령에 출생 후 연령을 더해서 산정한다. 따라서, 2주 전에 30주 제태연령에 태어났던 아기의 현재 나이는 32주이다. 하지만, 일부 신생아 학자들은 이러한 나이계산 관행에 의문을 제기해 왔다.

미숙아는 출생시의 체중이 동일한 제태연령의 태아에게 전형적으로 나타나는 체중일 경우 **적정체중아(AGA)**라고 본다. 유아의 체중이 예상보다 적게 나가면 **과소체중아(SGA)**라고 본다. 출생시의 체중이 더 많이 나가는 미숙아의 경우 일반적으로 더 잘 클 수 있다. 예를 들면, 37주 이후에 태어난 체중이 2,500g 이상 신생아는 동일 제태연령에 태어난 2,000g보다 더 낮은 체중의 신생아보다 좋은 성장율을 보이며 생존하게 될 가능성도 더 높다.

영아의 월령이 짧을수록, 몸집이 작을수록, 삶을 지속하는 데 반드시 필요한 주요 장기 체계도 성숙하지 못하다. 주요 기관은 산소 교환(폐, 적혈구), 영양소의 흡수(위장관), 세포 성장을 위한

표 17-1 미숙아의 분류

분류	제태연령	체중	특징
경계선 미숙아 (borderline premature)	36~37주	2,500~3,200g	피부에 배냇솜털이 있음, 발에 주름이 훨씬 많이 없음, 생식기가 충분히 발육하지 않음, 호흡이 곤란함, 온도 조절이 곤란함, 수유가 곤란함, 황달이 있음, 건강하게 생존 가능성이 90%임
중간 미숙아 (moderately premature)	31~35주	1,500~2,500g	경계선 미숙아의 특징과 동일하면서 정도가 더 심함, 피부가 얇고, 혈당과 체액량, 적혈구생성을 조절하는 혈관계 문제가 많음, 장애 발생 위험율이 50%임
극단적 미숙아 (extremely premature)	23~30주	400~1,400g	종이처럼 얇은 피부 아래에 피하지방이 전혀 없음, 눈이 붙어 감겨져 있음, 심각한 호흡기상의 문제가 있음, 아기의 체중이 1,000g 미만이면 뇌출혈과 심각한 장애 발생률이 70%임, 아기의 체중이 600g 미만이면 사망할 가능성이 높음

에너지의 생성(포도당 조절), 자율신경조절(피부보전, 체온, 체액량, 혈압, 심박동수)을 가능하게 하는 체계이다.

미숙아의 합병증

미숙아는 많은 합병증이 가능하지만, 가장 치명적인 기관계는 폐이다. 약 28주 제태연령에 형성되기 시작하는 표면활성물질(surfactant)은 폐포(alveoli)를 확장시켜 산소와 이산화탄소의 교환이 가능하다. 흉부벽(chest wall)의 근육이 폐의 확장을 촉진시킨다.

세포수준에서 일어나는 열악한 가스 교환(gas exchange)은 모든 주요 기관계에 연쇄적인 영향을 미친다. 산소 확산의 감소와 대사성, 호흡성 산-염기의 불균형, 이와 관련된 혈류 조절의 어려움 등이 결합하여, 뇌와 눈의 망막, 장의 발달에 악영향을 미칠 수 있고, 심장의 동맥관(patent ductus) 폐쇄를 어렵게 만들 수도 있다.

호흡장애증후군(RDS)의 발생은 출생시 아기의 미성숙한 폐와 관련이 있다. 산소 교환이 잘 이루어지지 않기 때문에 아기가 쉽게 피로를 느끼고 폐렴에 걸릴 위험이 있다. 호흡과 심박 조절의 어려움으로 아기는 추위와 만지는 것과 같은 스트레스에 훨씬 더 취약해진다. 호흡장애증후군(RDS)은 보통 장기적 영향에 자기조절성이 있으나, 다른 문제, 특히 기계적 호흡장치가 필요할 경우에는 문제가 발생할 수 있다.

기관지폐형성이상(bronchopulmonary dysplasia: BPD)은 28주 제태연령 이전에 태어나서 호흡장애증후군으로 인해 기계적 호흡장치가 필요한 영아에게 영향을 미칠 수 있는 만성 폐 질환이다. 이 기계적 호흡장치의 경우 미발육된 폐를 과팽창시켜 외상을 초래할 수 있다. 기관지폐형성이상은 영아가 28일 이상 산소에 의존하고 36주 제태연령을 초과할 때 발생한다. 천식의 가족력도 한 요인이 될 수 있다. 기관지형성장애와 관련된 유병율과 사망율은 여러 가지 요인에 따라 달라지는데, 출생시 영아의 연령과 체중, 기계적 호흡장치의 지속적인 사용기간, 표면활성물질 투여의 타이밍 등이 있다. 표면활성물질의 조기투여가 미성숙아의 산소 독성과 관련된 기관지형 성장애를 현저하게 감소시켰다. 하지만, 크기가 더 작은 미숙아가 생존하게 되면 기계적 호흡장치에 더 오래 의존하게 되어, 병원균에 대한 노출을 증가시키고 유병율과 사망률의 위험성도 증가한다. 일반적으로, 제태연령(32주 미만)에 비해 아기가 작을수록, 위험성은 더 높아진다.

기관지폐형성이상을 극복하고 생존한 아기들은 신체적 성장과 인지 및 언어 발달의 지연을 경험할 수 있다. 그러나 10세 또는 12세 경에, 기관지폐형성이상이 있는 대부분의 아동들은 발달상 정상이다. 아동기 내내 비강 산소(nasal oxygen) 공급이 필요한데 많은 아동들이, 신체 활동의 제한을 받고 학교에서 특별한 조치가 필요하다. 기관지폐형성이상 아동들은 또한 빈번한 호흡기 질환과 천식의 위험성이 있다.

뇌실내 출혈(periventricular-intraventricular hemorrhage: P/IVH), 즉 뇌실(ventricles of the brain)로의 출혈은 미숙아의 뇌손상에 가장 흔한 원인이다. 출생시 체중이 1,500g 미만인 신생아의 경우 발병율이 40%이지만, 체중이 1,000g 미만인 경우 거의 70%이다. P/IVH의 거의 모든 사례가 출생 후 4일 이내에 발생하지만, 조기발생 P/IVH는 출생 후 24시간 이내에 발생할 수 있다. P/IVH의 원인은 미숙한 심근과 미숙한 자율적 자기조절 메커니즘 간의 관계에 있다. 이것이 뇌로 들어가는 혈류와 혈압의 변동을 불러온다. 호흡곤란, 감염, 출생시 외상, 임신중 산모의 고혈압도 원인이 될 수 있다.

P/IVH를 보이는 신생아에 대한 결과는 출혈후 뇌수종의 유무뿐만 아니라 출혈의 범위와 영역에 따라 달라진다. 심각한 P/IVH를 보이는 영아의 절반이 사망하고, 생존하는 영아도 심각한 장애를 보이는 경우가 많다. 중간정도의 손상을 보일 경우 정신지체나 뇌성마비와 같은 신경근 이상을 유발할 수 있다. 경미한 P/IVH를 보이는 경우는 나중에 아동기에 좀 더 미묘한 어려움, 예를 들어 학습장애나 정서장애 등을 보일 수 있다.

그 외의 다른 조산과 관련된 합병증에는 망막병증, 황달, 신생아괴사성장염, 빈혈증이 있을 수 있다.

> 그 외의 다른 조산과 관련된 합병증에는 망막병증, 황달, 신생아괴사성장염, 빈혈증이 있을 수 있다.

미숙아의 특징

미숙아가 자궁외 태아처럼 보일 수 있다. 일반적으로 피부가 얇고, 거의 반투명하기 때문에 피부 아래 혈관이 보일 수 있다. 피부 아래 지방 축적물의 부족으로 인해 몇 가지 특징적 주름이 보일 수 있다. 귀 연골이 부드럽고 유연하다. 배냇솜털이 지나치게 많이 있을 수 있다. 일반적으로 이 **배냇솜털(lanugo)**은 태아 발달 후기에 떨어진다. 아기의 울음소리가 약하고, 빨기반사가 좋지 못하기 때문에 영양공급에 어려움이 있을 수 있다. 여아의 경우 음핵이 주변 생식기에 비해 커져 있을 수 있고, 남아의 음낭은 굴곡이 없고 작고 부드럽다. 미숙아는 체온조절을 잘 하지 못하는 데, 이러한 체온조절능력은 신체 움직임의 부족으로 약화된다.

미숙아의 성장과 발달

미숙아의 성장 패턴은 출생 후 2~3년 동안 교정나이(제태연령 + 생후 연령)로 조절된다. 예를 들면, 출생 후 6개월에, 조산아의 교정 나이는 4개월경이다. 즉, 생후 4개월정도 되는 아기에게서 전형적으로 나타나는 특징들을 보일 것으로 예상된다. 교정나이를 사용했을 때에도, 저체중아는 여전히 평균 3세의 유아보다 크기가 더 작다. 하지만, 사춘기가 되면 대부분 몸집과 관련하여 유전적 특성에 도달한다.

머리둘레(head circumference)도 신경발달 성과를 보여주는 좋은 지표이다. 신경운동 기능상의 지표를 동반할 때 머리의 성장은 뇌가 출생 후에 발육하고 있음을 의미한다. 회복성장을 위해서 매우 중요한 출생 후 기간은 6주부터 6개월이다. 체중이나 제태연령에 관계없이, 출생시 머리의 크기가 작을수록, 출생 후 경험하게 되는 회복성장은 좋지 못하다.

최근에, 의료와 간호 능력의 향상으로 미숙아의 생존율도 증가하였다. 28주에 태어난 아기들 중에서, 현재 약 80%의 생존율을 보인다. 그럼에도 불구하고, 미숙아와 연관된 합병증이 아동기까지 또는 평생동안 계속되는 후유증으로 나타날 수 있다. 원칙적으로, 아기가 많이 미숙하고 출생시 체중이 작을수록, 합병증의 위험성은 증가한다. 하지만, 제태연령이나 출생시 체중을 근거로만 각각 아기에 대한 장기적인 성과를 예측하는 것은 불가능하다는 점을 강조하지 않을 수 없다.

부모와 건강관리자를 위한 시사점

그림 17-1은 조산(premature birth)에 기여할 수 있는 위험 요인을 열거하고 있다. 이러한 위험 요인들 중 상당수가 예방이 가능한 요인들이다. 미숙아에 육아는 어렵다. 부모는 건강하게 태어나지 않은 아기에 대해 애석한 마음을 금하지 못할 것이고, 미숙아의 태어나지 않기를 기대했을 것이다. 몇몇 부모들은 신생아 집중치료실에서 보호받고 있는 아기와 정서적 교감을 하는 행동을 피할 수도 있다. 처음에는, 혈액가스나 빌리루빈 수치와 같은 자료만을 집중적으로 살피다가, 나중에 하품과 같은 아기의 행동에 대해서 언급할 수 있다.

아기가 부모에게 스스로 반응한다는 사실을 부모가 인지하게 되면 정서적으로 아기를 그들의 자식으로 수용한다. 부모는 간호사나 의사로부터 그렇게 하도록 안내를 받을 필요가 있다. 미숙아의 행동 단서는 전형적인 신생아와 관련된 행동단서보다 포착해 내기가 훨씬 힘들다. 부모가 단서를 잘못 해석할 수 있고 미숙아와의 상호작용을 위해 미숙아를 너무 심하게 자극할 수도 있다.

애착 과정을 촉진시키기 위해 유아와 부모 간의 단서가 어떻게 작용하는지에 대해 이해하는 것

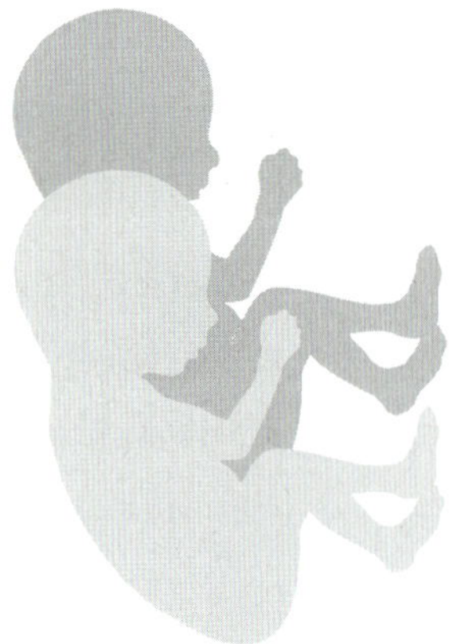

산모 16세 미만, 35세 초과
산전 건강관리가 좋지 않음
영양상태가 좋지 않고, 빈혈증이 있음
흡연, 약물 남용
무력경관
쌍둥이, 세쌍둥이, 그 외의 여러 형태의 탄생
태반이나 자궁의 기형
감염, 신장질환
진성당뇨병
외상

그림 17-1 조산을 유발시키는 위험 요인

이 중요하다. 미숙아는 결국 집으로 돌아가게 될 때 스트레스에 압도되어 어안이 벙벙해진 부모로부터 방치나 학대를 받게 될 위험이 크다. 이러한 작은 아기들의 최적의 성과를 위해 간호사들은 이를 조기에 중재해야 할 입장에 있다.

출처

- Bancalari, E. & del Moral, T. (2001) Bronchopulmonary dysplasia and surfactant. *Biology of the Neonate, 80*(Suppl 1), 7 - 13.
- Blanc, A., & Wardlaw, T. (2005). Monitoring low birth weight: An evaluation of international estimates and an updated estimation procedure. *Bulletin of the World Health Organization, 83*, 178 - 185.
- Explaining the 2001 - 02 infant mortality increase: Data from the linked birth/infant death data set. (2005, January 24). *National Vital Statistics Report, 53*(12).
- MedlinePlus. (2008). MedlinePlus. Retrieved March 13, 2008, from www.nlm.nih.gov/medlineplus Osborn, D. A., Evans, N., & Kluckow, M. (2003). Hemodynamic and antecedent risk factors of early and late periventricular/intraventricular hemorrhage in premature infants. *Pediatrics, 112*, 33 - 39.
- World Health Organization. (2008). *Low-birthweight infants*. Retrieved March 13, 2008, from www.who.int/whosis/indicators/2007LBW/en/

2부 • 질문

제시된 각각의 질문에 대하여 가장 적절한 하나의 답을 선택하시오.

1. 유전자란 무엇인가?

   a. 디옥시리보핵산(DNA)의 긴 가닥
   b. 뉴클레오티드 염기의 배열 시퀀스
   c. 복수의 뉴클레오티드 염기 결합
   d. DNA의 기능적 단위

2. 피부세포에는 다음 중 어느 것이 포함되어 있는가?

   a. 46개 염색체
   b. 23개 염색체
   c. 46개 상염색체
   d. 23개 성염색체

3. 다음 중 어느 과정이 인간 유기체의 유전적 가변성을 담당하는가?

   a. 유사분열(mitosis)
   b. 감수분열(meiosis)
   c. 수정(fertilization)
   d. 수정능 획득(capacitation)

4. 여성의 경우 수정이 어디에서 일어나는가?

   a. 자궁
   b. 질
   c. 나팔관
   d. 난소

5. 기관형성의 매우 중요한 시기는 다음 중 언제인가?

   a. 배아기
   b. 종자기
   c. 태아기
   d. 잉태되었을 때

6. 연구에 따르면 산모가 먹는 음식에 엽산이 부족하면 신경관이 닫히지 않아 그 결과 이분척추가 생긴다고 한다. 출생 전 발달의 어느 시점에 신경관이 닫히는가?

a. 4번째 주
b. 8번째 주
c. 4개월 째
d. 6개월 째

7. 난임의 원인은 다음 중 어디에 속하는가?

a. 알려진 원인이 없다.
b. 남성에게 원인이 있다.
c. 여성에게 원인이 있다.
d. 남성 또는 여성에게 원인이 있다.

8. 추정에 따르면 미국인 부부 ( )명 중 1명이 난임이라고 한다.

a. 2~3
b. 3~4
c. 5~6
d. 7~8

9. 정자 은행의 주요한 관심은 다음 중 무엇에 대한 통제인가?

a. 질병
b. 기증자 이용가능성
c. 비밀 정보
d. 기술혁신

10. 모든 보조 생식 기술(ART)의 경우 다음 중 무엇이 중요한가?

a. 위치
b. 분위기
c. 타이밍
d. 우발성

11. 유전자가 DNA의 몇 %를 구성하는가?

a. 1
b. 2
c. 3
d. 4

12. 인간 게놈 프로젝트(HGP)는 다음 중 어느 것을 매핑하기 위한 시도인가?

a. 모든 인간 유전자
b. 다공질 재료
c. 뉴클레오티드
d. 세포 분열

13. 단일 유전자 유전적 장애를 보여주는 예는 다음 중 어느 것인가?

a. 다운증후군
b. 터너증후군
c. 클라인펠터 증후군
d. 겸상적혈구빈혈증

14. 염색체 장애를 보여주는 대표적인 예는 다음 중 어느 것인가?

a. 이분척추
b. 만성질환 증후군
c. 페닐케톤뇨증(PKU)
d. 터너 증후군

15. 미숙아를 어떻게 정의하는가?

a. 체중에 관계없이 37주 이전에 태어난 아기를 미숙아라고 부른다.
b. 연령에 관계없이 출생시의 체중이 2,500g 미만이면 미숙아라고 부른다.
c. 출생시 체중이 1,500g이고 37주 이전에 태어난 아기를 미숙아라고 부른다.
d. 미숙아는 체중과 제태연령 간의 관계를 기초로 한다.

16. 미숙아의 결과에 가장 중요한 영향을 미치는 기관계는 다음 중 어느 것인가?

a. 심장
b. 폐
c. 뇌
d. 신경계

17. 다음 중 어떤 특징 때문에 임신중 알코올의 주기적인 섭취가 기형발생물질(teratogen)을 만드는가?

a. 알코올은 임신기간 내내 태아 세포 분열과 성장을 방해한다.
b. 알코올은 임신 후기에 태아의 중추신경계의 발달을 변경한다.
c. 알코올을 남용하는 여성들의 영양상태가 좋지 않을 가능성이 높다.
d. 위의 항목 모두 해당

18. 신생아의 난청에 대해 가장 잘 알려진 원인은 무엇인가?

a. 임신중 산모의 코카인 복용

b. 임신초기 산모가 풍진에 걸림

c. 임신후기 산모가 방사선에 노출됨

d. 산모가 거대세포 바이러스(CMV)에 노출됨

2부 • 해답

1. 답은 d이다. 유전자는 DNA의 기능단위이다. DNA 분자는 두 개의 긴 사슬로 서로 연결되어 있는 뉴클레오티드라고 불리는 화학물질로 구성되어 있다. 이러한 사슬이 감겨서 꼬인 사다리처럼 보이는 이중나선 구조를 형성한다. 중요한 열쇠는 뉴클레오티드 염기가 사다리("측면"과 "가로대" 위에)를 따라, 또는 그 사이로 배열되는 시퀀스이다. 암호 용어는 3개 염기의 구체적인 배열을 의미하고, DNA 가닥을 따라 배열된 암호 용어의 복수의 결합이 유전자를 형성한다. DNA의 긴 가닥 중 어디에서, 어떻게 시작되어 중단되는지, 그리고 중복되는지의 여부는 구체적인 암호 용어의 신중한 배치에 따라 달라진다. 유전자는 때로는 단독으로, 때로는 결합하여, 개별적인 사람의 특정한 속성을 결정짓는 암호화된 정보를 담고 있다.
2. 답은 a이다. 피부세포는 체세포로, 주요 장기와 신체 체계를 구성하는 세포의 유형이다. 유전자는 염색체 위에서 선형으로 배열된다. 체세포에는 23쌍의 상동염색체로 배열된 46쌍의 염색체가 들어 있다. 각 쌍 중 한 개 요소는 각 부모로부터 물려받는다. 23쌍 중에서, 22쌍은 상염색체이고, 1쌍은 성 염색체이다. 상염색체가 대부분의 신체적 속성을 제어하는 반면, 성 염색체는 다른 속성뿐만 아니라 성별까지도 결정짓는다. 여성의 경우 X 염색체가 2개로, XX이고, 남성의 경우 X 염색체 1개, Y 염색체 1개로, XY이다.
3. 답은 b이다. 감수분열은 1개의 이배체세포가 4개의 반수생식세포를 만드는 세포 분열의 과정이다. 첫째, 이배체세포의 46개 염색체가 복제되어 46개 염색체 중 각각의 염색체가 이중 구조를 갖는다. 그 다음, 유사분열에서와 같이 두 개의 동일한 세포로 분열하기보다, 염색체가 말 그대로 서로 꼬여 있다. 유사한 유전자를 나르는 염색체가 접촉을 하게 되면 유전물질을 서로 교환한다. 이러한 교환이 눈 색깔이나 키의 차이와 같은 유전적 가변성을 담당한다. 원래의 세포가 분화하면 그 세포는 두 개의 세포를 형성하여, 각각 이중 구조를 갖지만 원래의 세포에서 발견되는 결합과는 다른 결합을 가진 23쌍의 염색체를 갖는다.
4. 답은 c이다. 난소에서 난자가 배출된 후, 나팔관으로 이동한다. 수정은 보통 팽대부(ampulla)라고 불리는 나팔관의 바깥쪽으로 세 번째의 관에서 발생한다. 성숙한 난자는 배란 이후 24시간 동안만 생식력을 갖는다. 정자는 자성생식관에서 72시간 동안만 생존할 수 있지만, 첫 24시간 동안 최적의 수행능력을 보인다. 사정 이후 방출된 2억~4억 마리의 정자 중에서, 약 2억 마리만 약 4시간 만에 팽대부(ampulla)에 도달한다. 단 한 마리의 정자만 난자와 수정한다.
5. 답은 a이다. 배아는 출생 전 발달 첫 8주 동안 수정된 난자에게 부여된 이름이다. 또한 첫 2주 동안도 종자기 또는 난자기라고 부른다. 3~8주는 기관형성의 아주 중요한 시기로, 이 기간 동안 태아의 주요 장기가 모두 발달한다.
6. 답은 a이다. 4째 주에 심장이 뛰기 시작하고, 지아(limb bud)가 눈에 보이며, 눈과 귀, 신경과 근골격계와 소화기계가 형성되기 시작하며, 신경관이 닫힌다. 배아의 길이는 약 0.5cm이고, 무게는 0.4g이며, 임신을 계획하는 여성들은 이분척추를 예방하기 위해 음식을 섭취할 때 적절한 양의 엽산을 반드시 섭취해야 한다.
7. 답은 d이다. 난임과 관련된 잘못된 신념 중 하나가 난임의 원인이 반드시 여성의 문제라고 보는 것이다. 오늘날 연구를 통해 명확하게 드러난 바로는 모든 주어진 난임 사례에 대해 여성이나 남성 둘 중 한 명에게 문제가 있다고 밝혀졌다.

8. 답은 c이다. 이러한 수치는 이러한 문제의 범위가 어느 정도인지를 보여준다. 연구를 통해 난임 부부에 대한 많은 새로운 가능성이 제시되었다.
9. 답은 a이다. 질병의 발생 가능성에 대한 우려 때문에 정자 은행에서는 선별 작업을 할 때 극도의 주의를 기울여야 했다.
10. 답은 c이다. 일단 생식 과정에 대한 상세한 정보를 이용할 수 있게 되면 정자와 난자의 결합 타이밍이 성공적인 절차를 보장하는 핵심 요소로 보았다.
11. 답은 c이다. 각 세포내 소량의 유전물질은 연구자들이 직면한 과제의 어려움을 보여준다. 나머지의 물질을 "진화적 폐물(evolutionary junk)"이라고 부른다.
12. 답은 a이다. 인간 게놈 프로젝트(HGP)는 각 세포내 50,000~100,000개의 유전자를 식별하기 위한 노력이다. 이러한 발견이 많은 획기적인 의학발전으로 이어지게 될 것이다.
13. 답은 d이다. 단일 유전자 장애는 한 개의 열성 유전자의 DNA 시퀀스에서 발생하는 변화나 변이로 인해 발생한다. 겸상적혈구빈혈증의 경우, 각각 한 개의 열성 유전자를 갖는 두 명의 보균자가 두 개의 열성 유전자를 자식에게 물려주게 될 가능성이 1/4이다. 이 자식에게 나중에 장애가 발생할 것이다. 다른 해답은 염색체 장애이다.
14. 답은 d이다. 염색체 장애에 대한 지식이 엄청나게 증가하였다. 염색체 장애가 연령과 관련이 있는 것 같다.
15. 답은 d이다. 세계보건기구에 따르면 체중에 관계없이 37주 이전에 태어난 아기가 미숙아라고 한다. 저체중 출산아(LBW)는 열 달을 다 채우고 태어났다고 하더라도 출생시 체중이 2,500g 미만인 아기를 말한다. 극저체중 출산아(VLBW)는 출생시 체중이 2,500g 미만이고 열 달을 다 채우고 태어나게 될 가능성이 낮다. "미숙아"나 "저체중 출산아"와 같은 용어가 서로 상호 번갈아 사용되는 경우가 많지만, 미숙아에 대한 결정은 체중과 제태연령 간의 관계를 기초로 하고 있다. 제태연령은 출생 후 2시간과 8시간 사이의 신경학적 및 물리적 평가를 통해 결정된다. 미숙아(premature infant)는 출생시의 체중이 동일 제태연령의 태아가 전형적으로 갖게 되는 체중을 보일 때 적정 체중아(AGA)라고 본다.
16. 답은 b이다. 미숙아와 관련된 많은 합병증이 가능하지만, 유아의 결과에 가장 중요한 기관계가 폐이다. 약 28주 제태연령에 형성되기 시작하는 표면활성물질이 폐포를 확장시켜 산소와 이산화탄소의 교환을 가능하게 할 수 있다. 세포 수준에서의 가스 교환이 잘 이루어지지 않으면 모든 주요 기관계에 연쇄적인 영향을 미친다. 산소 투여의 감소와 신진대사와 호흡시 산-염기 불균형, 혈류의 조절과 관련된 어려움 등의 결합이 발육 뇌와 눈의 망막, 내장에 악영향을 미칠 수 있고, 심장내 동맥관의 폐쇄를 복잡하게 만들 수도 있다.
17. 답은 d이다. 알코올의 주기적인 섭취가 임신기간 내내 태아 세포 분열과 성장을 방해한다. 특히 임신 후기에, 알코올이 중추신경계와 뇌의 발달을 역으로 바꾸어 놓는다. 알코올은 식물 칼로리(영양가는 없고 열량만 높은 음식의 칼로리)를 구성한다. 즉, 어떠한 영양상의 가치도 없지만 체중 증가에 기여한다. 임신중 알코올을 남용하는 여성이 있다면 음식을 잘 먹거나 정기적인 산전 관리를 하지 않을 가능성이 높다. 태아 알코올 증후군은 알코올 중독자의 자식으로 태어난 유아들 중 약 40%에게서 나타난다.
18. 답은 b이다. 풍진(가벼운 홍역)은 정상 출산 1,000건 당 1명의 아기보다 더 적은 수에게 발생한다. 임신 초기에 산모가 풍진에 감염이 되면 자식에게 난청, 심장병, 백내장을 유발할 수 있다.

3부

영아기

미리보기

- 자궁에서 자궁외 삶으로의 전환이 빠르게 일어나는데, 이는 뇌간이 동맥산소와 이산화탄소의 상승과 하락을 감지하기 때문이다.
- 아프가 점수는 유아의 출생 후 자궁외 삶에 적응하는 능력에 대한 평가이다.
- 출생 후 첫 24시간 동안, 건강한 신생아라면 생리적, 행동적 과정의 예측가능한 변화를 경험한다.
- 고위험신생아성숙도사정(New Ballard Scale)은 미숙아로 태어난 유아의 제태연령을 결정짓는 데 사용한다.
- 브래즐턴 신생아행동평가법(Brazelton Neonatal Behavioral Assessment Scale)은 신생아가 행동을 조직화하기에 성공하였는지 측정하기 위한 목적으로 설계되었다.
- 신생아행동관찰절차는 유아행동과 양육기법에 모두 초점을 맞추고 있다.

18장

신생아 사정

주요어휘

- □ 고위험신생아성숙도사정(New Ballard Scale)
- □ 브레즐튼 신생아 행동 평가법(Brazelton Neonatal Behavioral Assessment Scale: BNBAS)
- □ 신생아 행동 관찰(Newborn Behavioral Observation: NBO)
- □ 아프가 점수(apgar scores)
- □ 유능한 유아(Competent infant)
- □ 이차 반응기(second period of reactivity)
- □ 일차 반응기(first period of reactivity)
- □ 자기조절(Self-regulation)

출산 중 신체적 변화

자궁에서 자궁외 삶으로의 전환은 수 분 만에 발생한다. 첫 호흡은 아마도 출산 중 흉부로의 압력의 변화로 촉발될 것이다. 체액(fluid)이 폐에서 짜내져서 한 줄기의 세찬 공기로 대체된다. 1분 안에, 뇌간에서 동맥의 산소 하락과 이산화탄소의 상승에 대한 신호를 받아 숨이 가빠지고 울음을 야기한다. 아동의 폐 활동이 다시 원활해져 태아에서 영아의 심장–폐 순환으로 전환을 촉진시킨다. 공기 온도, 소음, 빛과 같은 감각적 변화도 첫 호흡에 기여한다.

1분 안에, 뇌간에서 동맥의 산소하락과 이산화탄소의 상승에 대한 신호를 받아 숨이 가빠지고 울음을 야기한다.

아프가 점수(apgar scores)는 자궁외 삶으로의 즉각적인 적응에 대한 대략적인 평가방법으로 사용되고 있다. 심박동수, 호흡, 근긴장, 반사신경, 피부색을 출산 후 1분과 5분에 평가를 실시하여 각 항목마다 0, 1, 2점의 점수를 부여한다(그림 18–1). 총점수가 3보다 낮으면 위험도가 심각하다는 것을 의미한다. 총점수가 4~6점이면 중간 정도의 어려움이 있음을 의미하고, 총점수가 7~10점이면 자궁외 삶에 적응하는 데 어려움이 없음을 의미한다. 아프가 점수는 미숙(prematurity)과 산모의 약물치료(maternal medication)에 의해 영향을 받지만, 신경학적 또는 신체적 기형이 있고, 없고를 의미하지는 않는다. 그림 18–2는 신생아의 정상적인 생명 징후를 보여준다.

심박동수, 호흡, 근긴장, 반사신경, 피부색을 출산 후 1분과 5분에 평가를 실시하여 각 항목마다 0, 1, 2점의 점수를 부여한다.

일차 반응기(first period of reactivity)는 출생 후 첫 6~8시간을 말한다.

출생 후 첫 24시간 동안, 건강한 신생아라면 생리적, 행동적 과정의 예측가능한 변화를 겪게 된다. **일차 반응기(first period of reactivity)**는 출생 후 첫 6~8시간을 말한다. 첫 30분 동안, 유아는 매우 활발한 활동을 보인다. 울고, 주먹을 빨고, 태변과 오줌을 누기도 한다. 점액 분비와 심박동수, 호흡이 증가한다. 그 다음 유아는 눈을 크게 뜨고 주변에 반응하게 되고 활발한 관심을 보인다.

2~4시간 지속되는 제2단계에는 아기가 진정이 됨에 따라 심박동수와 호흡수, 체온도 내려간다. 아동은 깊은 잠에 들면서 자극을 차단한다. 그 다음 **이차반응기(second period of reactivity)**가 뒤따른다. 아기는 정신이 초롱초롱하여 잘 반응하고 부모와 신생아가 상호작용할 수 있는 최적의 상황을 제공한다. 심박동수와 호흡이 다시 증가하고, 그 다음 다시 안정된다.

고위험신생아성숙도사정(New Ballard Scale)은 미숙하게 태어났거나 알려진 제태연령에 비해 크기가 작거나 큰 유아의 제태연령을 결정짓는 데 사용된다.

고위험신생아성숙도사정(New Ballard Scale)은 미숙하게 태어났거나 알려진 제태연령에 비해 크기가 작거나 큰 유아의 제태연령을 결정짓는 데 사용된다. 성숙도(maturity)는 사지의 굴곡, 피부의 질, 발바닥의 주름, 눈, 귀, 생식기의 발육과 같은

신호	0	1	2
심박동수	부재	느림(〈100)	〉100
호흡노력	부재	느림, 불규칙적	실컷 심하게 우는 울음소리
근긴장	이완성	사지가 약간 굴곡이 있음	활발한 움직임
반사흥분성	무반응	울음소리	활기찬 울음소리
피부색*	푸른색, 창백한 색	신체는 핑크색, 사지는 푸른색	전부 핑크빛 색깔

*푸른색은 청색증(즉, 산화된 피의 관류가 좋지 못함)을, 핑크색은 피부의 관류가 잘 되고 있음을 의미한다. 피부색은 인종적 특징을 나타내기 위한 목적으로 사용된 것은 아니다.

그림 18-1 아프가 점수(apgar scoring)

총점수가 3보다 낮으면 위험도가 심각하다는 의미이다.

13개 영역에서 s1부터 r5까지의 척도로 평가한다. 총점수의 범위는 s10(제태20주–초미숙아)부터 r50(제태44주–미숙아)까지이다. 정확한 제태연령과 출생시 체중의 결합이 주산기이병율과 사망률을 예측하는 좋은 변수이다.

행동평가

신생아는 물리적, 사회적 환경과의 상호작용을 하는데 적응 전 상태로 태어난다. 아기의 부모들이 종종 아기가 그들을 볼 수 있느냐고 묻곤 한다. 대답은 '그렇다' 이다. 출생시의 시력이 20/100과 20/400 사이이지만, 신생아는 신체의 중심에서 20cm 안에서 물체를 보고 시선을 고정시킬 수 있다. 신생아는 부모가 안고 있거나 목욕을 시킬 때 부모의 얼굴을 또렷하게 볼 수 있다. 신생아는 고정된 장보다는 복잡한 패턴을 보는 것을 선천적으로 더 선호한다. 신생아는 색깔보다 빛과 어둠의 패턴을 좋아하고, 시각적으로 움직이는 물체를 눈으로 쫓는다.

인간의 얼굴이 이러한 기준에 적합하다. 아기는 부모의 얼굴을 크게 관심을 가지고 응시한다. 이것은 부모의 사랑을 받고 생존율을 높이는 행동이다. 또한 신생아는 사람의 음성에서 나오는 소리를 좋아하고, 태어날 때 어떤 소리라도 그 소리가 나는 쪽을 향해 머리를 돌려 위치를 확인하려고 한다. 3일째, 신생아는 엄마의 목소리와 다른 여성의 목소리를 구분할 수 있다. 5일째, 냄새에 대한 감각을 사용하여 엄마의 모유를 식별해 낼 수 있다.

신생아의 행동에는 다음과 같은 4가지의 특징이 있다.

- 반사신경과 같은 선천적인 생리적 메커니즘이 생존율을 높인다.
- 신생아는 자극에 대한 반응으로 행동을 구성한다(예: 소리에 반응하여 머리를 돌린다).

심박동수	호흡	혈압	온도	신경근
120~140/min 정점	30~60/min 복식 호흡	65/41mmHg 팔과 장딴지 울음소리와 함께 증가	36.5~37.0℃ 액와 울음소리와 함께 증가	구부러져 있던 사지를 쫙 펼 수 있다. 팔이 가슴 위에 놓여 있다. 엎드려 있을 때, 등과 일직선이 되게 머리를 잡고 옆으로 돌린다.

그림 18-2 신생아의 정상적인 생명 징후(0~28일)

- 신생아는 특정한 자극에 대해 선택적으로 반응한다(예: 빛과 어둠의 패턴).
- 신생아는 우발 위험에 대비하는 행동을 보여준다. 다시 말하면, 함께 발생하는 사건들에 대해 환경 속에서 예측가능성을 추구한다.

따라서 우리는 잘 적응된 신생아를 유능한 유아로 말하려 한다.

T. 베리 브래즐튼이 개발한 **브레즐튼 신생아 행동 평가법(Brazelton Neonatal Behavioral Assessment Scale: BNBAS)**도 이러한 특징들을 기초로 하고 있다. 신생아의 28가지 행동을 7개 영역으로 구분하여 평가하기 위한 목적으로 설계되었다(그림 18-3). 평가를 할 때 매우 중요한 핵심 요인은 신생아의 의식상태이다. **BNBAS**은 깊은 잠에 빠졌을 때부터 적극적이고 기민한 활동을 보이는 이러한 일련의 연속선상에서 6가지 상태를 파악한다.

아기의 수면은 깊은 잠에 빠지게 되면 쉽게 깨어나지 못한다. 이 깊은 수면을 취하고 있는 동안 호흡이 규칙적이다. 선잠을 자는 동안에는 호흡이 불규칙적이고, 소음 소리에 잠에서 깰 수 있다. 졸린 상태의 아기라면 눈을 번쩍 뜨고 자극에 깨어나며, 호흡이 불규칙적이고, 몸을 꿈틀거린다. 조용하면서 기민한 유아는 주의깊게 살핀다. 눈을 뜨고, 자극을 향해 몸을 돌리고, 구구 소리를 내며 좋아하거나 미소를 짓는다. 호흡이 규칙적이다. 활동적이고 기민한 유아는 까탈스럽고 가만히 있질 못한다. 자극에는 반응을 하지만 오랫동안 주의를 기울이지를 못한다. 울음소리의 범위가 칭얼거림부터 울부짖음까지 다양하다. 자극이 들어가지 않는다. BNBAS를 실시하는 가장 최적의 시간은 아기가 조용하면서도 정신이 초롱초롱할 때이다.

BNBAS를 기초로 한 최근의 유아 평가 척도는 케빈 뉴젠트와 그의 동료들이 아기의 부모를 대상으로 사용할 목적으로 설계한 **신생아행동관찰(Newborn Behavioral Observation: NBO)** 절차이다. NBO는 신생아의 생리적, 운동, 상태, 사회적 역량을 평가하기 위한 목적으로 만들어진 간략한 신생아행동 평가로 BNBAS의 개념적 내용을 반영한다. NBO의 초점이 영아의 행동에 있기 때문에 긍정적인 육아를 격려하기 위한 목적으로 설계되어, 부모와 신생아 간의 관계를 강화시킨다.

BNBAS를 기초로 한 최근의 유아 평가 척도는 케빈 뉴젠트와 그의 동료들이 아기의 부모를 대상으로 사용할 목적으로 설계한 **신생아행동관찰(Newborn Behavioral Observation: NBO)** 절차이다.

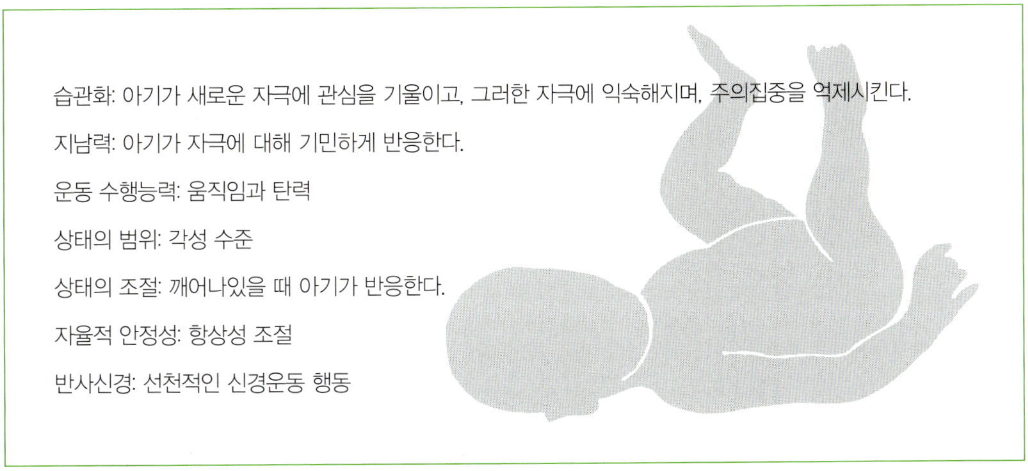

그림 18-3 브레즐튼 신생아행동평가법을 통해 바라본 신생아 행동

자기조절과 영아학습

영아학습의 증거는 우연에 대비하고 반사신경을 토대로 구축되는 타고난 경향을 기초로 한다. 빨기반사에 대한 의지적 통제는 생후 첫 2~3주 동안 증가한다. 고전적인 실험에서, 디캐스퍼와 파이퍼(1980)는 엄마의 목소리를 보상요인으로 사용하여 흡철속도[빠른 속도(rate of sucking]를 조절하는 법을 영아가 어떻게 배울 수 있는지에 대해 증명하였다. 빠른 속도로 흡철을 하면 엄마의 목소리가 녹음된 테이프를 재생시켰다. 아기는 또한 역의 우발 사건에 대해서도 학습하여, 천천히 흡철을 할 때에만 테이프를 들려주었다.

따라서, 우리는 환경적 자극에 대한 반응으로 아기가 행동을 조절하기 시작한다는 것을 알게 되었다. 영아는 주변환경에 대해 스스로 마음을 진정하고, 재구성하며, 관심을 기울일 수 있는 선천적인 역량을 지니고 있다. 영아는 부모의 세심한 돌봄이라는 맥락에서 자체적인 자유의지를 가지고 그렇게 하는 법을 배우게 된다. 단단히 잡고 있지만 부드럽게 잡고 있고, 달래는 목소리를 듣고 친숙한 냄새를 맡으며, 울음을 울게 되면 돌봄 반응을 얻게 될 것임을 예측할 수 있는 나약한 영아는 부모를 자기만의 행동 상태를 조절하는 데 도움을 주는 자원으로서 사용하는 법을 배우게 된다. 이것이 바로 신뢰의 시작이다.

출처

- Ballard, J. L., et al. (1991). New Ballard score, expanded to include extremely premature infants. *Journal of Pediatrics*, 119, 417.
- Brazelton, T. B., & Nugent, K. (1995). *Neonatal behavioral assessment scale*. London: Heinemann.
- DeCasper, A., & Fifer, W. (1980). Of human bonding. *Science*, 208, 1174.

19장

반사

미리보기

- 반사신경은 눈깜박임이나 무릎반사와 같은 특정한 자극에 대한 자동 반응이다.
- 반사작용에는 확실한 목적이 있다. 즉, 영아가 무의식적으로 위협에 반응하게 하여 생명체의 기능을 유지하게 한다.
- 영아반사는 성숙하면서 변하기 때문에 유년기 말기나 성인기의 반사와 다르다.
- 포유반사(rooting reflex)는 원활한 수유를 위해 적응해야 하는 행동이다.
- 빨기반사(sucking reflex)는 수유를 위한 필수 요소이며, 자발적인 산모-아기 상호작용을 위한 구성요소이다.
- 모로반사(moro reflex)는 아기가 떨어지고 있다고 믿을 때 발생하는데 팔을 길게 펴고, 머리를 뒤로 젖히고, 손가락을 활짝 펴게 만든다.
- 파악반사(grasping reflex)로, 아기는 손에 놓인 대상물을 손가락으로 움켜쥔다. 이는 손으로 잡았다 놓았다 하는 구성요소이다.

주요어휘

- □ 말초신경계(peripheral nervous system: PNS)
- □ 모로 반사(moro reflex)
- □ 미엘린초(myelin sheath)
- □ 반사(reflex)
- □ 반사궁(reflex arc)
- □ 빨기(sucking)
- □ 수초형성(myelination)
- □ 파악(grasping)
- □ 포유반사(rooting)

반사신경: 개요

반사는 인간 신경계의 비자발적인 자극-반응 행동이다. 반사 행동을 일으키는 신경 사건과 관련한 시퀀스를 **반사궁(reflex arc)**이라고 부른다.

반사 행동을 일으키는 신경 사건과 관련한 시퀀스를 **반사궁(reflex arc)**이라고 부른다.

1. 수용체 기관(피부, 눈, 입)에서 외부 환경(뜨거운 촉각, 밝은 빛, 신맛)에서 나오는 자극을 받는다.
2. 자극에 관한 정보가 **말초신경계(PNS)**의 감각 뉴런, 즉 구심 뉴런을 따라 전달된다.
3. 정보가 중추신경계(CNS)의 특수 부위로 전달된다. 여기서 정보가 통합되고 시냅스가 발생한다.
4. CNS가 시냅스 자극을 PNS의 운동뉴런으로 전달한다.
5. PNS가 시냅스 자극을 **반사(reflex)**라고 불리는 관찰가능한 행동을 유발시키는 주효기관(근육, 분비선)에 전달한다.

이러한 모든 정보의 전도는 반사궁을 따라 신경세포를 절연시키는 **미엘린초(myelin sheaths)**에 의해 촉진된다(그림 19-1). 로즈(2005)가 지적하였듯이, 과거에는 사용되지 않던 유아의 반사신경이 이제는 활동을 하고 통제할 수 있게 되었다. 일반적인 예가 눈깜박임과 무릎반사이다. 생명체의 기능을 지탱하는 데 필요한 모든 활동들은 출생 시에 존재한다(호흡, 흡입, 삼킴, 제거). 이러한 반사신경은 명백한 목적성이다. 즉, 구역반사(gag reflex)로 유아가 점액을 토해낼 수 있고, 눈깜박임은 과도한 빛으로부터 눈을 보호하며, 반질식반사(anti-smothering reflex)가 호흡을 촉진시킨다.

반사신경을 일으키는 특별한 영역이 척수나 뇌간, 소뇌와 같은 중추신경계의 많은 원시적인 영

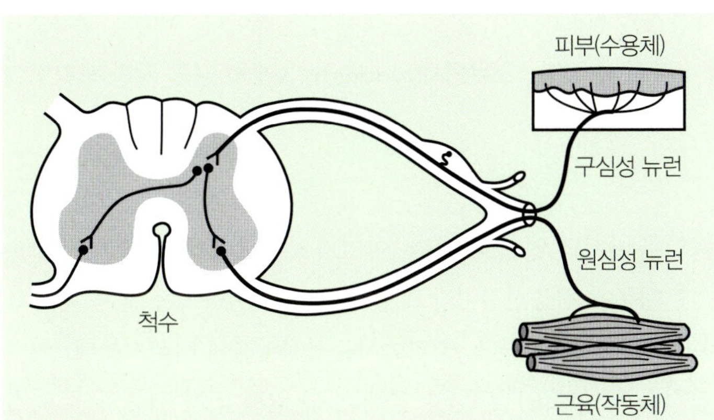

그림 19-1 단순반사궁

역에서 발견된다. 진화론적 생물학자들은 생명을 유지하고 인간이 무의식적으로 위협에 반응하게 하는 메커니즘 속에 반사신경이 구축되었다고 본다. CNS는 출생시에 충분히 발달하지 않았고, 지속적으로 성장, 재형성, 성숙이 일어난다. 예를 들면, 감각–운동 정보를 조절하는 소뇌에서 신경세포의 **수초화**는 수 년 동안 계속된다.

진화론적 생물학자들은 생명을 유지하고 인간이 무의식적으로 위협에 반응하게 하는 메커니즘 속에 반사신경이 구축되었다고 본다.

신경계가 성숙해 가기 때문에 영아는 나이 많은 아동들과 성인들에게서 관찰되는 반사 행동과는 다른 반사 행동을 보인다. 영아 반사는 여러 가지의 이유로 흥미롭다. 영아 반사 중 일부는 사고와 의지 행동을 담당하는 피질의 고 영역 이전에 자궁내 및 유아기 초에 발달하는 원시적 CNS에서 발생하는 적응행동이다. 이러한 반사신경이 적응신경으로, 원시 CNS도 영장류로서의 인간의 어린시기에 진화했던 초기에 발달하였고, 우리의 젊음의 생존을 확보하는 데 도움을 주었다. 일부 적응적인 영아의 반사신경은 경험뿐만 아니라 뇌의 피질 영역이 성숙해 감에 따라 발달하는 자발적인 운동 행동을 위한 구성요소이다. 따라서, 반사신경도 성숙하면서 변하기 때문에 반사신경 또한 신경학적 발달로의 창이 될 수 있다(그림 19–2와 표 19–1). 마지막으로, 일부 반사신경은 평생 동안 영구적이고 지속적이며, 이러한 반사신경은 잠재적인 피해로부터 우리를 보호하기 위한 목적으로 만들어졌다(표 19–2).

신경계가 성숙해 가기 때문에 영아는 나이 많은 아동들과 성인들에게서 관찰되는 반사 행동과는 다른 반사 행동을 보인다.

적응행동인 반사

포유반사

아기의 뺨을 톡톡 건드리면 머리를 그 쪽으로 돌리고, 입을 벌리며, 아기가 손가락을 빨려고 한다. 이러한 반사신경은 원활한 수유를 위한 적응적 신경이다. 엄마의 젖가슴을 아기의 뺨에 대면 이러한 반응을 유도할 수 있다. **포유반사(rooting)**는 4개월 정도 되면 사라진다.

빨기반사

손가락이나 젖꼭지를 아기의 입에 대 보라. 아기가 리듬을 타면서 **빨기** 시작한다. 이 반사도 수유를 위해 필수이기 때문에 적응신경이라고 할 수 있다. 미숙아는 빨지 못하기도 하는데, 이것 때문에 생존의 위협을 받을 수도 있다. 빨기반사는 2개월경에 사라지는데, 이 시기에 아기가 젖을 빨 때 "분출–중지(burst–pause)" 패턴을 통제할 수 있게 되기 때문이다. 아기는 짧게 젖이 분출될 때 활발하게 흡입을 하다가 중단하여 유두의 긴장감을 낮춘다. 입을 빼면 아기가 미소를 짓는 것 같다. 엄마가 미소를 짓고 아기에게 말을 건다. 아기는 이 흥미롭고 아늑한 자극에 집중하

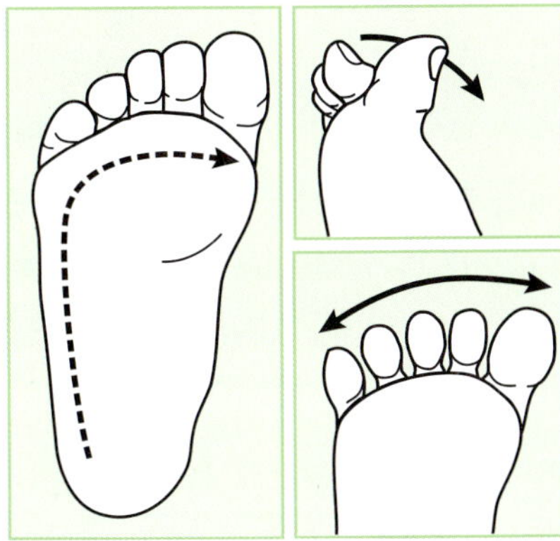

그림 19–2 바빈스키반사

표 19–1 신경학적 성숙과 함께 변화되거나 사라지는 반사들

반사신경	자극과 반응	비고
바빈스키반사 (Babinski reflex)	그림 19–2에 제시된 대로 발바닥을 긁는다. 발가락을 부채처럼 쫙 펴고 확장시킨다. 엄지 발가락이 배굴된다.	1년경이 되면 사라진다. 성숙해 감에 따라, 발가락이 구부러진다.
강직성 경반사 (tonic neck reflex)	등을 대고 누운 상태에서 아기의 머리를 한쪽으로 돌린다. 같은 쪽의 팔과 다리를 쭉 펴지고 반대쪽의 팔과 다리가 당겨진다(펜싱선수의 자세와 같다).	3~4개월 이후에 사라진다. 반응이 대칭을 이룬다.
보행반사 (stepping reflex)	아기의 발이 바닥을 가볍게 터치한 상태에서 아기를 똑바로 세운다. 제자리에서 발로 스텝을 리듬에 맞추어 밟는다. 만삭아는 발바닥으로 스텝을 맞추고, 조산아는 발가락으로 스텝을 맞춘다.	만삭아는 출생 후 3~4년 동안 존재하다가, 서서히 희미해진다.
발바닥 반사 (plantar reflex)	발의 볼에 손가락으로 압력을 가하라. 모든 발가락이 발바닥 반사를 하며, 손가락을 움켜쥔다.	8개월에 줄어든다. 1년경에는 사라진다.
놀람반사 (startle reflex)	큰소리로 자극한다. 반응은 모로 반사와 유사하다. 팔을 처음에 밖으로 확 휘저은 다음, 안으로 잡아당기고 주먹을 쥔다.	3~4주 동안 존재한다
기기반사 (crawling reflex)	신생아의 복부가 바닥에 닿게 한다. 아기는 팔과 다리로 기는 움직임을 한다.	약 6주 정도에 사라진다.

표 19–2 상해로부터 보호하기 위해 설계된 영구 반사신경

반사	자극과 반응	비고
안검반사 (blinking reflex)	눈에 빛을 비추거나 속눈썹에 대고 붓질을 한다. 눈이 감긴다.	눈을 보호한다.
구역반사 (gag reflex)	목구멍 뒤쪽(인두)을 만진다. 목구멍이 닫히면서 구역질을 한다.	입에 들어 있는 대상물이 기도로 들어가지 않게 한다.
회피 반사 (withdrawal reflex)	핀으로 발바닥을 찌른다. 발을 자극에서 멀리 당긴다.	보호반사 반복해서 찌르면 반응이 약해진다.

며, 눈의 초점을 맞추고 초기 옹알이를 한다. 이런 식으로, 반사 흡입이 자발적인 모-아 상호작용의 구성요소가 된다.

미숙아(premature infant)는 흡입을 하지 않을 수 있고, 이것이 생존을 위협할 수 있다.

모로반사

드레싱 테이블 위에서 아기의 등을 대고 수평으로 눕힌다. 갑자기, 아기를 약 6인치 정도 아래쪽으로 내리다 멈추며, 자유 낙하 시뮬레이션을 한다. 혹은 아기의 등을 대고 눕히고, 머리를 약간 위로 올린 후에 머리를 갑자기 내려 아기가 중력의 힘을 느끼게 하라. 어느 경우건, 아기는 팔을 뻗고, 머리를 젖히며, 손가락을 편다. 그 다음, 아기는 손을 움켜쥐고 척추와 다리를 편 상태로 팔을 신체의 중심으로 오게 한다. 우리의 진화론적 뿌리가 영장류라는 점을 감안한다면 이 반사신경도 적응성이다. 아기는 마치 자신이 떨어지고 있다고 느끼고, 엄마에게 경고의 신호를 보내며, 안전을 위해 무언가를 꼬옥 움켜 쥐려고 한다. 이것이 바로 아기 원숭이가 키 큰 나무 꼭대기 위에 올라 앉아 있을 수 있게 해주는 메커니즘이다. **모로반사(moro reflex)**는 5개월 정도가 되면 약해지고, 8개월 경에 사라진다.

우리의 진화론적 뿌리가 영장류라는 점을 감안한다면 이 반사신경도 적응성이다.

파악반사

물체를 아기의 손바닥에 올려 놓는다. 아기는 체중을 지탱할 정도로 충분히 강하게 물체를 손가락으로 움켜쥘 것이다. 목숨을 걸고 필사적으로 **움켜쥐는 행동(grasping)**은 어린 영장류들의 적응 행동이다. 또한 태어난 첫 해 동안 발달하는 움켜쥐는 행동과 펴는 행동의 복잡한 기술을 구성하는 요소이기도 하다. 3~4개월 정도가 되면 파악반사가 줄어들고, 아기는 손바닥 안의 물체를 비자발적으로 놓아버릴 것이다. 4개월 경이 되면 물체를 전체 손바닥으로 쥠으로써 물체를 자발적으로 움켜쥐게 되지만, 손을 펼 수는 없다. 5개월 경이 되면 눈에 보이는 것을 향해 손을 뻗어 움켜쥐지만, 손을 펴는 행동을 완전히 통제하지 못한다. 6개월 경이 되면 아기는 의도적으로 손을 뻗어 잡고, 전체 손과 엄지손가락을 벙어리장갑처럼 사용하여 움켜쥔다. 일단 6~8개월 경에 바로 앉을 수 있게 되면 몸의 정중선을 따라 손에서 손으로 물체를 이동시키고, 의지대로 물체를 놓는다. 9~12개월 경이 되면 엄지손가락과 집게손가락의 개별적인 움직임을 통제하여 펜치와 같은 움켜잡기로 핑거푸드를 잡는다.

파악반사(grasping)는 발달이 어떻게 진화되어가는가를 보여주는 좋은 예이다. 파악은 보편적으로 확산되는 행동(파악반사)과 함께 시작되어, 점점 차별화되고(손바닥 파악이 벙어리장갑

파악으로 진화한다. 벙어리장갑파악일 때 엄지손가락이 분리된다), 마지막으로 위계적으로 통합된다. 높은 의자에 앉아 집게 잡기(pincer grasp)를 사용하여 먹을 것을 집으려면 손–눈 조절능력과 공간 관계, 저작, 삼킴 등의 통합적인 발달이 요구된다.

파악(grasping)은 발달이 어떻게 진화하는가를 보여주는 좋은 예이다.

출처

• Rose, S. (2005). *The future of the brain*. New York: Oxford.

미리보기

- 영아기의 성장이 인간 생애주기 중에서 가장 빠르게 진행된다.
- 1년경이 되면 출생시 신장의 50% 증가한다.
- 유아의 성인 키는 2년째 되는 해에 유아의 키에 2를 곱하여 산정할 수 있다.
- 사람의 모유는 생후 첫 6개월 동안 유아에게 최적의 식단이다. 또한 유아를 질병으로부터 보호하는 데도 도움이 된다.
- 수유 과정은 영아 발달에 다양하게 기여한다.
- 부모가 수면 장애가 있다고 보고하면 보통의 경우 육아 그 자체와는 관련이 없는 경우가 많다.
- "성장 장애"아동들은 일반적으로 체중이나 키가, 3 백분위수보다 더 낮다.

20장

신체적 성장

주요어휘

- □ 기질적 성장장애(organic FTT)
- □ 모유(breast milk)
- □ 모유영양(breastfeeding)
- □ 비기질적 성장장애(nonorganic FTT)
- □ 성장장애(failure to thrive: FTT)
- □ 수면양상(sleep pattern)

영아기 발달

유명한 소아과의사 T. 베리 브래즐튼은 한때 신생아는 부모의 환상에 맞추어, 임신이라는 고된 과정에 대한 보상을 위해 아름다울 정도로 프로그램화되어 있다고 말한 적이 있다. 그의 주장이 영아기의 성장 패턴을 표현하는 것 같다. 첫 해에, 영아는 급속도로 성장한다. 두 번째 해에, 신체의 성장 속도는 느려지고, 인지 능력과 언어에서 중요하게 획득한다.

평균적으로, 남아가 여아에 비해 몸집이 크다. 그림 20-1과 그림 20-2의 자료는 미국에서 태어난 모든 아동의 전국 평균을 토대로 하고 있다. 다양한 인종과 민족 집단에 대한 별도의 자료를 미국국립보건통계센터에서 구할 수 있다. 소아과의사와 간호사들은 미숙아로 태어나거나 다운증후군을 앓고 있는 아동들을 위해 개발한 표를 종종 사용하고 있다.

몸무게, 체중, 머리둘레: 첫 해

평균 미국인 신생아의 체중은 3.27kg이다. 생후 2일째 되는 날, 신생아의 출생시 체중의 5~10%가 줄어들지만, 14일째 되는 날까지 꾸준히 체중이 늘어난다. 이러한 체중의 감소가 건강한 아기에게는 문제가 되지 않는다. 건강한 아기는 생후 첫 2~3일부터 산모의 모유 공급이 확실히 제공될 때까지 견딜 수 있는 여분의 지방을 갖고 태어나기 때문이다. 그 다음 영아는 출생시 체중이 2배로 늘어나는 시기인 생후 5~6개월이 될 때까지 매달 680g의 체중이 늘어난다. 생후 첫해가 끝날 때 무렵까지 출생시 체중의 3배로 늘어나서 약 10kg이 된다.

평균 미국인 신생아의 체중은 3.27kg이다. 생후 2일째 되는 날, 신생아의 출생시 체중의 5~10%가 줄어들지만, 14일째 되는 날까지 꾸준히 체중이 늘어난다.

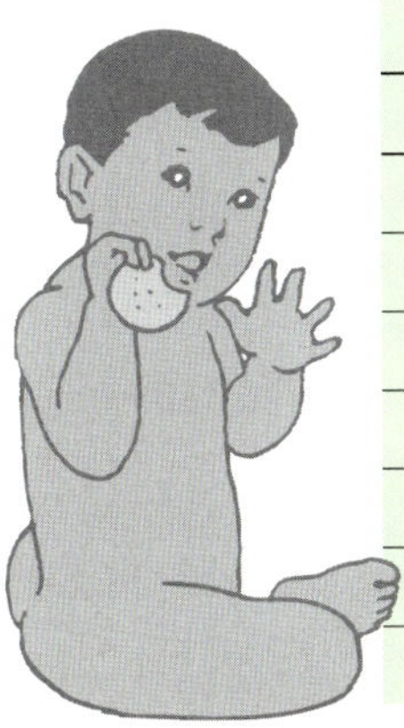

	백분위수에 따른 신장 측정(cm)			백분위수에 따른 체중 측정(kg)		
연령(개월)	5차	50차	95차	5차	50차	95차
출산일	46.4	50.5	54.4	2.54	3.27	4.15
3	56.7	61.1	65.4	4.43	5.98	7.37
6	63.4	67.8	72.3	6.20	7.85	9.46
9	68.0	72.3	77.1	7.52	9.18	10.93
12	71.7	76.1	81.2	8.43	10.15	11.99
18	77.5	82.4	88.1	9.59	11.47	13.44
24	82.5	86.8	94.4	10.49	12.34	15.50

그림 20-1 키와 몸무게 측정: 남아

연령(개월)	백분위수에 따른 신장 측정(cm) 5차	50차	95차	백분위수에 따른 체중 측정(kg) 5차	50차	95차
출산일	45.4	49.9	52.9	2.36	3.23	3.81
3	55.4	59.5	63.4	4.18	5.40	6.74
6	61.8	65.9	70.2	5.79	7.21	8.73
9	66.1	70.4	75.0	7.00	8.56	10.17
12	69.8	74.3	79.1	7.84	9.53	11.24
18	76.0	80.9	86.1	8.92	10.82	12.76
24	81.6	86.8	93.6	9.95	11.8	14.15

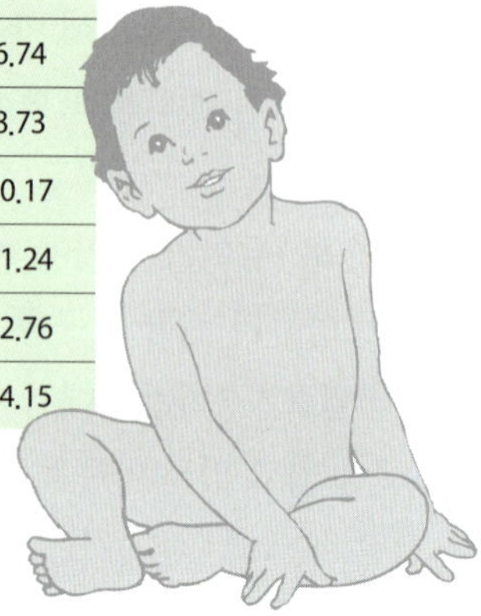

그림 20-2 키와 몸무게 측정: 여아

생후 1년이 되면 출생시 신장이 50% 증가한다. 생후 첫 6개월 동안, 출생시 평균 50cm부터 시작해서 매달 신장이 2.5cm씩 커지고, 그 다음 첫 해 후반부터 천천히 성장한다. 이러한 성장 중 대부분은 다리의 성장이 아니라 몸통의 성장이다. 1년된 아기의 전형적인 특징은 약 76cm의 키를 갖는다. 출생시의 키는 4세가 되면 두 배로 증가한다.

머리둘레(head circumference)는 생후 첫 해 동안 33.0~33.5cm에서 약 46.5cm로, 거의 33% 증가한다. 이때 뇌의 무게는 두 배 이상 증가한다. 뇌의 성장은 뇌의 성숙을 의미하는데, 첫 해 동안의 특출난 운동 및 감각 능력의 달성을 보면 여기에 가장 잘 나타나 있다(제21장 참조).

머리둘레(head circumference)는 생후 첫 해 동안 33.0~33.5cm에서 약 46.5cm로, 거의 33% 증가한다.

몸무게, 체중, 머리둘레: 두 번째 해

걸음마를 배우는 시기에 성장률은 느려진다. 2세에 걸음마를 배우는 아기의 평균적인 체중은 약 12kg이고, 신장은 86.8cm이다. 두 번째 해에, 키 성장의 대부분은 몸통이 아닌 다리에서 발생한다. 아동의 예측적인 성인 키는 2세일 때의 키에 2를 곱해서 추정이 가능하다. 머리둘레는 두 번째 해에 2.5cm정도 증가하여 약 49cm가 된다. 성인 크기의 머리둘레에 도달하기 위해 7cm 성장하는 데 16년이 더 걸린다.

아동의 예측되는 성인 키는 2세일 때의 키에 2를 곱해서 추정이 가능하다.

급속한 성장을 보이는 이 시기에, 영아는 몸의 형태와 체성분, 조직의 분포, 발달 운동 능력의 변화를 경험한다. 또한 다양한 조직(근육, 신경)은 서로 다른 속도로 성장하고, 총 성장률은 복잡한 일련의 변화를 보인다. 이렇게 변화가 다시 인지적, 심리사회적, 정서적 발달에 영향을 미친다. 이렇게 급속하게 전개되는 복잡한 과정의 기저를 이루는 것은 물론 적절한 영양이다.

영양

사람의 **모유(breast milk)**는 생후 첫 6개월 동안 영아를 위한 최적의 식단이다. 영양상태가 좋은 산모로부터 나오는 모유에는 신생아의 삶을 유지하고 영아 성장을 촉진시키는 데 반드시 필요한 영양소들이 모두 함유되어 있다.

사람의 **모유(breast milk)**는 생후 첫 6개월 동안 영아를 위한 최적의 식단이다.

어린 영아의 소화관은 충분히 성숙된 상태가 아니기 때문에 과일, 야채, 육류에서, 심지어는 퓨레 형태로 제공된 음식이라도 여기에서 영양소를 적절하게 추출해 낼 수가 없다. 생우유를 신생아에게 먹여서는 안 된다. 소화가 잘 되지 않고 심한 복통을 유발할 수 있기 때문이다. 또한 모유에는 면역 체계가 아직 발달하고 있는 영아를 보호하는 데 도움이 되는, 흔한 질병을 막기 위한 산모의 항체도 포함되어 있다. 산모가 모유 수유를 하고 싶지 않다면 상업용 조제우유로 대체할 수 있다.

수유, 특히 **모유영양(breastfeeding)**은 다른 방식으로도 발달에 기여한다. 빨기반사는 선천적인 반사신경이지만, 수유는 영아의 자기조절과 산모의 민감한 반응에 기여하는 학습된 행동이다. 산모와 영아는 모유의 공급과 수요를 조절하는 법을 배운다. 이러한 주고 받는 행위를 하려면 산모가 영아의 배고픔과 피곤함, 고통, 만족감 등을 나타내는 신호를 읽어내는 법을 배워야 한다. 영아가 모유의 흐름 속도를 조절하는 법을 배워감에 따라, 자체 행동을 구성하는 방법에 대해서도 배우게 된다. 영양 공급, 특히 모유를 이용한 공급은 마음을 진정시키고 한 곳에 집중할 수 있게 하는 데 도움이 된다. 즉각 반응하는 산모의 팔에 안긴 주의깊은 영아는 엄마와 상호작용하고, 엄마의 얼굴에 눈을 응시하고, 엄마의 목소리를 들을 준비가 되어 있다.

이러한 유형의 상호작용은 엄마든, 아빠든, 그 외의 빠르게 반응해주는 돌봄제공자들과의 상호작용이든, 신뢰감을 키운다. 신뢰 대 불신이 에릭슨의 인간생의 주기에 대한 단계 중 첫 번째 단계에 해당한다. 진화론적 측면에서 보면, 식생활이 가족 구성원들을 한 데 묶어주는 근본적인 사회적 사건이다.

치아가 나오기 시작하고 지지대를 잡고 앉을 수 있게 되는 생후 5~6개월에 퓨레로 만들어진 고형식을 아기에게 먹일 수 있다. 핑거 푸드는 첫 해가 끝날 때 쯤에 먹일 수 있다. 1년 쯤이 되면 아기의 소화관이 일반 가정식을 소화할 수 있는 능력이 된다.

어린 영아의 소화관은 충분히 성숙된 상태가 아니기 때문에 과일, 야채, 육류에서, 심지어는 퓨레 형태로 제공된 음식이라도 여기에서 영양소를 적절하게 추출해 낼 수가 없다.

걸음마를 배우는 유아기가 되면 음식에 대한 강한 호불호의 감정이 발달하게 된다. 직접 음식을 먹으려고 하거나 음식을 가지고 노는 것을 좋아한다. 이렇게 되면 주변이 지저분해질뿐만 아니라 부모는 아기에게 적절한 영양을 공급하지 못할까봐 걱정할 수도 있다. 신체 성장이 느려지고 큰근육 운동 기능이 향상되는 시기에, 바쁜 유아들의 식욕은 감소한다. 하루 종일 간단한 식사를 자주 함으로써 영양을 공급받는다.

걸음마를 배우는 유아기가 되면 음식에 대한 강한 호불호의 감정이 발달하게 된다.

수면

영아의 수면 각성 주기를 "상태(states)"라고 부르는데(제18장 참조), 이것이 각성의 연속선을 구성한다. 신생아는 매일 4~5시간 동안 10~20분 간격으로 숙면에 빠진다(다시 말하면, 쉽게 일어나지 못한다). 선잠의 경우는 하루 중 12~15시간을 차지하고, 좀 더 길게 20~45분 간격으로 선잠을 잔다. 모유영양아는 더 자주 먹기 때문에 다소 잠자는 시간이 짧다.

영아의 수면 각성 주기를 "상태(states)"라고 부르는데(제18장 참조), 이것이 각성의 연속선을 구성한다.

영아는 수유, 각성, 수면습관을 예상할 수 있기 위한 부모의 노력에 반응하여 신체적, 신경학적 성숙을 이루고, 스스로 조절하기를 통합하여 야간 **수면 패턴(sleep pattern)**이 발달한다. 3~4개월 경이 되면 영아는 밤에 약 9시간의 잠을 자고, 낮에는 한 번 잘 때 1시간 정도씩 세번 정도 잔다. 생후 1년의 마지막 무렵에는 하루에 두 번 낮잠을 자고, 18개월 쯤에는 하루에 한 번만 잔다. 이렇게 밤잠 시간을 11~12시간으로 늘린다.

미소아과학회에서는 다음과 같은 가이드라인을 부모에게 촉구하고 있다.

- 안전성 표준을 충족시키는 견고한 매트리스 위에 아기의 등을 눕히도록 하라.
- 유아용 침대에서 모든 베개와 퀼트, 이불, 봉제완구를 없애라.
- 담요를 사용하면 매트리스 주변으로 단정하게 끼워 넣고 아기의 가슴까지 올라오게 하라.

성장장애

성장장애(FTT)는 보통의 경우 생후 1년 간에 진단을 받는다. 성장장애의 경우, 체중이 3~5백분위수보다 낮고, 성장 곡선에서의 이탈을 보이며, 영아기의 특징적인 자세와 상호작용적 행동이 없을 수도 있다. 종종 수유습관이나 수면장애, 과민성이 있다. 성장장애에는 두 가지 유형이 있다. 기질적 성장장애와 비기질적 성장장애이다. **기질적 성장장애(organic FTT)**는 신체적 요인(예: 소화, 내분비, 효소장애)

기질적 성장장애(organic FTT)는 신체적 요인(예: 소화, 내분비, 효소장애)이 원인이다.

이 원인이다. 신경학적 결손을 보이거나 심장병으로 인해 피로를 겪는 아기라면 잘 먹지 못할 수 있다. **비기질적 성장장애(nonorganic FTT)**는 보통의 경우 심리사회적 요인(예: 빈곤, 유아 영양에 관한 지식의 부재, 일관적이지 못하고 질이 낮은 모-아 애착의 혼란)이 원인이다. 비기질적 성장장애는 진단이나 치료가 어렵다.

비기질적 성장장애(nonorganic FTT)는 보통의 경우 심리사회적 요인이 원인이다.

성장장애의 경우, 체중이 3~5백분위수보다 낮고, 성장곡선에서 이탈이 보이며, 영아기의 특징적인 자세와 상호작용적 행동이 존재하지 않을 수도 있다.

미리보기

- 큰운동발달(gross motor development)은 영아의 큰 근육군(muscle group) 제어 능력을 말한다.
- 미세운동발달(fine motor development)은 손기술(손 뻗기, 움켜잡기)의 발달을 말한다.
- 운동발달(motor development)은 두미방향(머리에서 발)으로 진행된다.
- 머리 조정(head control)은 뇌성숙도를 보여주는 좋은 지표이다.
- 배밀이(crawling forward)는 약 7개월째부터 시작된다.
- 기어다니는 행위(creeping)는 약 9개월째부터 시작된다.
- 영아는 보통 9개월까지 무언가를 잡고 계속 서 있을 수 있다.
- 태어날 때 시력(visual acuity)은 약 20/100이고, 계속 꾸준히 높아진다.
- 일반적으로 양안고정(binocular vision)은 4개월경이면 확실히 자리를 잡는다.

21장

운동발달

주요어휘

- □ 두미방향(cephalocaudal)
- □ 머리의 조정(head control)
- □ 미세운동발달(fine motor development)
- □ 시각절벽(visual cliff)
- □ 시력(visual acuity)
- □ 양안고정(binocular vision)
- □ 큰운동발달(gross motor development)

영아의 운동능력에 관한 연구는 신경근성숙이 운동발달의 일차적인 원인이라는 믿음 때문에 오랫동안 답보 상태에 빠져 있었다. 하지만, 최근의 연구에서는 고속 필름, 컴퓨터화된 비디오 녹화, 적외선 발광 다이오드를 사용하여 영아 운동 조정능력과 균형, 힘에 대한 보기 드문 통찰을 보여줄 수 있게 되었다.

큰운동발달(gross motor development)은 큰 근육군을 제어할 수 있는 영아의 능력을 말한다(예: 머리 들어올리기, 엎드려 기어다니기). **미세운동발달(fine motor development)**은 손기술을 말한다(예: 손 뻗기, 움켜쥐기). 운동발달은 감각 발달과 밀접한 관련이 있다. 예를 들면, 손 뻗기와 움켜쥐기는 손-눈 조정능력이 필요한 움직임이다.

운동발달의 순서는 **두미(cephalocaudal)** 방향으로 진행된다. 즉, 머리에서 발가락으로 진행된다. 아기가 다리를 제어하기 전에 머리와 어깨, 팔을 제어하는 방식으로 뇌도 성숙해진다. 발달 이정표(developmental milestones)를 만났을 때 계속해서 뒤쳐지는 아동은(표 21-1) 발달 지연의 증거를 찾기 위한 검사가 필요하다.

> 운동발달의 순서는 **두미(cephalocaudal)** 방향으로 진행된다. 즉, 머리에서 발가락으로 진행된다.

큰운동발달

머리의 조정(head control)은 뇌성숙도를 보여주는 좋은 지표이다. 신생아는 평평한 표면 위에 배를 닿게 해서 누워있을 때 코가 눌리지 않게 하려고 머리를 옆으로 돌린다. 하지만 6주가 될 때까지 머리를 들어 올리지 못한다. 3~4개월경이 되면 전완을 이용해 스스로를 지지한 상태에서 머리와 어깨, 상체를 들어 올릴 수 있다. 신생아를 잡아당겨 앉게 하려면 머리가 뒤로 젖힌다. 영아는 5~6개월이 되면 머리 뒤쳐짐(head lag)이 줄어들고, 지속적으로 머리를 지지할 수 있게 된다. 이때가 되면 지지대를 잡고 앉아 있을 수 있다.

> **머리의 조정(head control)**은 뇌성숙도를 보여주는 좋은 지표이다.

영아는 4개월경이 되면 뒤쪽에서 한쪽 측면으로 일부러 구르기 시작한다. 팔로 밀어서 평평한 표면에서 상체를 들어올리기 시작하면서, 배에서 등으로 몸을 뒤집는 법을 배운다. 뒤에서 앞으로 구르는 행동은 6개월경에 가능해진다.

출생 후 첫 2개월 동안 영아는 전신을 지지해 주어야 한다. 5개월경은 등을 지지해주면 앉을 수 있다. 7개월경이 되면 혼자 앉아서 손을 대고 앞으로 기댈 수 있다. 영아는 8개월경이 되면 안전하게 혼자 앉을 수 있고, 손은 물체를 자유롭게 조작할 수 있다.

> 출생 후 첫 2개월 동안 영아는 전신을 지지해 주는 자세를 취할 수 있다.

많은 영아가 엎드려서 누워있을 때 팔로 밀어서 뒤로 움직이기 시작하지만, 진정한 운동능력은 체중을 지탱하는 것을 의미한다. 약 7개월경에 뒤로 갈때는 여전히 배를 바닥에 대고 포복으로 진행한다. 일단 아기들이 9개월경에 사지를 모두 사용하여 기기 시작하게 되면 이동할 수 있는 능력이 매우 좋아진다.

영아의 다리는 8개월경이 되면 체중을 떠받칠 수 있지만, 9개월경 전까지는 가구를 잡고 몸을 잡아당겨서 서는 자세를 하지 못한다. 처음에는 놔 버리거나 떨어지듯 앉을 수 있는데, 1년경이 되면 쉽게 앉을 수 있다. 서는 자세나 몸을 아래로 굽히거나, 어떤 것을 붙잡지 않고 앉으려면 수개월이 더 걸린다. 무언가를

영아의 다리는 8개월경이 되면 체중을 떠받칠 수 있지만, 9개월경 전까지는 가구를 잡고 몸을 잡아당겨서 서는 자세를 하지 못한다.

표 21-1 영유아기의 감각/인지, 운동지표

연령	큰 운동	미세 운동	감각/인지
1~3개월	몸을 엎드렸을 때, 머리를 약간 들어올리고, 마침내 45도까지 들어올린다. 잡아당겨서 앉힐 때 머리 뒤쳐짐(Head tag)이 줄어든다.	파악반사가 강하게 나타난다. 이후 3개월 내로 사라진다. 손을 펴기 시작하고, 딸랑이를 잡는다. 담요를 잡아당긴다.	태어날 때 시력이 20/100이다. 반듯이 누웠을 때, 시각적으로 정중선, 측면, 180도로 빛을 따라 움직인다.
4~6개월	몸을 엎드렸을 때, 머리와 어깨를 90도로 들어올린다. 엎드려서 등으로 구를 수 있다. 등에서 복부쪽으로 구른다. 지지대를 잡고 앉는다.	손과 발가락을 가지고 논다. 옷과 담요를 세심히 살핀다. 두 손으로 물체를 움켜쥔다(예: 병). 물체를 입으로 가까이 가져온다.	양안고정이 있다. 초기 손-눈 조정(early hand-eye coordination) 물체가 떨어지면 떨어지는 물체로 시선이 따라간다. 눈으로 보고 소리의 위치를 파악한다.
7~9개월	혼자 앉는다. 앉아서 논다. 물건을 잡고 일어서고, 떨어지듯 앉는다. 살살 몸을 긴다, 엎드려 기기 시작한다.	물체를 손에서 손으로 이동하고, 테이블 위에 탕하고 던진다. 물체를 손으로 움켜쥐었다 놓을 수 있다. 엄지와 검지를 이용하여 미숙하게 집어잡기 시작한다.	깊이와 공간관계를 안다. 자기의 이름이 불리어지는 것에 반응한다. 좋아하는 맛이 있다.
10~12개월	엎드린 상태에서 앉은 상태로 이동한다. 가구를 잡고 일어선다. 꾸준한 속도로 나아간다. 걸을 수도 있다. 선 자세에서 앉을 수 있다.	손가락을 사용해서 먹는다. 집게 잡기(pincer grasp)를 잘 한다. 숟가락의 손잡이 부분을 잡는다. 책을 한번에 많은 페이지를 넘긴다.	물체가 떨어지는 것을 보려고 물체를 일부러 떨어뜨린다. "안"과"밖"을 구분한다.
13~15개월	혼자 걷는다. 계단을 서서히 기어 오른다.	손을 두드러지게 많이 쓴다. 물건을 던진다. 연필을 제멋대로 그린다 쓴다. 컵을 사용한다.	그림에 대한 관심이 강렬하게 나타난다. 형태를 식별한(예: 원) 양안고정이 양호하다.
16~18개월	달릴 수 있지만 종종 넘어진다. 도움을 받아 계단을 걸어서 올라간다. 제자리에서 뛴다.	3~4개의 적목을 쌓는다. 스푼을 사용할 수 있다. 모방하여 짧은 줄을 그린다.	
24개월까지	한번에 61cm 계단을 걸어 올라간다. 잘 달린다 넘어지지 않고 물건을 들어 올리려고 몸을 구부린다.	"읽으려고" 책장을 한번에 한장씩 넘긴다. 문고리를 돌린다. 뚜껑을 돌려서 연다.	눈의 적응능력이 잘 발달되어 있다. 물체의 그림을 식별한다.

잡아당겨서 서는 자세를 하는 행동은 10~12개월경이 되면 항해하는 자세로 바뀐다. 일반적으로 첫 걸음은 약 13~15개월경에 시작된다.

영아 발달은 일반적으로 이와 같은 순서를 지킨다. 일부 영아들은 한 번도 엎드려 기지 않지만, 매우 안정적으로 앉아서 논다. 어느날 팔을 휘젓다가 그 다음 날, 걷기 시작한다. 하지만 다른 영아는 갑자기 계단을 올라가고 있을 때 잘 걷지를 못하고 가까스로 걸어 올라간다. 유아기 아기는 움직이게 하는 동기와 신체적 능력을 갖추고 있지만, 새로 발견한 능력이 필요로하는 판단력은 부족하다.

영아 발달은 일반적으로 이와 같은 순서를 지킨다.

미세운동발달

20장에서 언급한 것처럼, 손을 사용하는 능력은 원시적인 파악반사(grasping reflex)를 기초로 한다. 태어날 때 유아는 손바닥 안에 대상물(예: 부모의 손가락)을 넣고 전체 손가락으로 감싸고 있다. 뇌가 성숙해 감에 따라, 반사신경은 희미해지고(3개월경), 유아는 움켜쥐고 놓아주는 행동을 제어하기 시작한다.

시간이 지남에 따라, 유아는 그들에게 주어진 어떤 물건(예: 딸랑이)을 잡고(3개월 경), 두 손으로 병을 잡고(4개월 경), 손 전체를 사용하여 움켜쥐고(5개월 경), 물체를 놓기 시작하고(6개월 경), 한 손에서 다른 손으로 옮기기 시작하고(7개월 경), 결국에는 자신의 의지에 따라 손을 움켜쥐거나 놓는다(8개월 경). 이와 동시에, 손의 움켜쥐는 악력이 손 전체를 사용하는 것에서부터 엄지손가락만 분리시키는 것(6~8개월 경)까지 좀 더 섬세해지고, 결국 집게 잡기(pincer grasp) 능력을 발달시켜 엄지손가락과 집게손가락을 사용한다(9~10개월 경).

감각/인지발달

영아기에는 환경을 이해하고 정보에 의미를 부여하기 위해 주요 감각 채널을 통해 정보를 흡수하는 능력이 크게 향상된다. 영아는 태어날 때부터 시각, 청각 정보와 물체의 움직임, 신체와 거주하는 물리적 공간 간의 공간적 관계를 다룰 수 있는 능력을 갖추고 태어난다. 미세운동발달과 큰운동발달은 인지 능력발달의 변화와 밀접하게 관련되어 있다. 영아는 물체가 얼마나 떨어져 있는지 모르면 손을 뻗어 잡을 수가 없다.

태어날 때의 **시력(visual acuity)**은 약 20/100이고 이후 꾸준히 좋아진다. 엄마의 얼굴과 같은 가까운 거리 안에 있는 물체는 완전히 선명하게 보인다. 출생 후 수 시간 만에 패턴에 대한 선호도가 분명하게 드러난다. 유아는 12개월이 될 때까지 색깔을 구분하지 못한다. 다소 복잡하고 움직이는 패턴들이 매우 흥미

태어날 때의 **시력(visual acuity)**은 약 20/100이고 이후 꾸준히 좋아진다.

롭게 느껴지는데, 특히 사람의 얼굴이 아기에게 흥미를 유발시킨다. 영아는 3개월경이 되면 엄마의 얼굴을 인식하고, 어른의 얼굴보다는 어린이의 얼굴을 좋아한다. 엄마의 목소리는 임신 4개월부터 들을 수 있었기 때문에 출생 후 3일째부터 다른 여성의 목소리와 엄마 목소리에 대한 구분이 가능하다.

양안고정(binocular vision)은 두 눈으로 받아들이는 서로 다른 이미지를 뇌 속에서 하나의 그림으로 종합하는 것으로서, 6주부터 발달하기 시작하여 4개월이 되면 확고히 자리를 잡게 된다. 양안고정은 유아가 자발적으로 손으로 움켜잡는 법을 배워가는 동안 가장 먼저 4개월부터 나타나는 손–눈 조정능력과 관련이 있다. 손–눈 조정능력은 아동기까지 계속 성숙, 발전해 간다.

양안고정(binocular vision)은 두 눈으로 받아들이는 서로 다른 이미지를 뇌 속에서 하나의 그림으로 종합하는 것으로서, 6주부터 발달하기 시작하여 4개월이 되면 확고히 자리를 잡게 된다.

깊이 인식(depth perception)은 동시에 발달하게 되는 것은 아니지만, 유아가 근거리와 원거리를 인식해야 할 때, 다시 말해서, 출생 후 첫 해 후반기에 살금살금 움직이거나 엎드려 기거나, 항해하는 동작을 시작할 때 발달한다. 대략 이때쯤 유아는 떨어지는 물체에 매력을 느끼게 되고 물체가 떨어지는 것을 보려고 높은 의자에서 스푼을 떨어뜨린다. **시각벼랑(visual cliff)**과 관련이 있는 고전적인 연구에서는 유아를 평평한 유리 표면에 올려 두었다. 얕은 쪽은 몇 인치 떨어진 아래쪽에 블랙/화이트 타일 패턴이 들어 있는 "바닥(floor)"을 볼 수 있게 하고, 깊은 쪽은 "바닥(floor)"이 2피트(60cm 정도) 정도 더 아래쪽에 있다. 깊이를 가늠할 줄 아는 아동은 얕은 쪽에서 깊은 쪽으로 기어가지 않는다.

출처

• Gibson, E., & Walk, R. (1960). The "visual cliff." *Scientific American*, *202*, 64–72.

미리보기

- 임신 3주 쯤에 태아의 신경계에 첫 신호가 나타난다.
- 외배엽의 일부가 신경 유도(neural induction)로 신경판(neural plate)이 되고, 이것이 신경계를 형성한다.
- 신경판(neural plate)이 홈(groove)을 형성하고, 둘로 접혀, 신경관(neural tube)이 생긴다.
- 발달생물학자들은 뉴런이 뇌의 어느 일부로 이동하여 어떤 유형의 신경 세포(예: 운동, 시력, 청각)가 될지를 알고 있다고 생각한다.
- 신경계의 발달 속도는 놀라울 정도다. 성인뇌에 천억 개의 뉴런을 만들기 위해, 임신 중 분당 250,000개의 속도로 신경세포가 만들어진다.

22장

두뇌발달

주요어휘

- □ 교질세포(Glia)
- □ 뇌편측화(brain lateralization)
- □ 뉴런(neurons)
- □ 두정엽(parietal lobe)
- □ 세포이동(cell migration)
- □ 신경관(neural tube)
- □ 신경발생(neurogenesis)
- □ 신경유도(neural induction)
- □ 전두엽(frontal lobe)
- □ 측두엽(temporal lobe)
- □ 후두엽(occipital lobe)

발달의 모든 측면, 즉 신체적, 정서적, 인지적, 심리사회적 측면은 최적의 발달을 위한 뇌의 복잡한 구성(intricacy of brain)에 따라 달라진다. 오늘날 기술이 아무리 발전했어도, 일생 동안 얼마나 많은 뉴런이 발달하는지에 대해서는 잘 모른다. 그럼에도 신경계의 급속한 발달은 아래와 같이 숫자들에서 표현된다.

- 5개월경까지 2천억 개의 뇌세포가 태아의 뇌에서 발달한다.
- 신생아의 뇌에서 1천억 개의 **뉴런**(뇌세포)이 생존한다.
- 아기의 뇌에 1조 개의 **교질**(지지)세포가 나타난다.
- 아기의 뇌에서 1천조 건의 연결(connection)이 발생한다.

무엇 때문에 남은 임신 4개월 동안 태아가 1천 억 개의 뇌세포를 잃게 되는가? 이에 대한 해답은 자연이 뇌세포나 뉴런을 과잉생산하기 때문이다. 간단히 말해서, 서로 연결을 형성하지 못하는 뉴런은 죽게 된다. 이러한 놀라운 사실이 다윈의 적자생존에 관한 유명한 믿음을 다시 불러오게 만들었다. 뉴런 중에서도 가장 최적의 뉴런이 서로 연결을 통해 생존하는 뉴런이다.

> 남은 임신 4개월 동안 태아가 1천 억 개의 뇌세포를 잃게 되는가? 이에 대한 해답은 자연이 뇌세포나 뉴런을 과잉생산하기 때문이다.

이러한 놀라운 수치는 정보를 처리하는 유아의 잠재력이 존재함을 증명해주는 것이라고 할 수 있다. 예를 들어, 새로운 인지적 능력의 발생은 급속한 뇌 성장으로 수정되고, 이러한 두 가지 모두 영아기의 중요한 특징이 되기도 한다.

뇌발달의 시작

뇌발달의 시작(출생 전 약 3주 전)은 **신경유도(neural induction)** 과정에서부터 시작된다. 이 과정에서, 중배엽에서 외배엽으로 전달되는 화학 신호가 신경계 발달의 시작을 촉진시킨다(그림 22–1). 신경세포가 **신경관(neural tube)**에서부터 급속하게 확산되지만, 이 영역을 재빨리 빠져 나와, 때로는 지루하고, 복잡하며, 뇌가 기능을 할 수 있기까지 심지어는 아주 위험한 여행을 하기도 한다. **세포 이동(cell migration)**이라고 불리는 이 단계는 출생 전 7주부터 시작된다. 이러한 세포 이동을 하는 동안, 신경세포는 되돌아와서, 구부러지거나 회전을 할 수 있으며, 심지어 일부는 죽기도 한다. 세포 이동을 하는 과정 중에, 신경 세포는 계속 성장, 발육하고, 익숙한 뉴런 형성 방법을 습득한다. 생존하게 될 운명을 가진 세포는 최종 목적지까지 도달하여 기능성을 갖추게 된다.

> 뇌발달의 시작(출생 전 약 3주 전)은 **신경유도(neural induction)** 과정에서부터 시작된다. 이 과정에서, 중배엽에서 외배엽으로 전달되는 화학 신호가 신경계 발달의 시작을 촉진시킨다

영아기에는 뉴런 간의 연결이 눈에 띄게 증가하고, 무려 100~1,000개의 뉴런 연결이 각각 수십억 개의 뉴런을 형성한다. 이러한 성장률을 바탕으로, 출생시 대략 0.5파운드의 뇌크기에서 첫

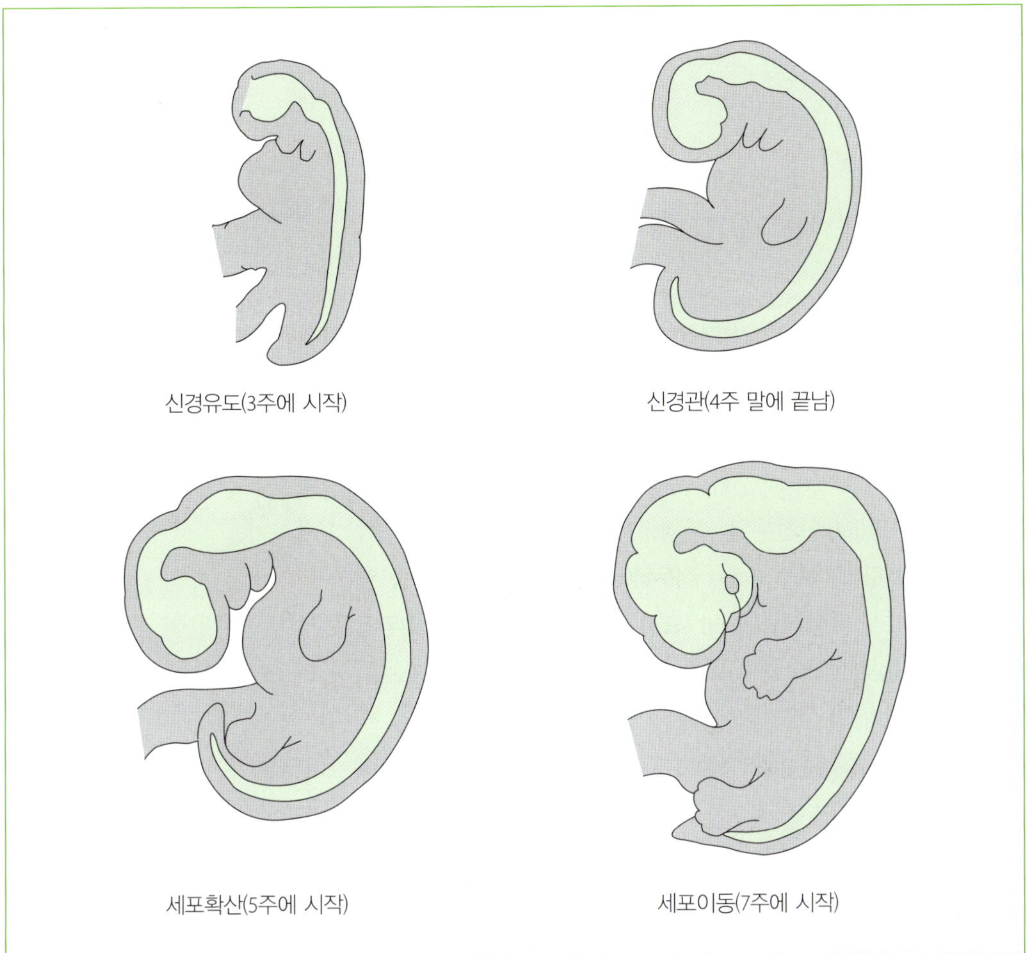

그림 22-1 **뇌발달 시간성**

해가 끝날 때쯤에 1.5파운드의 크기로, 그 다음 5년이 지나면 3파운드의 크기(성인의 뇌 크기)로 성장한다. 이러한 놀라운 복잡한 구성이 인지발달에 필요한 생물학적 기준을 제시한다.

> 영아기에는 뉴런 간의 연결이 눈에 띄게 증가하고, 무려 100~1,000개의 뉴런 연결이 각각 수십억 개의 뉴런을 형성한다.

뇌발달의 연속

신경계 발달은 배아기에 시작된다. 배아기에 뉴런의 급속한 재생산이 이루어진다. 태어날 때 아기의 뇌의 크기는 성인 크기의 약 1/4이다. 6개월이 되면 성인 무게의 50%, 1년이 지나면 60%, 2년이 지나면 75%, 6년이 지나면 90%, 10년이 지나면 95%로 성장한다. 다시 말해서, 뇌가 성인 무게의 75%로 성장하는 데 2년 반이 걸리지만, 그 다음 3년 반의 성장은 15%만 증가한다.

출생 후 첫 2년 동안의 뇌발달은 확고히 정해진 패턴을 따른다. 서로 다른 다양한 부분들이 서로 다른 속도로 발달한다.

- 가장 발달된 영역(생존을 위한 목적)이 운동 영역(motor area)이다. 그 다음으로 감각 영역, 시각 영역, 청각 영역이 뒤를 잇는다.
- 연합 영역(association area)은 사고와 추론을 담당하는 영역으로 가장 느리게 발달한다.
- 2세가 될 때까지 감각 영역의 성장이 느려지다가 연상 영역이 급속하게 발달되는 신호를 보인다.

> 연합 영역(association area)은 사고와 추론을 담당하는 영역으로 가장 느리게 발달한다.

뇌의 4개 엽(lobe)(전두엽, 두정엽, 측두엽, 후두엽)에는 각각의 기능이 있다. 예를 들면, **전두엽(frontal lobe)**에는 운동 영역이 기능하고, **두정엽(parietal lobe)**은 감각 영역 기능, **측두엽(temporal lobe)**은 청각 기능의 관리를 담당하고, **후두엽(occipital lobe)**은 시각 정보를 분석한다.

> 뇌의 4개 엽(lobe)(전두엽, 두정엽, 측두엽, 후두엽)에는 각각의 기능이 있다.

신경발생(neurogenesis)의 뇌 연구에 있어서 새로운 돌파구를 보여주는 또 다른 예가 (쥐의) 손상된 뇌 세포를 대체할 수 있는 새로운 뇌 세포를 성장시키는 능력이다. 오랫동안 뇌 세포가 한 번 손상되면 두 번 다시는 대체할 수 없다고 여겨져 왔다. 하지만 최근의 연구 결과, 뇌 세포가 뇌를 통해 이동하여, 손상된 신경에 부착되고, 다시 적절한 신경 세포로 변형된다는 사실이 확인되었다. 이로써, 파킨슨 병이나 근위축성 측삭경화증(amytrophic lateral sclerosis; 루게릭병)과 같은 질병으로 고생하는 많은 환자들에게 좀 더 밝은 미래를 제시할 수 있게 되었다.

뇌 편측화

뇌졸중은 뇌의 특정한 영역으로의 혈액 흐름이 중단되는 것과 관련이 있고, 결국 해당 부위가 손상된다. 보통, 뇌의 한쪽 측면만 손상된 경우가 많고, 뇌졸중 환자들은 일반적으로 신체의 왼쪽 또는 오른쪽 부분만 마비가 온다. 우측 마비 환자의 경우, 뇌졸중이 뇌의 왼쪽 측면을 손상시킨 경우이고, 좌측 마비 환자의 경우, 뇌의 오른쪽 부분이 손상된 경우이다.

그러나 19세기 후반이 되어서야 우측 마비와 언어능력상실이 좌뇌의 손상과 연관성을 지니고 있다는 공식적인 발표가 있었다. 우뇌가 인간 기능(human functioning)에 미치는 영향을 인식하는 데는 훨씬 더 오랜 시간이 걸릴 것이다.

언어는 구체적인 요소들, 즉 문자, 음절, 단어의 결합을 수반하기 때문에 **뇌 편측화(brain lateralization)**를 보여주는 예이다. 오른손을 사용하는 사람들의 95~99%와 왼손을 사용하는 사람들의 70%에서 언어가 뇌의 좌측으로 편측화되어 있었다. 옹알이 연구에서도 아동이 말을 시작하기 전에 언어와 관련한 뇌의 편측화가 있었고 이것은 단순한 운동 수행능력 그 이상임을 시사했다.

> 뇌졸중은 뇌의 특정한 영역으로의 혈액 흐름이 중단되는 것과 관련이 있고, 결국 해당 부위가 손상된다.

건강관리자를 위한 시사점

건강관리자들은 아동이 태어날 때 뇌발달이 완전한 상태에서 태어난 것이 아니라는 점을 인식하는 것이 중요하다. 지속적인 성장을 하려면 뇌는 환경으로부터 적절한 자극을 받아야 한다. 영아를 만나 건강관리업무를 할 때, 부모가 아동에게 말하는 방법을 관찰해야 한다. 이러한 상호작용은 생의 초기에 있는 주요 자극이며, 신경계 발달에 효과적인 영향을 미친다. 영아의 주변환경에서 얻게 되는 자극, 즉 청각, 시각, 촉각을 다양하게 제공함을 부모에게 강조함으로서, 뇌발달에 풍부한 균형구조를 제공할 수 있다.

출처

- Andreasen, N. (2001). *Brave new brain*. New York: Oxford University Press.
- Campbell, N., & Reece, J. (2005). *Biology*. New York: Pearson/Cummings.
- Eliot, L. (2000). *What's going on in there? How the brain and mind develop in the first five years of life*. New York: Bantam.

23장

인지발달

미리보기

- "감각운동(sensorimotor)"은 유아의 신체를 활용한 물리적 환경과의 상호작용과 그러한 상호작용을 통해 점점 더 효과적인 인지 구조를 발달시켜 나가는 능력을 말한다.
- 감각운동 기간을 하위 6단계로 구분할 수 있다.
- 일차 순환 반응은 유아의 신체와 관련된 운동 행위의 반복을 말한다(예: 손가락 빨기).
- 이차 순환 반응은 유아가 자신의 신체를 사용하여 환경에 영향을 미치는 것을 말한다(예: 딸랑이 흔들기).
- 이차 순환 반응의 협응은 또 다른 행위를 달성하기 위해 추가적 행위를 사용하는 것을 말한다(예: 한 조각의 케이크를 잡기 위해 장난감을 이용하여 길을 치우는 행동).
- 삼차 순환 반응은 유아가 환경의 가능성을 탐구함에 따라 변화하는 것으로 장난감을 양탄자에 떨어뜨리면 마룻바닥에 떨어뜨리는 소리와는 다른 소리가 난다는 것을 인지하는 것을 말한다.
- 표상적 사고(representational thought)는 물체와 장소, 사건을 마음 속에 그리는 능력을 말한다.
- 대상 영속성(object permanence)은 물체가 시야 밖에도 존재한다는 사실을 유아가 이해했음을 의미한다.

주요어휘

- ☐ 감각운동(sensorimotor)
- ☐ 공간적 관계(spatial relationships)
- ☐ 대상 영속성(object permanence)
- ☐ 삼차 순환 반응(tertiary circular reactions)
- ☐ 습관화(habituate)
- ☐ 시간(time)
- ☐ 이차 순환 반응(secondary circular reactions)
- ☐ 이차 순환 반응의 협응(coordination of secondary circular reactions)
- ☐ 인과 관계(causality)
- ☐ 인지 구조(cognitive structures)
- ☐ 일차 순환 반응(primary circular reactions)
- ☐ 자기중심성(egocentrism)
- ☐ 표상적 사고(representational thought)
- ☐ 회상 기억(recall memory)

유아는 학습을 통해 뇌의 발달이 촉진된다. 또한 자극에 대한 반응으로 행동을 통해 학습한 내용을 보여준다. 자극을 이해하고 **자기중심성(egocentrism)**(자신의 관점으로만 세계를 바라봄)의 한계를 극복하기 위해, 감각, 신체, 정신, 지각 능력을 사용하여 정보를 조절한다. 유아가 침대에 누워있을 때 영아들이 무슨 생각을 하는지에 대해 한번이라도 궁금하게 생각해 본 적이 있는가? 피아제는 이러한 부분에 궁금증이 있었다. 그리고 그의 연구가 인지발달 연구에 대해 지속적인 인상을 남겼다.

피아제의 감각운동기

감각운동(sensorimotor)을 통해, 피아제는 정신생활이 영아의 신체를 활용한 물리적 환경과의 상호작용 능력에서부터 시작하여, 그러한 상호작용을 통해 점점 더 효과적인 **인지 구조(cognitive structure)**를 발전시킬 수 있다고 했다(우리가 세상을 구성하고 적응하게 하는 청사진으로 인지 구조에 대해 생각해 보라). 신체적 행동은 어떻게 행동이 환경에 영향을 미치는가에 관한 인식의 증가와 관련이 있다. 이 시기에 성취 가능한 4가지가 있다.

> 감각운동(sensorimotor)을 통해, 피아제는 정신생활이 영아의 신체를 활용한 물리적 환경과의 상호작용 능력에서부터 시작하여, 그러한 상호작용을 통해 점점 더 효과적인 **인지 구조(cognitive structure)**를 발전시킬 수 있다고 했다.

> 이 시기에 성취 가능한 4가지가 있다.

- **공간적 관계(spatial relationships)**: 안과 밖, 위와 아래, 근거리와 원거리
- **시간(time)**: 전과 후
- **인과관계(causality)**: 원인과 결과, 어떤 사건이 발생하여 다른 사건으로 이어진다.
- **대상 영속성(object permanence)**: 대상이 눈에 보이지 않아도 존재한다(그림 23-1).

감각운동 기간(sensorimotor period)의 하위 6단계가 있다.

하위단계 1(0~6주[신생아]): 반사신경. 영아의 행동은 흡입, 포유, 파악반사와 같은 타고난 반사신경을 기초로 한다.

하위단계 2(1~4주): **일차 순환 반응**. 영아가 자기 신체에 대해 좀 더 많은 운동 통제력을 얻게 됨에 따라(일차), 그러한 운동 통제력을 얻기 위한 목적으로만 움직임을 반복한다(순환)(예: 손가락 빨기, 다리 차기).

하위단계 3(4~8주): **이차 순환 반응**. 영아는 신체를 사용하여 물리적 환경에 영향을 미치고(이차), 행동을 반복하는데(순환), 원하는 효과를 얻어낼 수 있기 때문이다. 영아는 무언가 일어날 수 있게 할 수 있다는 사실을 깨닫게 된다. 이를 보여주는 예로는 딸랑이 흔들기, 걸려 있는 장난감을 쳐서 장난감이 흔들거리게 하기, 장난감을 쓰다듬거나 비틀기 등이 있다.

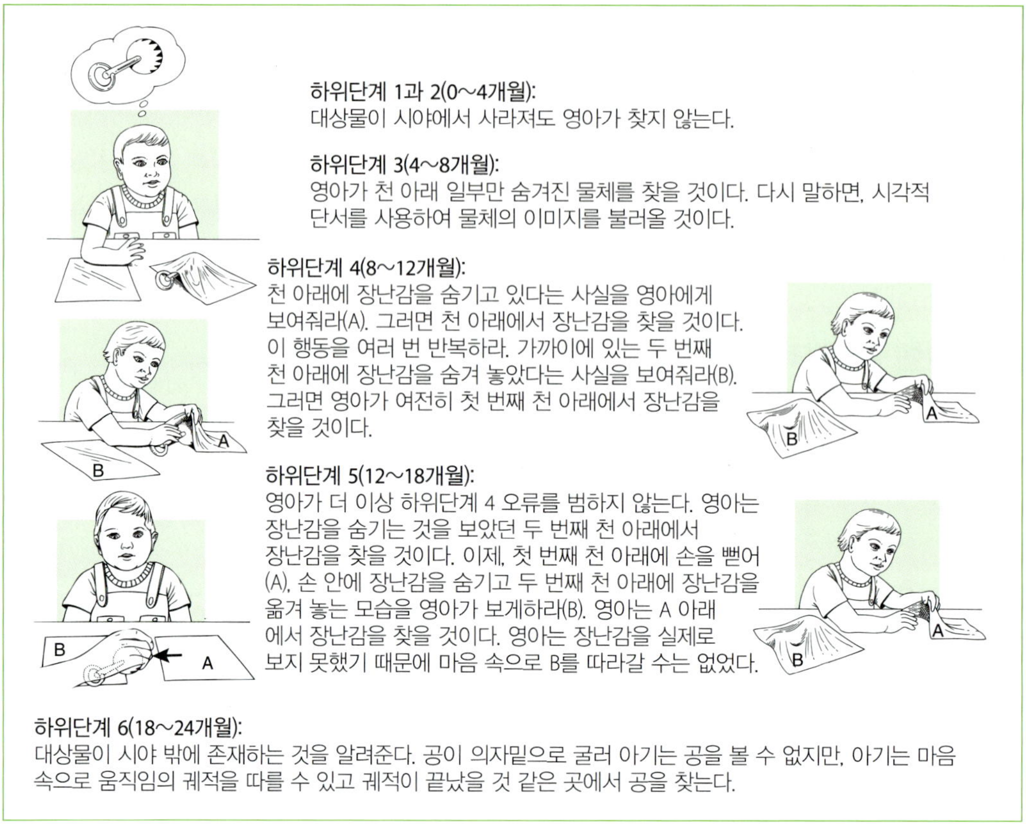

그림 23-1 피아제에 따른 대상영속성(object permanence)의 발달

하위단계 4(8~12주): **이차 순환 반응의 협응.** 한 가지의 행동은 또 다른 행동을 달성하기 위한 수단으로 진행한다. 영아들은 한 단계 앞서서 생각할 수 있는데, 이것은 엎드려서 기어가거나 헤엄치는 행동을 할 수 있을 때 매우 적응력이 높아진다.

하위단계 5(12~18주): **삼차 순환 반응.** 다른 행위와 대상들 간의 가능한 관계에 대해 배우기 위해 행동을 수행한다. 유아기(학령기전)는 같은 장남감을 다른 힘으로 던지며 다른 효과를 낸다. 예를 들면, 공과 블록, 고양이를 계단에서 떨어뜨리면 서로 다르게 튀어나간다.

하위단계 6(18~24주): **표상적 사고(representational thought)**의 시작. 표상적 사고는 대상과 장소, 사건을 마음 속에 그리는 능력이다. 표상적 사고는 언어 발달과 관련이 있다. 유아는 이전의 경험을 토대로 행동과 결과에 대해 생각하고, 그에 따라 행동을 조절한다. 예를 들면, 유아들은 컵을 놓을 때 테이블에서 떨어지지 않게 테이블 모서리에서 먼 곳에 컵을 놓을 수 있다.

피아제의 이론은 다른 연구자들에 의해 도전을 받아왔다. 이들 연구자들은 피아제가 생각했던 것보다 더 빨리 영아의 몇몇 인지 능력이 발달한다는 사실을 발견하였다. 피아제의 이론이 영아에 대한 관찰, 특히 자신의 자녀에 대한 관찰을 토대로 하여 구축되었던 반면, 다른 연구자들은 좀 더 구조화된 연구 조건 하에서 영아에 대한 실험을 실시하였다. 영아가 무엇을 알고 있는가를 측정하기 위해 과제의 유형(type of task)이 사용되었다.

기타 연구

영아 인지(infant cognition)를 연구하는 한 방법으로 새로운 자극에 관심을 집중시키는 영아의 선천적인 경향과 그것을 습관화하는 것에 관한 것이다. 즉, 영아는 자극이 더 이상 새로운 것이 되지 않을 때 관심을 잃고 자극이 다시 변화할 때 새로운 관심을 갖는다. 또한 연구는 우연 추구 행동(contingency–seeking behavior)이 기초가 된다. 즉, 영아는 함께 일어나는 사건들을 찾는다. 영아가 과거의 경험을 토대로 사건에 반응할 때, 사건들에 대한 경험을 인지적으로 구성, 저장, 회수할 수 있는 능력을 갖추고 있음을 의미한다.

기억력

생후 3개월이 되면 영아는 일주일 동안의 우연의 사건을 기억해 낼 수 있고, 시각적 단서가 주어질 경우 무려 한 달 이상 기억할 수 있다. 예를 들면, 리본이 부착된 한 개의 모빌을 발로 차서 모빌을 움직이는 교육을 받게 되면 영아는 일주일 후에도 다시 발로 찰 것이다. 한 달 후에, 영아에게 모빌을 보여주면 영아는 리본이 부착되어 있을 때 즉시 발로 차기 시작하는데, 이것은 영아가 스스로 기억해 낼 수 있는 시각적 단서를 사용하고 있음을 의미한다.

> 생후 3개월이 되면 영아는 일주일 동안의 우연의 사건을 기억해 낼 수 있고, 시각적 단서가 주어질 경우 무려 한 달 이상 기억할 수 있다.

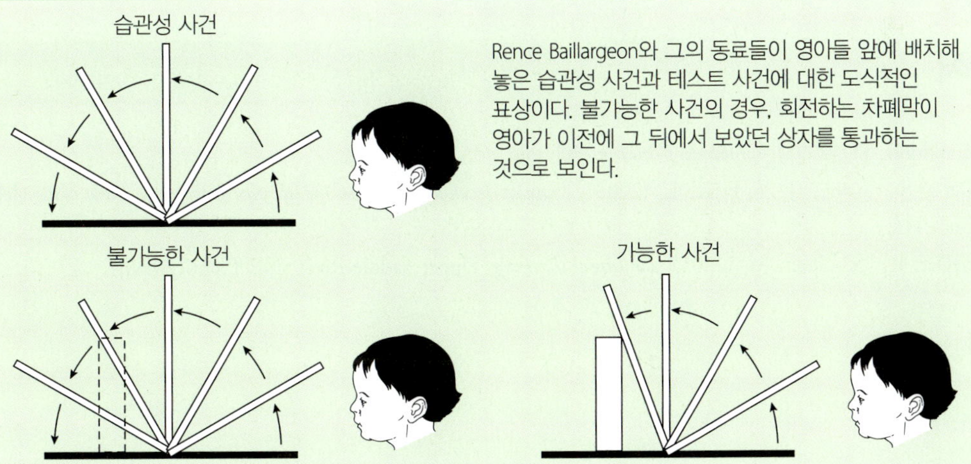

Rence Baillargeon와 그의 동료들이 영아들 앞에 배치해 놓은 습관성 사건과 테스트 사건에 대한 도식적인 표상이다. 불가능한 사건의 경우, 회전하는 차폐막이 영아가 이전에 그 뒤에서 보았던 상자를 통과하는 것으로 보인다.

출처: Adapted from Baillargeon, R. (1987). Object permanence in 3½– and 4½–month–old infants. *Developmental Psychology*, *23*, 655–664.

그림 23–2 대상 영속성 실험

어떤 것을 기억하기 위해 시각적 단서를 사용하지 않는 **회상 기억(recall memory)**은 상당한 뇌 발달이 이루어지는 기간인 첫 해의 후반기 동안에 향상된다(제22장 참조). 단기기억력은 2초에서 10초로 증가한다. 9개월 경이 되면 영아의 새로운 사건에 대한 장기 기억력이 하루하루 늘어난다. 영아는 소음을 내기 위해 버튼을 누르는 행동과 같은 단순한 행동을 그대로 모방해서 할 수 있다. 영아가 기어다니는 시기가 되면 주변 환경에 대한 심상 지도(mental map)를 만들어서 가구가 어디에 놓여져 있는지도 기억한다.

대상 영속성

피아제는 최소 18개월이 되기 전까지는 영아에게 대상 영속성이 존재하지 않는다고 생각했다(그림 23-1 참조). 하지만 다른 연구자들은 이 생각에 동의하지 않았다. 4개월된 영아를 대상으로 이 실험을 할 수 있다. 테이블 위에 블록을 올려 놓고 블록 앞에 차폐막을 치되 영아가 볼 수 있게 하라(그림 23-2). 차폐막이 앞쪽으로 오면 영아는 여전히 블록을 볼 수 있다. 차폐막이 뒤로 넘어지면, 놓인 블록으로 차폐막을 칠 수 없게 가려진다. 영아는 블록을 볼 수 없다. 영아가 모르게 블록을 없애고 차폐막은 계속해서 뒤쪽으로 떨어지게 하라. 영아가 이 겉보기에 불가능한 일을 눈으로 응시하게 될 것인데, 이것은 차폐막으로 차단된 블록이 여전히 존재한다는 지식을 갖게 된다.

기억해야 할 점은 피아제의 대상 영속성에 관한 실험은 실험자가 숨겨 놓은 물체를 영아가 신체를 움직여 찾아내야 한다. 피아제는 신경학적 발달과 기억력, 영아의 보상 우연(rewarding contingency)에 대한 반복 충동이 단계 4에서 오류 역할을 하게 될 수 있음을 생각하지 못했다.

피아제는 최소 18개월이 되기 전까지는 영아에게 대상 영속성이 존재하지 않는다고 생각했다.

출처

- Bjorklund, D. (2005). *Children's thinking*. Belmont, CA: Wadsworth.
- Dacey, J., Travers, J., & Fiore, L. (2008). *Human development across the lifespan* (7th ed.). New York: McGraw Hill.
- Siegler, R., & Alibali, M. (2005). *Children's thinking*. Upper Saddle River, NJ: Prentice Hall.

24장

언어발달

미리보기

- 언어 습득은 인간의 가장 놀라운 업적 중 하나이다.
- 정식교육도 받지 않고 잘못된 언어 방식에 노출되어 있는 경우가 많음에도 불구하고, 아동들은 단어와 의미, 결합 방식을 학습함으로써 타인과 소통이 가능하다.
- 전 세계의 모든 아동들은 똑같은 언어발달과정을 경험한다.
- 언어 발달과 관련된 중요한 신호는 유아기에 나타난다(예: 초기 옹알이, 옹알이).
- 아동은 10~13개월이 되면 첫 단어를 사용하기 시작한다.
- 일어문(holophrase: 한 구절 말)이란 아동들이 한 개의 단어를 사용하여 복수의 의미를 전달하는 것을 말한다.
- 전보식 언어(telegraphic speech)는 2~3단어로 된 문장을 말한다.

주요어휘

□ 어휘 폭발(word spurt)
□ 옹알이(babbling)
□ 유성어(vocables)
□ 일어문(holophrases: 一語文)
□ 전보식 언어(telegraphic speech)
□ 초기옹알이(cooing)

유아기의 가장 놀라운 성취 중 하나는 소리내어 말하기 시작한다는 것이다. 소리와 단어, 2~3 단어로 구성된 문장, 어휘의 폭발적 증가는 우리가 아직도 충분히 파악하지 못하고 있는 굉장한 인간의 능력들 중 하나이다. 유아기 아동들은 어른들이 무엇을 말하려고 하는지 전혀 모른다. 무엇이 언어적 상징이고 그러한 상징이 어떻게 작용하는지에 대해 이해하지 못한다면 말은 소음에 지나지 않는다. 하지만, 정식 교육도 받지 않고 매우 잘못된 언어 장식에 노출되어 있는 경우가 많음에도 불구하고, 아동들은 단어와 의미, 결합 방식을 일방적으로 배우게 된다.

언어 습득

전 세계의 모든 아동들은 먼저 옹알이를 하고, 그 다음 한 단어, 두 단어, 그리고 최종적으로 상당히 복잡한 문장을 표현하는 과정을 거치게 된다(표 24-1). 약 5세경이 되면 언어의 기초적인 것들을 습득한다. 이것이야말로 가히 놀라운 성취물이라고 할 만하다. 영어 사용과 관련된 예를 살펴보도록 하자.

> 전 세계의 모든 아동들은 먼저 옹알이를 하고, 그 다음 한 단어, 두 단어, 그리고 최종적으로 상당히 복잡한 문장을 표현하는 과정을 거치게 된다.

만약 내가 "차를 차도에 주차해 주시겠어요?"라고 말하면 아마도 아동들은 정확히 무슨 말인지를 이해할 수 있을 것이다. 만약 이제 막 차를 몰고 나가려고 하는데, 내가 집으로 가는 가장 빠른 방법은 공원도로로 가는 것이라고 말한다. 여기서도 아동들은 무슨 말인지를 정확히 이해할 것이다. 단어가 바뀌었음에도 불구하고, 아동들은 쉽게 이러한 언어의 복잡성을 이해할 수 있다.

유명한 언어발달 해설자인 로이스 블룸(2000)은 아동의 놀라운 언어적 성취를 설명하는 데 근거가 되는 세 가지의 전환점을 파악하였다.

> 유명한 언어발달 해설자인 로이스 블룸(2000)은 아동의 놀라운 언어적 성취를 설명하는 데 근거가 되는 세 가지의 전환점을 파악하였다.

- 첫 번째 전환점은 생후 1년이 끝날 때쯤으로 단어를 소리내어 말하기 시작하고 기본 어휘 습득은 이차년도에도 계속된다.
- 두 번째 전환점은 한 개의 단어만을 말하던 것에서 이차년도가 끝날 때쯤 단어를 구나 간단한 문장으로 말하게 되는 것이다.
- 마지막 전환점은 한 가지 생각을 복잡한 문장으로 표현하기 위해 간단한 문장 그 이상을 사용하게 되는 것이다.

언어발달의 중요한 신호

아동들은 생후 첫 해 동안에는 계속 언어의 소리와 관련된 부분을 배우게 된다. 신경심리학자 스티븐 핑커(1994)가 지적한 것처럼, 아동들은 생후 첫 2개월 동안에는 언어에 대한 관심이 전혀

표 24-1 언어발달의 단계

언어	연령
울음(crying)	출생 후
초기옹알이(cooing)	2~5개월
옹알이(babbling)	5~7개월
한 단어(single words) 사용	12개월
두 단어(two words) 사용	18개월
구절(phrases) 사용	2년

나타나지 않았다. 이 시기에는 종종 기침과 울음, 딸꾹질 때문에 첫 아동을 가진 부모라면 혼란스럽지만, 이는 영아의 일반적 신체 조건을 나타내는 반사적인 소음일 뿐이다.

생후 5개월이 되면 영아들은 모두 옹알이를 하게 되고, 생후 11개월이 되면 2~3개의 단어를 사용하여 말할 수 있는데, 여기에는 많은 개인차가 있다. 생후 2개월과 3개월 후반이 되면 영아는 초기 옹알이를 시작한다(자음과 섞어서 사용하는 모음과 비슷한 소리). 약 3~4개월이 되면 자음과 모음을 결합하여 음절과 같은 소리인 뮤(mu), 바(ba) 등의 소리를 낸다. 5개월과 7개월 사이에는 이러한 소리가 나는 빈도가 증가하여 **옹알이(babbling)**를 시작하게 된다. 옹알이는 아마도 생물학적인 성숙으로 인해 초기에 나타나게 될 수 있다. 7~8개월에는 다다다, 바바바(모든 언어에서 발생하는 현상이다)와 같은 소리와 유사한 음절이 나타난다. 이것은 생후 첫 해의 나머지 기간 동안 계속해서 나타나는 패턴이다.

옹알이를 하는 시기 중에도 늦은 시기에(보통 9~10개월 경에) 영아들은 지속적이고, 구체적인 소리 패턴을 사용하여 대상과 사건을 가리킨다. 이러한 **유성어(vocables)**는 의미가 소리와 연관성을 보인다는 사실을 아동이 발견하였음을 뜻한다. 예를 들어, "L" 소리를 질질 끌면서 발음하면 누군가 문 앞에 서 있다는 것을 의미한다.

옹알이를 하는 시기 중에도 늦은 시기에(보통 9~10개월 경에) 영아들은 지속적이고, 구체적인 소리 패턴을 사용하여 대상과 사건을 가리킨다.

생후 5개월이 되면 영아들은 모두 옹알이를 하게 되고, 생후 11개월이 되면 2~3개의 단어를 사용하여 말할 수 있는데, 여기에는 많은 개인차가 있다.

첫 단어

대부분의 유아들은 10~13개월에 첫 단어를 말하기 시작한다. 이러한 단어들 중 약 절반이 대상(먹을 것, 옷, 장난감)을 가리킨다. 한 단어만 말하는 단계는 2개월부터 1년까지 지속될 수 있고, "bye-bye"나 "see da-da"와 같은 엄마가 사용하는 단어와 강한 관련성을 보인다.

대부분의 아동들은 10~13개월에 첫 단어를 말하기 시작한다. 이러한 단어들 중 약 절반이 대상(먹을 것, 옷, 장난감)을 가리킨다.

18개월이 되면 유아들은 2시간에 한 번씩 한 개의 새로운 단어를 배우는 속도로 단어를 습득한다. 이러한 현상이 3세까지 지속적으로 나타나기 때문에 **어휘 폭발(word spurt)**이라는 표현으로 불리는 경우가 많다. 어휘는 계속 확장되어가지만, 아동들은 실제로 말하는 것보다 더 많은 단어를 알고 이해하고 있기 때문에 아동의 어휘 범위에 대해 추정하기는 어렵다. 추정에 따르면 1세 아동이 2~6개 단어를 사용할 수 있는 반면, 2세 아동은 어휘 범위가 50~250단어이다. 또한 이 단계의 아동들은 두 개의 단어를 결합해 사용할 수 있다.

18개월이 되면 아동들은 2시간에 한 번씩 한 개의 새로운 단어를 배우는 속도로 단어를 습득한다. 이러한 현상이 3세까지 지속적으로 나타나기 때문에 **어휘 폭발(word spurt)**이라는 표현으로 불리는 경우가 많다.

일어문

두 단어를 사용하기 전에 미묘한 변화를 목격할 수 있다. 다시 말하면, 아동들은 한 개의 단어를 사용하여 복수의 의미를 전달하기 시작한다. 예를 들면, 아동이 "공(ball)"이라고 말할 때, "나에게 공을 줘," "공을 던져," "공이 굴러가는 것을 좀 봐"라는 의미이다. 아동들은 단순히 이러한 둥근 대상에게 공이라는 명칭을 부여하는 것 이상의 수준까지 도달한 상태이다. 종종 전보식 언어(많은 의미와 생각을 전달하기 위해 한 단어의 사용)라고 불리기도 하는 이러한 현상은 분석이 어렵다. 이러한 첫 단어, 즉 **일어문(holophrases)**은 보통 명사, 형용사, 직접 만들어낸 단어이고, 종종 복수의 의미를 갖는 경우가 많다.

아동들은 한 개의 단어를 사용하여 복수의 의미를 전달하기 시작한다.

전보식 언어

18~24개월이 되면 아동들은 간단한 2~3단어 문장을 사용하기 시작한다. 아동들은 주로 명사와 동사(부사, 접속사, 전치사가 아님)를 사용하고, 사용하는 문장에서 문법적 구조를 갖추게 된다. 초기의 복수 단어의 말(보통 2~3단어: "Timmy runs fast")을 **전보식 언어(telegraphic speech)**라고 부른다. 전보식 언어에는 2~3단어에 피상적으로 나타난 의미 말고도 상당히 많은 의미가 함축되어 있다.

건강관리자를 위한 시사점

이 연령대의 아동들에게 건강관리를 제공하는 실무자들은 아래의 사항을 고려할 필요가 있다.

- 아동의 청각 능력이 정상인지 확인하라. 이 연령대의 아동들은 언어음(speech sounds)을 구분하기 때문에 목소리가 나는 쪽으로 몸의 방향을 돌릴 수 있다.
- 가족 구성원들의 도움을 받아 아동의 몸동작과 소리를 해석하라.
- 아동의 옹알이와 단일어의 의미를 이해하라.
- 아동과 그의 가족이 서로 다른 언어를 사용하는 다른 문화권에 속해 있는 사람들이라면 두 언어를 사용하고, 아동에게 중요한 모든 문화적 관습을 이용하여 그들로부터 도움을 구하라.

출처

- Bloom, L. (2000). Language acquisition in its developmental context. In W. Damon (Series Ed.) & D. Kuhn & R. Siegler (Volume Eds.), *Handbook of child psychology: Volume 2, Cognition, perception, and language*. New York: John Wiley.
- Pinker, S. (1994). *The language instinct*. New York: Morrow.

미리보기

- 아동들은 태어날 때부터 부모의 대우(parental treatment)와 같은 주변의 환경적 자극에 대해 해석하기 시작한다.
- 관계(relationship)는 시간이 지남에 따른 두 사람 사이의 상호작용 패턴을 포함하고 있다.
- 부모 행동(parental behavior)은 많은 원인에 그 뿌리를 두고 있다. 이것을 흔히 "요람의 유령들(ghosts in the nursery)"이라고 부른다.
- 기질(temperament)은 환경과 상호작용할 때의 아동의 행동 방식을 말한다.
- 적합도(goodness of fit)는 부모의 요구와 기대, 아동의 기질이나 능력과 관련이 있다.
- 부모와 자녀는 서로 상호작용하는 방식을 발전시키게 되는데, 이것이 바로 사회 발달의 시작이다.

25장

첫 관계

주요어휘

- □ 관계(relationship)
- □ 기질(temperament)
- □ 까다로운 아동(difficult children)
- □ 순한 아동(easy children)
- □ 적합도(goodness of fit)
- □ 요람의 유령들(ghosts in the nursery)
- □ 호혜적 상호작용(reciprocal interaction)
- □ 더딘 아동(slow-to-warm-up children)

아동들은 태어날 때부터 환경으로부터 자극을 찾고, 어떻게 그들이 대우를 받고 있는지에 대해서 즉시 해석한다. 이 과정을 **호혜적 상호작용(reciprocal interaction)**이라고 부른다(그림 25-1). 다시 말해서, 아동은 그들이 대우를 받는 방식에 대해 반응하고 그에 따라 변화한다. 또한 아동의 반응에 따라 부모의 반응도 변한다.

이러한 과정을 **호혜적 상호작용**이라고 부른다(그림 25-1).

아동들은 사회적 자극에 반응할 준비가 되어 있고, 나름대로 사회적 접촉을 시작한다. 아동 행동의 많은 부분(예: 엄마를 향해 몸의 방향 돌리기, 엄마를 향한 방향으로 몸짓하기)이 의사소통의 형태를 띤다. 아동들 주변의 사람들이 아기의 관심을 끌려고 할 수 있지만, 아동들은 적극적으로 이러한 어른들의 행동으로부터 선택한다. 다시 말하면, 아동들은 자신만의 독특한 기질에 따라 자체적인 관계를 구축하기 시작한다.

관계란 무엇인가?

관계(relationship)란 확장된 시간 동안 두 사람 간의 상호작용의 패턴을 함축하고 있다. 아동의 관계는 발달과 관련한 많은 측면들을 통합하고 있다.

관계(relationship)란 확장된 시간 동안 두 사람 간의 상호작용의 패턴을 함축하고 있다.

- 신체적 측면(예: 걷기, 달리기, 또래와의 놀이)
- 언어적 측면(어린 아동들이 그들의 삶을 공유할 수 있게 해줌)
- 인지적 측면(서로를 이해할 수 있게 해줌)
- 정서적 측면(서로에게 헌신의 노력을 할 수 있게 해줌)
- 사회적 측면(사회화와 개인화를 모두 반영함)

다시 말하면, 관계란 생물정신사회적 상호작용의 영향을 보여주는 좋은 예이다.

관계와 관련하여 많은 차원들이 존재한다. 즉, 아동들이 놀이를 할 때 부모가 바라보는 역할,

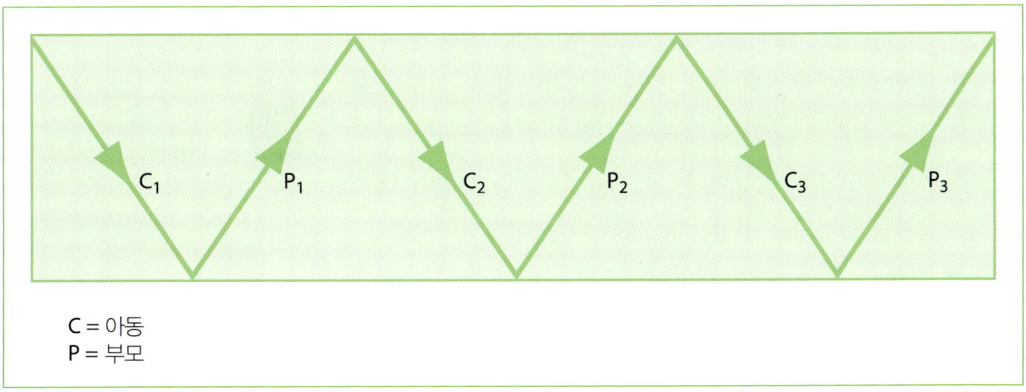

그림 25-1 **호혜적 상호작용**

행동, 인식, 자녀에 대한 감정 등이 있을 수 있다. 부모가 하는 말이나 행동이 매우 중요하지만, 그러한 행동을 아동이 어떻게 인식하고 판단하는가는 그보다 훨씬 더 중요하다. 아동들은 그들이 어떻게 대우를 받고 있는지를 매우 잘 판단하는 좋은 심판자라고 할 수 있다.

요람의 유령들

부모가 그들의 부모로부터 받았던 대우, 좋은 부모라고 생각하는 그런 사람들에 대한 관찰, 양육에 관한 책을 통한 공부 등이 그들이 생각하는 부모의 역할에 크게 영향을 미친다. 셀마 프레이버그(1959)는 유명한 아동심리학자로서 많은 영향을 미칠 수 있는 **요람의 유령들(ghosts in the nursery)**의 존재에 대해 언급했다.

셀마 프레이버그(1959)는 유명한 아동 심리학자로서 많은 영향을 미칠 수 있는 **요람의 유령들(ghosts in the nursery)**의 존재에 대해 언급했다.

예를 들면, 몇몇 부모들은 그들의 부모가 어깨 너머로 내려다 보면서 아동을 어떻게 길러야 하는지 말해주고 있다고 생각한다. 다시 말하면, 자녀 양육에 대한 권리를 거부당하거나 심지어는 저항까지도 받게 될 수 있다고 하는 생각이다. 자식이 과거의 누군가를 생각나게 하고 다른 사람에게 했던 것처럼 자식에게도 똑같이 반응하기 시작하는가? 아니면, 부모가 그들이 칭찬하는 친구를 흉내내는가? 아니면, 책을 통해 읽거나 TV에서 보았던 몇몇 "전문가"의 생각에 깊은 인상을 받았는가? 이에 대한 고무적인 결론은 이러한 연구결과에도 불구하고, 과거의 유령들이 그들에게 영향을 미칠 수도 있다는 사실을 부모가 인지할 때, 그들은 이러한 유물을 극복하여 자녀와 긍정적인 관계를 형성하는 방향으로 나아갈 수 있다는 것이다.

자녀의 기질

하지만 역할과 관련한 부모의 기대는 단지 관계에 미치는 많은 영향들 중의 하나일 뿐이다. **기질(temperament)**은 환경과 상호작용할 때 아동의 독특한 행동 양식을 말한다. 기질의 차이는 생후 첫 날과 첫 주에 명확해지고, 호혜적 상호작용에 즉각적이고 결정적인 영향을 미친다. 일란성 쌍생아를 둔 엄마들조차도 얼굴, 목소리, 다양한 색깔 등에 대한 반응의 차이를 통해 아동을 구분할 수 있다고 말한다. 오늘날 선천적인 기질이 얼마나 중요한지를 인정하는 현상은 두 명의 아동 정신병학자인 스텔라 체스(Stella Chess)와 알렉산더 토마스(Alexander Thomas)(1987)의 연구를 반영하고 있다.

기질(temperament)은 환경과 상호작용할 때 아동의 독특한 행동 양식을 말한다.

이러한 부모의 생각을 검증하기 위해, 스텔라 체스(Stella Chess)와 알렉산더 토마스(Alexander Thomas)는 141명의 중산층 자녀들을 대상으로 실시한 뉴욕종단연구(NYLS)를 실시하였다.

이러한 부모의 생각을 검증하기 위해, 스텔라 체스(Stella Chess)와 알렉산더 토마스(Alexander Thomas)는 141명의 중산

까다로운 아동(difficult children)은 신체기능이 불규칙적임, 반응이 강렬함, 새로운 자극에 대한 후퇴가 특징적으로 나타난다.

층 자녀들을 대상으로 실시한 뉴욕종단연구(NYLS)를 실시하였다. 이들 두 연구자는 생후 2~3개월이 되면 어린 아동의 행동 정보를 도출해 낼 수 있다는 사실을 발견하였다. 이들은 3가지의 일반기질 유형을 파악하기에 충분한 빈도로 특정 특성들의 군집을 형성, 도출하였다.

- **순한 아동(easy children)**: 신체 기능이 규칙적임, 반응 강도가 낮거나 중간 정도, 새로운 상황에 대한 후퇴가 아닌 새로운 상황에 대한 수용이 특징적으로 나타난다(전체 아동의 40%).
- **까다로운 아동(difficult children)**: 신체 기능이 불규칙적임, 반응이 강렬함, 새로운 자극에 대한 후퇴가 특징적으로 나타난다(전체 아동 중 10%).
- **더딘 아동(slow-to-warm-up children)**: 반응 강도가 낮음, 다소 부정적인 분위기가 특징적으로 나타난다(전체 아동 중 15%).

스텔라 체스(Stella Chess)와 알렉산더 토마스(Alexander Thomas)는 부모의 요구와 기대가 아동의 기질, 능력, 그 밖의 다른 특징들과 일치할 때 **적합도(goodness of fit)**가 존재한다는 사실을 발견하였다.

오늘날의 연구는 시간이 지남에 따른 기질 표현의 변화 가능성을 보여준다. 아동의 가족과 사회적 환경, 사회경제적 지위, 문화적 영향이 모두 합쳐져서 세월이 지남에 따른 기질의 형성에 기여하는 외적인 힘의 관계를 형성한다.

관계발전의 특징

3가지의 동기가 관계 발달에서 작용한다.

3가지의 동기가 관계 발달에서 작용한다.

- **육체적 욕구(bodily need)**, 예를 들어 음식의 경우 일련의 사회적 상호작용으로 이어지는데, 이는 곧 사회적 상호작용 욕구가 된다.
- **심리적 욕구(psychological need)**는 영양공급과 같은 가장 중요한 기능들 중 하나를 유아가 중단하게 만들 수 있다. 아동들은 태어날 때부터 새로움을 추구하고, 점점 더 도전적인 자극을 필요로 한다. 유아에게, 어른은 육체적 욕구 만족의 근원만큼이나 많은 정보의 근원이 되기도 한다.
- **성인 반응 욕구(adult response need)**는 어른들이 욕구를 충족시키고, 자극을 제공하며, 의사소통을 시작함으로써 미래의 사회적 상호작용을 위한 기준을 수립한다는 사실을 반영한다.

부모와 아동 간의 상호작용이라는 리듬은 아동의 사회적 발전의 시작을 의미한다. 이러한 초

표 25-1 부모-아동 상호작용

특징(characteristic)	의미(meaning)
동시성(synchrony)	아동의 행동에 맞게 어른의 행동을 조절하는 부모의 능력을 말한다.
대칭성(symmetry)	모든 호혜적 상호작용에 특유하게 영향을 미치는 유아의 주의집중 역량과 반응 방식을 말한다.
우발성(contingency)	부모의 행동이 유아의 정서 상태에 미치는 효과를 말한다.
오락성(entertainment)	부모와 유아 간에 수립된 리듬을 말한다.
자율성(autonomy)	유아가 상호작용을 통제하는 데 있어서 수행할 역할이 있음을 깨달은 시기를 말한다(약 생후 6개월).

기의 상호작용에 관해 토론한 저명한 소아과의사 베리 브래즐튼과 아동 정신분석가 버트 크래머(1990)는 성공적인 관계를 파악하는 몇 가지 특징을 표 25-1과 같이 분류하였다.

건강관리자를 위한 시사점

유아를 대상으로 건강관리를 제공하는 실무자들은 아동이 가족과 맺게 되는 관계의 질에 대해 예의 주시해야 한다. 감정이 건강에 미치는 영향에 관해 오늘날 우리가 알고 있는 내용을 비추어 볼 때, 아동에게 가능한 따뜻하고 지원적인 환경을 제공하기 위해 많은 것을 하고 싶을 수 있다. 가족에게 제공할 수 있는 옵션이 제한되어 있다고 느끼게 되면 머뭇거리지 말고 자격을 갖춘 상담 서비스 센터로 문의하기 바란다.

출처

- Brazelton, T. B., & Cramer, B. (1990). *The earliest relationship*. Reading, MA: Addison-Wesley.
- Chess, S., & Thomas, A. (1987). *Know your child*. New York: Basic Books.
- Fraiberg, S. (1959). *The magic years*. New York: Charles Scribner's & Sons.

미리보기

- 애착은 아동과 또 다른 사람, 보통의 경우 엄마와의 특별한 유대 관계로, 생후 첫 6개월 동안에 발달한다.
- 애착은 일반적으로 사회적 발달의 토대로 받아들여진다.

26장

애착

주요어휘

- □ 낯선 상황(strange situation)
- □ 무질서한/혼란된(disorganized/disoriented)
- □ 양면적 애착 영아(ambivalently attached infants)
- □ 성인애착면접(adult attachment interview)
- □ 애착(attachment)
- □ 분리(detachment)
- □ 절망(despair)
- □ 저항(protest)
- □ 안정 애착 영아(securely attached infants)
- □ 회피 애착 영아(avoidantly attached infants)

애착(attachment)은 생후 첫 6개월 동안 발달하게 되는 아동과 엄마 사이의 특별한 유대 관계로, 일반적인 경우 사회적 발달의 토대로 받아들여진다. 애착의 대상은 아동이 환경에 대해 탐구할 수 있게 해주는 안전한 기지이고, 스트레스나 불확실성이 나타날 때 믿을 수 있는 은신처이다. 엄마와 안정 애착관계가 형성된 아동은 미래의 관계를 추구해야 할 의지와 자신감이 있다. 표 26-1은 애착의 발달 단계를 제시한다.

애착(attachment)은 생후 첫 6개월 동안 발달하게 되는 아동과 엄마 사이의 특별한 유대 관계로, 일반적인 경우 사회적 발달의 토대로 받아들여진다.

애착의 특성

존 보울비(1969)와 그의 동료들은 엄마와 따로 떨어져 지낸 아동들이나 수 주 또는 수 개월 동안 엄마를 대체하는 사람이 없는 병원이나 탁아소에서 돌봄을 제공받은 15~30개월 된 수많은 유아들에 대하여 관찰하였다. 관찰된 행동의 예측가능한 순서는 다음과 같다.

행동에 관한 예측가능한 순서는 다음과 같다.

- 저항
- 절망
- 분리

1. **저항(protest)**은 첫 번째 단계로 즉시 나타나서 약 1주일 동안 지속되었다. 우렁찬 고함소리, 극도의 초조함, 모든 어른에 대한 거부가 아동의 괴로움을 나타내는 표시였다.

표 26-1 애착의 발달

연령	특징	행동
4개월	인지적 차별화, 엄마에 대한 시각적 추적	다른 사람보다 엄마와 함께 있을 때 미소를 짓거나 입으로 더 많은 소리를 낸다. 서로 떨어지면 괴로워한다.
9개월	분리 불안, 낯가림	엄마와의 거리가 멀어지면 운다. 낯선 사람이 나타나면 엄마에게 매달린다.
2~3년	애착행동의 강도와 빈도가 일관적으로 나타남	엄마가 곧 곁에서 멀어질 것이라는 것은 인지한다. 이는 주변 세계에 대한 이해력이 좋아졌음을 의미한다.
3~4년	자신감의 증가, 다른 애착 인물(친척)과 함께 있는 낯선 장소에서 안심하는 경향이 있음	엄마의 일시적인 부재를 받아들이기 시작한다. 다른 아동들과 놀이를 한다.
4~10년	애착 행동이 강렬하지는 않지만 여전히 강하게 나타남	걸음을 걸으면서 부모의 손을 잡을 수 있다. 예상치 못한 일이 발생하면 아동이 부모에게로 향한다.
청소년기	부모에 대한 애착이 약함, 또래와 다른 어른들이 중요해짐	집단이나 집단 구성원들에게 애착을 보인다.
성인기	애착과 유대관계를 구분할 수 있음	힘든 시기에 신뢰하는 친구들에게 의지한다. 노인들이 젊은 세대들에게 관심을 보인다.

출처: Adapted from Bowlby, J. (1982). Attachment and loss. *Am J Orthopsychiatry* 52:664–678. Reprinted with permission from the American Journal of Orthopsychiatry. Copyright © 1982 by the *American Orthopsychiatry Association*, Inc.

2. **절망(despair)**은 두 번째 단계로, 저항 단계에 뒤이어 나타났다. 아동들은 절망감의 증가, 단조로운 울음소리, 무활동, 계속되는 후퇴를 보여주었다.
3. **분리(detachment)**는 마지막 단계로, 아동이 주변환경과 엄마에게 관심을 보이지 않는 특성을 보여주었다.

존 보울비는, 애착(attachment)은 세상에 대한 대처를 좀 더 잘하는 결과를 가져오는 모든 행동의 근원이라고 보았다. 또한 애착은 영유아기에 가장 확실하게 나타나지만, 인생 주기 내내 관찰 가능한 것일 수 있다고 하였다.

낯선 상황

메리 살터 아인스워스(1973)는 애착을 연구하기 위해 **낯선 상황(strange situation)** 기법을 고안하였다. 그는 엄마와 영아를 관찰실로 데려와서 영아를 바닥에 놓고 장난감을 가지고 놀게 했다. 그 다음, 낯선 사람(여성)이 관찰실로 들어와서 엄마에게 말을 걸기 시작했다. 관찰자들은 영아가 낯선 사람에게 어떻게 반응하고 영아가 엄마를 어느 정도까지 안전한 기지으로 이용하는지를 보기 위한 관찰을 하였다. 그 다음 엄마가 영아를 낯선 사람과 혼자 있게 하고 나갔고, 관찰자들은 영아가 얼마나 고통스러워하는지를 목격하였다. 엄마가 다시 돌아왔고, 엄마가 돌아온 것에 대해 영아가 반응하는 정도를 다시 평가하였다. 그 다음은 영아를 완전히 혼자서만 두었고 뒤이어 낯선 사람이 들어왔으며 그 다음 엄마가 들어왔다. 이러한 실험을 통해 다음과 같이 아동을 분류하였다.

메리 살터 아인스워스는 엄마와 영아를 관찰실로 데려 왔다.

- **안정 애착 영아(securely attached infants)**는 안정되어 있었고 엄마를 탐구의 기반으로 이용하였다. 이러한 엄마들은 따뜻하고 지속적으로 민감한 반응을 보였다. 따로 떨어져 있는 동안 영아들은 상당한 괴로움을 보였고, 탐구를 중단하였으며, 다시 재회했을 때에도 엄마와 접촉하려고 했다.

안정 애착 영아(securely attached infants)는 안정되어 있었고 엄마를 탐구의 기반으로 이용하였다.

- **회피 애착 영아(avoidantly attached infants)**는 따로 떨어져 있을 때에도 우는 경우가 드물었고 다시 재회했을 때에도 엄마를 회피했다. 이러한 영아의 엄마들은 아기에게 무심하거나 거의 무관심하였고, 또한 영아들도 엄마와 어떠한 신체적 접촉도 좋아하지 않았다.

회피 애착 영아(avoidantly attached infants)는 따로 떨어져 있을 때에도 우는 경우가 드물었고 다시 재회했을 때에도 엄마를 회피했다.

- **양면적 애착 영아(ambivalently attached infants)**는 엄마와 서로 떨어져 있기 전에 불안감을 보였고 떨어져 있게 되면 괴로움이 강렬하게 나타났다. 이러한 엄마들은 영아들에게 규칙적인 관심을 보이지 않았고, 종종 관심을 보이기는 했지만,

민감하게 반응하지는 않았다. 다시 재회를 했을 때, 영아들은 엄마에 대해 상반되는 모호한 행동을 보였고, 엄마와의 접촉을 하고자 했지만 이와 동시에 접촉을 거부하는 것 같았다.

- **무질서한/혼란된 영아(disorganized/disoriented infants)**는 엄마와 다시 재회했을 때에 혼란스러운 행동을 보였다. 종종 엄마를 눈을 돌려 보려고도 하였지만, 눈길을 돌리기도 했다.

생후 7~8개월 경에, 애착 행동(보울비와 아인스워스가 정의한 대로)이 정상적으로 나타났을 때, 영아는 엄마와 아빠 모두에게 애착을 보였고, 낯선 사람에 비해 부모를 더 좋아하였다.

양면적 애착 영아(ambivalently attached infants)는 엄마와 서로 떨어져 있기 전에 불안감을 보였고 떨어져 있게 되면 괴로움이 강렬하게 나타났다.

무질서한/혼란된 영아(disorganized/disoriented infants)는 엄마와 다시 재회했을 때에 혼란스러운 행동을 보였다.

애착에 관한 최근 연구

애착 연구의 주목할만한 진전을 가져온 계기가 된 실험은 **성인애착면접(adult attachment interview)**이었다. 1시간 인터뷰를 진행하는 동안, 참가자들에게 각 부모와의 관계를 설명하는 5가지 형용사를 제시해 보라고 했다. 나중에 인터뷰를 했을 때, 참가자들에게 이러한 처음의 답변을 뒷받침하는 구체적인 사건에 대한 기억을 제시해 보라고 했다. 표 26-2는 참가자들의 답변을 분류한 결과이다.

애착 연구의 괄목할만한 진전을 가져온 계기가 된 실험은 **성인애착면접(adult attachment interview)**이었다.

또한 연구자들은 초기의 애착과 유아기 중반의 아동이 그린 그림과 스토리 간의 관계에 초점을 두었다. 엄마와 분리된 아동의 사례를 제시했을 때, 안정적인 6세의 아동은 스토리 속에 나오는 아동에 관한 긍정적이고 구성적인 반응을 구축하는 경향을 보였다. 이와는 대조적으로, 무질서한 아동은 일반적으로 무서운 반응을 보였다. "엄마는 죽을 거야." "여자아이는 자살할 거야."

연구결과에서 엄마가 아동기 경험을 회상하는 방식과 현재 자녀와의 관계의 질 간에 상관관계가 존재하였다. 자녀에게 확고한 애착을 보였던 여성들은 자신의 아동기 때 확고한 애착 경험을 한 경우가 대부분이었다. 또한 아버지도 재정적, 사회적, 정서적으로 자녀의 건강한 발달에 상당히 기여하였지만, 자녀의 삶에서 아버지의 역할, 특히 자녀에게 애착을 가지고 양육하고, 돌봄을 제공하는 아버지의 역할이 미치는 영향은 간과할 수 없다.

연구를 실시한 결과 엄마가 아동기 경험을 회상하는 방식과 현재 자녀와의 관계의 질 간에 상관관계가 존재하였다.

표 26-2 성인애착면접(adult attachment interview)

성인애착면접(adult attachment interview)	낯선 상황 반응(strange situation response)
확고함, 자율적: 일관성이 있음, 애착에 가치를 부여함, 모든 불쾌한 초기의 경험을 수용함	확고함
묵살: 긍정적인 진술이라도 지지를 받지 못하거나 반박을 받음, 초기의 불쾌한 경험이 전혀 효과가 없다고 주장함	회피적
몰두: 화가 나거나 혼란스럽고, 수동적이며, 두려워하는 것 같음, 몇몇 반응은 적절치 못함	저항적-반대감정의 공존
산만, 무질서: 상실이나 학대에 관한 토론 중에 일련의 생각들을 잊어버림, 추론상의 실수(죽은 사람들을 살아있다고 말함)	무질서한/혼란된

출처: Adapted from Dacey, J., & Travers, J. (1999). *Human development across the lifespan* (4th ed.). New York: McGraw-Hill.

건강관리자를 위한 시사점

엄마나 아동과의 접촉은 간호사에게 바람직한 행동(아동에게 말을 걸고, 양육하고, 아동의 행동에 대한 단서를 인식함)의 모형을 제공할 기회를 준다. 또한 엄마와 생각을 공유할 수 있는 아주 좋은 시간이다. 다시 말하면, 많은 여성들이 지원적이고 교훈적이라고 생각하는 관점의 변화를 가져올 수 있다. 이러한 관점의 변화는 자녀가 예정일보다 빨리 태어났거나 질병이 있다면 특히 가치있는 일이 될 수 있다. 애착 과정이 병원 입원으로 인해 중단되면 애착 과정을 지속시키기 위해 부모의 강점이나 부모가 취할 수 있는 가능한 방법뿐만 아니라, 아동의 감정이나 행동과 관련된 기대할 수 있는 것들을 설명하기 위하여 보다 체계적인 돌봄을 제공해야 한다.

출처

- Ainsworth, M. (1973). The development of infant－mother attachment. In B. Caldwell & H. Ricutti (Eds.). *Review of child development research*, (pp. 1－94). Chicago: University of Chicago Press.
- Bowlby, J. (1969). *Attachment*. New York: Basic Books.
- Main, M. (1996). Introduction to the special section on attachment and psychopathology: Overview of the field of attachment. *Journal of Consulting Clinical Psychology, 64*, 237－242.

미리보기

- 현대이론가들은 정서를 뇌와 신체, 환경으로부터 받은 영향들이 복합적으로 섞여 있는 혼합된 형태로 보았다.
- 정서는 출생 후 다양한 간격을 두고 급속하게 나타났다.
- 다양한 정서반응을 이끌어내는 상황은 나이가 들어감에 따라 변화한다.
- 정서적 발달은 일반적인 발달에서 구체적인 발달로 변화된다.
- 정서는 행동의 동기를 유발하고, 행동을 구성하고, 조절할 때 중요한 기능을 한다.
- 2개월된 유아는 "사회적 미소(social smile)"가 가능하다.

27장

정서발달

주요어휘

- □ 적응 행동(adaptive behavior)
- □ 정서(emotion)
- □ 정서분화(emotional differentiation)

아동의 정서(emotion)는 아동발달의 중요한 부분으로 여겨져 왔다. 지난 십 년 동안, 정서와 정서의 발달에 관한 연구가 활발히 진행되었다. 정서에 대한 현재의 관점은 정서발달에 있어서 뇌의 역할과 신체와 환경의 영향을 복합적으로 고려하고 있다. 정신과의사 조셉 레이티(2001)는 정서(emotion)란 인지(cognition)나 생리(physiology)와 서로 관련되어 있기 때문에 복잡하고, 원시적이며, 불확실하다고 지적했다.

지난 십 년 동안, 정서와 정서의 발달에 관한 연구가 활발히 진행되었다.

정서의 특성

다니엘 골먼(Daniel Goleman)(1995)은 **정서(emotion)**에 대해 "느낌과 독특한 생각, 심리적이고 생물학적인 상태, 행위 성향의 범위"라고 정의하였고, 정서의 범주를 제시하였다.

다니엘 골먼(Daniel Goleman)(1995, p.289)은 정서(emotion)에 대해 "느낌과 독특한 생각, 심리적이고 생물학적인 상태, 행위 성향의 범위"라고 정의하였다.

- 분노: 격분, 분개, 반감
- 슬픔: 비탄, 비애, 침울, 우울,
- 두려움: 초조, 불안, 공포, 비명
- 즐거움: 행복, 기쁨, 축복, 유쾌
- 사랑: 수용, 신뢰, 헌신, 경배
- 놀라움: 충격, 경악, 경탄
- 수치심: 죄책감, 당혹감, 굴욕, 수모

또 다른 정서발달을 연구하는 유명한 학자인 캐롤 아이자드(Carroll Izard)(1991)는 정서에 대해 다음과 같은 정의를 제안하였다. "정서(emotion)는 인지와 사고, 행위의 동기를 부여하고, 구성하며, 안내하는 하나의 감정으로 경험되는 것이다." 이러한 정의를 기초로 정서(emotion)의 3가지 구성요소를 제시하였다.

또 다른 유명한 정서발달을 연구하는 학자인 캐롤 아이자드(Carroll Izard)(1991)는 정서에 대해 다음과 같은 정의를 제안하였다. "정서(emotion)는 인지와 사고, 행위의 동기를 부여하고, 구성하며, 안내하는 하나의 감정으로 경험되는 것이다."

1. 정서에 수반되는 감정: 감정은 유쾌함부터 불쾌함, 즐거움부터 거부감까지 다양하게 나타날 수 있다. 몇 가지 감정을 나타내는 신호, 즉 빨라진 호흡, 빠른 심장박동을 유도할 수는 있지만, 즐거움이나 괴로움이 이러한 신호를 동반하지 않는다면 아마도 정서 행동(emotional behavior)이 아닐지도 모른다.
2. 정서 반응(예: 혈압과 심장박동의 변화)과 연관된 내적인 변화
3. 정서 행동 그 자체: 인간은 웃음과 울음, 슬픈 표정과 같은 확실하고 구체적인 행동 반응을 통해 정서적 감정을 표출한다.

정서발달의 신호

아동의 정서발달은 연령대별로 변화한다(표 27-1). 6개월 된 아동은 엄마가 간지럼을 태울 때 즐거워한다. 이것은 친구가 말한 재미있는 스토리에 즐거움을 느끼는 16세 청소년과는 크게 다르다. 두 사례 모두 "즐거움"이라고 말할 수 있지만, 이때의 정서 경험은 똑같은 것이 아니다. 자녀가 성장함에 따라, 감정을 이끌어내는 상황도 근본적으로 변한다.

아동의 정서발달은 연령대별로 변화한다.

정서발달(emotional development)이 일반적인 발달에서 구체적인 발달로 변화해 간다. 일반적인 긍정적인 정서 상태가 기쁨이나 관심과 같은 감정으로 분화하고, 일반적인 부정적인 정서 상태는 두려움, 혐오감, 분노로 분화한다.. 이러한 일차적인 정서반응들이 생후 첫 6개월 동안에 나타난다. 18개월 후에는 자기인식을 위한 아동의 인지 능력의 성장과 연관된 이차적인 정서반응들이 나타난다.

정서발달(emotional development)은 일반적인 발달에서 구체적인 발달로 변화해 간다.

고전적인 **정서분화(emotional differentiation)**에 대해서는 표 27-2에서 다루고 있다(브리지스, 1932). 일반적인 흥분 상태는 출생 시의 기본 정서로, 즐거운 감정이나 불쾌한 감정으로 분화한다. 다양한 구체적인 정서반응들은 구체적인 자극에 대한 반응으로 인식될 때까지 계속 발달한다(예: 장난감을 뺏을 때의 분노). 아이자드 앤 애커먼(Izard and Ackerman)(2000)이 실시한 다른 연구에서는 몇 가지 별개의 정서반응이 인생 초기에 나타나는데, 그러한 정서들은 기쁨, 관심, 슬픔, 분노, 두려움, 혐오감이라고 했다. 또한 아이자드(Izard)는 이러한 각각의 정서반응들이 단독의 경우든 정서 패턴으로 나타나든 행동의 동기를 부여하고, 행동을 구성하며 조절함에 있어서 독특한 적응 기능을 하게 된다고 하였다**(적응 행동)**. 또한 아이자드는 각각의 정서반응들이 성격 발달에 있어서 유의미한 역할을 하게 된다고 지적했다.

정서적으로, 아동들은 주변 사람들에 대한 신뢰를 습득하기 시작한다. 이러한 능력이 생후 4개월부터 6개월까지 최고조에 달한다. 이 기간 동안, 혼란스러운 상황(거칠게 다룸, 혼란스러운 영양 공급 패턴, 과자극)을 경험한 아동들은 환경을 신뢰할 수 없다고 인식하게 된다. 불신이 싹트기 시작한다.

표 27-1 정서의 발달

연령	정서
출생	정서를 표현하는 능력
1~3개월	괴로움, 격노, 사회적 미소의 시작
4~6개월	슬픔, 혐오, 두려움
7~9개월	즐거움, 분노, 두려움, 분리, 낯가림

표 27-2 흥분(excitement): 출생시부터

괴로움 – 출생 직후	기쁨 – 약 3개월
분노, 혐오, 두려움 – 약 4~6개월	의기양양 – 약 8개월
질투 – 약 12개월	어른에 대한 애정 – 약 10개월
	다른 아동에 대한 애정 – 약 15개월
	기쁨 – 18~24개월부터

약 6개월이 되면 아동들은 주변 사람들의 얼굴 표정에 반응하고 몸짓 언어를 읽고, 주변 환경의 어떤 긴장감을 인식하기 시작한다. 점점 비언어적인 의사소통 능력이 분명하게 나타난다. 아동들은 약 12~18개월부터 인간 상호작용의 기본을 이해하기 시작한다.

미소

아동의 미소는 감정을 나타내는 첫 신호들 중의 하나이다. 대부분의 부모는 자녀가 미소를 띠면 즉시 행복감을 나타내는 신호라고 해석한다. 하지만 실제로, 출생 초기의 미소는 약 6주 경에 나타나는 미소가 갖는 사회적 유의미함을 내포하지 않는다. 이러한 초기의 미소를 보통의 경우 "거짓된" 미소라고 말하는데, 진짜 미소의 정서적 따뜻함이 들어있지 않기 때문이다. 생후 3주 경이 되면 부모의 목소리에 의미있는 미소 반응이 가능하다. 6주 경이 되면 진짜 사회적 미소가 나타나는데, 이것은 특히 부모의 얼굴에 대한 반응이다. 2개월이 되면 영아를 종종 "미소짓는 아기(smiler)"라고 부른다.

아동의 미소는 감정을 나타내는 첫 신호들 중의 하나이다.

6주 경이 되면 진짜 사회적 미소가 나타나는데, 이것은 특히 부모의 얼굴에 대한 반응이다. 2개월이 되면 영아를 종종 "미소짓는 아기(smiler)"라고 부른다.

건강관리자를 위한 시사점

고객들에게 건강관리를 제공할 때, 두려움과 불안감부터 노골적인 분노에 이르는 다양한 범위에 이르는 정서를 경험하게 될 것이다. 정서를 구성하는 요소인 감정과 내적 변화, 행동에 대한 인식이 개인의 행동에 대한 반응을 유도할 것이다. 표출된 감정을 분석하면 지원과 격려, 확고함이 필요한지의 여부를 결정하는 데 도움이 될 것이다. 환자와의 열린, 성실한 관계를 유지함으로써, 신체적인 문제뿐만 아니라 모든 정서적인 어려움에 대해서도 도움을 줄 수 있을 것이다.

출처

• Bridges, K. (1932). Emotional development in early infancy. *Child Development*, 3, 324–334.

- Goleman, D. (1995). *Emotional intelligence*. New York: Bantam.
- Greenspan, S. (1995). *The challenging child*. Reading, MA: Addison–Wesley.
- Izard, C. (1991). *The psychology of emotions*. New York: Plenum.
- Izard, C., & Ackerman, B. (2000). Motivational, organizational, and regulatory functions of discrete emotions. In M. Lewis & J. Haviland–Jones (Eds.), *Handbook of emotions* (pp. 253–264). New York: Guilford.
- Ratey, J. (2001). *A user's guide to the brain*. New York: Pantheon.

3부 • 질문

Q&A

제시된 각각의 질문에 대하여 가장 적절한 하나의 답을 선택하시오.

1. 일반적으로 아기의 체중이 두 배로 늘어나는 시점은 언제인가?
   a. 3개월
   b. 6개월
   c. 9개월
   d. 12개월

2. 새로 엄마가 된 여성이 베개로 우유병을 떠받치면서 남자아동에게 우유를 먹이고 있는 모습을 목격하였다. 이 행동을 중단시키고 싶은데, 그 이유는 무엇인가?
   a. 아기가 유동식의 흐름을 조절하는 데 어려움이 있을 것이기 때문이다.
   b. 아기가 행동을 구성하는 방법을 배우지 못하기 때문이다.
   c. 엄마와 아기가 서로의 신호를 읽지 못하기 때문이다.
   d. 위의 항목이 모두 해당

3. 아기가 배를 바닥에 대고 팔뚝으로 지지하면서 머리와 어깨, 상복부를 들어올리고 있는 모습을 보았다. 이 아기의 대략적인 나이는?
   a. 6주
   b. 8주
   c. 3개월
   d. 6개월

4. 아기에게 모유를 주고 있는 새로 엄마가 된 여성이 아기가 엄마를 알아볼 수 있냐는 질문을 하였다. 어떻게 답변할 것인가?
   a. "아니오. 아기는 약 6주가 되면 뚜렷하게 알아볼 수 있어요."
   b. "예. 아기의 출생시의 시력이 20/20이니까요."
   c. "아니오. 출생시의 시력이 약 20/100이니까요."
   d. "예. 가까이에 있는 물체일 경우, 특히 얼굴은 아주 뚜렷하게 보여요."

5. 아프가 채점법의 경우 출생 후 1분과 5분에 기록이 되는데, 무엇을 측정하는 것인가?
   a. 심박동수, 호흡노력, 근긴장, 반사 과민성, 피부색깔
   b. 일차 및 이차 반응 기간
   c. 행동 상태: 수면, 각성, 울음
   d. 사지의 굴곡, 피부의 질, 눈과 귀, 생식기의 발달과 같은 임신 성숙도

6. 신생아의 만일의 사태 대비(contingency seeking)를 보여주는 예는 어느 것인가?

a. 아기가 엄마의 목소리를 보상으로 사용하여 흡입속도(rate of sucking)를 조절하는 법을 배운다.
b. 아기가 흑백의 복합한 패턴을 좋아한다.
c. 아기가 엄마의 목소리와 다른 여성의 목소리를 구분할 줄 안다.
d. 아기가 소리의 소재를 찾기 위해 머리를 돌린다.

7. 뇌가 마지막으로 발달하는 영역은 어디인가?

a. 후두엽
b. 연합령
c. 감각령
d. 청각 영역

8. 신경계 발달은 다음 중 무엇으로 불리는 과정에서 시작되는가?

a. 신경유도(neural induction)
b. 관형 과정(tubular process)
c. 신경 이동(neural migration)
d. 신경 균형(neuronal balance)

9. 사람의 아기는 무엇 때문에 반사신경을 보이는가?

a. 신경계가 충분히 성숙하지 않았기 때문에
b. 몇몇 아기의 반사신경이 자발적 운동 행동에 대한 블록을 구축하기 때문에
c. 몇몇 반사신경이 잠재적 위해로부터 보호받을 수 있도록 설계되어 있기 때문에
d. 위의 항목 모두 해당

10. 바빈스키 반사를 유도하기 위해 뒤꿈치부터 시작해서 발가락 쪽으로 아기의 발바닥을 어루만지고 있다. 손가락을 움켜쥘 때처럼 발가락이 구부러진다. 이것이 정상인가?

a. 아니오. 아기가 한 살보다 어린 나이이면 발가락이 펼쳐져서 확장된다.
b. 예. 아기가 한 살보다 많은 나이이면 발가락이 구부러진다.
c. a와 b가 모두 사실이다.
d. a도 b도 사실이 아니다.

11. 피아제의 감각운동기(sensorimotor period)의 4가지 성취는 무엇인가?

a. 뒹굴기, 똑바로 앉기, 엎드려 기어다니기, 걷기
b. 시간, 공간 관계, 원인과 결과, 대상 영속성
c. 시력, 쌍안시, 깊이 감각, 공간 관계
d. 일차 순환 반응, 이차 순환 반응, 이차 순환 반응의 협응, 삼차 순환 반응

12. 당신은 지금 아기가 엄마의 무릎에 앉아 있는 모습을 보고 있다. 아기는 동물모양의 비스킷이 들어 있는 박스를 흔들어 보기도 하고 의자의 팔걸이에 치기도 하고, 손으로 뚜껑을 토닥거리기도 하면서 놀고 있다. 이 아기는 어느 연령대와 피아제의 감각운동기(sensorimotor period) 중 어느 하위단계에 속하는가?

a. 1~4개월, 일차 순환 반응
b. 4~8개월, 이차 순환 반응
c. 8~12개월, 이차 순환 반응의 협응
d. 18~24개월, 표상적 사고(representational thought)의 시작

13. 부모가 자신의 부모를 포함하여 다른 어른들이 어깨 너머로 내려다 보면서 아동 양육방식을 가르친다고 느낄 때, 이러한 현상을 무엇이라고 하는가?

a. 요람의 유령들(ghosts in the nursery)
b. 세대 간의 관심(generational interest)
c. 부모 전이(parental transference)
d. 사회적 공유(social sharing)

14. 대부분의 아동들은 대략 어느 나이에 첫 단어를 말하기 시작하는가?

a. 6개월
b. 12개월
c. 18개월
d. 24개월

15. 다음 중 틀린 진술은?

a. 아동들은 즉시 환경에 적응한다.
b. 아동들은 성격에 대한 단서를 제공한다.
c. 아동들은 태어날 때부터 호혜적 상호작용에 관여한다.
d. 모든 아동들은 태어날 때 유사한 기질을 보인다.

16. 역할(role)은 행동에 관한 (   )을 의미한다.

a. 관찰
b. 통찰력
c. 기대
d. 언급

17. 아기와 엄마 사이의 특별한 유대를 무엇이라고 하는가?

a. 거리둠
b. 애착
c. 관계하기
d. 대칭

18. 애착 움직임(attachment movement)에 대해 중요한 이론을 제시한 사람은?

a. 지그문트 프로이드
b. B.F.스키너
c. 쟝 피아제
d. 존 보울비

19. 정서(emotion)를 구성하는 3가지 요소는 감정과, 내적 변화, ( )이다.

a. 행동
b. 연속성
c. 합동
d. 동화

20. 사회적 미소는 언제쯤 나타나는가?

a. 4주
b. 6주
c. 8주
d. 10주

3부 • 해답

1. 답은 b이다. 미국내 평균 신생아의 체중은 3.27kg이다. 아기는 체중이 두 배가 되는 약 5~6개월이 될 때까지 매월 680g 정도 체중이 증가한다. 일차년도의 연말까지 출생시 체중은 세 배로 증가하여 약 10kg이 된다.
2. 답은 d이다. 영양공급, 특히 모유영양은 아기의 자기조절과 산모의 민감한 반응에 기여하는 학습된 행동이다. 산모와 아기는 특히 생후 첫 몇 주 동안 우유의 공급과 수요를 조절하는 법을 배운다. 이러한 주고 받기의 관계에서는 산모가 아기의 배고픔과 피로, 괴로움, 만족감을 나타내는 신호를 읽는 방법을 배워야 한다. 아기가 우유의 흐름을 조절하는 법을 배워감에 따라, 자체 행동을 구성하는 법을 배우기도 한다. 영양공급, 특히 모유를 통한 공급은 아기의 마음이 진정되게 하고 한 곳에 정신을 집중하게 하는 데 도움이 된다. 반응을 잘 하는 엄마의 팔에 안긴 주의를 기울이는 아기는 엄마와 상호작용하고, 눈을 얼굴에 맞추고, 목소리를 들을 준비가 되어 있다.
3. 답은 c이다. 머리의 조정(head control)은 뇌의 성숙도를 보여주는 좋은 지표이다. 신생아들은 6주가 될 때까지 머리를 들어올릴 수 없지만, 6주 이후로는 살짝 들어올릴 수 있다. 3~4개월 경이 되면 아기는 팔뚝으로 지지하여 머리와 어깨, 상복부를 들어올린다. 신생아를 잡아당겨 앉힐 때, 머리가 뒤로 젖혀진다. 지지대를 사용하여 앉을 수 있게 되는 5~6개월 경이 될 때까지 머리의 뒤처짐(head lag)이 감소하고, 머리를 꾸준히 조정한다.
4. 답은 d이다. 태어날 때의 시력은 약 20/100이고, 이후 지속적으로 향상된다. 신생아는 신체 중심의 20cm 내에서 물체를 보고 눈을 고정시킬 수 있다. 따라서, 엄마 얼굴과 같은 가까운 거리에 있는 물체는 완전히 뚜렷하게 보인다. 패턴에 대한 선호는 태어난 후 수 시간 내에 명확하게 나타난다. 다소 복잡하고 파트가 움직이는 패턴이, 특히 사람의 얼굴이 아기가 가장 크게 관심을 갖는 대상이다.
5. 답은 a이다. 아프가 채점법은 자궁외 삶에 대한 즉각적인 조정을 대략적으로 평가하기 위해 사용된다. 심박동수, 호흡, 근긴장, 반사신경, 피부색깔은 출생 후 1분과 5분에 측정하고, 각 항목에 대한 점수는 0, 1, 2점이다. 총 점수가 3보다 낮으면 고통이 심각함을 의미한다. 총 점수가 4~6이면 중간정도의 어려움을 의미한다. 총점수가 7~10이면 자궁외 삶에 적응하는 데 어려움이 전혀 없다는 것을 의미한다. 아프가 채점법은 조숙(prematurity)과 모계 약(maternal medicine)에 의해 영향을 받지만, 신경이상이나 신체이상의 존재 혹은 부재를 나타내지는 않는다.
6. 답은 a이다. 신생아의 행동에는 4가지의 특징이 있다. 반사신경과 같은 선천적인 생리적 메커니즘이 생존을 높인다. 신생아는 자극(예: 소리에 대한 반응으로 머리를 돌린다)에 대한 반응으로 행동을 구성한다. 신생아는 특정한 자극(예: 빛과 어둠의 패턴)에 대해 선택적으로 반응한다. 신생아는 만일의 사태를 대비하는 행동(contingency-seeking behavior)을 보인다. 즉, 함께 발생하는 사건에 대해 환경 속에서 예측가능성을 찾는다. 고전적인 실험에서, 디캐스퍼와 화이퍼는 아기가 엄마의 목소리를 보상으로 사용하여 흡입속도를 조절하는 법을 배우게 된다는 사실을 증명하였다. 다시 말하면, 엄마의 목소리를 듣는다는 것은 얼마나 빨리 고무 젖꼭지를 빠느냐에 달려 있다는 것을 아기는 알게 되었다.
7. 답은 b이다. 발달 과정 내내 천천히 나타나는 복잡한 인지 활동은 연합령(association area)에 뿌리를 두고 있고 몸과 마음 간의 상호작용이 있음을 증명한다.
8. 답은 a이다. 일단 신경유도(neural induction)가 시작되면 신경계 발달 과정은 빠르고 꾸준하게 진행된다. 이러한 과정에 대한 어떠한 방해(질병, 화학물질)도 심각한 손상을 유발시킬 수 있다.

9. 답은 d이다. 중추신경계(CNS)가 태어날 때 충분히 발달하지 못했지만, 오히려 계속 성장, 구성, 성숙한다. 반사신경을 낳는 전문화된 영역은 척수와 뇌간, 소뇌와 같은 중추신경계의 좀 더 원시적인 영역에서 발견된다. 몇몇 적응적인 유아의 반사신경이 경험의 증가와 함께, 뇌의 피질 영역의 성숙과 함께 발달하는 자발적 운동 행동(voluntary motor behavior)의 블록을 구축한다. 따라서, 반사신경도 신경학적 발달에 관한 창을 제공할 수 있는데, 신경계가 성숙함에 따라 반사신경도 변화해야 하기 때문이다. 마지막으로, 눈깜빡거림과 같은 일부 반사신경은 영구적으로 나타나고, 인생 전체에 걸쳐 지속된다. 그리고 이러한 반사신경은 잠재적 위해로부터 사람을 보호하기 위한 목적으로 설계되었다.
10. 답은 c이다. 바빈스키 반사는 신경계가 성숙해져감에 따라 어떻게 반사신경이 변화하는가를 보여주는 예이다. 유아의 경우, 발가락이 펴지고 확장되며, 큰 발가락의 배굴(dorsiflexion)도 존재한다. 일년령이 될 때까지, 반사신경이 확장 펴지는 현상은 사라지고, 아동이나 성인에게서 발견되는 성숙한 반응이 이를 대체한다. 즉, 발바닥을 만지면 발가락들을 구부린다.
11. 답은 b이다. "감각운동(sensorimotor)"이라는 용어를 사용한 피아제는 아기가 신체를 사용하여 물리적 환경과 상호작용할 수 있는 능력과 함께 정신생활이 시작된다고 했다. 신체적 행위는 어떻게 행동이 환경에 영향을 미치는지에 관한 아기의 인식 성장을 동반한다. 이 시기에 달성하는 4가지의 성취는 (1) 공간적 관계, 즉 안과 밖, 위와 아래, 근거리와 원거리, (2) 시간, 즉 전과 후, (3) 인과관계, 즉 원인과 결과, 다시 말해서, 한 사건이 불가피하게 다른 사건으로 이어진다, (4) 대상 영속성, 즉 대상이 눈에 보이지 않을 때에도 존재한다.
12. 답은 b이다. 이차 순환 반응의 하위단계에 해당하는 기간 동안(4~8개월), 유아는 신체를 사용하여 물리적 환경에 영향을 미치고(이차), 행동을 반복하는데(순환), 원하는 효과를 양산할 수 있기 때문이다. 유아는 어떤 일들이 일어나게 할 수 있다는 사실을 알게 된다. 예를 들면, 딸랑이 흔들기, 걸려 있는 장난감을 쳐서 흔들리게 하기, 장난감을 토닥거리거나 비틀기 등이 있다.
13. 답은 a이다. 개인적인 경험과 텔레비전이나 육아용 서적을 통해 관심이 생겼던 많은 어른들은 자기도 모르게 육아를 간섭한다. 하지만, 거의 모든 부모들은 이러한 환영받지 못하는 개입 행동을 뛰어넘어 자녀와 건강한 관계를 발전시킬 수 있다.
14. 답은 b이다. 보통 생후 약 1년이 되면 첫 단어를 말하지만, 부모는 언어 지연이 있다고 하더라도 동요해서는 안 된다. 가장 좋은 조언은 이러한 발달 단계를 세심하게 관찰하고 언어 지연이 걱정스러운 정도이면 의견을 구하라는 것이다.
15. 답은 d이다. 연구에 따르면 자녀의 성격은 태어날 때부터 독특하게 나타난다고 한다. 이러한 결론은 부모가 자녀와의 긍정적인 상호작용을 수립할 때 사용할 수 있는 단서를 제공한다.
16. 답은 c이다. 사람들은 개인, 과업, 직업 등과 특정한 특징을 연관시킨다. 그 다음, 이러한 특징들에 관한 기대를 형성한다.
17. 답은 b이다. 대부분의 발달 심리학자들은 애착이 사회적 발달의 기초가 된다고 생각한다. 다시 한 번 더, 부모와 아기 사이의 초기의 상호작용이 갖는 중요성이 강조된다.
18. 답은 d이다. 자녀의 최초의 관계에 대한 존 보울비의 연구로 심리학자들은 미래의 사회적 발달이 갖는 초기 상호작용의 중요성을 인식하였다.
19. 답은 a이다. 우리는 우리가 보는 것을 통해 정서적 행동을 판단한다. 정서는 구체적인 행동 유형, 즉 기쁨, 슬픔 등을 특징으로 한다.
20. 답은 b이다. 많은 발달상의 특징들은 대략 6주에 한꺼번에 나타나는데, 아기가 실제로 사회적 미소를 지을 수 있게 한다. 또한 심리사회적 및 인지적 요인들이 상호작용하여 아기가 미소를 지을 수 있게 해준다.

4부

유아기

미리보기

- 유아기에 신체 성장 속도는 느려진다.
- 근육과 뼈가 충분히 발육하지 않는데, 체육활동에 참여할 수 있을 정도로 뼈와 근육이 발달하지는 못한다.
- 손과 눈의 협응이 눈에 띄게 향상되고, 미세 운동 능력이 계속 발달한다.
- 뇌의 성장과 구성이 수상돌기와 시냅스 숫자의 증가로 이어진다.
- 유아기 말에는(약 6세), 뇌의 무게가 성인 무게의 90%가 된다.
- 발육지연은 일부의 아동들에게 나타나는 문제이다.

28장

성장과 운동발달

주요어휘

□ 뉴런(neurons)
□ 발달 지연(developmental delay)
□ 손잡이(handedness)
□ 수상돌기(dendrites)
□ 시각운동 발달(visuomotor development)
□ 시냅스(synapses)
□ 신피질(neocortex)

취학 전에 해당하는 시기인 유아기 동안 성장 속도가 느려진다. 아동들은 매년 약 2.3kg(5파운드)씩 체중이 늘고, 매년 6.0~7.5cm(2~3 인치)정도 키가 성장한다(표 28-1). 이 시기 동안에 남아와 여아 간에 몇 가지의 신체적인 차이가 분명하게 나타나지만, 아동 개개인 간의 변동성은 증가한다.

취학 전에 해당하는 시기인 유아기 동안 성장 속도가 느려진다.

신장(키)의 증가는 다리에서 발생하여 아장아장 걷는 시기의 전형적인 모습인 통통하고 배가 볼록한 체형 대신 좀 더 날씬하고 직립 자세의 체형으로 변한다. 취학 전 아동들이 그 이전보다 협응 능력이 더 좋다. 3세가 되면 아동들은 잘 걷고, 뛰고, 점프를 하고, 기어오르는 등 균형 감각이 눈에 띄게 향상된다. 3세의 남아는 몇 초 동안 한 발로 서 있을 수 있고, 4세가 되면 한 발로 서서 깡충 뛸 수가 있다. 대부분의 아동들이 세발자전거를 타고, 6세가 되면 많은 아동들이 두발자전거 타기를 시작한다. 3세에 발을 번갈아 사용하면서 계단을 올라갈 수 있지만, 계단을 내려올 때는 아직도 한 계단에 두 발을 모두 내딛는다. 4세가 되면 난간을 잡고 두 발을 번갈아 사용하여 계단을 내려올 수 있다. 6세가 되면 쉽게 계단을 올라가거나 계단을 내려올 수 있다(표 28-2).

하지만 근육과 뼈는 충분히 발육하지 않은 상태이다. 대부분 취학 전 아동의 신체가 튼튼하고, 능력이 있고, 동기부여가 된 것처럼 보이지만, 지속적인 기간 동안 지구력과 협응을 요하는 운동 활동을 하기에는 신체적으로 준비가 되어 있지 않다. 또한 이 연령대는 판단력의 부재와 충동 때문에 무모한 행동을 하게 된다. 1세와 4세 사이에 사망에 이르게 하는 주요한 원인이 부상이다.

근육과 뼈가 충분히 발육하지 않은 상태이다. 대부분의 취학 전 아동들이 신체가 튼튼하고, 능력이 있고, 동기부여가 된 것처럼 보이지만, 지속적인 기간 동안 지구력과 협응을 요하는 운동 활동을 하기에는 신체적으로 미흡한 상태이다.

취학 전 아동들이 손을 도구로 사용하기 때문에 소근육운동 능력도 눈에 띄게 향상된다. 취학 전 아동들은 핑거페인트, 유아용 점토를 이용한 놀이, 반죽, 색깔 칠하기 등과 관련된 놀이를 즐겨한다. 이들은 블록을 이용한 집짓기를 하거나, 대형 퍼즐을 조립하고, 작은 자동차로 장난감 마을을 쌩하고 지나간다. 신발끈을 매는 데 상당한 연습이 필요하지만 단추를 잠그고 지퍼를 채울 수 있다.

시각운동발달: 눈과 손의 협응과 그리기

4세가 되면 시력은 20/20이다. 또한 책을 읽을 준비를 하는 데 필수적인 능력인 눈을 움직여 페이지를 훑어보는 방법에 있어서도 훨씬 능숙해진다. 3세가 되면 대상물이나 책의 한 페이지를 찾으라고 했을 때, 아동들은 처음에 여기저기를 살펴보면

4세가 되면 시력은 20/20이다.

서 되는대로 훑어본다. 옆에서 옆으로, 위에서 아래로의 체계적인 스캔 능력은 3세와 6세 사이에 발달한다.

인지발달과 소근육운동발달(**시각운동능력발달**)의 결합으로 그림, 글자, 숫자 그리기 등을 위한 목적으로 연필이나 크레용을 잡을 수 있는 능력이 생기게 된다.

3세 아동들은 원으로 그려진 그림을 그대로 따라 그릴 수 있고, 그 안에 조악하지만 얼굴 특색

표 28-1 신장과 체중 측정: 50번째 백분위수

	남아		여아	
연령(햇수)	신장(cm)	체중(kg)	신장(cm)	체중(kg)
2½	90.4	13.53	90	13.03
3	94.9	14.62	94.1	14.1
3½	99.1	15.68	97.9	15.07
4½	102.9	16.69	101.6	15.96
4	106.6	17.69	105	16.81
5	109.9	18.67	108.4	17.66
6	116.1	20.69	114.6	19.52

표 28-2 운동 발달

연령	대근육운동	소근육운동	일반신체
3	세발자전거를 탄다. 점프를 하고, 등산을 하며, 발을 찬다. 한 발로 몇 초 동안 서 있는다. 발을 번갈아 사용하면서 계단을 오르고, 두 발을 사용하여 내려온다.	9개의 큐브로 만들어진 탑을 쌓는다. 목이 좁은 병 안에 작은 알갱이를 능숙하게 넣는다. 그림을 그릴 때, 획을 그대로 따라 그린다. 원을 이용하여 얼굴을 그린다. 포크를 사용한다.	평균 체중 14.6kg(32파운드) 평균 신장 95cm(37.2인치) 내장과 방광을 밤시간에도 조절할 수 있다. 시력은 20/30이다.
4	팔짝팔짝 뛰고, 한 발로 깡충 뛴다. 두 손으로 공을 잡는다. 두 발을 교대로 사용하여 계단을 걸어 내려온다.	어린이용 가위를 사용한다. 신발끈을 맬 수 있지만 묶을 수는 없다. 그림을 그릴 때 정사각형 모양을 그대로 따라 그린다. 사람모양 그림에 세 부분을 더한다.	평균 체중 16.7kg(37파운드) 평균 신장 103 cm(40.5인치) 출생시의 신장이 두 배로 증가한다. 시력은 20/20이다.
5	팔짝팔짝 뛰고, 발을 교대로 사용하여 깡충 뛴다. 줄넘기를 한다. 균형을 잡고 아이스 스케이트를 탄다. 공을 잘 던지고 잡는다.	가위를 사용하고, 연필로 잘 쓴다. 신발끈을 묶고, 단추를 잠근다. 사람을 그린다. 글자/숫자를 몇 글자 쓴다.	평균 체중 18.7kg(41파운드) 평균 신장 110cm(43인치) 어느쪽 손잡이인지가 확실시된다. 젖니가 빠지기 시작한다.
6	신체를 매우 적극적으로 움직인다. 계단을 뛰어서 올라가고 내려온다. 자전거를 탈 수도 있다. 공을 어깨 너머로 던진다.	자르고, 접고, 풀로 붙인다. 나이프를 사용하여 잼을 바른다. 오른쪽과 왼쪽을 구분한다. 그리기와 색칠을 좋아한다.	체중 16~23kg(35~58파운드) 신장 106~123cm(42~48인치) 영구치가 나고, 치아를 닦을 수 있다.

들을 그려 넣을 수 있다. 하지만 그냥 내버려 두면 휘갈겨 쓴다. 4세가 되면 네모난 모양을 그대로 따라서 그리고, 십자가나 다이아몬드와 같은 형태를 따라 그리는 일도 훨씬 능숙하게 한다. 사람모양을 그릴 때 능숙하게 그리지는 못하지만, 부분적으로 그린 그림에 팔이나 다리와 같은 몇몇 신체의 일부분을 추가해 넣을 수 있다. 5세가 되면 손가락, 머리카락, 귀걸이와 같은 좀 더 세부적인 것들을 사람 그림에 추가해 그릴 수 있다. 유치원에 다니는 아동들은 가장 기본적인 형태를 그대로 모방할 수 있고, 숫자와 글자를 따라서 쓸 수 있다.

뇌발달

발달심리학자들은 뇌발달이 잉태 후 수 주 안에 시작되어 청소년기 내내 지속되고, 유아기부터 시작되는 비선형 변화의 패턴을 보인다는 데 동의한다. 유아기 동안 나타나는 뇌발달의 변화는 이 연령대의 아동들의 인지 능력의 증가를 설명한다. 즉, 이미 형성된 **시냅스(synapse)** 숫자의 증가와 더불어 **수상돌기(dendrites)** 숫자가 증가한다. 따라서 이러한 신경학적 토대(neural foundation)는 아동들이 신경세포의 연결(connection)이 활성화됨으로써 인지와 학습이 더욱 촉진되는 네트워크를 제공할 수 있는 기반이 된다.

> 발달심리학자들은 뇌발달이 잉태 후 수 주 안에 시작되어, 청소년기 내내 지속되고, 유아기부터 시작되는 비선형 변화의 패턴을 보인다는 데 동의한다.

예를 들면, **손잡이(handedness)**, 소근육 운동과 대근육 운동의 향상, 인지발달의 향상(제29장 참조)이 뇌와 척수의 성숙한 변화와 관련되어 있다. 신경 발달의 종류는 성장과 구성 두 가지이다. 시냅스의 수와 수초의 양은 2세와 5세 사이에 뇌의 주요 영역에서 동시에 증가하고, 5세와 7세 사이에 급성장한다. 3세가 되면 아동의 뇌는 성인 무게의 50%를 차지하고, 6세가 되면 성인 무게의 90%에 도달한다. 어떻게 서로 다른 영역들이 서로 소통을 하고 활동을 조절하는가가 행동 변화를 설명한다.

자전거 타기를 예로 들어 보자. 균형감각이 향상된 원인은 소뇌의 성장(시냅스의 숫자가 늘어남)뿐만 아니라 어디서 신체가 형태를 갖추었는지, 어떻게 신체가 근육, 관절, 내이의 반고리관, 인지 체계(시각, 청각, 감각)에서 보내는 신호를 토대로 움직이는지에 관한 정보를 구성하는 능력에 기인한다. 균형감각을 다시 되찾을 수 있는 능력은 시상(thalamus)에 있고, 신피질(neocortex)과의 협응을 통해 도로 표면의 변화와 같은 관련 정보에 주의를 환기시켜 각성능력(arousal)을 조절한다. 이러한 발달은 6세 아동이 두 발 달린 자전거를 타는 법을 배울 수 있는 반면, 3세 아동은 그렇게 하지 못한다는 것을 의미한다.

신피질은 진화하는 인간 뇌의 가장 마지막 부분이며, **뉴런(neuron)**의 75%를 차지한다. 신피질은 사고나 감정과 같은 높은 수준의 기능을 담당한다. 신피질은 우반구와 좌반구로 분리된다. 유아기의 가장 큰 과제가 연결(connections)을 형성하는

> 신피질은 진화하는 인간 뇌의 가장 마지막 부분이지만, **뉴런**의 75%를 차지한다.

것이다. 이 시기 동안, 아동들은 눈과 귀, 코, 손 등을 통해 외부 세계로부터 정보를 흡수하고, 이러한 정보를 신경 충동으로 전환한다. 이러한 충동이 다시 신경 경로를 따라 이동하여 다른 뉴런들과 연결을 이룬다. 이러한 정보를 받는 뇌세포들은 생존하고, 그렇지 못한 뇌세포들은 죽는다.

이러한 정보를 받는 뇌세포들은 생존하고, 그렇지 못한 뇌세포들은 죽는다.

발달지연

발달지연(developmental delay)은 4가지 영역 중 한 곳 이상에서 발생되는 상당한 지체를 의미한다. 즉, 대근육 운동 협응, 소근육운동과 시각운동능력 협응, 언어능력, 사회적 능력이 있다. 소근육운동과 시각운동능력의 지연이 취학 전까지 분명하게 나타나지 않을 수 있지만, 다른 영역에서 발달 진행과정을 복잡하게 만들 수 있다. 블록을 가지고 집을 짓거나 자르기나 반죽하기와 같은 활동에 어려움을 겪는 아동들은 또래와 같이 놀이를 하는 데 어려움을 보일 수 있고, 이것이 좌절과 부적절한 행동으로 이어질 수 있다. 취학 전에는 발달기 아동들을 위한 정기적인 발달검사를 받도록 해야 한다.

발달지연(developmental delay)은 4가지 영역 중 한 곳 이상에서 발생되는 상당한 지체를 의미한다. 즉, 대근육 운동 협응, 소근육운동과 시각운동능력 협응, 언어능력, 사회적 능력이 있다.

출처

- Ratey, J. (2001). *A user's guide to the brain*. New York: Pantheon.
- Springer, S., & Deutsch, G. (1997). *Left brain, right brain: Perspective from cognitive neuroscience*. New York: Freeman.

29장

인지발달

주요어휘

- □ 마음이론(theory of mind)
- □ 보존(conservation)
- □ 부호화(encoding)
- □ 분류(classification)
- □ 신피질(neocortex)
- □ 인과관계(causality)
- □ 전조작기(preoperational)
- □ 정보처리(information processing)
- □ 중심화(centration)
- □ 표상(representation)

미리보기

- 유아기는 피아제의 전조작기(preoperational period)에 해당된다.
- 정신적 능력은 유아기 동안에 눈에 띄게 확장된다.
- 유아기의 놀라운 정신능력의 발달은 사람과 사물, 대상, 사건을 표현하는 능력의 성장이다.
- 유아기의 아동들은 중심화(centration)라고 알려져 있는 특징인 어떤 대상의 한 가지 측면에만 집중하는 경향이 있다.
- 보존(conservation) 개념이 아직 완성되지 못한 시기이다.
- 유아기의 아동들은 분류(classification)의 개념을 숙달하기 시작한다.
- 인과관계(causality)에 대한 설명은 원인과 결과를 구분하지 않는 연상(association)과 관련이 있다.
- 70여년 동안 존재해 왔던 피아제의 이론은 지속적인 평가를 받아왔으며 여러 가지의 측면에서 부족한 부분이 있음이 확인되고 있다.
- 연구를 통해 아동들은 피아제가 제시했던 것보다 더 일찍 많은 인지 과제를 달성한다는 사실이 확인되었다.
- 유아기의 아동들은 다양한 유형의 기억 전략을 발전시키기 시작한다.
- 유아기의 아동들은 마음이론, 즉 다른 사람들의 사고와 바람, 감정 상태를 이해하는 능력이 증가하기 시작한다.

유아기 아동들의 정신적 능력은 생각을 구성하고 사용함에 따라 크게 확대되고, 언어발달과 사용에 있어서 놀라운 성장을 보인다. 아동들이 인지하는 세상에서 발생하는 일이 무엇인지를 좀 더 잘 이해하기 위해서 피아제의 이론을 살펴보기로 한다.

유아기 아동들의 정신적 능력은 생각을 구성하고 사용함에 따라 크게 확대되고 언어발달과 사용에 있어서 놀라운 성장을 보인다.

전조작기

피아제는 2½세부터 6세까지의 기간을 **전조작기(preoperational)**[또는 **전논리기(prelogical)**]라고 불렀다. 대략 7세부터 11세까지 취학연령기의 구체적 조작기에 선행하는 기간이기 때문이다. 취학 전 아동들은 걸음마기 아동들이 생각하지 않는 다른 방식으로 사물에 대해 생각한다. 다시 말하면, 취학 전 아동들은 생각을 마음으로 표현한다[**표상(representation).**)]. 취학 전 아동들은 물리적인 사건에 대해 비록 설명이 이치에 맞지 않는다고 하더라고 설명을 할 수 있다고 인식한다. 취학 전 연령의 아동들은 상황을 파악하려고 하지만, 논리적으로 추론하는 능력에는 한계가 있다.

취학 전 아동들은 걸음마기 아동들이 생각하지 않는 다른 방식으로 사물에 대해 생각한다. 다시 말하면, 취학 전 아동들은 생각을 마음으로 표현한다(**표상**). 취학 전 아동들은 물리적인 사건에 대해 비록 설명이 이치에 맞지 않는다고 하더라고 설명을 할 수 있다고 인식한다.

표 29-1 전조작기(preoperational period)

특징	예시
중심화(centration)	한 번에 어떤 것의 한 가지 측면만을 집중한다(예: 유리잔에 얼마나 많은 주스가 들어 있는지는 폭이나 높이에 따라 달라지지만, 두 가지 모두를 고려하지 못한다).
인지 능력의 제한(perceptually bound)	외양만을 다루고, 어떤 문제를 마음으로 이해할 수 없다. 속임수를 알지 못하기 때문에 마술 묘기를 보아도 큰 인상을 받지 못한다.
인과관계: 연상에 의한 원인(cause by association)	두 가지의 사건이 서로 근접한 거리에서 일어나면 한 사건이 다른 사건의 원인이 되는 것으로 추정한다.
보존능력의 결핍: 숫자(number)	10m와 8m가 각각 두 줄 있다고 하면 더 많이 펼쳐진 줄이 더 많은 것을 담을 수 있다고 말한다.
보존능력의 결핍: 양(quantity)	아동이 방금 전에 높이가 짧은 유리잔에서 폭이 넓은 유리잔으로 주스를 붓는 것을 보았음에도 불구하고, 가장 많은 주스가 담긴 유리잔이 높이가 더 큰 유리잔이라고 말한다.
보존능력의 결핍: 질량(mass)	점토를 뱀 모양으로 반죽을 밀 때 점토로 만들어진 공이 점점 커진다고 생각한다.
분류(classification)	대상을 한 가지의 측면에서만 분류한다(예: 색깔, 크기).

전조작적 사고(preoperational thinking)를 "마술적 사고"라고 부르는데, 생활 속에서 발생하는 일들에 대한 아동들의 생각이 매우 공상적이고 물리학의 원리에 근간을 두고 있지 않음을 의미한다(표 29-1). 취학 전 아동은 실제로 자신이 욕조 배수로 아래로 사라질 수 있다고 믿는다.

중심화

취학 전 아동들은 한 번에 어떤 것의 한 가지 측면에만 집중한다. 종종 가장 확연하게 눈에 띄는 측면에만 집중하기 때문에 어떻게 여러 측면들이 상호작용을 하여 사건을 만들어내는지를 생각하지 못한다. 이러한 특징을 **중심화(centration)**라고 부른다. 예를 들면, 높이가 크고 좁은 유리잔과 높이가 작고 폭이 넓은 유리잔에 주스를 부을 때, 아동들은 "더 크기" 때문에 더 많은 주스를 담을 수 있다는 결론을 내리면서 키가 크고 좁은 유리잔의 높이에만 집중한다. 아동들은 높이와 폭을 동시에 설명할 수 없다.

> 취학 전 아동들은 한 번에 어떤 것의 한 가지 측면에만 집중한다. 종종 가장 확연하게 눈에 띄는 측면에만 집중하기 때문에 어떻게 여러 측면들이 상호작용을 하여 사건을 만들어내는지를 생각하지 못한다.

눈에 보이는 것과 실제와의 문제

취학 전 아동들은 인지 능력이 제한(perceptually bound)되어 있다. 다시 말하면, 이 시기의 아동들은 사실로 드러난 것만을 다룬다. 즉, "보는 것이 얻는 것이다." 산타할아버지가 쇼핑몰에도 있고 인도에도 있다. 그 이유는 산타할아버지를 양쪽에서 보았기 때문이다. 그리고 태양은 밤이 되면 지평으로 사라진다.

> 취학 전 아동들은 인지 능력이 제한(perceptually bound)되어 있다. 다시 말하면, 이 시기의 아동들은 사실로 드러난 것만을 다룬다.

연상에 의한 원인

인과관계(causality)는 원인과 결과를 구분하지 않고 원인의 형태로 설명한다. 두 개의 사건이 동시에 일어난 것처럼 느껴질 경우, 한 사건이 다른 사건의 원인이 되는 것처럼 여겨지는데, 아동들은 어떻게 그렇게 되는지를 설명할 수 없다. 아동들은 겨울에 밖에 나갔기 때문에 감기에 걸렸다고 생각한다. 또한 연상에 의한 원인은 몇몇 어른들이 생각하는 에이즈가 악수를 하면서 전염된다는 생각을 설명해 준다. 하지만 에이즈는 그냥 일어날 수 있다.

> **인과관계(causality)**는 원인과 결과를 구분하지 않고 원인의 형태로 설명한다. 두 개의 사건이 동시에 일어난 것처럼 느껴질 경우, 한 사건이 다른 사건의 원인이 되는 것처럼 여겨지는데, 아동들은 어떻게 그렇게 되는지를 설명할 수 없다.

보존개념의 발달

보존(conservation)은 외양이 바뀌어도 여전히 똑같이 어떤 것도 없어지거나 추가되지 않았음을 이해하는 능력을 말한다. 취학 전 아동들이 외양에 쉽게 동요되고, 한 번에 어떤 것의 한 가지 측면에만 집중을 하며, 발생되는 사건에 대해 마음으로 이해하는 데 어려움을 겪기 때문에 보존능력(conservation tasks)에 어려움이 있다.

숫자(길이)에 대한 보존개념은 일련의 항목들이 재배열되었음에도 불구하고 그 숫자가 동일하게 유지되고 있음을 인식하는 능력을 말한다. 예를 들면, 인지 능력이 제한된 사고와 숫자에 대한 보존개념의 결핍을 검증하기 위한 실험에서, 한 줄에 10개의 캔디가 배열된 10m와 8m 두 줄을 아동에게 주어 보라. 한 줄에 10m와 8m를 서로 한 데 뭉쳐 놓고, 둘째 줄에는 펼쳐 놓아서, 나란히 놓았을 때 둘째 줄이 첫째 줄의 너머까지 펼쳐지게 하라. 어느 줄에 10m와 8m가 더 많이 있는지 아동에게 물어보라. 답을 제시하면 왜 그런지 물어보라. 아동은 두 줄 중에서 더 긴 줄에 "더 많이" 있다고 생각하고 줄의 길이에만 집중할 것이다.

양(부피)에 대한 보존개념은 같은 양의 물이 키가 큰 유리잔

숫자(길이)에 대한 보존개념은 일련의 항목들이 재배열되었음에도 불구하고 그 숫자가 동일하게 유지되고 있음을 인식하는 능력을 말한다.

보존(conservation)은 외양이 바뀌어도 여전히 똑같이 어떤 것도 없어지거나 추가되지 않았음을 이해하는 능력을 말한다. 취학 전 아동들이 외양에 쉽게 동요되고, 한 번에 어떤 것의 한 가지 측면에만 집중을 하며, 발생되는 사건에 대해 마음으로 이해하는 데 어려움을 겪기 때문에 보존능력(conservation tasks)에 어려움이 있다.

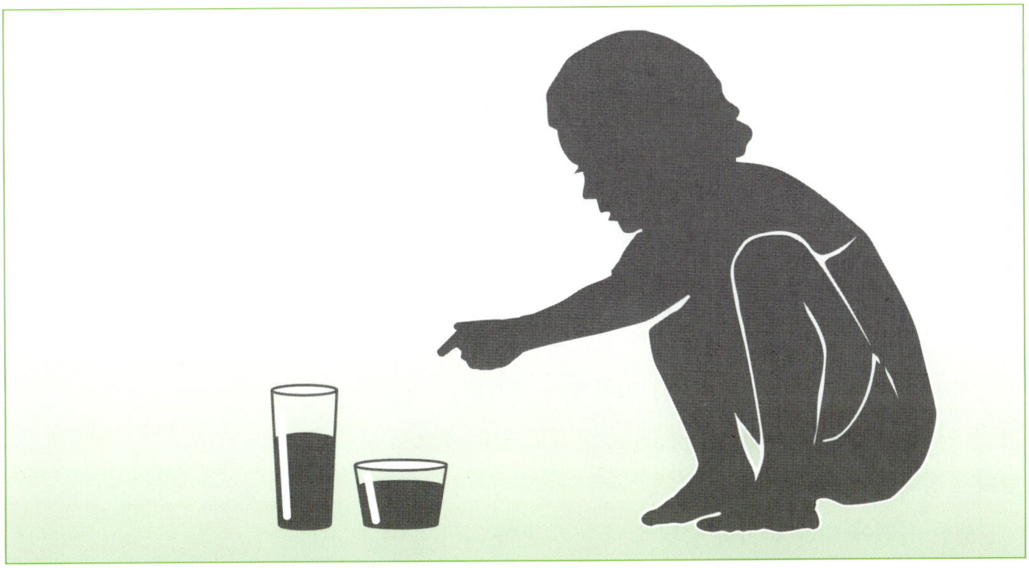

그림 29–1 양(부피)(quantity experiment)의 보존개념 실험

에 담겨 있든 키가 작은 유리잔에 담겨 있든 관계없이 같은 양의 물이 든 컵이라는 사실을 인식하는 것을 말한다. 다시 말하면, 취학 전 아동들은 키가 큰 유리잔에 "더 많은 물"이 들어 있다고 생각하며 키가 큰 유리잔의 높이에만 집중한다(그림 29-1). 아동들은 이러한 행위를 정신활동으로 역전시킬 수 없기 때문에 물의 양이 여전히 똑같다는 개념을 이해할 수 없다. 또한 폭을 높이로 대체할 수도 없다.

양(부피)에 대한 보존개념은 같은 양의 물이 든 컵이 키가 큰 유리잔에 담겨 있든 키가 작은 유리잔에 담겨 있든 관계없이 같은 양의 물이 든 컵이라는 사실을 인식하는 것을 말한다.

질량이나 길이의 보존개념은 질량이나 길이가 여전히 똑같은데도 불구하고 단단한 물체의 외양이 바뀔 수 있음을 이해하는 능력이다. 취학 전 아동들은 뱀 모양으로 밀어서 만들 때 점토로 만들어진 공이 점점 더 커진다고 생각한다. 아동들은 완전히 길게 늘여서 만들어진 공의 길이가 점점 커진다고 믿는다.

질량이나 길이의 보존개념은 질량이나 길이가 여전히 똑같은데도 불구하고 단단한 물체의 외양이 바뀔 수 있음을 이해하는 능력이다.

분류

취학 전 아동에게 벽장에서 소지품들을 꺼내 분류하는 일을 도와달라고 하면 신발과 셔츠를 둘 다 빨간색이라는 이유로 하나로 묶어서 정리한 다음, 신발과 똑같은 버클이 달렸다는 이유로 파란색 벨트도 이 분류에 포함시킬 것이다. **분류(classification)**를 할 때 처음에는 현저성(saliency), 즉 확실히 눈에 띄는 것을 토대로 이루어진다. 유치원생이 되면 아동들은 유목 포함(class inclusion)의 개념을 이해하기 시작한다. 예를 들면, 신발, 운동화(스니커즈), 부츠가 모두 신발류이고, 셔츠는 여기에 포함되지 않는다.

분류(classification)를 할 때 처음에는 현저성(saliency), 즉 확실히 눈에 띄는 것을 토대로 이루어진다.

피아제 이론의 대안

70여년 동안 존재해 왔던 피아제의 이론은 꾸준히 평가를 받아왔으며, 여러 가지 측면에서 부족한 것으로 확인되었다. 반복적인 연구를 통해 유아기 아동들이 피아제가 생각했던 것보다 더 큰 지적 능력(intellectual competence)을 갖고 있는 것으로 보고되고 있다.

반복적인 연구를 통해 유아기 아동들이 피아제가 생각했던 것보다 더 큰 지적 능력(intellectual competence)을 갖고 있는 것으로 보고되고 있다.

발생한 사건에 대한 언어적 설명에 대한 의존이 피아제 이론의 주요한 약점이다. 이 시기 아동들은 아동들이 생각하는 방식을 조사하는 데 사용된 과제의 특성이 결과에 영향을 미칠 수 있다. 예를 들면, 두 연속 과제를 비교해 보라. '길이별로 막대 주문하기'와 '계량컵을 서로 안쪽에 쌓기'가 과제로 제시된다. 막대의 경우, 아동들은 시행착오를 겪고, 한 번에 두 가지에 집중을 할 수 없다. 다시 말하면, 막대의 길이와 막대 앞에 있는 것과 막대 뒤에 있는 것에 대한 막대의 관계에 동시에 집중할 수 없다. 따라서, 아동들은 과제 "수행"이 정확하게 완수되지 않은 경향이 있다. 계량컵의 경우, 단 하나의 정확한 해결책이 있다. 이 과제는 아동들이 언제 틀렸는지를 말해주고, 부정확한 시도의 결과를 직접 아동들이 "뒤바꾸도록(reverse)" 지도한다. 과제가 "오류 정보"를 제공하기 때문에 다시 말해서, 큰 컵이 작은 컵 안에 들어갈 수 없기 때문에 아동들은 성공적으로 컵을 연속 배열한다.

취학 전 연령기에, 아동들이 기억해내는 양과 기억하는 방법이 모두 향상된다. **신피질(neocortex)**의 성숙과 언어능력의 폭발 때문에 역량이 향상된다. 아동들은 단어를 사용하여 **부호화(encoding)**라고 불리는 과정인 사물에 대한 연상능력의 유용한 네트워크를 구축할 수 있다. 아동들은 이러한 네트워크를 장기 기억 속에 저장하는데, 평생 동안 무제한적으로 나타나는 것 같다. 단기 기억 시간이 30초로 길어지지만, 3~5개의 정보로 제한된다. 나이가 많은 아동이나 어른의 단기 기억 능력은 7~9개 정보이다.

정보처리이론

대안적 설명을 보여주는 한 가지 예로, **정보 처리(information processing)** 이론가들은 인지발달이 주의집중(attention)이나 기억(memory)과 같은 인지 과정의 향상에 의해 발생된다고 믿었다. 그 결과, 연구자들은 어떤 유형의 정보를 아동들이 표현하고, 어떻게 그러한 정보를 처리하며, 어떻게 이러한 인지 능력의 변화가 행동에 영향을 미치고, 어떤 심리적 메커니즘이 이러한 변화를 담당하는가에 대한 조사를 진행하고 있다.

> 대안적 설명을 보여주는 한 가지 예로, **정보 처리(information processing)** 이론가들은 인지발달이 주의집중(attention)이나 기억(memory)과 같은 인지 과정의 향상에 의해 발생된다고 믿었다.

예를 들면, 아동들이 적절한 정보에 집중하는 데 훨씬 더 전문가가 되어가고 있기 때문에 유아기의 아동들에게는 주의집중(attention)이 점점 더 중요해지고 있다. 시글러 앤 알리발리(2005)가 지적한 대로, 아동들이 관련된 항목에 정신을 집중하는 선택성(selectivity)이 3세와 8세 사이에 실질적으로 증가한다.

기억력도 마찬가지이다. 취학 전 연령기에, 아동들의 기억력이 눈에 띄게 향상되며, 구성, 회수와 같은 효율적인 기억 전략을 발전시키기 시작한다. 유아기 아동들에게 전화 번호 555-1234를 외워보라고 하라. 일곱 자리 숫자가 단기 기억 용량을 초과하기 때문에 숫자를 두 개의 정보 덩어리, 즉 555와 1234로 구분하는 데 곤란을 겪는다. 하지만 나이가 많은 아동들은 이러

> 기억력도 마찬가지이다. 취학 전 연령기에, 아동들의 기억력이 눈에 띄게 향상되며, 구성, 회수와 같은 효율적인 기억 전략을 발전시키기 시작한다.

한 구분을 할 수가 있다. 이러한 문제를 극복하기 위해, 큰 소리로 예행 연습을 할 수 있다. 하지만, 단서, 즉 번호가 555부터 시작한다는 사실이 기억력을 자극할 것이다. 일단 전화번호가 귀에 익은 곡조로 설정되면 아동들은 그 번호를 더 잘 기억할 것이다. 노래와 음악이 뇌의 서로 다른 영역에 전부 저장되기 때문이다.

어른들은 종종 어린 아동들의 기억력에 놀라움을 금지 못하는 때도 있다. 취학 전 아동이 관심을 집중했던 것과 현저하게 두드러진 것에 관심을 기울였던 것을 기억한다는 사실을 명심하라. 하지만 연상작용의 네트워크는 공상적일 수 있다. 4세 여아라면 가족 결혼식에 입었던 옷을 기억할 수 있겠지만, 누구의 결혼식이었는지는 기억하지 못할 수도 있다.

취학 전 아동이 관심을 집중했던 것과 현저하게 두드러진 것에 관심을 기울였던 것을 기억한다는 사실을 명심하라.

마음이론

분명, 주의집중(attention)이나 기억력(memory)과 같은 급속도로 향상되는 인지 과정이 아동들의 **마음이론(theory of mind)** 습득에 도움이 된다. 많은 발달 심리학자들은 오늘날의 인지 심리학이 실제로 아동의 마음이론의 심리, 즉 아동의 정신 상태에 대한 신념과 바람, 지식, 사고라고 보았다. 다시 말하면, 마음이론은 다른 사람들의 사고와 바람, 감정 상태에 대한 이해를 기술하는 것이며, 이러한 능력은 약 2~3세에 나타나기 시작한다.

많은 발달 심리학자들은 오늘날의 인지 심리학이 실제로 아동의 마음이론의 심리, 즉 아동의 정신 상태에 대한 신념과 바람, 지식, 사고라고 보았다. 다시 말하면, 마음이론은 다른 사람들의 사고와 바람, 감정 상태에 대한 이해를 기술하는 것이다.

유명한 인지 심리학자 존 플레이벨(1998)은 마음에 관한 아동들의 지식을 다음과 같이 정리하였다.

- 유아기의 아동들은 사람만이 생각하는 능력이 있다는 사실을 깨닫게 된다.
- 사고는 내적인, "머리에서 진행되는" 과정이다.
- 사람들은 존재하지 않는 대상에 대해서도 생각할 수 있다.
- 다른 사람들도 생각할 수 있는 능력이 있다.
-

건강관리자를 위한 시사점

질병에 대한 전조작기적 설명은 발생 사건에 대한 연상작용에 토대를 둔다. 비바체 앤 월쉬(1981)는 질병을 그 증상으로 설명할 수 있다고 지적했다. 즉, 감기는 콧물이 흐를 때 생기고, 외적인 원인을 식별할 수 있지만, 아동들은 어떻게 원인이 결과로 이어질 수 있는지를 설명할 수 없다. 감기는 겨울에 외부로부터 발생하고, 질병은 아동이 통제할 수 없고 "그냥 발생할 수 있다." 치료 요법에 대한 관리를 위해 연상작용을 활용하라. 즉, 잠잘 시간에 약을 복용하거나 유아기 아동의 두려움을 진지하게 받아들여라.

출처

- Bibace, R., & Walsh, M. E. (1981). Development of children's concepts of illness. In R. Bibace & M. E. Walsh (Eds.), *New directions for child development: Children's concepts of health, illness, and bodily functions*. San Francisco: Jossey–Bass.
- Flavell, J. (1998). Social Cognition. In D. Kuhn & R. Siegler (Eds.), *Handbook of Child Psychology: Volume 2. Cognition, perception, and language*. New York: John Wiley.
- Siegler, R., & Alibali, M. (2005). *Children's Thinking*. Upper Saddle River, NJ: Prentice Hall.

미리보기

- 자아는 여러 가지 특성과 능력이 복잡하게 얽혀 있다.
- 윌리엄 제임스는 보는 나와 보여지는 나 사이의 이분법을 파악해 냈다.
- 아동이 유아기를 겪으면서 인지 능력이 성숙해가고, 자기 자신에 대한 생각이 좀 더 추상적인 형태를 띠기 시작한다.
- 15개월경과 24개월경 사이의 아동들은 자아 인식에 대한 분명한 신호를 보이기 시작한다.
- 이 시기의 아동들은 대행자의식(sense of agency)이 발달한다.
- 자아통제력(self-control)의 발달이 자아 발달의 중요한 단계이다.
- 자존감의 습득이 자아 발달의 중요한 측면이다.

30장

자아의 발달

주요어휘

- □ 대행자(agency)
- □ 보는 나("I" self)
- □ 보여지는 나("Me" self)
- □ 자기조절(self-regulation)
- □ 자기통제(self-control)
- □ 자아(self)
- □ 자존감(self-esteem)

자아의식(sense of self)은 특성과 능력이 다면적으로 혼합된 형태이다. 자아개념(self-concept)은 아동들이 신체적, 인지적, 사회적으로 성숙해 가고, 부모와 또래, 사회 전반의 영향을 받을 때 발달한다. 그렇다면 "자아"란 무엇인가?

거울을 보면서 이렇게 질문해 보라. "무엇을 보고 있는가?" 물론, 당신은 자신의 모습을 보고 있을 것이다. 하지만, 정확히 무엇을 보고 있는 것일까? 거울을 볼 때는 자신의 모습을 보고 있는 것이다. 하지만, 자신을 바라보는 이러한 관점에는 두 가지의 측면이 있다. 첫 번째 측면은 **"보는 나"**이다. 실제 보는 행위를 하고 있는 자신의 일부를 말한다. 또한 두 번째 측면은 **"보여지는 나"**이다. 다시 말해서, 여기서 "나"는 관찰되고 있는 나이다.

윌리엄 제임스는 자아를 뚜렷하게 구분되는 두 가지 부분으로 구분하는 방법을 제안했다. 그는 자아의 "나"라는 부분이 아는 사람(knower), 즉, 생각하고, 판단을 내리고, 인식하는 "나"라고 했다. 그것은 눈에 보이는 모든 것들과는 구분되고 주변 세상을 통제한다. 이와는 반대로, "보여지는 나"는 "보는 나"가 생각하고, 판단하는 등의 대상이다. "보여지는 나"를 "보는 나"가 자존감이라는 감정을 발달시키는 방법을 이해하는 데 도움이 되는 자기 이미지라고 생각해보자. "보는 나"가 "보여지는 나"를 평가하게 한 결과, 자아는 좋거나 혹은 나쁘다, 유능하다 혹은 무능하다, 능숙하다 혹은 어설프다는 평가를 받았다.

유아기에 아동들은 신체적 특징(머리카락이나 눈 색깔)의 파악부터 좀 더 사회적이고 정서적인 특징(자신에 대한 좋은 혹은 나쁜 감정)의 파악으로 변화한다. 아동이 성장함에 따라, 자아의식이 거울 속에 비친 모습에만 국한되지 않고, 언어를 습득하며, 자신에 대해 생각하는 바를 말할 수도 있다. 자기판단(self-judgment)은 변화하는 인지적, 사회적 성숙 정도를 반영한다.

> **자아의식(sense of self)**은 특성과 능력이 다면적으로 혼합된 형태이다.

> 첫 번째 측면은 **"보는 나"**이다. 실제 보는 행위를 하고 있는 자신의 일부를 말한다. 또한 두 번째 측면은 **"보여지는 나"**이다. 다시 말해서, 여기서 "나"는 관찰되고 있는 나이다.

> 유아기에 아동들은 신체적 특징(머리카락이나 눈 색깔)의 파악부터 좀 더 사회적이고 정서적인 특징(자신에 대한 좋은 혹은 나쁜 감정)의 파악으로 변화한다. 아동이 성장함에 따라, 자아의식이 거울 속에 비친 모습에만 국한되지 않고, 언어를 습득하며, 자신에 대해 생각하는 바를 말할 수도 있다. 자기판단(self-judgment)은 변화하는 인지적, 사회적 성숙 정도를 반영한다.

자기인식

발달 심리학자인 루이스와 브룩스-건(1979)의 연구에서는 아동들은 출생 후 15개월이 되면 거울 속에 비친 자신의 모습을 인지할 수 있다고 했다. 연구자들은 아동의 코를 닦아 주면서 루주(rouge)를 아동의 얼굴에 몰래 발랐다. 15개월부터 24개월 사이의 걸음마기 아동들은 코를 닦아서 그 이미지에 반응했다. 2세와 3세 사이의 언어 성장과 표상적 사고가 가능한 시기에는 그림

속의 자신의 모습을 파악하고 이름을 불러줄 때 자기를 부르는 것인지 알았다. 또한 자신의 두드러진 특징들, 즉 남자, 여자, 덩치가 큰 아동, 덩치가 작은 아동과 같은 특징들로 서로를 구분할 수 있었다.

루이스와 브룩스-건(1979)의 연구에서 아동들은 출생 후 15개월이 되면 거울 속에 비친 자신의 모습을 인지할 수 있다고 했다.

대행자 행위와 자기조절

유아기 아동들은 자기 나름대로 세상을 탐구하면서 **대행자 의식(sense of agency)**을 발달시켜 나간다. 예를 들면, "내가 해냈어!"와 같은 인식이 포함된다. 아동들이 무엇을 해야 하고 하지 말아야 하는지에 관한 부모의 기대가 유아들의 욕구와 실제로 충돌한다. 부모는 걸음마기 아동들의 손이 닿는 곳에 있는 날카로운 물체를 물리적으로 제거할 필요가 있겠지만, 3세 아동에게는 이 물체를 손으로 집지 말라는 주의만으로도 대행자 의식을 개발시키기에 충분하다. 유아들은 자기가 누구인지에 대해 자신이 실제 경함하는 일을 통해 인식하면서 대행자 행위와 **자기조절(self-regulation)**개념을 발달시켜 나가고, 이러한 과정은 자기개념발달의 기초가 된다.

유아기 아동들은 자기 나름대로 세상을 탐구하면서 **대행자 의식(sense of agency)**을 발달시켜 나간다. 예를 들면, "내가 해냈어!"와 같은 인식이 포함된다.

자기통제

부모 지시에 대한 반응으로서 자기조절은 권위적인 인물이 없으면 **자기통제(self-control)**로 바뀐다. 아동들은 반드시 사회적 상황의 요건을 이해하고, 자체 행동을 감시하며, 자기통제력을 행사할 동기를 부여받아야 한다. 또한 자신의 행동이 미치는 영향에 대해서도 이해해야 한다.

인지적, 정서적 발달과 같은 많은 과정들이 자기통제력의 발달에 기여한다. 취학 전 아동은 부모의 설명("우리가 여기에 온 이유는 말씀을 듣기 위해서야"), 주의 주기("못마땅한 표정"), 주의전환(읽을 책거리) 등을 할 때, 부모가 아동들이 원하는 행동의 모범을 보일 때, 언어적, 물리적 충동을 더 잘 조절한다. 아동들은 이러한 과정을 내재화시키고, 부모가 없을 때 기대되는 것들에 대해 큰 소리로, 또는 머리 속으로 다시 생각한다. 유아의 자기통제능력은 시간이 지남에 따라 발달하게 된다.

부모 지시에 대한 반응으로서 자기조절은 권위적인 인물이 없으면 **자기통제(self-control)**로 바뀐다. 아동들은 반드시 사회적 상황의 요건을 이해하고, 자체 행동을 감시하며, 자기통제력을 행사할 동기를 부여받아야 한다. 또한 자신의 행동이 미치는 영향에 대해서도 이해해야 한다.

공격적 충동의 극복

아동들은 반드시 감정과 충동을 통제하는 법을 배워야 한다. 유아들은 압도적인 각성을 경험할 때면 떼를 쓰기 시작한다. 제멋대로 하려고 밀고, 잡아당기고, 움켜쥐면서 엄청난 공격성을 보인다. 유아는 "슬픔," "화남," "나쁨"을 구분하는 데 어려움이 있다. 자신이 생각했던 의도가 부모의 못마땅한 표정으로 좌절될 때 이러한 모든 감정을 경험하기 때문이다. 유아는 울고, 맞서고, 숨으려는 행동을 모두 동시에 한다. 4세부터 7세 사이에 상처를 입히려고 하는 적대적인 공격성이 늘어난다. 처음에는 신체적인 공격성을 보이지만, 아동들이 언어 능력을 갈고 닦기 시작하면서, 언어적 모욕과 비웃음도 증가한다. 목표는 지배(domination)지만, 아동들은 여기서 승리를 얻어냈다고 해서 친구를 얻는 것은 아니라는 것을 알게 된다.

> 아동들은 반드시 감정과 충동을 통제하는 법을 배워야 한다.

> 신체적 체벌이 공격적인 행동을 즉시 중단시킬 수는 있지만, 오히려 나중에는 그 행동이 더욱 악화될 수 있다. 또한 이런 식의 전략이 아동들에게 잘못된 행동에 대한 수용 가능한 대안을 가르쳐 주지는 못한다.

부모는 자녀에게 공격적인 충동을 통제하는 법을 가르치기 위해 다양한 훈육 전략을 선택한다(표 30-1). 구두지시(verbal instruction)로 아동에게 타인에 대한 관점을 받아들이게 할 수 있고, 대안적 행동을 제시할 수 있다. 예를 들어, "밀면 아플 거야. 너에게도 똑같이 하면 어떤 느낌일 것 같아? 장난감을 갖고 싶으면 밀지 말고, 보여 달라고 말로 해야지." 역할 모델링(role modeling)도 구두지시와 함께 사용하면 장기적인 효과를 불러온다. "나는 지금 너무 화가 나. 밖에 나가서 진정 좀 해야겠어." 타임 아웃(time-out)도 아동들이 자기통제력을 되찾을 수 있게 도움을 주는 효과적인 방법일 수 있지만, 구두지시와 함께 사용하면 특히 효과가 좋다. "이제 착하게 놀 수 있겠어?" 어린 아동들은 시간을 알지 못하기 때문에 부모가 시간을 설정해주어야 한다는 것을 잊지 말아야 한다. 신체적 체벌이 공격적인 행동을 즉시 중단시킬 수는 있지만, 나중에 그 행동이 악화될 수 있다. 또한 이런 식의 전략은 아동들에게 잘못된 행동에 대한 수용가능한 대안을 가르쳐 주지 못한다.

자아존중과 자기개념

자존감(self-esteem)은 자아개념과 내재적 가치에 대한 평가이다. 취학 전 아동들의 자아개념은 제한적이다. 옷과 머리색깔, 형제자매와 애완동물의 이름에 대한 설명이 여기에 포함된다고 할 수 있다. 걸음마기 아동들은 할 수 있냐 없냐에 관한 능력, 호불호의 특성을 보인다.

> 취학 전 아동들의 자아개념은 제한적이다.

표 30-1 자기통제력(self-control) 발달을 돕는 훈육전략(disciplinary strategy)

전략	설명	예
구두 지시(verbal instruction)	행동을 설명한다.	"원한다고 마음대로 움켜쥐면 안돼. 다음부터는 먼저 공손하게 물어봐."
조망 수용(perspective taking)	다른 관점을 제시한다.	"때리면 아프잖아. 너도 다른 사람이 너에게 똑같이 그렇게 한다면 싫을 거야."
역할 모델링(role modeling)	어른이 행동을 시범을 보인다.	교회에서 조용히 있기, 갈등을 통해 말하기
타임아웃(time-out)	아동을 조용한 장소로 이동시킨다. 타이머를 설정한다. 아동이 되돌아오는 만일의 상황을 설정한다.	"여기서 5분 동안 앉아 있어. 착하게 놀 준비가 되면 너도 끼워 줄께. 착하다는 말은 움켜 잡지 않는다는 것을 의미하는 거야."
긍정적 귀인(positive attribution)	말로써 아동에게 보상한다.	"네가 큰 도움이 되었어. 고마워!"

예를 들면, "수영할 수 있어." "소꿉놀이를 하고 싶어." "몹시 화가 나." 반면, 취학 전 아동들은 다른 사람들이 얼마나 자신을 좋아해 주는지(사회적 수용)와 어떤 일을 얼마나 잘할 수 있는지(능력)를 구분할 수 있다. "사라는 나를 좋아해. 사라는 내 친구야." "나는 색칠을 잘 해."

8세가 되면 아동은 학문적, 사회적, 물리적 요소로 구분되는 자존감에 대해 일반적으로 인식하게 된다. 성숙해 감에 따라 이러한 요소들은 복잡해지는데, 수학 대 영어, 스포츠 대 외모 등으로 구분하게 된다. 취학연령의 아동들은 취학 전 아동에 비해 자신이 할 수 있는 것에 대해 훨씬 잘 판단한다. 초등학교 저학년들엑게 누가 가장 빨리 달리는지를 물어보면 모두 손을 들 것이다. 3학년 학생들에게 "너희는 남자 아이니? 여자 아이니?" "축구를 잘 하니? 야구를 잘 하니?"라는 질문을 하면 잠시 생각에 잠길 것이다.

취학 전 아동은 나이가 많은 형제자매와 같이 자존감에 대한 일반적인 인식이나 하위 인식을 하지 않는다. 오히려, 경험에 따라 여러 자존감을 보인다. 4세의 경우, 좋은 느낌이 성공의 척도이다. 좀 더 나이가 많은 아동들은 노력과 성과를 보고, 자신에 대한 평가를 내리기 위해 여러 출처에서 나온 정보를 사용한다.

미국의 심리학자이자 철학자인 윌리엄 제임스(1890)는 자존감에 대해 성공(success)을 겉치레(pretense)로 나눈 값이라고 정의하였다(그림 30-1). 그는 성공(success)을 충분히 인간적이고 현실적인 것, 스스로를 유능한 사람으로 판단하는 것, 스스로를 상황에 영향을 미치는 사람으로 판단하는 것이라고 개념화하였다. 겉치레(pretense)는 외양과 실체의 부족에 기반을 둔 자아를 의미한다.

$$\text{자존감} = \frac{\text{성공(success)}}{\text{겉치레(pretense)}}$$

출처: James, 1890.

그림 30-1 자존감에 대한 고전적 정의

출처

- Harter, S. (2006). The self. In W. Damon & R. Lerner (Series Eds.) & N. Eisenberg (Volume Ed.), *Handbook of child psychology: Volume 3. Social, emotional, and personality/development* (pp. 505 – 570). New York: John Wiley.
- James, W. (1890). *Principles of psychology*. Boston: Houghton Mifflin.
- Lewis, M., & Brooks–Gunn, J. (1979). *Social cognition and the acquisition of self.* New York: Plenum.

미리보기

- 아동들은 남성과 여성의 차이를 재빨리 구분해 낼 줄 안다.
- 수용가능한 성의식은 현대사회에서 변화하고 있는 개념이다.
- 성 발달은 신체적, 심리적, 사회적 요인의 영향을 받는다.
- 성 발달에 관한 여러 이론적 설명에 대한 제안이 제기되었다.
- 남아와 여아를 비슷하게 키워야 한다는 이론적 신념에도 불구하고, 부모들은 여전히 남아와 여아를 다르게 구분해서 기르는 경향이 있다.
- 성 정체성이란 남자와 여자가 태어날 때의 성을 갖는다는 믿음이다.
- 성 역할과 성 고정관념에 관한 지식은 인지적 성숙도가 늘어남에 따라 증가한다.

31장

성 발달 I

주요어휘

- □ 사회학습 이론(social learning theory)
- □ 성(gender)
- □ 성 고정관념(gender stereotype)
- □ 성도식 이론(gender schema theory)
- □ 성 역할(gender role)
- □ 성 정체성(gender identity)
- □ 인지발달이론(cognitive–developmental theory)

아동들이 최초로 인지하는 범주들 중의 하나가 성과 관련된 것이고, 남자와 여자 사이의 구분이 존재한다. 예를 들면, 아동들은 2세와 3세 사이에 자신이나 타인의 성을 표현할 수 있다. 4세가 되면 아동들은 시간이 지나도 성 정체성이 고정되어 있다는 사실을 인지하게 된다. 이후, 의복이나 머리스타일, 활동의 변화에도 불구하고 성 정체성은 똑같이 유지된다는 사실을 깨닫게 된다.

> 아동들은 2세와 3세 사이에 자신이나 타인의 성을 표현할 수 있다. 4세가 되면 아동들은 시간이 지나도 성 정체성이 고정되어 있다는 사실을 인지하게 된다.

아동들이 자기뿐만 아니라 사회가 수용할 수 있는 방식으로 **성 의식(sense of gender)**을 습득하는 방법은 그들의 성 발달의 중심이 되는 문제이다. "수용 가능하다(acceptable)"는 말은 사람들마다 다른 의미를 지니고 있다. 남아와 여아의 성 역할이 존재하지만, 남아와 여아는 천천히, 심지어는 마지못해 변화해 가는데, 여전히 첨예한 의견의 차이도 존재한다. 예를 들면, 많은 부모들이 자녀가 전통적인 성 역할(남아의 경우 스포츠, 여아의 경우 인형)을 따르기를 원하는 반면, 다른 부모들은 엄격한 성 역할 고정관념을 깨기를 원한다. 이러한 문제들을 다루어 나가면서 가장 먼저 성과 발달과 관련한 여러 가지 용어의 의미를 이해해야 한다.

> 아동들이 자기뿐만 아니라 사회가 수용할 수 있는 방식으로 **성 의식(sense of gender)**을 습득하는 방법은 그들의 성 발달의 중심이 되는 문제이다.

> 성 발달은 다면적이고, 일정 기간에 걸쳐 발생하며, 생물학적, 사회적, 심리적 요인의 영향을 받는다(표 31-1).

성 발달은 다면적이고, 일정 기간에 걸쳐 발생하며, 생물학적, 사회적, 심리적 요인의 영향을 받는다(표 31-1). 성 발달에는 자신과 타인을 남성이나 여성

표 31-1 성 발달(gender development)

성 정체성	자신을 남성이나 여성으로 분류한다(2~3세).
성 항상성	항상 하나의 성 만을 갖게 된다는 사실을 인지한다(5~6세).
성 역할	성(예: "엄마")을 토대로 문화적으로 수용된 행동(4세까지 나타났다가 인생 전체에 걸쳐 진화해 나간다)을 한다.
성 고정관념	보통 남성이나 여성과 연관된 특징들을 반영하는 행동(예: 공격성 대 수동성)을 보인다(4세).
성도식	성을 유지한다는 이론은 주어진 사회 질서에서 남성이나 여성을 의미하는 것과 관련된 정보를 사람들이 구축해 나가는 사회적 구성물이다.
모호한 성기	태어날 때 염색체나 호르몬 기형 때문에 남성이나 여성으로 명확하게 구분되지 않거나 충분히 발육하지 못한 성기를 말한다.
오이디푸스 콤플렉스	남아를 대상으로 한 성 정체성에 관해 프로이드가 쓴 표현이다.
관계적 자아	어떻게 여아가 자아를 발달시키느냐에 관한 스톤 센터(Stone Center) 이론가들의 설명이다.
마구잡이 놀이	아동들이 재미있는 척 할 수 있는 놀이로 인식하는 친근한 쫓기게임과 레슬링, 싸움과 관련이 있는 또래들간의 상호작용을 말한다.
공격성	다른 사람에게 피해를 주려는 의도가 숨겨진 행동을 말한다.

으로 표현할 수 있는 능력(성 정체성), 성 역할에 대한 지식, 성 역할의 선택, 성 항상성(예: 자신의 성이 영구적으로 변하지 않는다는 것을 인식함) 등이 포함된다. **인지발달이론(cognitive-developmental theory)**을 지지하는 사람들은 아동들이 어떻게 행동해야 하는지에 관한 단서를 찾기 위해 주변환경을 탐색하는 선천적 경향과 결부된 인지 능력과 언어 변화가 성 지식과 항상성의 발달에 영향을 미친다는 관점을 취한다. **사회학습이론(social learning theory)**은 성 역할의 채택, 즉 사회적 경험에 기반을 둔 자체 성에 적합한 복장과 활동을 선호하는 경향의 발달과 관련이 있다.

성 도식이론(gender schema theory)은 두 가지 이론의 조정을 시도한다. 이 이론은 성을 사회적 구성체라고 주장한다. 다시 말하면, 도식(schema)으로서의 성이 문화와 성 간의 연관성과 관련된 정보를 구성한다. 성 도식에는 남성스럽다거나 여성스럽다고 여겨지는 것, 사회질서에 있어서 성의 기능적 중요성, 남성이나 여성으로서의 자아개념에 대해 시사하는 점들이 포함된다.

2~3세: 성 명명과 성지식

어른들은 아동이 태어날 때부터 남아와 여아에게 다르게 반응하고 양육한다. 12개월이 되면 아동은 남아와 여아의 얼굴 그림에 대해 다르게 반응하는데, 이는 남자와 여자로부터 다른 유형의 상호작용을 기대하고 있음을 시사한다.

> 어른들은 아동이 태어날 때부터 남아와 여아에게 다르게 반응하고 양육한다.

유아들은 생후 2년째가 되면 자신에 대해 부모와 분리되는 사람으로 인식하기 시작한다. 처음에는 자아와 성에 대한 개념이 거의 서로 뗄 수 없는 관계에 있다. 유아들은 남아와 여아 사이의 해부학적 차이를 이해하지 못하거나 성이 자아의 한 측면임을 모른다.

30개월이 되면 아동들은 스스로를 "소년" 또는 "소녀"라고 생각한다. 두 번째 생일이 지나면 성인 어른들 사이에서는 아동이 신체 기능을 조절하는 법을 배우게 될 것이라는 기대감이 증가한다. 표상적 사고와 언어발달의 진행과 함께 화장실 교육이 동시에 발생하기 때문에 아동들은 신체의 일부나 기능에 대해 명명할 수 있고, 신체적 충동을 부모에게 전달할 수 있으며, 욕구에 대한 기대를 하게 된다. 일반적으로 어른들은 성에 기반한 언어를 사용하여 아동들에게 보상을 제공한다. "다 컸구나!(남아)" "착한 아이지?(여아)"

성 정체성(gender identity)은 신체부분을 인식하는 것, 그 이상을 말한다. 2세와 3세 사이의 아동들은 낯선 사람에 대해 그들이 입고 있는 옷에 관계없이 소년 또는 소녀, 엄마 또는 아빠라고 말한다. 분명한 것은, 아동들은 외양과 행동에 관한 사회적 정보를 바탕으로 인간을 두 범주를 구분하고 명명(label)한다.

3~5세: 성 항상성과 역할

3세와 5세까지의 기간 중에는 **성 역할(gender role)**과 **성 고정관념(gender stereotype)**에 관한 지식이 점점 복잡해지는 양상을 보인다. 아동들은 여전히 성 항상성에 어려움이 있을 수 있다. 인지발달 이론가들은 이러한 어려움에 대해 성을 보존하지 못하는 능력, 즉, 외적인 외양의 변화에도 불구하고 성이 동일하게 유지되고 있음을 인지하지 못하는 것이라고 설명했다.

벰(1985)은 이러한 어려움의 원인을 성 도식(gender schema)의 탓으로 돌렸다. 벰은 아들 제레미가 여아용 머리핀을 꽂고 유아원에 가겠다고 한 날에 관한 이야기를 들려주었다. 다른 남자아동이 제레미를 보고 여자라고 우겼다. 그 이유는 "여자아이만 머리핀을 꽂기 때문이다." 제레미는 자기가 여자가 아니라는 것을 증명해 보이기 위해 바지를 내렸는데, 그 남자아동은 제레미의 행동을 일축하면서 이렇게 말했다. "음경은 모든 사람에게 있어. 하지만 여자아동들만 머리핀을 꽂는 거야." 벰에 따르면 성의 사회적 구성물은 해부학보다 훨씬 강력한 것이라고 한다.

아동들은 취학 전에 "남자" 또는 "여자"라는 범주 안에 들어가기 위해 남자나 여자 중 하나로 보여야 하고 그렇게 행동해야 한다는 사실을 알고 있다. 성별에 따라 다른 행동이 4세까지 증가하는데, 아동들이 성 역할에 대한 관점에 대해 매우 엄격해지기 때문이다. 이것은 마치 고정관념적 행동에 집착함으로써 스스로의 성 정체성과 항상성을 확실히 하려는 것과 같다. "남자아동들은 이렇게 해. 나도 이렇게 하거든. 그러니까 나는 남자야." 5~6세가 되면 대부분의 아동들이 성이란 자아 정체성의 영구적인 부분이라는 사실을 알게 된다.

성 역할의 엄격함은 부분적으로는 인지적 유연성의 부재가 원인일 수 있다. 취학 전 아동들은 한 번에 어떤 대상의 한 가지 측면에만 집중하기 때문에 여러 정보를 조절하는 능력이 없다. 또한 양육방식, 문화적 영향, 아동의 성 역할에 대한 투자가 고정관념 행동 채택에도 기여한다. 아동들, 특히 남자아동들의 경우, 자신의 성이 갖는 성 역할에 대해 더 높은 가치를 부여한다.

양육방식, 문화적 영향, 아동의 성 역할에 대한 사회적 인식이 성 고정관념의 형성에 영향을 미친다.

출처

• Bem, S. (1985). Gender schema theory: A cognitive account of sex typing. *Psychological Review, 88*(4), 354-364.

미리보기

- 프로이드의 오이디푸스 콤플렉스에 따르면 남자아동은 만족스러운 성 정체성을 달성하기 위해 반드시 엄마로부터 분리되어야 한다고 하였다.
- 아동이 성 발달에 미치는 중요한 영향 요인에는 가족과 또래, 매체가 있다.
- 성적 유사성(sexual similarity)에 대한 시도여부와 관계없이, 부모는 일반적으로 남아와 여아를 다르게 키운다.
- 소아 초기에 동일한 성을 가진 아동들이 함께 노는 경향을 보이는데, 이것은 성 분리(sex cleavage)라고 불리는 패턴이다.
- 텔레비전이 고정관념적 성 발달에 강하게 영향을 미친다.
- 아동들은 어렸을 때부터 남자와 여자의 행동이 어떠해야 하는지에 관한 개념을 형성한다.

32장

성 발달 II

주요어휘

- □ 성 고정관념(gender stereotyping)
- □ 성 분리(sex cleavage)
- □ 성 부적합(sex–inappropriate)
- □ 성 역할놀이(sex–typed play)
- □ 엘렉트라 콤플렉스(Electra complex)
- □ 오이디푸스 콤플렉스(Oedipus complex)

성 발달에 관한 정신역동적 설명

프로이드의 **오이디푸스 콤플렉스(Oedipus complex)**는 어린 소년의 "남자인 자신"과 "여자인 엄마" 개념이 성장과정을 거치면서 분리되어야 한다는 것을 의미하지만, 여전히 "여성"은 남자에게 성적 욕망의 대상이다. 프로이드는 어린 소년이 엄마의 애정을 구하기 위해 아버지와 경쟁을 함으로써 이러한 분리(separation)를 달성할 수 있다고 생각했다. 소년은 자신이 동일시한 아버지를 패배시킴으로써 성 정체성을 확보한다고 본다. 비교 문화 연구에 따르면 이러한 경쟁이 아버지에 해당하는 인물(예: 삼촌 또는 나이가 많은 형제)을 대상으로 하는데, 이것은 소년이 자신이 사회화되어 가고 있는 문화권력구조에 대항하여 스스로를 검증하는 것임을 시사한다.

> 프로이드의 오이디푸스 콤플렉스는 어린 소년의 "남자인 자신"과 "여자인 엄마" 개념이 성장과정을 거치면서 분리되어야 한다는 것을 의미하지만, 여전히 "여성"은 남자에게 성적 욕망의 대상이다.

> 어린 소녀가 아버지와 결혼하고 어머니를 제거하려는 욕망을 표출할 수는 있지만, 그렇게 하기 위해서는 반드시 어머니의 성 역할에 대해 지속적으로 동일시할 수 있어야 한다.

소녀에게 나타나는 엘렉트라 콤플렉스는 어린 소녀가 아버지와 결혼하고 어머니를 제거하려는 욕망을 표출할 수는 있지만, 그렇게 하기 위해서는 반드시 어머니의 성 역할에 대해 지속적으로 동일시할 수 있어야 한다. 다시 말해서, 프로이드의 관점에서 보면 소녀는 패자와 동일시하게 된다. 프로이드와는 달리, 웰레슬리 대학(Wellesley College)의 스톤 센터(Stone Center)에서 일하는 연구자들은 여성의 자아의식이란 타인과의 분리에 기반을 두지 않고, 타인과의 관계에 토대를 둔다고 보았다. 자아를 형성함에 있어서, 어린 소녀는 자신의 여성성과 어머니의 여성성을 분리시키기보다는 차별화시킨다.

성 발달이 미치는 영향

아동들은 먼저 성별 간의 신체적인 차이에 주목한 다음, 여자와 남자에게 기대되는 행동을 이해하기 시작한다. 무엇이 이러한 과정에 영향을 미치는가?

가족

부모는 자녀에게 제공하는 장난감과 방에 들어가는 가구, 참여하는 성 행동의 유형 등으로 태어날 때부터 남자아동과 여자아동을 다르게 키운다. 어른들은, 남자아동은 장난감을 가지고 더 거친 놀이에 참여하고, 고정관념에 따라 장난감(자동차와 트럭)을 사주고, 서로 다르게 대우하는 경향이 있다. 2세 말 경이

> 부모는 자녀에게 제공하는 장난감과 방에 들어가는 가구, 참여하는 성 행동의 유형 등으로 태어날 때부터 남자아동과 여자아동을 다르게 키운다.

되면 부모는 적합한 성 행동(예: 고정관념적 성 행동)이라고 생각하는 놀이에는 우호적인 반응을 보이고 성 부적합놀이(남자아동이 전형적인 여자아동의 놀이에 참여하고, 여자아동이 전형적인 남자아동의 놀이에 참여한다)에 대해서는 부정적인 반응을 보인다.

부모는 이러한 강화 유형이 아동들의 성 발달에 어떠한 영향을 미치는지 인지하지 못한다. 윌, 셀프, 앤 데이터(1976)가 실시한 유명한 연구에서, 6개월된 아기와 상호작용하는 11명의 엄마를 관찰하였다. 이 엄마들 중 다섯 명은 파란색 바지를 입히고 "아담"이라는 이름을 지어주었을 때 아기와 놀았다. 그리고 여섯 명의 엄마들은 똑같은 아기에게 핑크색 옷을 입히고 "베스"라는 이름을 지어주었을 때 그 아기와 놀았다. 엄마들은 "베스"에게는 인형을, "아담"에게는 장난감 기차를 선물했다. 또한 베스를 보고 더 많이 웃었고, 더 바싹 끌어 안았다. 그 아기는 실제로는 남자아이였다.

또래

아동들이 친구를 만들어서 놀기 시작할 때, 이러한 활동들이 **성 역할놀이(sex-typed play)**를 발전, 유지시킨다. 아동들이 **성 부적합놀이**(남자아동이 인형을 가지고 놀고, 여자아동이 축구를 한다)에 참여할 때, 또래들이 즉시 비난을 하고 고립시키는 경향이 있다("계집애 같아." "선머슴 같아."). 이러한 고정관념을 없애기 위한 노력이 증가했지만(예를 들어, 소녀가 어린이 야구단이나 청소년 하키팀에 참여), 고정관념적 행동은 나이가 들어감에 따라 증가한다.

발달 기간 중, 동일한 성을 가진 아동들이 함께 놀이를 하는 경향이 있는데, 이러한 관행을 **성 분리(sex cleavage)**라고 부른다. 자신의 경험을 다시 되돌아 본다면 이 나이대에 친구가 누구였는지, 모두 남자였는지 아니면 모두 여자였는지를 기억해 낼 수 있을 것이다. 남자아동은 남자답고 여자아동은 여자답다는 생각을 강화시키기 위해 어떻게 모방과 강화와 인지발달이 하나로 결합되는지를 이해할 수 있다. 심지어는 사춘기에, 데이트나 반대성의 끌림에도 불구하고, 남자아동과 여자아동은 모두 그들이 속한 집단이 이상적으로 남성스럽다 혹은 여성스럽다라고 생각하는 것에 대한 가장 엄격한 해석에 따라 행동하기를 원한다.

아동들이 친구를 만들어서 놀기 시작할 때, 이러한 활동들이 **성 역할놀이(sex-typed play)**를 발전, 유지시킨다. 아동들이 **성 부적합놀이**(남자아동이 인형을 가지고 놀고, 여자아동이 축구를 한다)에 참여할 때, 또래들이 즉시 비난을 하고 고립시키는 경향이 있다("계집애 같아." "선머슴 같아.").

발달 기간 중, 동일한 성을 가진 아동들이 함께 놀이를 하는 경향이 있는데, 이러한 관행을 **성 분리(sex cleavage)**라고 부른다.

매체

텔레비전이 가족과 또래에게 상당한 의미가 있다고 말해도 과언이 아니기 때문에 텔레비전이 아동들의 사회화에 있어서 강력한 위치를 점해 왔다. 하지만 특별히 문제가 되고 있는 부분은 텔레비전에서 긍정적이고 바람직하다고 제시하는 고정관념적인 행동이다. 아동들이 텔레비전을 많이 시청하면 할수록, 아동들의 행동은 점점 더 고정관념화되어간다.

텔레비전이 가족과 또래에게 상당한 의미가 있다고 말해도 과언이 아니기 때문에 텔레비전이 아동들의 사회화에 있어서 강력한 위치를 점해 왔다. 하지만 특별히 문제가 되고 있는 부분은 텔레비전에서 긍정적이고 바람직하다고 제시하는 고정관념적인 행동이다. 아동들이 텔레비전을 많이 시청하면 할수록, 아동들의 행동은 점점 더 고정관념화되어간다.

텔레비전에서 보여주는 중심이 되는 캐릭터, 즉 주인공이 여성보다는 남성인 경우가 훨씬 많고, 주제가 남자들의 경우 액션 지향적이며, 캐릭터들은 일반적으로 고정관념적 행동을 한다(남성들은 경영인이나 지도자이고, 여성은 주부거나 비서이다). 텔레비전 광고에도 똑같은 내용이 적용된다. 남자와 여자의 행동을 평가해 보라고 했을 때, 8~13세의 아동들은 엄격하게 고정관념적 성 개념 방식으로 응답했다. 남자는 용감하고, 모험심이 강하며, 지적능력이 좋고, 결정을 잘 내리며, 여자는 쉽게 울고 보호를 받을 필요가 있다고 생각했다. 다시 말하면, 성 고정관념이 여실히 적용되고 있었다.

하지만, 명칭과 연관된 특징이 부정적인 이미지를 만들어낼 때 문제가 발생한다.

성 고정관념

성 고정관념(gender stereotyping)은 남자나 여자와 연관된 특징이나 행동에 관해 집단이 지니고 있는 신념이다. 다시 말하면, 아주 어릴 때부터, 우리는 남자는 어떠해야 하고 여자는 어떠해야 하는지에 대한 생각을 형성하고, 남자와 여자에 관한 특징들을 축적해 나가기 시작하며, 각 범주에 대한 명칭을 부여한다. 성 고정관념은 3세와 5세 사이에 나타나서 초등학교 1학년 입학할 때가 되면 최정점에 달한다.

성 고정관념(gender stereotyping)은 남자나 여자와 연관된 특징이나 행동에 관해 집단이 지니고 있는 신념이다. 다시 말하면, 아주 어릴 때부터, 우리는 남자는 어떠해야 하고 여자는 어떠해야 하는지에 대한 생각을 형성하고, 남자와 여자에 관한 특징들을 축적해나가기 시작하며, 각 범주에 대한 명칭을 부여한다. 성 고정관념은 3세와 5세 사이에 나타나서 초등학교 1학년 입학할 때가 되면 최정점에 달한다.

하지만 명칭과 연관된 특징이 부정적인 이미지를 만들어낼 때, 문제가 발생한다. "여자애들은 수학을 못해. 여자애들은 과학을 못해. 여자애들은 항상 울어. 여자애들은 리더가 될 수 없어." 이 시점에서부터 우리는 남자나 여자와 연관시킨 고정관념에 따라 사람들을 다르게 대우하기 시작한다. 남녀평등이 오늘날 법적으로, 전문적으로, 사회적으로, 널리 수용되고 있음에도 불구하고, 성 고정관념은 여전히 존재한다.

출처

- Lips, H. (2007). *Sex and gender*. New York: McGraw-Hill.
- Ruble, D., Martin, C., & Berenbaum, S. (2006). Gender development. In W. Damon & R. Lerner (Series Eds.) & N. Eisenberg (Volume Ed.), *Handbook of child psychology: Volume 3. Social, emotional, and personality development* (pp. 858 – 932). New York: John Wiley.
- Yunger, J., Carver, P., & Perry, D. (2004). Does gender identity influence children's psychological well-being? *Developmental Psychology, 40*(4), 572 – 582.
- Will, J., Self, P., & Data, N. (1976). Maternal behavior and perceived sex of infant. *American Journal of Orthopsychiatry, 46*, 135 – 139.

33장

놀이

미리보기

- 초기 아동기에 아동들은 상징적으로 세상에 참여한다.
- 가상 놀이(pretend play)는 이 발달기에 나타나는 주요한 특징이다.
- 놀이(play)는 아동들이 즐기는 활동이고 발달의 모든 측면에 기여하는 활동이며, 신체적, 지적, 심리사회적이다.
- 피아제는 아동들이 세 가지 유형의 게임, 즉 연습게임, 상징적 게임, 규칙이 정해진 게임에 참여한다고 믿었다.
- 프로이드는 아동들이 놀이를 통해 그들의 삶 속에서 발생하는 외상 사건들을 극복할 수 있다고 믿었다.
- 에릭슨은 놀이를 아동의 다양한 심리사회적 문제들에 대처하는 수단으로 해석하였다.

주요어휘

- □ 규칙이 정해진 게임(games with rules)
- □ 놀이(play)
- □ 반복 강박(repetition compulsion)
- □ 상징적 게임(symbolic games)
- □ 연습 게임(practice games)

아동들은 놀이를 소중하게 여긴다. 크게 소리 지르기, 달리기, 서로 추적하기, 게임하기, 가상 놀이하기, 세상을 탐험하기 등 아동들은 재미있게 노는 것을 사랑한다.

초기 아동기에 아동들은 세상과 상징적으로 관여한다. 다시 말해서, 어떤 것이 다른 것을 대표하게 하고, 다양한 역할 유형을 선택하며, 환상과 가상 활동에 몰두한다. 아동들은 소꿉놀이 컵으로 술을 마시는 척 할 수 있고, 숟가락으로 인형에게 먹을 것을 주는 것처럼 행동할 수 있고, 상자를 트럭이라고 생각하고 놀이를 즐길 수 있다. 가상 놀이는 이 발달기에 나타나는 주요한 특징이다. 또한 놀이는 다른 아동들도 점점 중요해지는 상호작용을 통해 점점 더 사회화되어 간다.

> 초기 아동기에 아동들은 세상과 상징적으로 관여한다. 다시 말해서, 어떤 것이 다른 것을 대표하게 하고, 다양한 역할 유형을 선택하며, 환상과 가상 활동에 몰두한다.

놀이에 대한 정의

놀이를 구성하는 여러 가지 핵심 요소들이 놀이에 대한 정의에 영향을 미친다.

> 놀이를 구성하는 여러 가지 핵심 요소들이 놀이에 대한 정의에 영향을 미친다.

- 놀이는 반드시 놀이를 하는 사람이 즐길 수 있어야 하고 가치 있게 여겨야 한다.
- 놀이에는 외적인 목표가 전혀 없다. 다시 말해서, 놀이는 내적인 동기부여가 된다.
- 놀이는 자연스럽고 자발적이다. 아무도 아동들에게 놀이를 강요하지 않고, 자유롭게 선택한다.
- 놀이는 아동들이 적극적으로 참여하게 한다.
- 놀이는 놀이가 아닌 다른 행동과 체계적인 관계를 맺는다.

놀이(play)는 아동들이 자신을 위해서 즐기며 참여하는 활동이다. 아동들은 폭넓고 다양한 상황 속에서 놀이를 즐긴다. 예를 들면, 혼자 또는 타인과 즐기거나, 대상물을 가지고 즐기거나, 아이디어를 가지고 즐긴다. 아동들의 놀이는 단순할 수 있지만, 복잡한 패턴으로 대단한 기술과 재주를 보여주기도 한다(표 33-1).

> **놀이(play)**는 아동들이 자신을 위해서 즐기며 참여하는 활동이다.

놀이의 특징

피아제는 그의 책 〈아동기의 놀이, 꿈, 모방〉(1962)에서 아동들이 처음에 신체 활동을 통해 인지 구조를 형성한다고 하였다(제3장 참조). 피아제는 아동들이 그들 안의 즐거움을 위해 이러한 신체적인 행위를 계속할 때 아동들이 놀고 있는 것이라고 하였다. 즉, 아동들은 움켜잡기의 즐거

표 33-1 놀이

놀이유형	연령(년)	정의	예
감각운동 놀이	0~2	신체를 이용한 놀이	침대를 발로 차기
가상 놀이 (pretend play)	0~6	혼자 노는 방법에서 사회적인 놀이로의 전환	가상 제스쳐, 부모의 역할 모방
기능 유희	1~2	단순하고, 반복적인 운동 대상물을 사용하거나 사용하지 않을 때의 움직임	이리 저리 뛰어 다니기, 장난감 자동차를 앞으로 뒤로 굴리기
구성 놀이	3~6	어떤 것을 생성 또는 구축	장난감 블록으로 집 짓기, 그림 그리기, 퍼즐 맞추기
가상 놀이 (make-believe play)	3~7	역할을 실제로 연기함	소꿉장난하기, 학교놀이, 의사놀이하기, 텔레비전 주인공처럼 행동하기
규칙이 정해진 게임	6~11	게임의 규칙을 이해하고 그에 따름	보드게임하기, 카드놀이, 야구놀이하기

출처: Adapted from Berk, 1997; Rubin, Fein, & Vandenberg, 1983; and Dacey & Travers, 1999.

움과 흔들기를 위한 흔들기를 이해하게 된다.

다음으로 피아제는 아동들이 하는 게임에서 3가지 유형의 게임을 파악하였다. 즉, **연습게임, 상징적인 게임, 규칙이 정해진 게임**이다. 이러한 게임들은 각각 인지발달의 주요 단계와 일치한다. 예를 들면, 아동기 초기에 상징적인 게임이 자신들의 세상을 재생산해냄으로써 아동의 발달을 도모한다.

놀이에 대한 매우 다른 설명은 심리분석이론에서 찾아볼 수 있다(제1장 참조). 프로이드는 놀이가 아동들에게 소원 성취를 위한 수단과 인생에서 외상 사건을 극복하는 방법을 제시해 준다고 믿었다. 놀이를 통해 아동들은 현실의 한계로부터 벗어나서 위험하고 공격적인 충동을 사라지게 할 수 있다. 또한 놀이는 아동들이 사랑하고 존경하는 사람을 모방하려는 아동들의 욕망을 지지하여 이러한 모델들처럼 되고 싶은 소원을 충족시켜 준다.

인생에서 발생하는 외상 사건들에 대한 극복은 **반복 강박(repetition compulsion)**을 통해 발생한다. 불가피하게, 아동들은 너무 강렬하여 심리적으로 동화될 수 없는 경험을 하게 될 것이다. 놀이를 통해, 아동들은 혼란스러운 사건의 요소들을 반복하면서 점진적으로 초기 경험의 강도를 축소시켜, 숙달(mastery)의 감정을 느끼는 수준까지 연결된다.

에릭슨(제2장 참조)은 아동의 심리사회적 문제들이 변화해감

피아제는 그의 책 〈아동기의 놀이, 꿈, 모방〉(1962)에서 아동들이 처음에 신체 활동을 통해 인지 구조를 형성한다고 하였다.

피아제는 아동들이 하는 게임에서 3가지 유형의 게임을 파악하였다. 즉, **연습게임, 상징적인 게임, 규칙이 정해진 게임**이다.

프로이드는 놀이가 아동들에게 소원 성취를 위한 수단과 인생에서 외상 사건을 극복하는 방법을 제시해 준다고 믿었다. 놀이를 통해 아동들은 현실의 한계로부터 벗어나서 위험하고 공격적인 충동을 사라지게 할 수 있다.

에 따라 놀이가 띠는 형태도 변화한다고 하였다. 대부분의 경우, 아동들은 세상을 이해하고 세상을 자신의 통제 하에 두려고 고군분투한다. 에릭슨은, 게임은 그저 재미일 수 있지만, 감정적 문제를 잘 풀 수 있는 수단일 뿐만 아니라 사회적 공유가 발생하는 사건일 수도 있다고 하였다.

에릭슨(제2장 참조)은 아동의 심리사회적 문제들이 변화해감에 따라 놀이가 띠는 형태도 변화한다고 하였다.

놀이가 아동 발달에 미치는 영향

신체발달

아동들은 놀이의 순전한 기쁨을 위해 놀이를 하고, 놀이를 통해 신체를 움직여 운동을 하여 운동 기능을 향상시킨다. 예를 들면, 달리기, 던지기, 발로 차기의 신체 활동이 아동들의 건강, 힘, 인내력에 기여한다. 아동들이 공을 던지거나 공을 잡기 시작할 때, 근육 협응과 눈과 손의 협응이 보여주는 이점이 확실해지고, 아동들은 환경을 숙달(mastery)했다는 감정을 계속해서 발달시켜 나가게 된다.

인지발달

놀이가 폭넓은 영향을 미친다는 관념부터 시작하여, 우리는 놀이를 통해 아동들이 환경을 탐구하고 자신에게 적절한 속도와 수준으로 의미있는 경험을 흡수하게 된다(예: 들판에 뛰어 들어가서 바위나 곤충을 살피기 위해 멈춰서기). 결과적으로, 놀이는 인지발달에 도움이 되고, 인지발달은 다시 놀이에 도움이 된다.

사회발달

놀이는 아동기 초기에 사회 발달에 도움이 되는데, 다른 아동이 참여함으로써 아동들이 관계를 형성하는 기본적인 것을 배우게 되는 기회가 되기 때문이다. 사회적 기능은 인지 기능과 동일한 구축 과정이 필요하다. 이러한 사회적 기능들은 학습되는 것으로, 학습되는 많은 부분을 놀이를 통해서 배우게 된다.

건강관리자를 위한 시사점

건강관리자가 아동들을 만나게 되면 아동들은 낯설어하거나, 겁을 먹거나, 불안해할 지도 모른다. 따라서 아동과의 면담장소는 아동친화적 환경으로 조성되어야 한다. 병동이나 병원 내에 놀이방을 만들어서 아동들의 불안감을 줄여 줄 수 있어야 한다. 아동들의 불안감을 덜어주는 다른 방법은 장난감을 가지고 놀기, 가상 놀이, 보드 게임을 이용한 놀이 등이 있다. 또한 아동들이 원하는 게임을 선택할 수 있게 하고, 병원 환경에 익숙해질 수 있는 기회를 주어야 한다.

출처

- Berk, L. (2007). *Child development* (4th ed.). Needham Heights, MA: Allyn & Bacon.
- Dacey, J., Travers, J., & Fiore, L. (2008). *Human development across the lifespan* (7th ed.). New York: McGraw–Hill.
- Ginsburg, K. (2007). The importance of play in promoting healthy child development and maintaining strong parent – child bonds. Pediatrics, 119(1), 182 – 190.
- Piaget, J. (1962). *Play, dreams, and imitation in childhood*. New York: W. W. Norton.
- Rubin, K., Fein, G., & Vandenberg, K. (1988). Play. In E. M. Hetherington (Ed.), *Handbook of child psychology: Socialization, personality, and social development* (4th ed., pp. 693 – 744). New York: Wiley.

미리보기

- 현대의 아동교육 프로그램은 인지요소와 사회요소를 모두 결합시킨 프로그램이다.
- 이러한 프로그램의 목표는 오늘날의 생체심리사회적 상호작용의 중요성에 대한 실현을 반영한다.
- 조기교육프로그램에 대한 초기 지지자들 중에는 마리아 몬테소리(Maria Montessori)가 있다.
- 피아제의 인지발달에 관한 생각, 특히 전조작기에 관한 생각들이 취학 전 프로그램에 널리 채택되어 왔다.
- 헤드스타트 프로젝트(Project Head Start)는 1960년대 빈곤을 없애기 위한 연방 정부의 시도에서 비롯되었다.

34장

유아교육

주요어휘

- □ 구성주의(constructivism)
- □ 민감기(sensitive periods)
- □ 생체심리사회적 모델(biopsychosocial model)
- □ 준비된 환경(prepared environment)
- □ 헤드스타트 프로젝트(Project Head Start)
- □ 흡수정신(absorbent mind)

미국 교육부에서는 유아교육의 "3R"을 다음과 같이 제시하였다.

1. **관계(relationship)**: 자녀의 자신감과 안전감을 발달시키는 데 도움을 줄 수 있는 유아기의 사랑 관계에 대한 욕구를 의미한다.
2. **탄력성(resilience)**: 도전과제를 성공적으로 충족시킬 수 있는 아동의 능력을 의미한다.
3. **준비성(readiness)**: 양호한 건강상태, 적극적인 학교 교육, 좋은 학교가 결합된 상태를 말한다.

유아교육에 대한 수요의 증가(취학 전 프로그램과 유치원 프로그램)가 초년기의 교육이 얼마나 중요한지를 보여준다. 어린 자녀교육을 위한 전국연합(NAEYC)에서 유아교육프로그램이란 태어날 때부터 8세까지의 아동들에게 서비스를 제공하는 센터, 학교, 그 외의 다른 시설에서 진행하는 모든 단체 프로그램이라고 정의하였다(브레드캠프 앤 코플, 1997).

오늘날의 프로그램은 전적으로 사회적이지도 않고 전적으로 인지적이지도 않다. 일반적으로 모든 프로그램에 두 가지의 요소가 모두 포함되어 있다. **발달상 적절한(developmental appropriate)** 실무 사례는 다음의 3가지 출처를 통해 얻은 자료를 토대로 한다. 아동발달과 학습, 개별 아동의 특징, 아동 발달의 맥락이 그것이다.

미국 교육부에서는 유아교육의 "3R"을 아래와 같이 제시하였다.

1. 관계(relationship): 자녀의 자신감과 안전감을 발달시키는 데 도움을 줄 수 있는 유아기의 사랑 관계에 대한 욕구를 의미한다.
2. 탄력성(resilience): 도전과제를 성공적으로 충족시킬 수 있는 아동의 능력을 의미한다.
3. 준비성(readiness): 양호한 건강상태, 적극적인 학교 교육, 좋은 학교가 결합된 상태를 말한다.

발달상 적합한(developmental appropriate) 실무 사례는 다음의 3가지 출처를 통해 얻은 자료를 토대로 한다. 아동발달과 학습, 개별 아동의 특징, 아동 발달의 맥락이 그것이다.

생체심리사회적 상호작용의 중요성

오늘날의 유아 교육 프로그램은 아동들이 환경과의 상호작용을 통해 배우고 적극적으로 참여하는 행동을 장려한다. 아동들이 이러한 목표를 달성하는 데 도움을 주기 위해, 발달 심리학자들은 **생체심리사회 모델(biopsychosocial model)**(표 34-1)을 제시하였다.

여러 중요한 생물학적, 심리학적, 사회적 특징들이 유아기의 성장에 영향을 미친다. 이러한 세 범주 사이에서 발생하는 상호작용은 매우 중요하다. 단순한 예를 제시해 보면, 유전적 피해(생물학적)가 인지발달(심리학적)에 부정적인 영향을 미칠 수 있고, 또래관계가 좋지 못한 상태로 이어질 수 있다(사회적).

유아기 프로그램에 관한 발달상 적합한 실무 지식에 기여한 사람들 중에는 몬테소리와 피아제가 있다.

표 34-1 생체심리사회적 상호작용

생물학적	심리적	사회적
유전학	인지발달	애착
수정	정보처리	관계
임신	문제해결	호혜적 상호작용
출산	지각발달	학교
신체발달	언어발달	또래
운동발달	도덕성 발달	텔레비전
사춘기	자기옹호	스트레스
월경	인격	결혼
질병	신체상	가족

출처: Reprinted with permission from Dacey, J., & Travers, J. (1999). Human development across the lifespan (4th ed.). New York: McGraw-Hill.

몬테소리와 흡수적 사고

마리아 몬테소리(Montessori, 1967)는 유아기 프로그램을 강력하게 지지하는 사람이었다. 발육 중인 아동들은 다양한 신체 및 정신 성장의 과정을 거친다고 하였다. **민감기(sensitive periods)**라고 불리는 이러한 단계는 아동들이 특정한 유형의 학습을 위해 준비되어 있음을 의미한다.

몬테소리는 다음과 같이 3가지의 주요 발달기를 제시하였다. **흡수정신단계(the absorbent mind phase)**, **균일성장단계(the uniform growth phase)**, **청소년단계(the adolescent phase)**가 그것이다. 흡수정신단계는 태어날 때부터 6세까지로 아동이 환경으로부터 아무런 노력 없이 빠른 속도로 경험을 흡수하는 엄청난 능력을 가지고 있는 단계를 뜻한다.

약 3~6세의 아동들은 주로 행하면서 배운다. 예를 들어, 레고 놀이를 할 때, 개별 파트를 조작하면서 어떻게 상황이 어우러지고 어떻게 일련의 행위들이 또 다른 행위의 기초가 되는지를 이해하기 시작한다.

몬테소리는 발육 중인 아동들은 다양한 신체 및 정신 성장의 과정을 거친다고 하였다. **민감기(sensitive periods)**라고 불리는 이러한 단계는 아동들이 특정한 유형의 학습을 위해 특히 준비되어 있음을 의미한다.

흡수정신단계는 태어날 때부터 6세까지로 아동이 환경으로부터 아무런 노력 없이 빠른 속도로 경험을 흡수하는 엄청난 능력을 가지고 있는 단계를 뜻한다.

로마의 가난한 아동들을 대상으로 연구를 실시한 몬테소리는 대부분의 아동들이 이상적인 환경에서 살고 있지 않기 때문에 **준비된 환경(prepared environment)**이 필요하다고 했다. 아동들은 질서를 좋아하고, 질서정연한 환경을 인지하고 상호작용을 통해 만족감을 얻고 안전감을 발전시킨다.

피아제와 프리스쿨 프로그램

아마도 피아제의 유아기 프로그램 발달에 관한 주요한 기여는 여러 중요한 방식에 있어서, 특히 현실 관점과 언어의 사용에 있어서 아동과 어른이 매우 다르다는 인식일 것이다. 아동의 세계가 어른의 세계와 질적으로 다르기 때문에 발달상 적합한 환경이 중요하다. 아동들은 자기만의 세계를 구축하기 때문에[**구성주의(constructivism)**를 의미함], 만지고, 느끼고, 맛보는 것이 아동들의 인지발달에 매우 중요하다.

흔들어 움직여주는 것을 매우 기뻐하는 아동들은 모래로 성을 쌓을 때나 평행봉을 사용할 때 더 많은 것을 배운다. 이때 아동들은 더 높이 흔드는 데 필요한 운동량과 모래의 질감, 평행봉 금속의 평활도에 대해 배우게 된다. 피아제식 취학 전 프로그램에서는 신체, 인지, 사회 발달을 촉진시키기 위해 놀이와 게임을 사용한다.

헤드스타트 프로젝트

1960년대에 아동의 신체적, 정신적 건강을 모두 향상시키고 적극적인 학교 교육을 제공하기 위한 목적으로 **헤드스타트 프로젝트(Project Head Start)**가 시작되었다. 오늘날 미국내 약 50,000곳의 헤드스타트 교실이 1백만 명의 아동들을 위해 운영되고 있다. 이러한 프로그램들은 적절한 취학 전 교육을 제공하기 위한 목적으로 설계되었다. 즉, 교사–아동의 낮은 비율, 잘 훈련받은 교사, 풍부한 자원, 아동 중심 활동. 이러한 목표는 부모의 적극적인 도움과 부모와 자녀 모두의 사회적 욕구를 충족시키기 위한 의도를 가지고 추구하고 있다.

1960년대에 아동의 신체적, 정신적 건강을 모두 향상시키고 적극적인 학교 교육을 제공하기 위한 목적으로 **헤드스타트 프로젝트(Project Head Start)**가 시작되었다. 오늘날 미국내 약 50,000곳의 헤드스타트 교실이 1백만 명의 아동들을 위해 운영되고 있다.

건강관리제공자들을 위한 시사점

다음의 가이드라인은 유아기 아동들을 대상으로 서비스를 제공하기 위한 청사진을 제공한다.

- 학습자들의 돌봄 공동체를 만들어라. 발달상 적합한 실무가 아동, 성인, 가족 간의 관계 발달을 지원한다.
- 아동들이 자기만의 세계에 대한 이해를 구축하게 만드는 환경인 상호작용 환경을 제공하라.
- 아동의 발달을 위해서는 구체적인 목표를 지향하고 아동의 개인차를 반영하는 지속적인 평가가 필요하다는 사실을 기억하라.
- 유아기 프로그램이 성공하려면 아동에 대한 자세한 지식이 필수적이다. 부모가 확실한 필

수적인 자료의 원천이고, 공통된 목표를 달성하기 위해 함께 협력하는 부모와 전문가들과의 가족 중심적인 방향이 아동이 최대로 성장할 수 있도록 보장하는 가장 유망한 수단을 제공한다.

출처

- Bredekamp, S., & Copple, C. (Eds.). (1997). *Develop mentally appropriate practice in early childhood programs*. Washington, DC: National Association for the Education of Young Children.
- Dacey, J., Travers, J., & Fiore, L. (2008). *Human development across the lifespan*. (7th ed.). New York: McGraw-Hill.
- Montessori, M. (1967). *The absorbent mind*. New York: Dell.

미리보기

- 유아기 아동들은 수용언어와 표현 언어를 모두 능숙하게 사용한다.
- 언어 학습은 규칙 학습을 연습하는 것이다.
- 언어발달은 예측가능한 패턴을 따른다.
- 언어를 습득하는 과정 중에 아동들은 여러 언어의 불규칙성을 경험한다.
- 아동들은 빠른의미연결(fastmapping)이라고 불리는 과정을 통해 단어의 의미를 이해할 수 있다.
- 또한 아동들은 단어의 의미를 습득할 때 통사적 자동처리(syntactic bootstrapping) 과정을 사용한다.
- 테솔(TESOL)기법은 이민자 자녀들의 영어 학습에 도움을 주기 위해 사용되는 교육 방법이다.

35장

언어발달

주요어휘

- □ 과다 규칙성(overregularities)
- □ 과잉 확장(overextensions)
- □ 빠른의미연결(fastmapping)
- □ 수용 언어(receptive language)
- □ 전보식 언어(telegraphic speech)
- □ 테솔(TESOL)
- □ 통사적 자동처리(syntactic bootstrapping)
- □ 표현 언어(expressive language)

약 2세부터 6세까지 아동들의 언어능력은 놀라울 정도로 증가된다. 어휘 발달의 꾸준한 진행을 표 35-1에 제시하였다. 5세의 아동들은 2,000단어를 아는 것 같지만, 이것이 그들의 언어 한계는 아니다. 아동들은 사용하는 단어보다 훨씬 많은 단어를 이해한다. 아동들은 **수용 언어(receptive language)**(예: 듣는 단어를 이해한다) 발달이 선행되고, 유아기에 **표현 언어(expressive language)** 발달이 급속히 진행된다.

> 아동들은 사용하는 단어보다 훨씬 많은 단어를 이해한다.

> 테솔(TESOL)은 **T**eaching **E**nglish to **S**peakers of **O**ther **L**anguages의 약자이다.

오늘날 미국의 많은 학교에서 이민자 부모의 자녀들의 언어 발달을 촉진하기 위해 **테솔(TESOL)**이라고 불리는 기법이 널리 사용되고 있다. 테솔(TESOL)은 **T**eaching **E**nglish to **S**peakers of **O**ther **L**anguages의 약자이다. TESOL 모델에서는 교사들이 아동들의 가족과 공동체를 자원으로 활용할 것을 촉구한다.

언어습득과정

유치원에 입학할 준비를 할 때까지 유아기 아동들은 거의 10,000단어의 어휘를 알고 있다. 질문과 부정적인 진술, 종속절을 사용하고, 다양한 사회적 상황 속에서 언어를 사용하는 법을 배워 왔다. 유아기 아동들은 단어의 의미를 발견하기 위해 문장이라는 맥락을 사용할 수 있게 해 주는 **빠른의미연결(fastmapping)**이라는 기법과 단어의 의미를 결정하기 위해 전체 문장의 문법적 구조를 사용하는 **통사적 자동처리(syntactic bootstrapping)**를 사용하여 새로운 단어의 의미를 습득한다.

> 유아기 아동들은 단어의 의미를 발견하기 위해 문장이라는 맥락을 사용할 수 있게 해 주는 **빠른의미연결(fastmapping)**이라는 기법과 단어의 의미를 결정하기 위해 전체 문장의 문법적 구조를 사용하는 **통사적 자동처리(syntactic bootstrapping)**를 사용하여 새로운 단어의 의미를 습득한다.

언어습득의 규칙학습

아동들은 단어를 사용하기 위해 반드시 따라야 하는 규칙을 추론하여 단어를 한 데 모아 문장을 만든다. 이러한 과정이 진행되는 동안, 단어를 결합하는 정확한 방법을 학습하기도 한다. 다시 말하면, 언어의 규칙이나 문법을 배운다. 여기서 규칙은 소리 간, 단어 간, 단어와 의미 간, 단어와 소통의 목적 간 관계를 뜻한다. 이러한 규칙(표 35-2)이 언어를 강력한 인간의 도구로 만들어준다.

표 35-1 어휘 발달 유형

연령	단어의 수
2	250+
2½	500+
3	1000
3½	1250
4	1600
4½	1900
5	2000
5½	2500
6	3000

언어발달 패턴

유아기의 아동들은 다음과 같은 언어 발달을 보인다.

- **2세**: 아동들의 어휘가 급속히 확장되고, 간단한 2~3단어로 만들어진 문장을 말하기 시작한다. "Me go, Timmy eat.(나는 가고, 티미는 먹는다)" 이러한 문장을 **전보식 언어(telegraphic speech)**라고 부르는데, 복수의 의미를 포함할 수 있다. 아동들은 일차적으로 명사와 동사, 문장을 사용하여 문법 구조를 표현한다. 아동들은 어른과 동일한 구성적 원리를 사용한다.
- **3세**: 아동들은 단어 폭발을 경험한다. 문장이 비문법적으로 들릴 수 있지만, 실제로는 놀라운 규칙성으로 법칙에 따라 말을 한다. 아동들은 정확한 단어 순서를 사용하고 필요하면 굴절어도 사용한다. 예를 들어, 3세 아동은 대부분의 구성을 마스터하고, 일관되게 언어 규칙을 준수하며, 심지어는 규칙을 너무 엄격하게 지키기 때문에("Janey runned to the door(제이니가 문으로 달려 갔다)") 실수가 생기는 경우도 있다.
- **4세**: 모국어의 복잡한 구조를 습득하고, 좀 더 복잡한 문장을 사용하며(4~5단어), 끊임없이 질문을 한다(이 나이대의 아동들은 "왜"라는 질문을 얼마나 많이 하는가?).

표 35-2 언어의 규칙

규칙	의미
음운론	어떻게 소리를 한 데 합쳐서 단어를 형성할 것인가
구문론	어떻게 단어를 한 데 합쳐서 문장을 형성할 것인가
의미론	어떻게 단어의 의미를 해석할 것인가
화용론	어떻게 대화에 참여할 것인가

- **5~6세**: 유아기가 끝날 때쯤이 되면 전에는 한 번도 사용하거나 들어본 적이 없는 문장을 말하거나 이해한다. 세련된 언어 사용자가 된 것이다. 그렇다고 언어에 흠잡을 데가 없다는 말은 아니다.

언어 불규칙성

이 시기 동안에는 특정한 불규칙성을 보인다. 예를 들면, **과잉 확장(overextensions)**이 그 예이다. 어떤 아동이 애완 동물의 이름인 "도기(doggy)"를 배웠다고 생각해 보라. 이 이름이 무엇을 의미하는지 생각해 보라. 머리와 꼬리, 몸, 네 다리가 달린 동물이다. 이제, 어떤 다른 동물이 이 이름에 "적합"한지 생각해 보라. 고양이, 말, 당나귀, 소? 결과적으로, 아동들이 간단히 "도기(doggy)"를 네 발 달린 동물에게 적용하여 사용할 수 있지만, 과잉 확장이라는 실수를 범할 수 있다.

과다 규칙성(overregularities)도 이 시기에 나타나는 현상이다. 어린 아동들이 2~3 단어로 된 문장을 사용하기 시작하면 언어의 문법적 규칙을 숙달함으로써 좀 더 정확한 의미를 전달하려고 노력한다. 예를 들면, 많은 영어 동사의 경우, 접미사인 –ed가 추가적으로 사용되어 과거 시제가 만들어진다. 즉, "I want to play ball(나는 공놀이를 하고 싶어)"가 "I wanted to play ball(나는 공놀이를 하고 싶었어)"가 된다. 하지만 다른 동사의 경우, 그 형태가 훨씬 더 극적으로 변한다. 그 예는 다음과 같다. "Did Daddy come home(아빠 집에 오셨어?)," "Daddy came home(아빠 집에 오셨어)." 대부분의 아동들은 come, see, run과 같은 이러한 동사의 정확한 형태를 숙달한 후에도 여전히 –ed 동사를 원형에 추가하여 사용한다. 다시 말하면, come의 과거시제가 came이라는 것을 알고 있는 아동들이 다음과 같이 말할 것이다. "Daddy comed home(대디가 집에 왔다)."

건강관리제공자들을 위한 시사점

이 연령대의 아동을 대상으로 서비스를 제공할 때 청각 문제의 발생 가능성에 대해 경계를 게을리하지 말아야 한다. 아동들은 사회적 상호작용과 학문적 성공에 필요한 언어와 기술을 배우기 위해 청각능력을 사용한다. 청각능력이 손상된 아동들도 언어를 습득하기 위해 다른 아동과 동일한 잠재능력을 갖추고 있지만, 언어의 원재료인 언어입력(linguistic input)이 부족하다.

추정에 따르면 미국인들 중 약 8%(1,700만여 명의 어른과 아동들)가 청각능력의 어려움을 어느 정도 경험하게 된다고 한다. 이러한 집단 안에서 약 100,000명이 취학 전 아동이다.

미리보기

- 가족생활(family life)은 여러 사람들 간의 복잡한 상호작용으로 구성된다.
- 독재적인 부모는 자녀에 대한 절대적인 통제력을 행사한다.
- 권위적인 부모는 자녀로부터 많은 것을 기대하지만, 좀 더 합당한 기대를 한다.
- 허용적인 부모는 자녀의 행동에 대해 인내하고 수용하는 태도를 보이고, 자녀의 욕구에 반응한다.
- 형제자매와 함께 성장하면 다양한 유형의 가족 환경이 만들어진다.
- 부모와 자녀가 모두 보여주는 특정한 특징이 부모 행동의 결정 요인으로서의 역할을 한다.

36장

가족관계

주요어휘

- ☐ 권위적인 부모(authoritative parents)
- ☐ 독재적인 부모(authoritarian parents)
- ☐ 양육의 맥락(context of parenting)
- ☐ 허용적인 부모(permissive parents)
- ☐ 형제자매(siblings)

가족생활은 처해진 가족 환경, 아동의 성격과 기질적 특성, 유전적 영향, 아동의 탄력성 요인(이러한 모든 요인들이 개별 아동에게 차별적인 영향을 미친다) 간의 복잡한 상호작용을 반영한다. 따라서 가족은 단순히 개인들로 구성된 집합으로 보기보다는 상호작용의 패턴이 비교적 안정되어 있는 시스템으로 보아야 한다.

가족생활은 처해진 가족 환경, 아동의 성격과 기질적 특성, 유전적 영향, 아동의 탄력성 요인 간의 복잡한 상호작용을 반영한다.

양육 행동

다이앤 바움린드(Diane Baumrind)(1971)는 부모의 양육방식을 다음과 같이 유형화하였다(표 36-1).

독재적인 부모(authoritarian parents)는 행동에 대한 절대적인 표준을 강화하여 자녀의 행동을 통제하고자 한다. 이러한 부모는 권위에 대한 무조건적인 존중과 순응에 가치를 부여하고, 자녀와 언어적으로 주고 받는 행위를 싫어한다. 독재적인 부모는 권위주장을 통해 갈등을 해결한다. 다시 말하면, 법이나 "그 외의 다른 것들"의 사용을 거부한다. 따뜻한 부모일 수는 있지만, 자녀에게 빠르게 반응하지 않는다. 아동들은 자발성이 부족하고, 지나치게 공손하며, 외적 통제위를 발달시키는데, 이것은 권위를 가진 다른 사람들이 발생 사건에 대해 책임이 있다고 인지한다는 것을 의미한다. 따라서, 개인적인 구상과 친사회적인 행동이 존중받지도 않고 표출되지도 않는다. 특히, 남자아동들은 자존감이 낮다. 권위주장을 벌로써 경험하고, 집 밖에서 공격적이지만, 가정 안에서도 반드시

독재적인 부모(authoritarian parents)는 행동에 대한 절대적인 표준을 강화하여 자녀의 행동을 통제하고자 한다.

독재적인 부모는 권위주장을 통해 갈등을 해결한다. 다시 말하면, 법이나 "그 외의 다른 것들"의 사용을 거부한다.

표 36-1 **양육방식(parenting styles)**

	따뜻하고, 양육적	요구에 대한 반응	성숙에 대한 요구	규율	아동: 자가조절	아동: 사회성
독재적인 부모	그럴 수 있다.	느리다.	요구수준이 높음, 명확하게 언급됨	권위 중심적	외적 통제위, 공격적	공손하지만, 친사회적이지 못함
권위적인 부모	그렇다.	빠르다.	요구수준이 높음, 명확하게 협의됨	귀납적 추리	내적 통제위, 자가조절	유능하고, 친사회적임
허용적/방임적 부모	아니다.	느리다.	요구하는 게 없음, 불명확함	없음	자기통제를 잘 하지 못함, 매우 공격적임	사회적 능력이 좋지 못하거나 사회적 기술이 없음
허용적/응석을 받아주는 부모	그럴 수 있다.	빠를 수 있다.	요구수준이 낮음, 일관성이 없음	회피함	자기통제 수준이 낮음, 집에서 공격적임	친사회적 책임감이 없음

공격적인 것은 아니다.

권위적인 부모(authoritative parents)도 자녀에 대한 요구 수준이 높지만, 매우 빠르게 반응을 한다. 자녀로부터 성숙된 행동을 기대하고, 목표를 향해 자녀를 적극적으로 안내한다. 기준이 명확하게 정해져 있고, 우발적인 사건을 통해 강화된다. 다시 말하면, 자녀가 직접 내린 결정이 가져올 예측가능한 영향에 대해 자녀가 책임을 진다. 이를 위해서는 어느 정도 언어적 소통이 필요하다. 이러한 언어적 소통의 행위를 하는 동안, 부모는 자녀가 한 행동에 대해 충분히 생각해 볼 수 있도록 도움을 주기 위해 귀납적 추리(inductive reasoning)를 사용한다. 이렇게 행해진 규율(discipline)은 처벌(punitive)로서 인식되지 않는다. 아동들은 성장하여 사회적으로 유능하고, 친화적이며, 자존감이 높다. 외적통제위로 발생 사건에 대해 그들이 책임이 있다고 생각하기 때문에 솔선수범하고 성취지향적이다. 이러한 아동들이 다른 아동들에 비해 좀 더 친사회적이고 공격성이 덜하다.

> **권위적인 부모(authoritative parents)**도 자녀에 대한 요구 수준이 높지만, 매우 빠르게 반응을 한다.

허용적인 부모(permissive parents)는 하고 싶은 대로 하게 놔 두거나 방임적인 부모이다. 규칙이 거의 없고, 명확하지도 않고, 일관적으로 적용되지도 않으며, 성숙한 행동에 관해 자녀에게 요구하는 것도 거의 없다. 방임적인 부모가 자녀와의 상호작용을 회피하는 반면, 허용적이며 응석을 받아주는 부모는 자녀를 훈육해야 하는 상황을 회피한다. 허용적이며 응석을 받아주는 부모가 따뜻하고 빠르게 반응할 수 있지만, 갈등을 해결할 때는 자녀가 하고 싶은 대로 내버려 둔다. 이러한 아동들은 미성숙하고, 자존감이 낮으며, 책임감이 줄어들고, 자신의 판단에 의존할 수 없다. 마음껏 하고 싶은 대로 해 보았던 아동들은 집에서 공격적인 행동을 보이지만, 지역사회에서는 그러한 행동을 하지 않는다. 소홀히 방치되었던 아동들은 가정이든 지역사회든 두 곳 모두에서 공격적이고, 자가조절 능력이 약하며, 사회 속에서 제대로 역할을 하는 데 어려움이 있다.

> **허용적인 부모(permissive parents)**는 하고 싶은 대로 하게 놔 두거나 방임적인 부모이다.

> 방임적인 부모가 자녀와의 상호작용을 회피하는 반면, 허용적이며 응석을 받아주는 부모는 자녀를 훈육해야 하는 상황을 회피한다. 허용적이며 응석을 받아주는 부모가 따뜻하고 빠르게 반응할 수 있지만, 갈등을 해결할 때는 자녀가 하고 싶은 대로 내버려 둔다.

양육방식이 보통 시간이 지남에 따라 가족 내에서 일관되게 나타나지만, 개별 부모들은 간간이 자기의 양육방식에서 벗어난 행동을 한다. 가족 밖의 상황도 양육방식에 영향을 미친다. 도심지역이나 국내불안과 같은 자녀의 행복을 위협하는 적대적인 환경에서는 독재적인 양육방식이 훨씬 적응하기가 쉬울 수 있다.

형제자매

형제자매(siblings)와 함께 성장하는 것은 형제자매가 없는 상태로 성장하는 것과 많이 다르다. 형제자매는 서로를 향한 행동 때문에 서로 다른 가족 환경을 만들어낸다. 형제자매는 자녀의 사회화에 있어서 매우 중요한 역할을 한다. 예를 들면, 나이가 더 많은 자녀들이 좀 더 나이가 어린 형제자매에게 돌봄을 제공하는 역할을 하는 경우가 종종 있다. 이렇게 함으로써 다른 사람들의 욕구에 대해 알 수 있는 기회가 제공된다. 결과적으로, 형제자매에 대한 경험 때문에 확고히 자리 잡힌 상호작용의 패턴이 다른 사람들과의 관계로 전이되는 환경이 만들어진다.

> **형제자매**와 함께 성장하는 것은 형제자매가 없는 상태로 성장하는 것과 많이 다르다.

> 형제자매에 대한 경험 때문에 확고히 자리 잡힌 상호작용의 패턴이 다른 사람들과의 관계로 전이되는 환경이 만들어진다.

형제자매 간의 상호작용은 자녀와 부모 간의 상호작용과는 다르다. 부모와 자녀 간의 대화가 돌봄제공과 규율에 초점이 맞추어져 있지만, 형제자매는 자신의 느낌과 자기가 필요로 하는 것에 대해 장난스런 방식으로 말한다. 갈등이 발생하면 자신의 관점에 대한 지지를 얻기 위한 활동을 한다. 상호간에 이익이 되는 방향으로 갈등을 해결하면서 또 다른 관점에 대해서도 고민하는 것이 자녀의 도덕적, 사회적 발달의 핵심 과제이다.

나이가 많은 형제자매가 같은 나이의 또래와 비교했을 때 어린 형제자매에게 훨씬 효과적인 발판을 제공한다. 예를 들어, 나이가 어린 형제자매가 실제 프로젝트를 진행할 때 도움을 주라는 요청을 받은 나이가 많은 형제자매들은 좀 더 많은 설명과 용기를 북돋워 주고, 나이 어린 형제자매가 더 많은 통제력을 갖게 해 준다. 나이가 어린 아동은 같은 나이의 또래에 비해 더 많은 질문을 하고 나이가 많은 형제자매로부터 더 많은 통제력을 요구한다. 나이가 많은 형제자매들은 어린 동생들이 자신의 보호 아래서 성공적인 결과를 보일 때 자긍심을 느낀다.

따뜻한 양육과 안정된 부모-자녀 애착이 형제자매의 긍정적인 상호작용을 발전시키는 반면, 차갑고 침입적인 양육은 형제자매간의 적대감을 촉발시킨다. 적대적이고 권위주장의 규율을 사용하는 부모가 자식들 간의 공격적인 행동을 촉발시킨다.

양육의 결정요인

부모-자녀 관계에 영향을 미치는 요인들은 다음과 같다.

- 부모의 특징. 예를 들어, 성격, 나이, 인생 단계 등이 있다.
- 자녀의 특징. 예를 들어, 건강, 나이, 성별, 반응성 등이 있다.
- **양육의 맥락(context of parenting)**. 예를 들어, 사회구조, 사회경제적 지위, 문화, 가족 구성

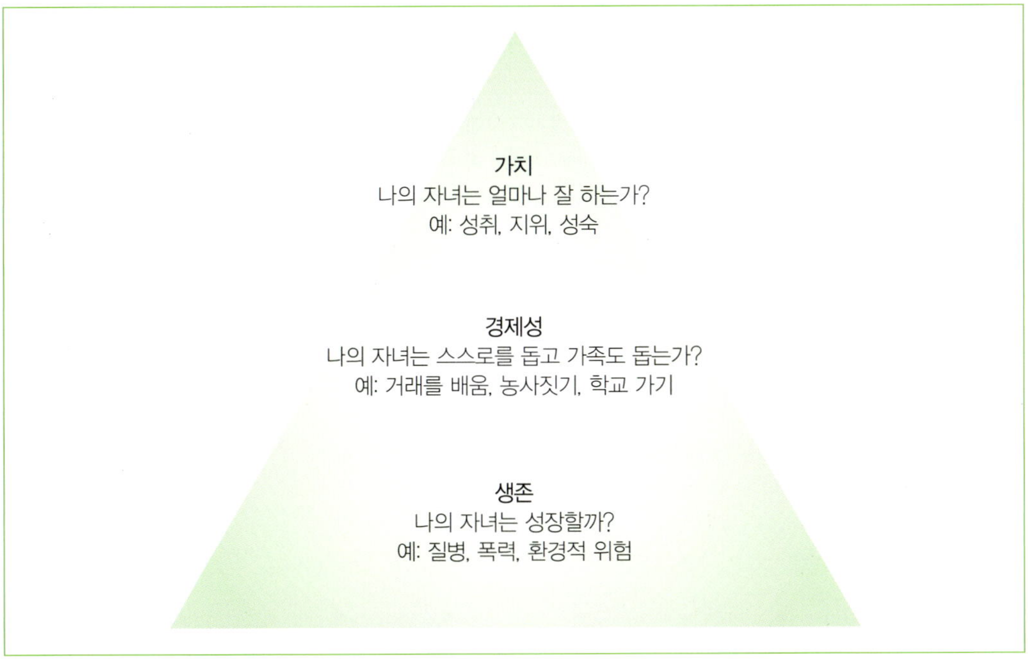

그림 36–1 **부모의 아동에 대한 목표 위계**

등이 양육의 질을 결정하는 중요한 결정 요인이다.

사람들이 자녀를 양육하는 방식을 결정짓는 요인에는 다음과 같은 세 가지 요인이 있다.

- 부모가 양육되었던 방식이 가족에 대한 신념과 가치, 타인의 욕구에 대한 반응성을 형성한다.
- 자녀가 갖고 있는 자체적인 특징이 자녀가 양육되는 방식에도 영향을 미친다. 까다로운 기질을 타고난 아동은 적대적인 태도를 보일 수 있는 미성숙한 부모의 내적 자원이 한계에 다다르게 할 수 있다.
- 가족, 친구, 직장과의 관계에서 부모의 지원과 스트레스가 양육방식에 영향을 미친다. 상호 지원적인 부부 관계가 건강한 아동을 기르는 토대가 되는 반면, 문제가 있는 결혼은 아동 발달의 기반을 약화시킨다. 가족과 친구들이 육아와 조언, 정서적 지원을 제공해 줄 수 있지만, 주제 넘는 참견이 될 수도 있다.

전 세계의 모든 부모들이 자녀에 대한 똑같은 목표 위계를 갖고 있다. 그들은 자녀가 안전하고 건강하며, 스스로 자립해 나가고, 가족에게도 도움을 주는 사람으로 성장하며, 가족과 공동체의 가치를 공유하기를 원한다(그림 36–1).

출처

- Baumrind, D. (1971). Current patterns of parental authority. *Developmental Psychology Monographs, 4,* 1–103.
- Bornstein, M. (2006). Parenting science and practice. In W. Damon & R. Lerner (Series Eds.) & K. Renninger & I. Sigel (Volume Eds.), *Handbook of child psychology: Volume 4. Child psychology in practice* (pp. 893–949). New York: John Wiley.
- Eisler, I. (2002). Family interviewing: Issues of theory and practice. In M. Rutter & E. Taylor (Eds.), *Child and adolescent psychiatry* (pp. 128–140). London: Blackwell.
- Parke, R., & Buriel, R. (2006). Socialization in the family. In W. Damon & R. Lerner (Series Eds.) & N. Eisenberg (Volume Ed.), *Handbook of child psychology: Volume 3. Social, emotional, and personality/development.* New York: John Wiley.

미리보기

- 미국 아동의 약 2~4%가 입양된 아동들이다. 이는 매년 약 127,000건의 신규입양이 진행됨을 의미한다.
- 비밀 입양의 경우, 생물학적 부모가 자녀와 아무런 연락을 하지 못하고 입양된 아동도 그들의 배경에 대해 아무 것도 모른다.
- 공개 입양의 경우, 생물학적 부모와 연락을 취한다던가 생물학적 부모에 관한 정보를 알 수 있는 선택이 가능하다.
- 입양에 관해 아동들과 상의할 때는 반드시 발달에 적합해야 한다.

37장

입양

주요어휘

☐ 공개 입양(open adoption)
☐ 비밀 입양(closed adoption)
☐ 입양(adoption)

보조생식기법을 사용하였음에도 불구하고 여전히 아기를 갖지 못하는 난임 부부의 경우 입양이 적절한 선택이 될 수 있다(그림 37-1).

입양에 관한 사실

미국 내 아동의 약 2~4%가 입양된 아동들이다. 1987년 이래, 미국 내 연간 입양건수가 118,000건에서 127,000건으로 비교적 일정하게 유지되어 왔다. 127,000건은 최근 자료 중 2001년의 입양건수이다. 정부 자료에서는 2001년, 입양사례 중 39%가 공적 자금이 지원되는 아동복지기관에서 처리된 건이고, 또 다른 46%는 사설기관에서 처리되었다. 여기서 후자인 사설기관에서는 의붓부모에 의한 입양과 같은 가족 구성원들 간의 입양도 해당된다. 입양아들 중 약 15%가 미국 밖에서 입양된 아동들이다. 비교해 보면, 1992년의 경우 이러한 수치는 각각 18%, 77%, 5%였다.

> 1987년 이래, 미국 내 연간 입양건수가 118,000건에서 127,000건으로 비교적 일정하게 유지되어 왔다. 127,000건은 최근 자료 중 2001년의 입양건수이다.

전통적인 부부와 한부모, 노인, 동성애자들 간의 경쟁에도 불구하고, 점점 더 많은 아동들이 흔히 생각하는 것보다 입양으로 많이 보내지고 있다. 이러한 아동들 중 상당수는 특별 범주에 속한다. 즉, 나이 많은 아동들, 미성년 아동들, 장애가 있는 아동들이다. 이러한 아동들에 대해서

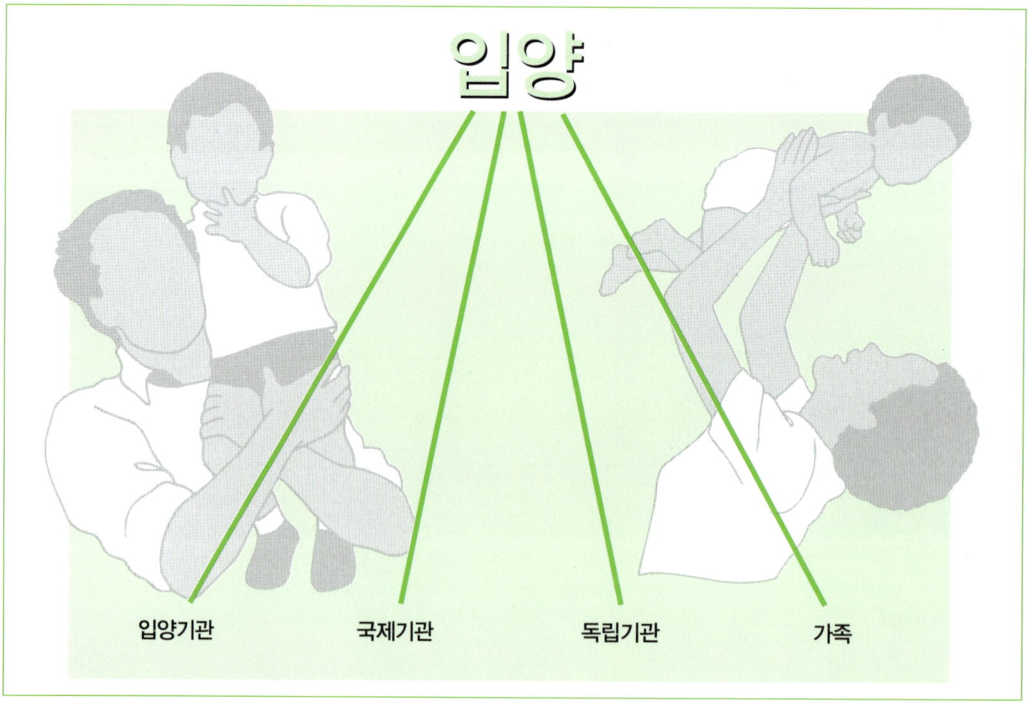

그림 37-1 입양 경로

는 즉시 입양이 가능하지만, 건강한 백인 아동을 입양하기 위한 대기 시간은 수 년이 걸릴 수도 있다.

입양하는 부모가 직면하는 문제

입양을 생각하는 부부는 입양된 아동이 다양한 연령대에 도달했을 때 반드시 해결해 주어야 할 여러 가지 문제에 대해 신중하게 고민해 보아야 한다. 입양된 아동의 성격과 관심분야, 경험을 고려하여 어느 연령대의 아동을 입양할지 신중하게 생각해야 한다.

유아

유아는 입양을 하기가 가장 쉬운데, 나이 많은 아동들이 갖고 있는 그러한 경험이 전혀 없기 때문이다. 일반적으로 엄마-아기의 애착관계가 정상적으로 진행된다.

미취학 아동

아동들은 다른 경로가 아닌 양부모로부터 자신들이 입양되었다는 사실을 알아야 한다. 아동에 따라 따르지만 약 3~4세 경에 입양되었다는 사실을 아동들에게 알려주도록 한다. 부모는 이 시기에 어떻게, 언제 입양 사실을 말해야 하는지에 관해 고민하면서 상당한 불안감을 경험하게 된다. 일단 아동들이 자신이 입양되었다는 사실을 알게 되고 그것이 무엇을 의미하는 것인지에 대해 이해하게 되면 양부모와의 관계가 어쩔 수 없이 변하게 되고, 부모와 아동 모두에게 영향을 미친다. 예를 들면, 반드시 아동들이 중간에 버려졌다는 생각을 갖지 않도록 해야 한다. 하지만 쉬운 일이 아니다. 부모는 또한 아동이 생물학적 부모에 대해 더 많은 것을 알고 싶어한다는 사실을 받아들여야 한다.

학령기 아동

7~12세의 시기에 인지 능력의 향상을 보이는 아동들은 특정 입양과 관련된 질문을 하게 된다. 누가 나의 부모인가? 나는 어디에서 왔는가? 나의 부모는 어떻게 생겼는가? 부모는 어디에서 살고 있는가? 왜 그들은 나를 버렸는가? 아동들은 원가족에 대한 상실감으로 슬퍼하는 시기를 겪게 된다.

청소년기

신체적 변화, 성적 성숙, 인지 능력 발달, 정체성을 위한 투쟁이 십대들의 중요한 문제가 된다.

입양된 청소년들은 가족과의 어떤 신체적 유사성이 없다는 이유로 많은 고민에 빠질 수도 있다.

입양의 유형

입양에는 비밀 입양과 공개 입양의 두 가지 유형이 있다.

비밀 입양

전통적인 **비밀 입양(closed adoption)**의 경우, 아동의 인생에서 생물학적 부모가 완전히 배제되고, 부모와 아동 당사자들 간의 어떠한 접촉도 기관퇴소 이전과 이후에 허용되지 않는다. 출생 시 부모와 아동 간의 유대의 끈도 법적으로, 영구적으로 끊어지고, 아동의 가족력도 법으로 모두 봉인된다. 일부 극단적인 경우에는 출산 중 여성의 눈을 가리고 강제로 귀마개를 사용하게 하기도 한다. 어떠한 정서적인 애착의 발생 가능성도 제거된다.

공개 입양

1970년대, 비밀 입양의 개념은 아동과 생물학적 부모가 모두 불필요하게 피해를 받고 정서적 문제를 가질 수 있다는 이유로 도전을 받았다. 오늘날은 생물학적 부모가 입양기관에서 원하는 정보를 얻거나 요청할 수 있다. 구체적인 특징, 예를 들어, 국적, 종교, 소득, 가족 구성원의 수와 같은 특징들을 지닌 부부가 아동을 길러주었으면 한다고 요청할 수도 있다. 매년 수 번 정도 아동을 볼 수 있게 해달라고 요청할 수도 있다. 예를 들면, 방학 때 아동을 데리고 갈 수 있게 해 달라거나 아동에게 자주 전화를 걸 수도 있다. 입양기관에서는 이러한 요구를 충족시켜 주려고 노력할 것이다.

공개 입양(open adoption)이라고 부르는 이 과정은 기관 퇴소 이전과, 중간, 이후에 입양된 아동의 양부모와 생물학적 부모 간의 정보 공유나 접촉에 초점을 맞추는 과정이다. 따라서 우리는 입양에 관한 새로운 정의를 얻게 된다. 입양이란 두 가지 형태의 부모를 갖는 아동을 양육해야 할 책임을 받아들이는 과정이다.

건강관리자를 위한 시사점

건강관리자들은 입양된 아동과 그 가족들의 신체와 행동 건강 모두를 돌보아야 할 필요가 있다. 예를 들면, 외국에서 입양된 아동들은 해당국가에서 연령이나 돌봄 정도에 따라 신체적, 행동상의 건강 문제를 안고 입양될 수도 있다. 양부모는 완벽한 건강 정보를 얻는 것이 쉽지 않지만, 한편 특별한 돌봄이 필요한 아동들의 돌봄 요구를 과소평가할 수 있다.

입양된 아동이 다른 아동에 비해 발달상 문제를 더 많이 안고 있을 것이라는 선입견은 피하도록 해야 한다. 입양된 아동의 발달 성과는 일반적으로 긍정적이고, 현재까지의 연구에서도 어떤 다른 결론을 지지하지는 않고 있다. 그렇지만, 장기 입양에 영향을 미칠 수 있는 입양과 관련된 문제가 발생할 수 있다는 가능성까지 간과해서는 안 된다.

출처

- American Academy of Child and Adolescent Psychiatry. (2002). *The adopted child, no. 15*. Retrieved March 13, 2008, from www.aacap.org/cs/root/facts_for_families/the_adopted_child
- Child Welfare Information Gateway. (2004). *How many children were adopted in 2000 and 2001?* Washington, DC: U.S. Department of Health and Human Services, Administration on Children, Youth and Families Children's Bureau.

미리보기

- 이혼부부의 아동들은 그들의 인생에서 다양한 변화와 이혼한 부모를 받아들이기 위한 수많은 적응과정에 직면한다.
- 부모의 이혼에 적응할 때, 아동들은 다양한 문제에 직면한다.
- 이혼은 다양한 문제를 안고 있는데, 이러한 문제들 중 상당수가 자녀와 관련되어 있다.

38장

부모의 이혼

주요어휘

□ 결혼 전환(marriage transition)
□ 화해 환상(reconciliation fantasies)

이혼과 연관된 변화와 스트레스가 일반적으로 모든 관련된 사람들 즉 아동과 엄마, 아빠에게 여러 가지의 문제를 야기할 수 있다. 오늘날 미국에서는 초혼의 약 50%와 재혼의 약 62%가 결국 이혼을 한다. 미국 내 이혼의 60%가 자녀와 관련이 있는데, 이것이 아동의 발달 변화에 심각한 영향을 미친다. 아동기가 다르고, 청소년기가 다르며, 성인기가 다르다. 그 결과 이혼이 장기적으로 영향을 미친다는 의견에 대한 동의가 천천히 표면 위로 떠오르고 있다.

오늘날 미국에서는 초혼의 약 50%와 재혼의 약 62%가 결국 이혼을 한다.

자녀와 이혼

이혼이나 별거를 한 자녀들은 인생에서 여러 가지 전환점에 직면한다. 초기의 별거라는 충격을 경험하고 새로운 생활 환경으로 이사하는 경우가 많은데, 예를 들어, 새로운 집, 새 학교, 새 친구를 만나게 된다. 이와 동시에 일반적으로 별거한 부모와 한 달에 한번씩 주말에 만나는 방문 일정이 잡혀 있다. 대부분의 이혼한 성인들이 재혼을 한다는 점을 고려하면 이러한 주기는 다시 반복된다. 즉, 또 다른 새로운 집이나 낯선 어른, 새로 만나는 어른의 자녀, 학교나 교사, 친구에 대한 새로운 적응을 해야 한다. 이혼이나 재혼한 가정의 자녀들은 더 많은 행동상의 문제를 보이는 경향이 있고, 이혼을 하지 않은 가정의 자녀와 비교했을 때 학업적, 사회적, 심리적으로 잘 적응하지 못한다. 그럼에도 불구하고 이혼한 가정의 자녀들의 70~80%가 부모의 결혼 변화에 대한 반응으로 심각한 또는 지속적인 문제를 보이지 않고, 합리적이고 유능하며, 적응을 잘 하는 사람으로 발전해 나간다. 표 38-1은 18세 미만 자녀의 동거 형태에 관한 자료이다.

이혼이나 별거를 한 자녀들은 인생에서 여러 가지 전환점에 직면한다. 초기의 별거라는 충격을 경험하고 새로운 생활 환경으로 이사하는 경우가 많은데, 예를 들어, 새로운 집, 새 학교, 새 친구를 만나게 된다.

표 38-1 18세 미만 아동의 동거 형태

동거형태	18세 미만의 자녀*	빈곤선 이하 비율
각종 유형	73,523	18%
양 부모	49,573	9%
편 부모	20,658	37%
편모	17,172	41%
편부	3,486	18%
어느 쪽 부모와도 살지 않음**	3,293	45%

*제공 자료는 천 단위이다.
**다른 친척들과 함께 사는 자녀와 친척이 아닌 사람과 함께 사는 자녀도 포함한다.
출처: 미국통계국, 현재인구조사, 미국의 가정과 동거형태, 2005

이혼이나 재혼한 가정의 자녀들은 더 많은 행동상의 문제를 보이는 경향이 있고, 이혼을 하지 않은 가정의 자녀와 비교했을 때 학업적, 사회적, 심리적으로 잘 적응하지 못한다.

이혼에 대한 자녀의 반응

오늘날 우리는 이혼에 대해 일련의 경험의 일종이라고 생각한다. 이혼으로 연결되는 갈등과 불화는 의심할 여지없이 이혼을 하기 훨씬 전부터 시작되고, 너무나 자주 벌어지는 일이지만, 아동들이 이러한 적개심과 분노, 언쟁이 표출되는 장면을 목격한다. 분노하는 어른의 모습을 보는 것은 아동들에게 정서적으로 불안감을 주고, 공격성이나 심리적 적응을 잘 하지 못하는 등 아동기와 청소년기의 문제로 연결될 수 있다. 즉, 오래 지속적으로 나타나는 문제가 될 수 있다. 따라서 부부 갈등은 우울증과 같은 내면화 문제와 공격성과 같은 외면화 문제의 폭넓은 범위와 연관되어 있다.

오늘날 우리는 이혼에 대해 일련의 경험의 일종이라고 생각한다. 이혼으로 연결되는 갈등과 불화는 의심할 여지없이 이혼을 하기 훨씬 전부터 시작되고, 너무나 자주 벌어지는 일이지만, 아동들이 이러한 적개심과 분노, 언쟁이 표출되는 장면을 목격한다.

약 2년이 지나면 가족이 보통 안정되게 되고, 재혼을 한 경우가 생길 수 있으며, 자녀와 부모가 모두 적응과정을 갖게 된다(남자아동들은 훨씬 공격적이고 반항하는 경향을 보일 수 있다). 물론 이혼 그 자체, 즉 실제로는 별거가 모든 문제 행동의 주요한 원인이 아닐 수 있다. 너무도 많은 다른 요인들이 개입되어 있을 수 있으나(예: 갈등이나 경제적 어려움, 불안정한 양육) 문제 행동의 원인을 오로지 부모의 별거에 돌릴 수 있다.

물론, 이혼 그 자체, 즉, 실제로는 별거가 모든 문제 행동의 주요한 원인이 아닐 수 있다.

이혼에 대한 자녀의 적응

이혼한 후 대부분의 자녀들이 편부모 가정의 삶에 적응하는 데 2~3년이 걸린다. 하지만 이러한 적응은 부모가 재혼을 하면 다시 흔들릴 수 있다. **결혼 전환(marriage transition)**은 이혼으로 한쪽 부모를 잃고, 남은 부모와의 삶에 대한 적응, 재혼으로 최소 한 명 이상의 새엄마가 늘어나는 상황을 의미한다(그림 38-1).

이혼 후 첫 해의 전환기는 경제적, 사회적, 정서적으로 스트레스가 많다. 그 다음 상황이 개선되고, 안정되고, 순조로운 가족기능을 할 경우 이혼 가정의 아동들은 갈등으로 찌든 핵가족의 자녀들보다 훨씬 적응을 잘한다. 반면, 학업성취도가 좋지 못할 수 있고, 충동성이 증가할 수도 있다.

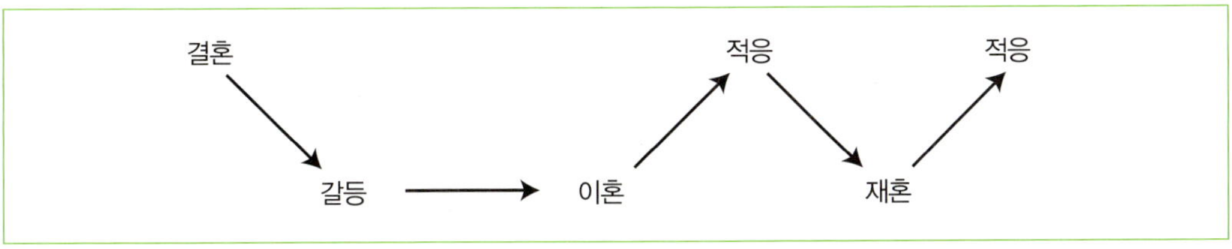

그림 38-1 결혼의 전환과정

이혼이 자녀에게 미치는 영향을 연구한 유명한 학자 주디스 월러스타인(Judith Wallerstein)은 부모의 이혼에 적응하는 과정에서 자녀들이 직면하게 되는 여러 심리적인 문제를 제시하였다.

1. **이혼의 현실에 대한 직면**: 이 문제는 아동의 인지 수준과 관련이 있다. 어린 자녀는 간단히 말해서 부모의 결혼 파탄을 둘러싸고 있는 복잡한 관계에 대해 이해하지 못하고, 심지어는 나이가 많은 아동들도 처음에는 이를 부정할 수 있다. 아동들이 부모 간의 균열을 수용하게 된다고는 하지만, 몇몇 아동들은 아직도 부모의 재결합을 꿈꾼다. 예를 들면, **화해 환상(reconciliation fantasies)**이라고 불리는 증상이 계속 나타날 수 있다. 부모가 이혼하고 10년 후, 심지어는 재혼 후에도, 몇몇 아동들은 계속 부모가 다시 함께 살 수 있기를 바란다.

이혼한 후, 대부분의 자녀들이 편부모 가정의 삶에 적응하는 데 2~3년이 걸린다.

2. **자기만의 일상 생활 재개**: 처음에 아동들은 자신들 주변에서 발생하고 있는 일에 압도당할 수 있다. 학업과 놀이, 관계가 모두 부모에 대한 걱정으로 인한 좋지 못한 결과를 반영할 수 있다. 아동들은 점점 일상 생활에 스스로 적응하고 몰두한다.

처음에 아동들은 자신들 주변에서 발생하고 있는 일에 압도당할 수 있다.

3. **상실감에 대한 화해**: 삶의 방식이 변화하고, 부모의 별거로 아동들은 자주 안전감의 상실을 경험한다. 아동들의 세계가 심각하게 흔들린다. 몇몇 아동들은 결국 새로운 현실에 적응하는 반면, 다른 아동들은 균형을 완전히 되찾기가 어렵다.

삶의 방식이 변화하고, 부모의 별거로 아동들은 자주 안전감의 상실을 경험한다.

4. **감정 다루기**: 일부 아동들은 절대 부모를 용서하지 않고 오랫동안 그들의 삶에 영향을 미치

는 분노의 감정을 구축한다. 청소년기와 성인기 행동의 많은 부분이 이혼을 했을 때부터 간직했던 분노의 감정을 반영한다. 이러한 감정에 대한 해결이 건강한 어른으로 성장하기 위해 매우 중요한 과제이다.

일부 아동들은 절대 부모를 용서하지 않고 오랫동안 그들의 삶에 영향을 미치는 분노의 감정의 구축한다.

5. 미래를 위한 긍정적인 전망 구축: 이혼 가정의 아동들은 다시 버려질까 두려워 어떤 친밀한 관계도 형성하기를 거부하는 경우가 많다. 대부분의 아동들이 타인에 대한 신뢰감을 다시 되찾지만, 몇몇 아동들은 관계를 유지하는 데 있어 지속적인 문제를 경험한다.

건강관리자를 위한 시사점

아동들을 대상으로 건강관리를 제공할 때 피할 수 없이 가족 갈등의 충격을 경험한 사람들을 만나게 될 것이다. 행동과 감정의 파급효과가 삶의 모든 측면, 즉 우정과 학교성적, 심지어는 건강에도 영향을 미친다. 이러한 아동들을 상대할 때는 질병이나 공격성(또는 위축), 흥분과 같은 감정적인 문제에 대한 경계를 늦추지 말도록 하라. 당신이 신뢰할만한 "안전한 기지"와 같은 사람임을 아동들이 인지할 수 있도록 아동들과 편안하고 친밀한 관계를 구축하려고 노력하도록 한다.

가능하면 부모와도 상담을 해보고 부모가 자녀의 욕구에 관심을 기울일 수 있도록 격려한다. 대부분의 부모는 최대한으로 자녀를 위한 지속적인 지원의 원천이 되어야 한다. 건강관리자의 과제는 아동들에게 가능한 많은 따뜻함과 안전감을 제공하면서 부모가 이러한 결론에 도달할 수 있도록 도움을 제공하는 데 있다.

출처

- Dacey, J., Travers, J., & Fiore, L. (2008). *Human development across the lifespan* (7th ed.). New York: McGraw-Hill.
- Wallerstein, J., Lewis, J., & Blakeslee, S. (2000). *The unexpected legacy of divorce*. New York: Hyperion.

미리보기

- 오늘날 6세 미만의 자녀를 둔 엄마의 2/3 이상이 직장 여성이다.
- 주간보호시설의 성과는 센터 내 돌봄의 질과 밀접한 관계가 있다.
- 자녀와의 모성 관계가 모자의 애착의 질을 이해하는 핵심 열쇠이다.

39장

주간보호

주요어휘

- □ 공인된 가정보육시설(licensed childcare homes)
- □ 공인된 어린이센터(licensed childcare centers)
- □ 애착(attachment)
- □ 주간보호(day care)
- □ 주간보호센터(daycare centers)

2차 세계대전 이후, 중산층 가정이라면 한쪽 부모가 집에서 하루 종일 아동들을 돌볼 여력이 되었다. 오늘날은 6세 미만의 자녀를 둔 엄마의 2/3가 직장 여성으로서 자녀를 다른 누군가의 손에 맡겨야 한다. 자녀를 위한 부모의 주간보호시설의 선택은 이용가능성, 비용, 질적인 측면에 의해 제한을 받는다.

오늘날은 6세 미만의 자녀를 둔 엄마의 2/3가 직장 여성으로서 자녀를 다른 누군가의 손에 맡겨야 한다.

주간보호 환경

일부의 아동들은 친척이나 친척이 아닌 다른 사람에 의해 직접 집에서 돌보는 경우도 있다. **가정탁아보호(family day care)**는 다른 누군가의 집에서 제공된다. **주간보호센터(daycare centers)**가 교회나 부모의 직장, 지역사회에 위치하고 있다. 많은 아동들이 한 곳 이상의 센터에서 돌봄을 제공받고 있다. 예를 들면, 아침을 센터에서 보내고 오후에는 조부모와 보낼 수 있다.

비양친 보육(nonparental child care)에 대한 깊은 분석을 실시한 램 앤 안(2006)은 연구자들이 현대 보육에 대한 평가를 재정립하는 데 도움을 주기 위한 목적으로 만들어진 다음과 같은 두 질문을 제기하였다.

- 어린 자녀는 부모 이외의 어른들로부터 어떤 유형의 돌봄과 얼마나 많은 돌봄을 제공받는가?
- 이러한 돌봄 형태가 아동 발달에 어떠한 영향을 미치는가?

비양친 보육(nonparental child care)에 대한 깊은 분석을 실시한 램 앤 안(2006)은 연구자들이 현대 보육에 대한 평가를 재정립하는 데 도움을 주기 위한 목적으로 만들어진 두 질문을 제기하였다.

이러한 두 질문을 계기로 주간보호가 아동들에게 좋은지 아니면 나쁜지에 관한 단순한 질문을 하는 것은 아무런 소용이 없다는 사실을 깨닫게 되었다. 오히려, 연구자들은 다양한 배경과 욕구가 다양한 아동들의 특징과 결합된 돌봄을 시작할 때, 특성과 정도, 질, 연령에 대해 반드시 조사해 보아야 한다.

미국에는 **공인된 주간보호센터(licensed childcare centers)**가 116,000여 곳이 존재하고, **공인된 가정보육시설(licensed child care homes)**은 254,000여 곳이 있는 것으로 추정된다. 보육 형태도 매우 다양하다. 다른 아동의 엄마에게 자녀를 보살펴 준 대가로 수 달러를 지불할 수도 있고, 친척이 여러 명의 가족 자녀를 돌볼 수도 있으며, 자선단체에서 대규모 사업소를 운영할 수 있으며, 몇몇 센터에서 빈곤층에게 주는 지원자금으로 지방정부 또는 주정부의 후원을 받을 수도 있다. 그리고 현금지불 방식으로 다른 센터들이 운영되고 있다. 2003년, 탁아소에서 한 명의 자녀를 돌보는 데 드는 평균 비용이 매년 4,000~6,000달러였다. 거의 모든 사람들이 최고의 시설은 보육 서비스에 대한 전문성을 갖추고 있는 교사(주간보호시설인력의 약 25%)가 직원으로

미국에는 **공인된 주간보호센터**가 116,000여 곳이 존재하고, **공인된 가정보육시설**은 254,000곳이 있는 것으로 추정된다.

투입된 시설이라는 데 동의하고 있다.

주간보호의 발달효과

비양친 육아가 엄마와 자식 간의 애착관계를 방해할 수 있거나 아동의 사회성 발달에 부정적인 영향을 미칠 수 있다는 상당한 우려가 제기되었다. 이러한 관점에 대해 반대하는 사람들은 혜택을 받지 못한 아동들의 경우 주간보호가 조기 중재의 형태가 될 수 있어서 부모가 집에 없을 때 질높은 환경을 제공해 줄 수 있다고 반박했다.

주간보호의 아동발달에 대한 시사점에는 많은 요인들이 있다. 즉, 아동이 경험한 주간보호환경의 숫자, 아동이 주간보호시설에 있었던 시간, 돌봄의 질과 안정성, 환경의 유형, 주간보호시설 입소시 아동의 나이 등이다. 아동의 주간보호시설 경험에 대해서는 가족의 특징, 특히 사회경제적 지위와 양육 행동뿐만 아니라 성별이나 기질과 같은 개별 아동의 특징에 비추어 조사를 해야 한다.

> 주간보호의 아동 발달에 대한 시사점에는 많은 요인들이 있다. 즉, 아동이 경험한 주간보호환경의 숫자, 아동이 주간보호시설에 있었던 시간, 돌봄의 질과 안정성, 환경의 유형, 주간보호시설 입소시 아동의 나이 등이다. 아동의 주간보호시설 경험에 대해서는 가족의 특징, 특히 사회경제적 지위와 양육 행동뿐만 아니라 성별이나 기질과 같은 개별 아동의 특징에 비추어 조사를 해야 한다.

주간보호와 애착

국립아동보건개발연구소(NICHD)에서 다양한 보육시설 10곳을 이용하는 1,000여 명의 아동들에게 주간보호가 미치는 영향에 대해 조사하였다. 연구결과 주간보호를 받았던 아동들의 경우 "낯선 상황" 기법을 사용하여 측정했을 때 모계-자녀 **애착(attachment)**과 관련하여 엄마의 돌봄을 제공받은 아동들과 전혀 차이가 나지 않았다는 것을 알 수 있었다(제26장 참조).

애착을 보여주는 가장 직접적인 예측변수는 주간보호의 유형, 질, 양이 아니고, 오히려 엄마의 심리적 적응과 모성적 양육행동이다. 아동이 주간보호를 받느냐의 여부에 관계없이 엄마가 민감하고 빨리 반응할수록 확고한 애착이 발달하게 될 가능성이 높다.

> 아동이 주간보호를 받느냐의 여부에 관계없이, 엄마가 민감하고 빨리 반응할수록 확고한 애착이 발달하게 될 가능성이 높다.

낮은 모계 민감성이 오랜 시간 주간보호의 열악한 질과 연관되어 있을 때, 자녀, 특히 남아는 불안한 애착을 보이거나 회피적인 태도를 보일 가능성이 높다. 이러한 아동들이 "이중 위험"을 보이게 되는데, 다시 말하면, 가정내 돌봄의 열악한 질과 주간보호시 열악한 돌봄의 질이 확고한 애착 발달의 기반을 약화시킨다. 일부 아동들에게 높은 질의 주간보호가 민감하게 반응하지 않는 모성적 양육에 대한 보상

표 39–1 주간보호를 위한 정부기관요건

1. 발달상 적합하고 아동의 지적, 사회적, 정서적, 신체적 발달을 촉진시키는 계획된 활동
2. 특히 건강과 안전 표준에 관한 전문적인 훈련을 받은 돌봄제공자
3. 영양식
4. 각 아동에 대한 건강기록
5. 부모가 아동의 욕구를 관찰하고 논의할 수 있는 기회
6. 소집단 규모와 아동–직원의 낮은 비율

을 해 줄 수 있다. 하지만, 엄마가 아동과의 상호작용에 있어서 민감하고 빠르게 반응한다면 돌봄의 질이 좋지 않다고 해서 반드시 확고한 애착의 발달 기반을 약화시키는 것은 아니다.

주간보호와 사회적발달

3세 아동을 대상으로 실시한 NICHD 연구에 대한 추적 조사 결과 문제 행동의 발생률도 아동이 주간보호를 받고 있는지의 여부나 아동이 얼마나 오랫동안 주간보호를 받아 왔는지와는 관련이 없는 것으로 나타났다(NICHD, 인쇄 중). 즉, 모성적 양육 행동과 특징이 아동의 주간보호 경험 그 자체보다 아동의 성과를 보여주는 강력한 예측변수이다. 그럼에도 불구하고, 주간보호의 질도 실제로는 중요하다. 생후 첫 2년 동안 높은 질의 주간보호를 경험한 아동들이 낮은 질의 주간보호 환경에서 돌봄을 제공받은 아동들에 비해 문제 행동을 보이는 사례가 적었고 어른의 지시에 대해서도 더 잘 순응했다(예: 청소 도와주기).

돌봄의 질

NICHD 연구에서는 주간보호의 질이 좀 더 경제적인 혜택이 많은 가족의 자녀들에게 빈번하게 더 높게 나타났다고 지적했다. 직업과 같은 영역에 적응을 잘 하고 주간보호와 관련하여 선택을 할 수 있는 워킹맘이 자녀와 상호작용을 할 때 민감하고 빠르게 반응할 가능성이 더 높다.

미국은 주간보호와 관련한 태도나 정책에 있어서 서유럽보다 뒤쳐져 있다. 주간보호에 대한 연방 정부 요건이 있지만(표 39–1), 주 정부의 요건도 그 폭이 다양하다. NICHD에서는 15~20년 전에 첫 연구가 실시된 이후로 돌봄의 질이 개선되고 있다는 사실을 발견하였다. 아마도, 부모가 관련된 문제에 좀 더 많이 대응하기 때문일 것이다. 표 39–2는 더 높은 질의 주간보호 환경의 특징을 나열한다.

표 39-2 취학 전 아동을 위한 높은 품질의 주간보호의 특징

프로그램 특징	돌봄의 질을 보여주는 신호
물리적 환경	실내 환경이 깨끗하다. 수리상태가 좋다. 통풍이 잘 된다. 교실공간이 충분한 장비를 갖춘 활동 영역으로 분리되어 있다(예: 가장놀이, 블록, 과학, 수학, 게임, 퍼즐, 미술, 독서, 음악). 울타리가 둘러 쳐진 실외 놀이 공간에 그네와 등반 장비, 세발자전거, 모래놀이통이 있다.
집단규모	18~20명보다 적은 수의 학생들을 2명의 교사가 담당
아동-돌봄제공자 비율	센터내 아동-돌봄제공자의 비율은 8:1, 가정보육의 경우 아동-돌봄제공자의 비율은 6:6
일상활동	아동들이 개인적으로, 또는 소그룹 활동하여, 자기만의 활동을 선택한다. 돌봄제공자들이 아동들의 참여를 촉진시켜, 아동에게 맞추려는 기대치를 조절한다.
교사자격	돌봄제공자들이 유아발달, 교육, 관련 분야에 대한 대학교 수준의 전문화된 능력을 갖추고 있다.
부모와의 관계	부모가 관여, 관찰, 돌봄제공자와 만남을 갖도록 하여 아동 발달에 관해 논의한다.
허가/인가	프로그램에 대한 허가를 주 정부에서 허락한다. 센터와 취학 전 프로그램에 대한 인가는 전미유아프로그램아카데미에서 진행한다. 가정보육에 대한 인가는 전미가정보육협회에서 실시한다.

출처

- Clarke-Stewart, A., & Allhusen, V. (2005). *What we know about childcare.* Cambridge, MA: Harvard University Press.
- Lamb, M., & Ahne, L. (2006). Nonparental child care: Context, concepts, correlates, and consequences. In W. Damon & R. Lerner (Series Eds.) & K. Ann Renninger & Irving Sigel (Volume Eds.), *Handbook of child psychology: Volume 4, Child psychology in practice* (pp. 950–1016). New York: John Wiley.
- National Association for the Education of Young Children. (1991). *Characteristics of high-quality day care programs.* Washington, DC: Author.
- NICHD. (1997). The effects of infant child care on infant–mother attachment security: Results of the NICHD study of early child care. *Child Development, 68,* 860–879.
- NICHD. (in press). Early child care and self-control, compliance and problem behavior at 24 and 36 months. *Early Child Care.*

4부 • 질문

제시된 각각의 질문에 대하여 가장 적절한 하나의 답을 선택하시오.

1. 당신이 계단을 내려가고 있고, 그 뒤에는 난간을 잡고 두 발을 각 계단에 내딛는 어린 남아가 뒤를 따라오고 있다. 이 남아의 나이는 대략 몇 살일까?

   a. 3살
   b. 4살
   c. 5살
   d. 6살

2. 4세 아동과 10세 아동을 대신하여 서로 다른 유리잔 두 잔에 주스를 따르고 있다. 유리잔 하나는 짧고 폭이 넓으며, 다른 유리잔은 높이가 크고 폭이 좁다. 4세 아동은 10세 아동이 두 잔에 들어 있는 주스의 양이 모두 동일하다는 확신적인 말에도 불구하고 키가 크고 폭이 좁은 유리잔에 들어 있는 주스를 마시겠다고 고집한다. 4세 아동이 이 상황을 이해하는지 설명하는 데 사용되는 용어는 어느 것인가?

   a. 중심화(centration)
   b. 외양과 실재(appearance and reality)
   c. 연상에 의한 원인(cause by association)
   d. 보존개념의 결핍(difficulty with conservation)

3. 취학 전에 아동에게 나타나는 보존개념의 결핍을 보여주는 예는 어느 것인가?

   a. 점토 덩어리를 굴려서 뱀 모양으로 만들 때 덩어리가 점점 더 커진다.
   b. M&Ms가 두 줄이 있는데, 각 줄에 10개의 캔디가 있다고 할 때, 밖으로 더 많이 펼쳐진 줄에 더 많은 캔디가 있다고 보아야 한다.
   c. 키가 작지만 폭이 넓은 유리잔에서 주스를 쏟아 붓는 것을 아동이 보았는데도 아동은 키가 큰 유리잔에 더 많은 양의 주스가 들어 있다고 말한다.
   d. 위의 항목 모두 해당

4. _______에 관한 몬테소리의 이론이 취학 전 프로그램을 계획하는 데 중요하다.

   a. 장기간
   b. 수업 시기
   c. 민감기
   d. 일주기

5. 취학 전 아동 교육자들은 다음 중 누가 제시한 이론 때문에 교육재료와 방법을 적절한 연령대에 부합시키려고 노력해야 하는가?
   a. 피아제
   b. 프로이드
   c. 스키너
   d. 파블로프

6. 어떻게 단어를 합쳐서 문장을 형성하는가에 관한 방법을 기술하는 규칙은 어느 것인가?
   a. 음운론
   b. 의미론
   c. 문법
   d. 화용론

7. "아빠가 집에 오셨어(Daddy comed home)"는 무엇을 보여주는 예인가?
   a. 과잉 확장
   b. 틀린 발음
   c. 과잉규칙성
   d. 언어발달지체

8. 바움린드에 따르면 부모의 권한에 대한 순응에 가치를 부여하고 아동의 행동에 대한 타협불가능한 기준을 설정하는 부모는 어떤 방식의 양육을 보여주는 예인가?
   a. 권위적인 부모
   b. 독재적인 부모
   c. 허용적인 부모
   d. 방임적인 부모

9. 부모의 양육방식에 영향을 미치는 요인은 어느 것인가?
   a. 부모의 아동기의 경험
   b. 돌봄 아동의 성격 특징
   c. 부모, 특히 아버지의 작업환경
   d. 위 항목 모두 해당

10. 부모가 이혼한 후에 아동이 경험할 수 있는 주요한 적응내용 중 하나는 무엇인가?
   a. 형제자매
   b. 전환
   c. 친척
   d. 동시성

11. 이혼한 부모가 재혼한 후에도, 일부 아동들은 아직도 친부모가 재결합을 하게 될 것이라고 믿는다. 이러한 믿음을 무엇이라고 하는가?

a. 소망적 계획(hopeful planning)
b. 희망사항(wishful thinking)
c. 화해 환상(reconciliation fantasies)
d. 심령 인지(psychic cognition)

12. 4세 아동의 자아 개념을 보여주는 예는 어느 것인가?

a. "나는 형보다 수영을 더 잘 한다."
b. "내가 정정당당하게 싸우기 때문에 사람들은 나를 좋아한다."
c. "나는 수영을 좋아한다."
d. "나는 색깔을 칠하기보다 그림 그리기를 더 잘 한다."

13. 아동들의 성 정체성은 일반적으로 몇 살 쯤에 발달하는가?

a. 18개월
b. 2세
c. 3세
d. 5세

14. 취학 전 아동들은 성 분리 행동에 관여하는 경향이 있다. 다시 말하면, 남자아동은 트럭을 가지고 놀고, 여자아동은 인형을 가지고 논다. 발달주의자들은 이 현상에 대해 어떻게 설명하는가?

a. 남자와 여자는 선천적인 성 분리 경향성이 있다.
b. 취학 전 아동은 성 분리 행동을 보이면 보상을 받는다.
c. 여자아동들이 남자아동들보다 특정한 행동을 표출하는 데 좀 더 엄격하게 사회화된다.
d. 취학 전 아동들은 성 항상성과 성 역할에 대한 개념을 발전시킨다.

15. 아동기 초기에 가장 흔한 놀이의 형태는 어느 것인가?

a. 신체 놀이
b. 제한이 없는 놀이
c. 사회적 놀이
d. 가상 놀이

16. 아동들은 재미, 학습, 그리고 무엇을 위해 놀이를 하는가?

a. 감정적 해방
b. 인지적 부조화
c. 물리적 정렬
d. 사교적 예의

17. 생모가 입양 과정에 대한 입력 정보를 보유하고 있을 때, 이 경우를 (　　)입양으로 부른다.

a. 선택

b. 합동

c. 적응

d. 공개

18. 입양을 고민하는 부부는 아동의 (　　)에 대해서도 신중하게 생각해 보아야 한다.

a. 체중

b. 연령

c. 몸집

d. 인지 능력

4부 • 해답

1. 답은 a이다. 3세 아동들은 발을 교차하여 계단을 오를 수 있지만, 계단을 내려올 때는 각 계단에 두 발을 내딛는다. 4세 아동들은 두 발을 교차로 사용하고 난간을 잡으면서 계단을 내려 온다. 6세 아동들은 계단을 쉽게 뛰어서 올라가고 내려올 수 있다.
2. 답은 a이다. 아동들은 한 번에 어떤 것의 한 가지 측면에만 초점을 맞춘다. 종종 가장 확실한 측면인 경우가 많다. 그리고 어떻게 여러 가지의 측면들이 상호작용하여 사건을 만들어내는지를 고려하지 못한다. 길이가 길지만 폭은 좁은 유리잔과 길이는 짧지만 폭은 넓은 유리잔에 주스를 부을 때, 아동들은 길이가 길고 폭이 좁은 유리잔의 높이에만 집중하면서, "더 크기 때문에" 더 많은 주스가 들어 있다는 결론을 내린다. 아동들은 높이와 폭에 대해 동시에 설명할 수 없다.
3. 답은 d이다. 보존(conservation)이란 외양이 바뀌었지만 어떤 것도 없어지거나 추가되지 않은 것처럼 보인다고 하더라도, 여전히 어떤 것이 똑같은 것임을 이해하는 능력이다. 취학 전 아동들이 외양에 흔들리기 때문에 한 번에 어떤 것의 한 가지 측면에만 초점을 맞추고, 마음 속으로 사건을 해결하는 데 어려움이 있다면 숫자, 수량, 질량, 길이와 같은 보존 과제에도 어려움이 있다.
4. 답은 c이다. 몬테소리는 아동들이 인생에서 특정 연령이 되면 특정 경험에 대해 좀 더 부합하거나 준비가 되어(민감한 반응)있다고 믿었다.
5. 답은 a이다. 피아제의 인지 단계에 대한 식별은 "혼합의 일치"를 위한 욕망, 즉 적절한 재료가 특정 연령과 특정 단계에 사용될 수 있을 것임을 확신하는 데 기여하였다.
6. 답은 c이다. 구문론은 어떻게 단어를 결합하여 문장을 만들 것인가에 관한 것이다. 언어를 습득함에 있어서, 아동들은 속해 있는 문화권의 다른 구성원들에게 민감한 방식으로 스스로를 표현할 수 있게 해주는 언어의 규칙을 재빨리 배운다.
7. 답은 c이다. 아동들이 규칙 학습자이기 때문에 과잉규제의 의미인 정확한 형태를 아동들이 알고 있을 때에도 아동들은 규칙을 따르는 경우가 빈번하다. 이러한 언어발달 단계는 흔히 접하게 되는 일이기 때문에 걱정할 필요가 전혀 없다.
8. 답은 b이다. 독재적인 부모는 행동에 대한 절대적인 표준을 시행함으로써 자녀의 행동을 통제하고자 한다. 독재적인 부모는 권한에 대한 의문을 제기하지 않는 존중과 순응에 가치를 부여하지만, 자녀와의 언어적으로 주고 받는 행위는 싫어한다. 독재적인 부모는 권력 주장(power assertion)을 통해 갈등을 해결한다. 다시 말하면, 법이나 "그 밖의 다른 것들"의 사용을 거부한다.
9. 답은 d이다. 어떻게 사람들이 자녀를 양육하는지에 관한 방법을 결정짓는 세 가지 요인을 연구를 통해 파악하였다. 첫째, 부모가 아동기에 양육되었던 방식이 부모의 가족에 대한 신념과 가치를 형성하였다. 둘째, 자녀의 고유의 특징이 자녀가 양육되는 방식에 영향을 미쳤다. 예를 들면, 까다로운 기질을 가진 유아는 아기에게 적대적이 될 수 있는 미성숙한 부모의 내적 자원에 압박을 가할 수 있다. 셋째, 부모는 가족과 친구, 직장과의 관계에 있어서 지원해 줄 수 있는 자원이나 스트레스가 있다. 예를 들면, 위계 권력 구조를 보이는 조직에서 종속적 지위로 고용된 아버지라면 가정에서 독재적인 양육방식을 보이는 경향이 있다.
10. 답은 b이다. 현재의 이혼율과 두 번째 결혼 이후의 이혼율을 고려해 볼 때, 아동들은 종종 가정에서 가정으로, 학교에서 학교로, 등등 이동하는 경우가 잦다. 이러한 전환을 하려면 상당한 부모 민감성(parental sensitivity)이 요구되는데, 많은 부모들이, 그들의 정서 상태를 고려해 볼 때, 민감한 반응을 하기

가 어렵다.

11. 답은 c이다. 연구에 따르면 몇몇 아동들은 여러 해 동안 이러한 공상에 매달려 있다고 한다. 이것은 이혼이 아동들에게 미치는 영향이 있다는 것을 보여준다.

12. 답은 c이다. 취학 전 아동들의 자기개념은 제한적이다. 이러한 자기개념에는 의복, 머리카락 색깔, 형제자매와 애완동물의 이름, 학교, 소중한 소유물에 대한 설명도 포함된다. 아동들은 할 수 있는 것과 없는 것, 좋아하는 것과 싫어하는 것, 감정을 표현한다. 예를 들면, "나는 수영을 할 수 있어." "나는 소꿉놀이를 좋아해." "몹시 화가 나." 취학 전 아동들은 다른 사람들이 자기를 얼마나 좋아하는지(사회적 수용)와 어떤 것을 얼마나 잘할 수 있는지(역량)를 구분할 수 있다. "사라는 나를 좋아해. 그래서 사라는 나의 친구야." "나는 색칠을 잘해."

13. 답은 b이다. 30개월에 아동들은 스스로를 "남자" 또는 "여자"로 구분한다. 표상적 사고와 언어 발달이 진전됨과 동시에 화장실 훈련이 발생하기 때문에 아동들은 신체의 일부분과 기능을 명명하고, 신체의 충동을 부모에게 의사로 전달하며, 부모의 욕구를 기대하기 시작한다. 성 정체성은 신체의 일부분을 인식하는 것 이상이다. 2세와 3세 사이에 아동들은 낯선 사람에 대해 남아 또는 여아, 엄마 또는 아빠로 구분할 수 있다. 분명, 아동들은 외양과 행동에 관한 사회적 정보를 사용하여 인간을 두 범주로 구분하고 명명한다.

14. 답은 d이다. 취학 전에 아동들은 "남자" 또는 "여자"라는 범주에 포함되기 위해 이 둘 중 하나로 보이려고 하고 그렇게 행동한다는 점을 인지한다. 성분화 행동은 4세까지 증가하는데, 아동들이 성 역할을 보는 관점이 매우 엄격해지기 때문이다. 그것은 마치 고정관념화된 행동을 고수함으로써 스스로에게 성 정체성과 성 항상성을 확신시킬 수 있는 것과 같다. "남자아동들은 이렇게 해. 나도 이렇게 하고. 그러니까 나는 남자야." 5~6세가 되면 대부분의 아동들은 성이 자아정체성을 보여주는 영구적인 측면이라는 점을 이해한다. 성 역할에 관한 엄격함은 부분적으로 인지적 유연성의 부재 때문이다. 취학 전 아동들이 한 번에 어떤 것의 한 가지 측면에만 집중하고 복수의 정보 조각들을 조절할 수 없다는 사실을 기억해 보라. 또한 양육방식과 문화적 영향, 아동의 성 역할에 대한 감정적 투자가 고정관념화된 행동의 채택에 기여한다.

15. 답은 d이다. 가상 놀이는 아동기 초기에 인지 능력을 성장시키는 데 적합하다. 각종 놀이 유형이 매력적이지만, 가상 놀이는 특히 이 시기에 두드러지게 나타난다.

16. 답은 a이다. 놀이를 통해 아동들은 학교, 가정에서 표출하지 못할 수도 있는 정서적 긴장을 표현할 수 있다. 이것이 바로 아동 발달을 촉진시키는 아동 요법의 한 형태이다.

17. 답은 d이다. 입양이 가능한 아동의 수가 수요에 훨씬 못 미치기 때문에 오늘날의 여성은 아동의 입양 과정에 있어서 상당한 통제력을 행사할 수 있다.

18. 답은 b이다. 입양을 선택할 때, 부모는 특정 연령 집단에 대해 자신이 갖는 적합성 여부에 비추어 아동의 연령대를 인식해야 한다. 체중과 같은 다른 특징들은 보통의 경우 그들의 관계에 있어서 연령과 동일한 영향을 미치지는 않는다.

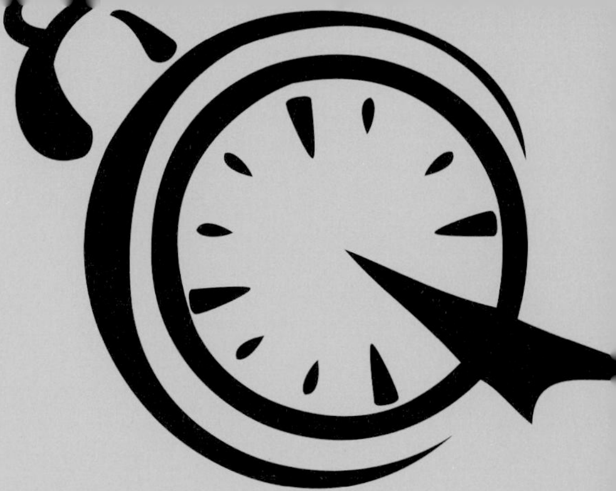

5부

학령기

40장

신체성장과 발달

미리보기

- 학령기에는 신장과 체중의 성장 속도가 느려지고 큰 변화가 없다.
- 기관계가 더 효율적으로 변화하고 성인의 크기와 거의 같아진다.
- "5–7 전환"으로 알려진 뇌구성에 상당한 변화가 발생한다.
- 영양상의 필요가 변화하기 때문에 지방과 콜레스테롤을 적게 필요로 하고 전곡은 더 많이 필요로 한다.
- 맥박수는 1분에 65~100이고, 혈압은 100~110/60~70이다.
- 신체 비율이 변화하며, 아동들이 좀 더 활동적으로 변하기 때문에 신체 부상의 발생 위험도 증가한다.

주요어휘

- □ 뇌발달(brain development)
- □ 비만(obesity)
- □ 영양(nutrition)

취학 전과 비교하여 학령기(7~12세)에는 신장과 체중의 성장이 더 느려지고 큰 변화가 없다. 남아와 여아의 차이는 10~12세까지 최소한으로 나타나는데, 이 시기에 여아의 키가 남아의 키보다 더 크고, 남아는 키가 아닌 체중이 더 많이 늘어난다(그림 40-1, 그림 40-2). 다운증후군 현상을 보이는 자녀의 성장과 해외 입양 자녀의 성장에 대한 평가를 내릴 때는 특별한 성장 차트를 활용해야 한다. 또한 여아의 경우 사춘기와 관련된 변화를 경험하기 시작하는데, 여아가 초경을 보이는 평균 나이는 12세이다. 남아의 경우, 사춘기는 약 14세부터 시작된다.

학령기에는 기관계가 더 효율적으로 변화하고 성인의 크기와 거의 같아진다. 위장계가 성숙하고 그 기능도 성장하게 됨에 따라 아동들은 위통의 경험이 줄어들고, 식사와 식사 사이 시간을 더 오래 버틸 수 있으며, 필요한 칼로리의 양도 줄어든다. 6세와 12세 사이에 혈압이 증가함에 따라, 심박동수와 호흡률은 감소한다. 6세와 12세 사이의 생명 징후를 보면, 맥박은 1분에 65~100(평균 90)이고, 호흡수는 1분에 20~30이며, 혈압은 100~110/60~70이다.

중추신경계(CNS)의 구조는 성인과 같지만, 뇌의 구성[**뇌발달(brain development)**]에 상당한 변화가 있다. 뇌의 신경학적 전환은 5세와 7세 사이에 나타나는데, 우반구와 좌반구 사이의 연결을 보여주는 수초 형성의 증가가 뇌 영역의 편재화와 분화의 증가로 이어진다. 또한 전두엽과 후엽 간의 연결 능력이 좋아지고 작동하는 기억력이 증가하기 때문에 정식교육과 관련된 교육 및 다양한 도전해야 할 문제들에 대해 대비할 수 있다.

또한 신체 비율도 변한다. 6~12세의 아동들은 무게중심이 낮아진다. 다리 길이가 길어지고, 머리 크기가 작아지며, 키에 비해 허리 사이즈가 감소한다. 이러한 호리호리한 신체의 비율이 신체 민첩성에 영향을 미쳐, 자전거를 타거나 산길을 오를 때 협응이 잘 된다. 아직 근육이 미성숙한 상태이고 과다사용으로 인한 부상에 대해서는 여전히 취약하지만, 체중과 비례한 근 질량의 증가가 나타난다. 뼈는 계속 경화되는 경향을 보인다. 뼈는 계속 성장하기 때문에 사춘기 동안 뼈가 부러지면 빠르게 치유된다.

아동들은 약 6세가 되면 유치가 빠지기 시작한다. 유치는 약 12세까지 영구치로 대체되는데, 지치(사랑니)는 예외이다. 지치는 사춘기 후반기에 난다. 턱이 성장하여 영구적인 성인 크기의

다운증후군 현상을 보이는 자녀의 성장과 해외 입양 자녀의 성장에 대한 평가를 내릴 때에는 특별한 성장 차트를 활용해야 한다.

6세와 12세 사이의 생명 징후를 보면, 맥박은 1분에 65~100(평균 90)이고, 호흡수는 1분에 20~30이며, 혈압은 100~110/60~70이다.

뇌의 신경학적 전환은 5세와 7세 사이에 나타나는데, 우반구와 좌반구 사이의 연결을 보여주는 수초 형성의 증가가 뇌 영역의 편재화와 분화의 증가로 이어진다. 또한 전두엽과 후엽 간의 연결 능력이 좋아지고 작동하는 기억력이 증가하기 때문에 정식교육과 관련된 교육 및 다양한 도전해야 할 문제들에 대해 대비할 수 있다.

아동들은 약 6세가 되면 유치가 빠지기 시작한다.

치아를 담을 수 있는 공간이 확보됨에 따라, 입이 불균형적으로 커지는 것 같다. 귀의 유스타키오관의 길이가 길어짐에 따라, 각도가 아래쪽으로 기울어져서 배액이 좀 더 잘된다. 아동들은 중이염과 같은 귀 질환 발병률이 감소한다.

에릭슨은 학령기를 근면기(period of industry)라고 하였는데, 아동들이 신체적, 학업적, 사회적 능력을 발달시키느라 분주하기 때문이다.

건강관리자를 위한 시사점

이 연령 집단의 건강 증진을 보여주는 핵심 영역에는 두 가지가 있다. **영양(nutrition)**과 부상 예방이다.

영양과 비만

학령기에는 신체 질량과 관련 있는 필요 칼로리의 양이 감소하는데, 느리지만 꾸준한 성장을 지탱하는 데는 매일 평균 2,000kcal의 섭취량이 필요하다. 유아기 아동들은 뇌의 성장을 촉진시키기 위해 식사를 할 때 지방과 콜레스테롤의 섭취가 필요하지만, 학령기 아동들의 지방 섭취는 필요 칼로리량의 25~35%만 필요하다. 필요 영양소는 전곡, 신선한 과일과 야채, 하루에 저지방 유제품 2~3컵, 살코기 등을 통해 가장 잘 충족할 수 있다. 가장 중요한 것은 아침식사이다.

불행하게도, 많은 미국 아동들은 탄수화물이 많은 정크 푸드(예: 감자칩, 포장쿠키)의 형태로 너무 많은 지방과 당을 섭취한다. 청량음료에는 당과 카페인이 함유되어 있을 뿐만 아니라 탄산 염화물에 함유된 인이 뼈 성장에 필요한 칼슘 흡수를 방해한다. 마카로니나 치즈와 같은 고지방, 저비용 포장 식품은 저소득층 아동들이 즐겨 먹는 식품이다. 도심 지역이나 고립된 시골 지역에서는 신선한 과일과 야채의 가격이 더 비싸기 때문에 구하기가 더 어렵다.

미국의 영양상태가 좋지 못한 아동들은 마른 체형이 아니라 비만을 보인다. 2~19세까지의 비만에 대한 정의는 동일 연령과 성별에 해당하는 아동들을 대상으로 체질량지수(BMI)가 95 백분위수이거나 그 이상일 때를 말한다. 2004년, 6~11세까지의 미국 아동들 중 18.8%가 비만이었는데, 이는 1980년 비만율

학령기 아동들의 지방 섭취는 필요 칼로리량의 25~35%만 필요하다.

청량음료에는 당과 카페인이 함유되어 있을 뿐만 아니라 탄산 염화물에 함유된 인이 뼈 성장에 필요한 칼슘 흡수를 방해한다. 마카로니나 치즈와 같은 고지방, 저비용 포장 식품은 저소득층 아동들이 즐겨 먹는 식품이다. 도심 지역이나 고립된 시골 지역에서는 신선한 과일과 야채의 가격이 더 비싸기 때문에 구하기가 더 어렵다.

2~19세까지의 비만에 대한 정의는 동일 연령과 성별에 해당하는 아동들을 대상으로 체질량지수(BMI)가 95백분위수이거나 그 이상일 때를 말한다.

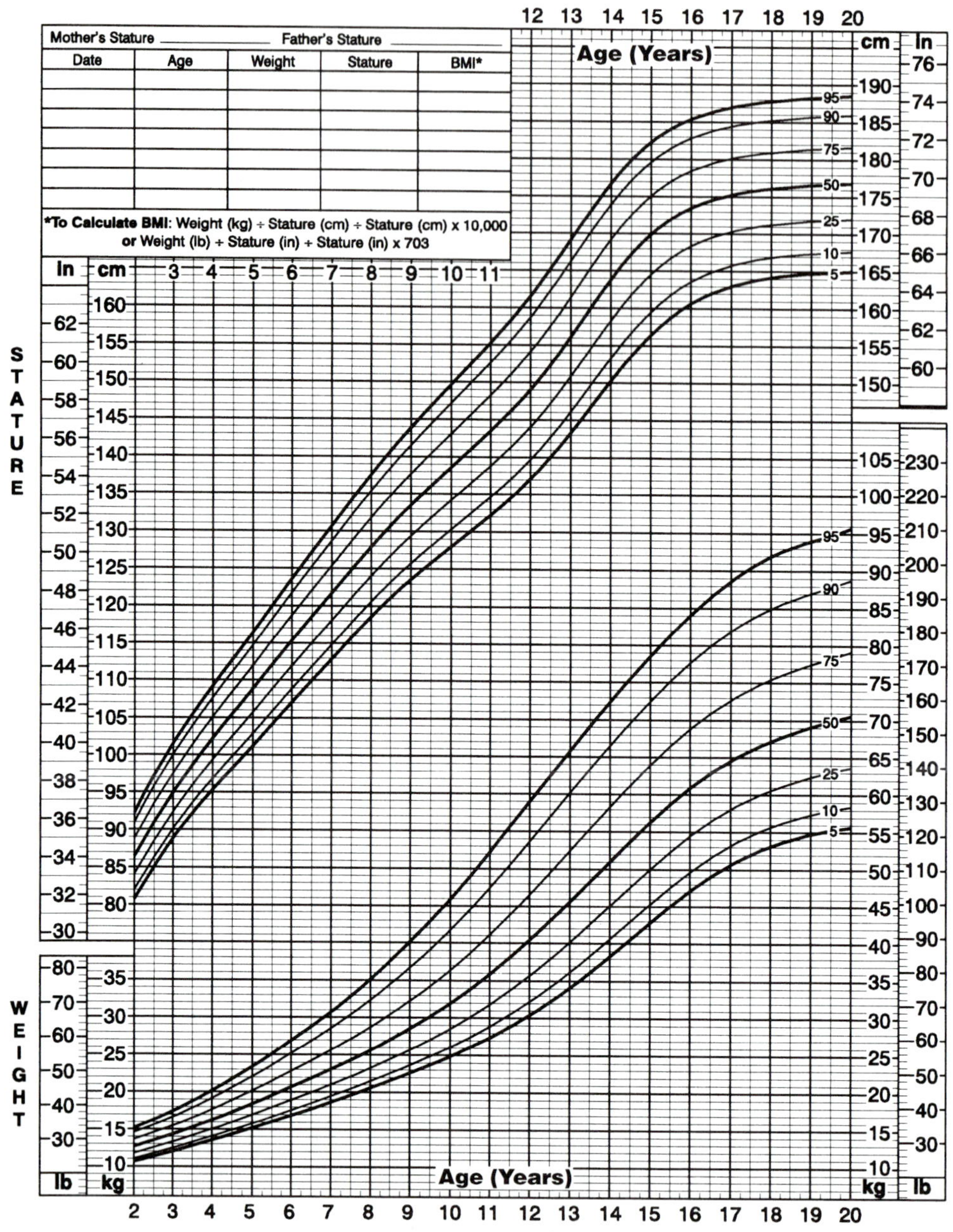

출처: Developed by the National Center for Health Statistics in collaboration with the National Center for Chronic Disease Prevention and Health Promotion (2000). http://www.cdc.gov/growthcharts

그림 40–1 2~20세: 남아의 연령에 따른 신장과 연령에 따른 체중의 비율

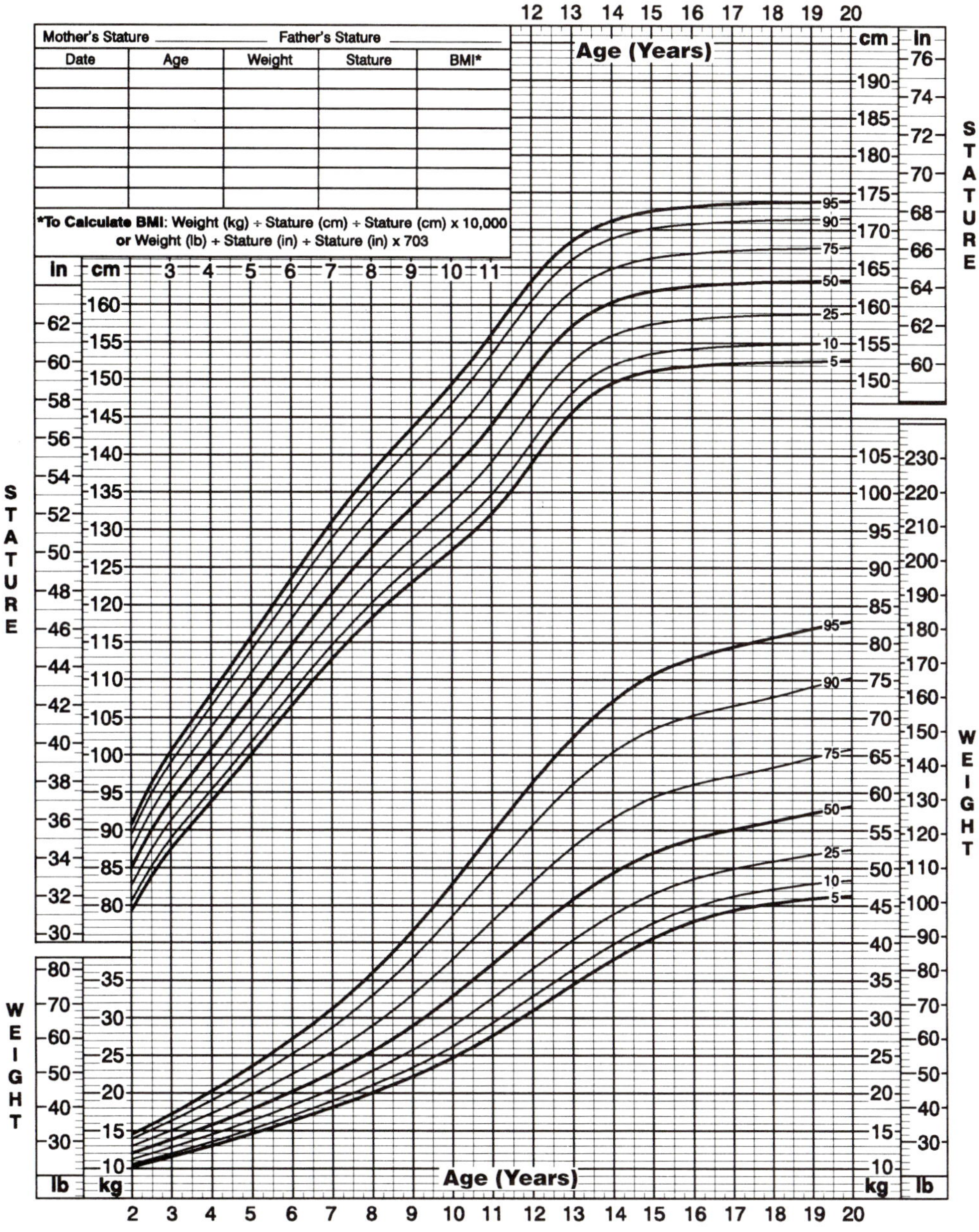

출처: Developed by the National Center for Health Statistics in collaboration with the National Center for Chronic Disease Prevention and Health Promotion (2000). http://www.cdc.gov/growthcharts

그림 40–2 2~20세: 여아의 연령에 따른 신장과 연령에 따른 체중의 비율

의 거의 3배에 해당하는 수치이다. 아메리카헬스트러스트에서 작성한 2007년 보고서에 따르면 미국 아동 2,500만 명이 현재 비만이라고 한다.

> 2004년, 6~11세까지의 미국 아동들 중 18.8%가 비만이었는데, 이는 1980년 유병율의 거의 3배에 해당하는 수치였다. 아메리카헬스트러스트에서 작성한 2007년 보고서에 따르면 미국 아동 2,500만 명이 현재 비만이라고 한다.

비만에 영향을 미치는 요인에는 신체 활동 부족, 불충분한 가족 영양 공급 상태가 있다. 하루에 평균 4시간 텔레비전을 보는 아동은 밖에서 놀이를 하지 않고, 근육과 뼈를 강화시키지 않으며, 유산소 능력도 증가하지 않는다. 과식하고 빠른 식습관을 가진 부모가 아동의 비만을 키우고 자신도 비만이 될 가능성이 훨씬 높다. 비만으로 이어지는 신체활동 부족이나 가족 습관의 패턴은 아동이 태어난 후 빠르면 18개월경 정도부터 나타날 수 있다.

비만(obesity)인 사람들의 포도당대사는 에너지의 소모가 아닌 지방의 축적에 유리하다. 비만인 아동들은 신체 활동을 지속하는 데 훨씬 더 많은 어려움을 보이기 때문에 신체 활동을 피하려고 하고, 이것이 사회로부터의 고립을 불러온다. 비만인 사람들은 음식을 통해 감정을 달래는데, 이러한 이유 때문에 체중이 늘어나고 신체 활동도 줄어든다. 뚱뚱한 사람들은 건강한 사람들에 비해 우울증에 더 많이 걸리고 자존감도 낮다. 비만 아동들은 십대가 되어도 비만이고, 그 중 80%가 성인이 되어도 비만이다.

> 비만 아동들은 십대가 되어도 비만이고, 그 중 80%가 성인이 되어도 비만이다.

가장 좋은 치료는 가족 내의 치료와 관련이 있고 행동 변화에 초점이 맞추어진다. 건강한 영양 습관과 운동, 가족 구성원들 간의 상호 지원을 높이는 것이 핵심이 되는 열쇠이다.

부상 예방

학령기 아동은 성숙한 인지 능력과 더불어 민첩성이 증가하므로 취학 전 시기와 비교할 때 6세와 12세 사이에는 사고에 의한 부상 발생률이 감소한다. 취학연령기의 아동들 중에서도 좀 더 어린 나이의 아동들이 물에 빠져 익사하거나, 높은 곳에서 떨어지거나, 뜨거운 물로 데일 가능성, 낙상이나 물체에 맞아서 다치거나 물체로 돌진하여 다치거나(예: 공에 맞음, 골대에 충돌), 베인 자국, 자전거 사고가 응급실 방문 등으로 이어질 가능성이 높다. 사고에 의한 부상이 1세와 19세 사이에 나타나는 사망의 주요 원인이고, 두 번째로 학령기 아동에게 나타나는 악성신생물이다. 남아가 여아에 비해 좀 더 빈번하게 나타나고, 심각한 부상을 당하는데, 아마도 남아가 더 큰 위험을 무릅쓰는 행동을 하기 때문인 것 같다.

> 사고에 의한 부상이 1세와 19세 사이에 나타나는 사망의 주요 원인이고, 두 번째로 학령기 아동에게 나타나는 악성신생물이다.

학령기 아동들 사이에는 두 가지의 부상 유형이 두드러지게 나타난다. 그것은 자전거 사고와 스포츠 부상이다. 건강교육 프로그램을 통해 자전거 안전을 강화시켜 학생들에게 헬멧을 착용하게 하고, 도로 규칙을 배우며, 자전거가 제대로 작동하는 조건을 확인하도록 교육해야 한다. 스포츠의 경우, 어린 운동선수들에게 더 일찍, 더 오래, 더 열심히 훈련을 하라고 요구하기 때문에 과도한 운동으로 인한 부상 발생률이 높아진다. 급성 강타(acute blow)를 하면 확실한 손상으로 이어지지만, 좀 더 흔하면서도 감지하기 힘든 손상은 충분한 발육이 되지 않은 근육과 관절에 대한 반복적인 미세 외상이다. 그 대표적인 예가 피로 골절과 어린이 야구 리그의 팔꿈치 부상이다. 어른들은 아동들이 좀 더 건강하고 안전한 생활을 할 수 있도록 도움을 제공해야 한다.

출처

- Centers for Disease Control and Prevention. (2007). *Childhood overweight*. Retrieved February 5, 2008, from http://www.cdc.gov/nccdphp/dnpa/obesity/childhood/index.htm
- Centers for Disease Control and Prevention. (2007). *Inuuries among children and adolescents*. Retrieved February 5, 2008, from http://www.cdc.gov/ncipc/factsheets/children.htm
- Johnson, M. (2000). Functional brain development in infants: Elements of an interactive specialization framework. *Child Development, 71*(1), 75 – 81.
- Trust for America's Health. (2007). *Fas in fat: How obesity policies are failing in America*. Retrieved February 5, 2008, from http://healthyamericans.org/reports/obesity/

미리보기

구체적 사고를 하는 학령기 아동은 다음과 같은 것들을 할 수 있다.

- 두 가지 이상의 정보, 예를 들어, 높이와 폭을 한 번에 고려할 수 있다(중심화의 감소).
- 일련의 행위들을 마음 속으로 뒤바꿀 수 있다(순서의 가역성).
- 어떤 한 집합의 속성이 갖는 외양은 다르지만 여전히 동일하다는 것을 알 수 있다. 예를 들면, 10개의 점들의 배열이 서로 가까이에 위치하거나 서로 멀리 떨어져 있다(집합 속성).
- 대상이 갖는 속성 중 일부가 외양은 다름에도 불구하고 여전히 동일하게 유지된다는 사실을 알 수 있다. 예를 들면, 똑같은 점토 덩어리라고 하더라도 다른 형태로 만들어진다(물리적 속성의 보존).
- 최상위류와 최하위류 간의 관계를 이해할 수 있다. 예를 들면, 개의 종류에 비글과 푸들이 있다(계층적 분류). 그리고 두 가지의 차원에 따른 범주들 간의 관계를 이해할 수 있다. 예를 들면, 카드 한 벌을 한 세트 단위(스페이드, 하트, 다이아몬드, 클럽)나 겉면(에이스부터 킹까지, 매트리스형 분류)을 기준으로 정렬시킬 수 있다.

41장

인지발달

주요어휘

□ 계층적 분류(hierarchical classification)
□ 구체적 사고(concrete thought)
□ 매트릭스형 분류(matrix classification)
□ 분류 기술(classification skills)
□ 중심화 감소(decreasing centration)

구체적 조작의 특징

아동들이 정보를 구성하는 방법의 중요한 전환점은 5~7세 사이이다. 취학 전 아동의 사고가 쉽게 변하는 특성으로 인한 영향에 의해 형성되는 반면, 학령기 아동의 사고는 논리적인 내적 구성(logical internal organization)으로 결정된다. 이러한 전환은 연상 반응에서 논리적 반응으로, 전조작적 사고에서 구체적 조작적 사고로 이루어진다. 논리적으로 사고하는 아동들은 규칙으로 경험을 구성하고 질서정연한 삶을 만들어갈 수 있기 때문에 규칙을 매우 좋아한다.

학령기 아동의 구체적 조작적 사고는 물리적으로 이전에 경험해야 했던 것들을 아동들이 정신적으로 행할 수 있도록 해주는 정신적 조작(mental operations)으로 구성되어 있다. 행위가 마음속으로 펼쳐져서 문제를 해결하는 데 많은 유연성을 보일 수 있다. **구체적 사고(concrete thought)**는 중심화의 감소, 순서의 가역성, 집합 속성, 물리적 속성의 보존, 분류 기술, 추상적으로 사고하지 못함 등을 특징으로 한다(표 41-1).

중심화 감소

중심화 감소(decreasing centration)는 문제를 해결할 때 두 가지 이상의 정보를 한 번에 고려하는 아동의 능력을 말한다. 정보는 마음으로 간직하고 활용할 수 있다. 하지만 구체적 사고를 하는 아동은 아직도 지각적 지원(perceptual support)을 필요로 한다. 다시 말하면, 아동들은 문제를 살핀 다음, 어떤 점에서는 물리적으로 처리할 필요도 있다. 구체적 사고 능력을 가진 학령기 아동은 두 개의 서로 다른 크기의 유리잔에 주스를 부을 때 유리잔의 높이와 폭에 따라 얼마나 많은 양의 주스를 유리잔에 담을 수 있는지를 안다.

순서의 가역성

구체적인 사고를 하는 아동은 마음으로 일련의 행위들에 대해 충분히 생각한 다음, 이를 역전시켜 다시 시작점으로 되돌아올 수 있다. '5-2=3'일 경우, 이러한 조작을 역전시킬 수 있다. 즉, '3+2=5'이다. 또한 과식을 하면 체중이 늘어나고, 적게 먹으면 체중이 줄어든다. 점토 덩어리를 굴려서 뱀을 만들 수 있고, 다시 원래의 덩어리 상태로 되돌릴 수 있다.

집합 속성

학령기 아동들은 어떤 집합의 물리적 속성이 재배열되었음에도 불구하고 그 집합의 속성이 여전히 동일하게 유지되고 있다는 것을 알고 있다. 아동들은 외양의 속임수에 쉽게 당한다. M&Ms가 10개가 있으면 한 줄 또는 두 줄 배열에 관계없이 여전히 M&Ms의 개수는 10개이다. 빵 한 조각이 있다면 샌드위치를 만들려고 접어 놓았든 잘게 잘라 놓았든 여전히 빵 한 조각인 것이다.

표 41-1 구체적 조작(concrete operations)의 특징

특징	예
중심화의 감소	유리잔의 높이와 폭에 따라 얼마나 많은 양의 주스를 유리잔이 담을 수 있는가와 관련이 있다.
순서의 가역성	'5-2=3'이면 '3+2=5'이다.
집합 속성	어떤 집합에 아무 것도 더하거나 감하지 않았다면 집합은 여전히 똑같은 집합으로 남아있다.
질량의 보존	점토 덩어리는 굴려서 뱀으로 만들었든 뭉치로 만들었든, 여전히 똑같은 질량을 갖는다.
숫자의 보존	10개의 M&Ms는 한 줄로 배열을 하든 두 줄로 배열을 하든 여전히 10개의 M&Ms이다.
계층적 분류	스패니얼이 3마리가 있고 리트리버가 2마리가 있다면 스패니얼보다 개의 숫자가 더 많다.
매트릭스형 분류	야구카드는 팀과 필드 포지션에 따라 분류한다.

물리적 속성의 보존

중심화의 감소, 순서의 가역성, 집합 속성 사고 능력은 물리적 속성이 보존된다는 개념의 습득에 영향을 미친다. 아동들은 어떤 물체에 영향을 주어 외양을 바꿔 놓았음에도 불구하고 몇 가지 속성들이 여전히 동일하게 유지되고 있다는 것을 안다. 이러한 인식이 과학 교과 과정의 기초이다.

M&Ms가 10개 있고 아동들이 이것을 여전히 10개의 M&Ms라고 이해할 때, 아동들은 숫자 보존 능력이 있다고 말할 수 있다. 점토 조각이 있을 때 그 형태가 어떻게 변하더라도 동일한 점토 조각임을 인지했다면 이것이 바로 질량과 길이의 보존을 보여주는 대표적인 예이다. 주스를 부을 때 서로 다른 높이와 폭을 가진 유리잔에 대한 보상은 양의 보존을 보여준다(그림 41-1). 한 톤의 깃털이 한 톤의 벽돌과 같다고 인식하는 것은 무게의 보존을 보여준다.

분류 기술

분류 기술(classification skills)은 정신적 조작에 관여하는 능력과 함께 늘어난다. **계층적 분류(hierarchical classification)**는 최상위류와 최하위류 사이의 관계를 이해하는 능력을 말한다. 스패니얼과 리트리버는 모두 개이다. 만약 어떤 족(family)에 스패니얼 3마리와 리트리버 2마리가 포함되어 있다면 개의 수가 스패니얼의 수보다 더 많다. 이것이 바로 덧셈과 뺄셈의 기초가 된다.

매트릭스형 분류(matrix classification)기술은 좀 더 복잡하다. 아동들은 두 가지 차원에서 사물을 동시에 분류할 수 있다. 예를 들면, 종류(type)별 색깔이 있다. 2×2 행렬은 2가지 색(빨강, 파랑)과 2가지 종류(자동차, 블록)로 구성된다. 빨간 자동차가 있다고 하면, 학령기의 아동은 이 자동차를 행렬에 맞게 정확하게 배치시킬 것이다. 수학의 곱셈과 나눗셈을 이해하는 데 이러한 능력이 필요하다. 또한 야구 카드를 분류하는 데도 필요하다.

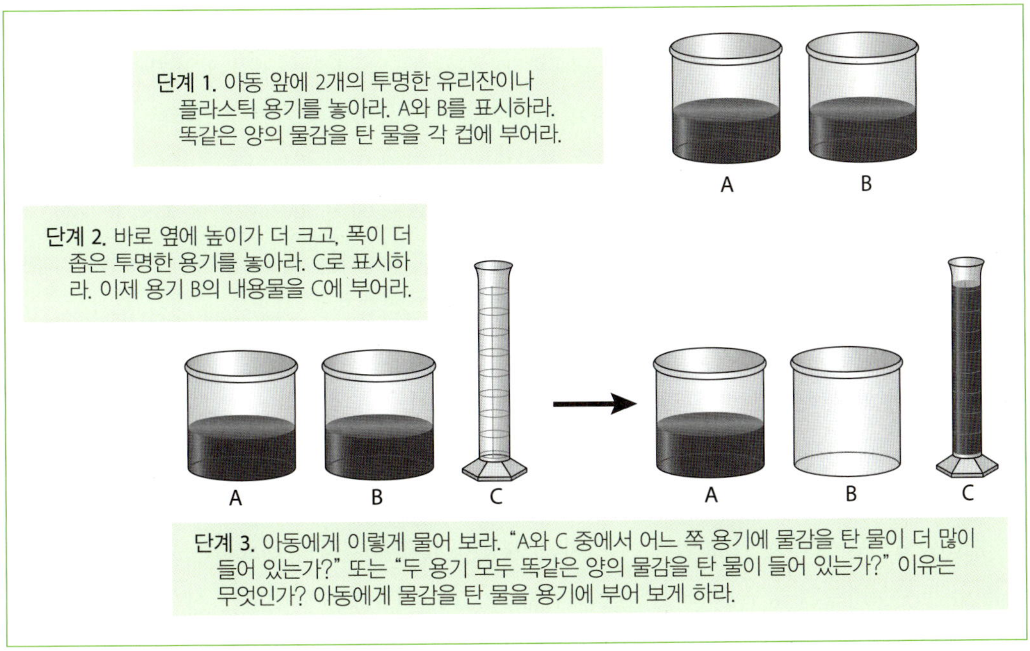

그림 41–1 **액체보존검증실험**

구체적 조작의 한계점

아동들은 인생을 살아감에 있어서 경험 부족으로 인한 제약이 크다. 아동들은 문제를 해결하는 데 활용하는 사실적 정보의 양을 계속해서 늘려 나간다. 구체적으로 생각하려면 연습이 필요하다. 수학과 과학 문제, 우표 분류, 레고로 도시 만들기, 독서 등, 이러한 모든 것들이 정신훈련에 중요하다.

학령기 아동은 현실을 표현하기 위해 정신적으로 조작을 할 수 있는 상징의 사용과 관련이 있는 추상적인 추론을 하는 데 어려움을 겪는다. 예를 들면, 대수학의 경우, 기호 x는 서로 다른 문제의 서로 다른 숫자를 나타낸다. 문학의 경우, 죽음의 신(Grim Reaper)은 사망을 의미한다. 일반적으로 이러한 추상적 사고는 구체적 사고기의 학령기 아동들이 이해하기 어렵다. 추상적 사고는 사춘기 시기에 발달한다.

> 일반적으로 이러한 추상적 사고는 구체적 사고기의 학령기 아동들이 이해하기 어렵다.

건강관리자를 위한 시사점

구체적인 사고기의 학령기 아동들은 외적인 원인과 내적인 영향이라는 측면에서 질병을 개념화시킨다. 차가운 물이나 세균과 같은 외부의 어떤 것이 몸과 접촉하거나 몸 안으로 들어와서 인체의 기능 장애를 유발하는데, 이러한 상태는 마치 고장난 기계와 같다. 세균은 코나 폐로 들어와서 막혀 호흡을 곤란하게 만든다. 이 문제를 해결하려면 순서를 역전시켜 생각할 수 있어야 한다. 다시 말하면, 세균을 밖으로 내보내기 위해 가습기의 따뜻한 공기를 흡입하면 된다.

구체적 사고기인 학령기 아동들에게 의료 절차는 미리 정해진 일련의 단계들이다. 추상적 사고의 도움이 없다면 무균의 원리와 의료 절차의 근간을 이루는 상처 치유를 알지 못하고, 이를 행하는 한 가지 이상의 올바른 방법이 있을 수 있다는 것을 이해하는 데도 어려움을 겪는다. 매트릭스형 분류 기술을 사용하면 당뇨병이 있는 나이가 많은 아동들은 식품군에 대한 분류와 식이(diet) 교체에 대해 알 수 있다.

구체적 사고기인 학령기 아동들에게 앞으로의 절차를 알려줄 때 간단한 도해를 사용하고, 절차의 단계를 목록으로 나열하며(예: 정맥주사), 각 단계마다 얼마나 오래 시간이 걸리는지(예: 30초), 아동들이 무엇을 경험하게 될 것인지(예: 날카로운 찌르기)를 보여주어야 한다. 절차가 중간 정도 완료되면 말해 주어야 한다. 걱정하는 아동이 있다면 절차를 완료하는 데 걸리는 시간, 예를 들면 주사바늘의 경우 30초 동안만 고민할 수 있는 시간이 주어진다는 사실도 알려주어야 한다. 이렇게 하면 의료절차에 대해 구체적인 제한을 둘 수 있다.

출처

- Bibace, R., & Walsh, M. E. (1981). Development of children's concepts of illness. In M. E. Walsh (Ed.), *Children's concepts of health, illness, and bodily functions*. San Francisco: Jossey-Bass.
- Siegler, R., & Alibali, M. (Eds.). (2005). *Children's thinking* (4th ed.). Upper Saddle River, NJ: Prentice Hall.

미리보기

• 가드너의 다중지능이론은 8가지 종류의 지능을 제시한다. 언어적, 음악적, 논리-수학적, 공간적, 운동감각적, 대인관계 및 개인내적, 자연주의적 기능들이 그것이다.
• 스턴버그의 삼원지능이론은 인간지능의 3가지의 주요한 측면인 분석적, 창의적, 실용적 지능을 제안한다.

42 장

지능

주요어휘

☐ 다중지능이론(theory of multiple intelligence)
☐ 삼원지능이론(triarchic model of intelligence)

지능에 관한 최근의 이론

몇몇의 최근 이론들은 지능과 인지발달에 대한 설명을 목적으로 개발되었다. 이러한 이론들 중 대표적인 두 가지 이론은 하워드 가드너의 다중지능이론과 로버트 스턴버그의 삼원지능이론이다.

다중지능에 관한 이론

하워드 가드너(1993)의 **다중지능이론(theory of multiple intelligence)**에서는 개개인의 다양한 능력을 설명하는 8가지 지능을 제시하고 있다. 이 8가지 지능 중 어느 한 측면이 각 사람에게 두드러지게 나타날 수 있다(표 42-1).

1. **언어적 지능**: 가드너의 첫 번째 범주는 언어적 지능, 즉 언어이다. 뇌의 언어와 관련된 영역에 대한 손상을 연구함으로써, 연구자들은 모든 언어의 핵심 조작을 식별하였다(음운론, 구문론, 의미론, 화용론).
2. **음악적 지능**: 음악적 능력의 초기 발현(예후디 메뉴인과 같은 사람)은 음악적 지능을 위한 생물학적 토대가 있음을 시사한다. 뇌의 우반구가 음악의 경우에 특히 중요한 것 같고, 기보법(musical notation)은 기본적인 상징 체계(basic symbol system)를 나타낸다.
3. **논리-수학적 지능**: 논리-수학적 지능은 아마도 대부분의 사람들이 지능에 대해 생각할 때 떠올리는 단어일 것이다. 가드너는 피아제의 사상을 사용하여 과학적 사고의 진화(evolution)에 대해 추적하였다.
4. **공간적 지능**: 가드너는 시각적 세계를 정확하게 인지하고, 초기의 인식을 조작하며, 시각적 경험의 측면들을 재창조할 수 있는 능력이 공간적 지능의 특성이라고 하였다. 공간적 지능은 학령기에 확실하게 드러난다. 아동들의 그림 그리기 능력이 향상되고, 지도를 이용하여

표 42-1 가드너의 지능(intelligence) 유형

지능의 유형	의미
언어적 지능	의사소통, 인간지능의 탁월한 예
음악적 지능	뇌의 위치나 기본 상징체계와 연관
논리-수학적 지능	보통 "지능"이라고 할 때 사람들이 생각하는 것
공간적 지능	뇌의 위치나 상징체계와 연관
신체-운동감각적 지능	신체 움직임과 적응능력의 원만한 발달
대인관계 및 개인내적 지능	뇌의 전두엽과 연관, 타인과 자신에게 두드러지게 나타나는 것에 대해 인지함
자연주의적 지능	범주들을 구분하는 능력, 분류 기술, 패턴을 일치시키는 뇌의 경향과 연관

출처: Adapted from Gardner, H. (1983). *Frames of mind*. New York: Basic Books; Gardner, H. (1995). Leading minds. New York: Basic Books; Gardner, H. (1997). Multiple intelligences as a partner in school improvement. *Educational Leadership*, *55*(1), 20-21.

관계를 설명할 수 있으며, 퍼즐을 맞추는 데 탁월한 실력을 보여주기 때문이다.

5. **신체-운동감각적 지능**: 신체의 움직임에 대한 통제와 대상물을 유능하게 다루는 능력이 신체-운동감각적 지능을 나타낸다. 지능은 전문가의 신체적 수행능력을 구성하는 매우 중요한 요소이다. 학령기에, 아동들의 물리적 행위(예: 던지기, 잡기)가 매우 잘 협응되어 나타난다. 이 능력이 뛰어난 아동들은 어린 나이에도 노련한 운동선수, 댄서 등이 된다.

6.7. **대인관계 및 개인내적 지능**: 이러한 지능은 개인적인 지능으로, 대인관계 지능은 타인에게서 독특하게 두드러지는 것을 인식하는 능력을 바탕으로 구축되고, 개인내적 지능은 사람들이 자기의 감정을 이해할 수 있게 해준다.

8. **자연주의적 지능**: 가드너는 최근에 이 8번째 지능 유형을 식별해냈다. 이 지능은 자연계에 대한 민감한 반응뿐만 아니라 살아있는 것들을 구분할 수 있는 인간의 능력이다.

삼원지능모델

로버트 스턴버그(1988)는 인간 지능에 3가지의 주요한 측면, 즉 분석적(분석, 평가, 비교, 대조, 비판), 창의적(새로운 상황의 처리, 발견, 발명, 상상), 실용적(일상생활에 정보의 사용과 적용) 측면이 있다고 제안한 **삼원지능모델(triarchic model of intelligence)**을 설계하였다. 그는 일련의 공통된 프로세스가 지능의 이러한 측면들의 기초를 이룬다고 주장했다. 즉, 지식-습득 요소, 메타요소, 수행능력요소가 있다(그림 42-1).

> 로버트 스턴버그(1988)는 인간 지능에 3가지의 주요한 측면, 즉 분석적(분석, 평가, 비교, 대조, 비판), 창의적(새로운 상황의 처리, 발견, 발명, 상상), 실용적(일상생활에 정보의 사용과 적용) 측면이 있다고 제안한 **삼원지능모델(triarchic model of intelligence)**을 설계하였다. 그는 일련의 공통된 프로세스가 지능의 이러한 측면들의 기초를 이룬다고 주장했다. 즉, 지식-습득 요소, 메타요소, 수행능력요소가 있다.

1. 지식-습득 요소는 선택적 부호화(무엇을 취할 것인지를 선택), 선택적 결합(한 데 모음), 선택적 비교(관련이 있는 것을 선택)를 통해 문제를 해결할 수 있도록 관련 지식을 습득하는 데 도움이 된다.
2. 메타요소는 전략을 선택하고, 전략을 구축하며, 전략을 조절하여 문제를 해결하는 데 도움이 된다.
3. 수행능력요소는 메타요소, 즉 부호화, 추론, 매핑, 적용의 전략을 실행하는 데 도움이 된다.

이러한 과정들이 매우 상호작용적이고 일반적으로 함께 진행된다. 일례로, 환자를 위한 건강지도계획을 만들어야 한다고 가정해 보자. 메타요소를 사용하면 어떤 주제를 포함시켜야 하는지를 결정하고, 무엇을 포함시켜야 하는지 계획하며, 실제 작성된 글을 모니터링하고, 최종 결과물을 평가하는 데 도움이 된다. 수행능력요소는 계획을 실제 작성하는 데 도움이 된다. 지식-습득 요소를 사용하면 계획

> 지식-습득 요소를 사용하면 계획 수립을 위한 주제에 관해 연구를 할 수 있다.

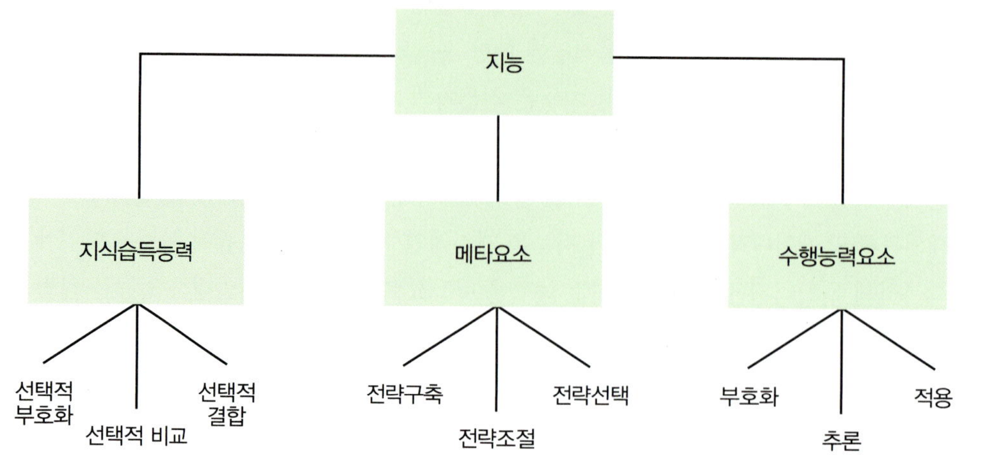

출처: Siegler, Robert S., Alibali, Martha W.; *Children's Thinking*, 4th Edition, © 2005, pg. 83. Reprinted by permission of Pearson Education, Inc., Upper Saddle River, NJ.

그림 42–1 스턴버그의 인지발달모델

수립을 위한 주제에 관해 연구를 할 수 있다.

또한 스턴버그의 삼원모델은 지능에 대한 개인의 경험의 역할과 맥락을 설명해 주었다. 경험은 새로운 과제를 다루고 문제를 해결하기 위해 관련 정보를 사용하는 능력을 향상시킨다. 경우에 따라서, 아동들이 미지의 대상에 직면해야만 할 때, 그들의 지능과 문제해결능력은 새로운 도전과제를 직면하는 데 도움이 된다. 지능의 맥락은 개인이 문화 속에서 거쳐가게 되는 다양한 환경들에 적응할 수 있는 능력을 말한다. 맥락적 지능의 주요한 추진 동력은 적응에 있다. 사람들은 현재의 상황에 적응하고 이러한 조건들을 변화시켜 욕구를 충족시키거나 새로운 상황으로 계속 나아간다.

스턴버그의 삼원모델은 지능에 대한 개별적인 사람의 경험의 역할과 맥락을 설명해 주었다.

건강관리자를 위한 시사점

가드너와 스턴버그의 연구는 환자 교육을 새로운 시각으로 볼 수 있도록 하였다. 모든 사람이 질병에 관한 책을 읽거나 주사를 놓는 방법의 시범 장면을 보고 똑같이 배울 수는 없다. 또한 스턴버그는 건강교육과 학습이 정보의 기계적인 교환이 아니라 복잡한 과정임을 인식시켜 준다. 건강교육이 좀 더 효율적으로 이루어질 수 있도록 하려면 우리의 클라이언트가 배우는 방식을 이해하는 것이 중요하다. 이러한 이론들은 IQ나 피아제가 제안한 단계모델을 뛰어넘어 다양한 종류의 지능과 정보 처리, 경험, 지능 맥락이 수행하는 역할을 다룬다. 건강교육에 대한 환자들의 요구를 평가할 때, 인지발달단계뿐만 아니라 이러한 요소들에 대해서도 고려하는 것이 중요하다.

출처

- Dacey, J., Travers, J., & Fiore, L. (2008). *Human development across the lifespan* (7th ed.). New York: McGraw–Hill.
- Gardner, H. (1993). *Multiple intelligences: The theory in practice*. New York: Basic Books.
- Gardner, H. (2004). *Frames of mind: The theory of multiple intelligences*. New York: Basic Books.
- Sternberg, R. (1988). *The triarchic mind: A new theory of human intelligence*. New York: Viking.
- Sternberg, R. (2005). *Cognition and intelligence: Identifying the mechanisms of the mind*. New York: Cambridge University Press.

미리보기

- 창의성(creativity)은 갑작스러운 영감(sudden inspiration)이 아니라 수많은 힘든 노력을 포함한다.
- 창의적인 사람들은 탐구하는 정신과 지원적인 환경을 가지고 있고, 문제를 다른 시각에서 보려고 하고, 수많은 결정을 한다.
- 창의적인 과정에는 의미있는 패턴을 인지하고 어떻게 패턴의 일부분이 관련되어 있는지를 시각화하는 능력뿐만 아니라, 가까이에 있는 주제에 관한 지식과 그에 더해 그것과 관련되어 있을지도 모르는 것들에 관한 지식도 포함된다.
- 영재아들은 학교 교육에만 직접적으로 관련되어 있는 것이 아닌 예술, 수학, 작문, 리더십과 같은 특정 영역에서 범상치 않은 높은 수행능력을 보이고, 이러한 영역에서 좋은 성과를 내기 위한 열정과 관심을 보인다.

43장

아동의 창의성

주요어휘

- □ 그래픽 이미지(graphic imagery)
- □ 시각화(visualization)
- □ 심상(mental imagery)
- □ 영재(gifted)
- □ 지각적 이미지(perceptual imagery)
- □ 지식(knowledge)
- □ 창의적 과정(creative process)

창의성에 필요한 요소에는 탐구하는 정신, 지원적인 환경, 문제를 기꺼이 다른 시각에서 바라보려는 마음, 사그라지게 할 수 없는 결심, 새로운 모험과 동반된 위험의 수용이 포함된다. 그것은 단순히 창의적인 생각을 갈망하는 학술적 또는 과학적 분야뿐 아니라, 사람들이 서로 관계를 맺는 방식도 창의성을 필요로 한다. 현대 삶의 긴장감 때문에 올바른 관계를 맺는 새로운 방법이 필요한데, 이것은 에디슨이 몰두했던 연구만큼이나 많은 창의성과도 관련이 있다. 현대사회에서 성장하는 아동들은 그들의 삶에 역동적인 측면을 더해주는 창의성이 풍부한 능력을 보유할 수 있도록 해야 한다.

창의적인 아동들의 특징

대부분의 창의적인 사람들은 다음과 같은 특징을 보인다.

- 창의적인 사람들은 필연적으로 마주치게 되는 문제들을 해결하는 데 필요한 전략들을 배운다.
- 창의적인 사람들은 일의 진행이 힘들어도 중단하지 않는다. 그들은 굴하지 않고 계속해 나간다.
- 창의적인 사람들은 문제에 민감하게 반응한다.
- 창의적인 사람들은 대부분의 다른 사람들보다 훨씬 능숙하다(그들은 수많은 사상을 만들어 내며 관념적 유창성(ideational fluency)을 가진다).
- 창의적인 사람들은 유용한 새로운 사상들을 제안한다.
- 창의적인 사람들은 높은 정신적인 유연성을 보여준다.
- 창의적인 사람들은 요소들을 재구성한다.

표 43-1에 창의성의 가장 흔한 특징들이 요약되어 있다.

창의적인 과정

창의적 과정(creative process)을 이해하기 위해서는 3가지 요소가 특히 중요하다. 즉, 지식과 시각화, 사고과정 그 자체이다.

지식

지식(Knowledge, 정보)은 창의적인 과정에 있어서 매우 중요한 요소 중 하나이다. 몇몇 아동들은 다른 것과 비교하여 하나의 주제에 훨씬 더 많은 관심이 있다. 예를 들면, 몇몇 아동들은 어린 나이에 재능과 기술, 협응을 보여주었던 신체 활동에 거의 즉각적으로 마음이 끌린다. 다른 아동들은 어린 나이부터 예술성에 거의 직관적인 재능을 보여준다. 또 다른 아동들은 거의 말을 하기

표 43-1 창의성의 일반적인 특징

모호함(ambiguity)에 관대하다.	통찰력이 있다.	직관적이다.
유연하다.	시각적 능력이 있다.	자기 비판적이다.
독창적이다.	능숙하다.	위험을 감수한다.
지적이다.	민감하다.	아는 것이 많다.
독립적이다.	상상력이 풍부하다.	분석적이다.
종합하는 능력이 있다.	연결되어 있다.	호기심이 많다.
끈기가 있다.	탄력성이 있다.	집중한다.

시작한 때부터 매우 말을 잘한다. 결과적으로, 아동들은 매우 근본적인 지식에 대한 다양한 경로를 통한 학습이 필요하다.

시각화

3가지 종류의 시각적 사고[**시각화(visualization)**]가 창의적인 과정의 중심이 된다.

1. **지각적 이미지(perceptual imagery)**: 아동들은 일대일로 주변환경에 반응하지 않는다. 예를 들면, 누군가가 몇 시냐고 물어볼 때, 손목시계의 모든 분 표시와 초침을 신중하고 면밀하게 살피는가? 아니다. 시계를 잘 본다면 침과 숫자가 놓인 중요한 부분만 즉시 보면 된다. 아동들도 이렇게 똑같이 한다. 즉, 아동들은 의미있는 패턴을 형성하여 주변에서 일어나는 모든 일을 이해하려고 한다.
2. **심상(mental imagery)**: 아동들이 지각적 이미지를 통해 얻은 정보는 표상의 형태로 저장된다. "자동차"라는 단어는 표상이고, 따라서 특정한 사상(바퀴의 경우 이동한다는 의미 등)을 표현한다. 아동들의 언어에 대한 엄청난 유연성을 감안하면 이 물체의 표상은 주요한 다른 형태로 저장할 수 있다. 즉, "오토," "오토모빌," "휠" 등이다. 하지만 각 형태마다 표상하는 정보는 여전히 동일하다.
3. **그래픽 이미지(graphic imagery)**: 가끔은 단순히 퍼즐 조각을 보거나, 어떻게 단어나 상징기호가 서로 연결되는지를 시각화하고, 또는 심지어 사람들의 물리적인 위치를 스케치하고 어떻게 그러한 사람들이 서로 관계를 맺는지를 보는 것만으로도 패턴을 변화시키고 가까이에 있는 당면한 문제를 해결할 수 있게 해준다.

재능

"재능이나 재주가 있다"는 말은 학생들, 아동들, 또는 청년들에게 사용했을 때 지적이고, 창의적이며, 예술적이고, 리더십 역량과 같은 영역에서, 또는 특정한 학문 분야에서 높은 수행성과 역량의 증거를 보여주고, 이러한 역량을 충분히 발전시키기 위해 학교에서 흔히 제공하는 서비스나 활동이 필요한 학생들, 아동들, 청년들을 의미한다. **재능(gifted)**의 정의는 3가지 교차하는

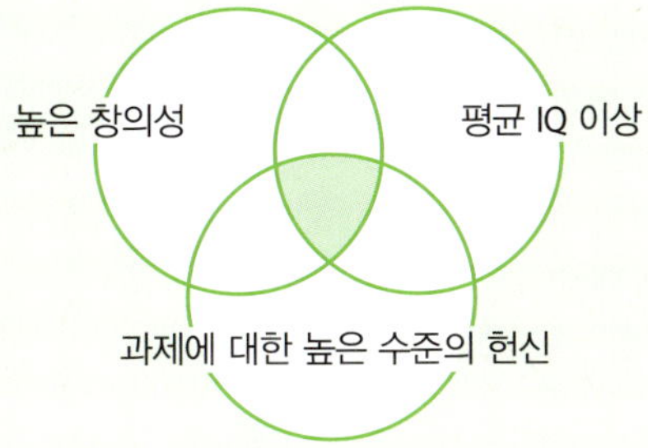

그림 43-1 재능의 삼 고리 개념

부분들에 있다(그림 43-1). 평균 IQ 이상, 높은 수준의 창의성, 과제에 대한 높은 수준의 헌신이다. 재능(giftedness)은 학문분야, 창의적인 사고, 리더십, 시각/행위예술, 정신운동 능력에서 발현된다. 아동들의 약 5%를 재능이 있는 아동들로 볼 수 있는데, 조숙함(precociousness)과 혼동해서는 안 된다. 재능을 부여받았다고 해서 나중에 성공을 보장하는 것은 아니다. 동기부여, 기회, 근면함이 중요한 역할을 한다.

재능(gifted)의 정의는 3가지 교차하는 부분들에 있다(그림 43-1). 평균 IQ 이상, 높은 수준의 창의성, 과제에 대한 높은 수준의 헌신이다. 재능(giftedness)은 학문분야, 창의적인 사고, 리더십, 시각/수행예술, 정신운동 능력에서 발현된다.

건강관리자를 위한 시사점

에이즈 연구? 암의 원인? 도시 재개발? 외교적 돌파구? 이러한 문제를 해결하기 위해 무엇이 필요한지 생각해 보라. 즉, 연구자의 기억에 저장된 엄청난 양의 지식, 정보 속에서 매우 중요한 관계를 식별해 내는 능력, 문제를 공략하는 전략의 이용가능성, 방대한 자료에서 패턴을 시각화시키는 재능, 요소들을 재결합하는 기술(즉, A에서 M으로 이동, M에서 Z로 이동, Z에서 A로 이동) 등이 있다. 만약 아동들의 창의성을 인생 초기에 장려한다면 그들이 직면한 문제에 창의적인 사고를 적용하여 좀 더 풍부하고, 의미있는 삶을 향유하는 데 도움이 되는 방법을 배우게 될 것이다.

출처

- Josephson, M. (1959). *Edison*. New York: Wiley.
- McKim, R. (1972). *Experiences in visual thinking*. Monterey, CA: Brooks/Cole.
- Sternberg, R. J. (Ed.). (1988). *The nature of creativity: Contemporary psychological perspectives*. Cambridge, UK: Cambridge University Press.

미리보기

- 보편적 도덕 표준은 거짓말, 속임수, 살인과 같은 행위를 지적한다.
- 전통적 도덕 표준은 특정 문화, 종교, 그 밖의 다른 자아-정체성이 확립된 집단에 속해 있고, 특정한 음식의 소비에서부터 성적인 관습까지 다양한 행위의 범주를 포함한다.
- 피아제는 옳고 그름에 대한 배움, 의도에 대한 고려, 규칙 배후에 있는 원칙의 이해에 이르기까지 아동들의 도덕적 추론의 변화를 식별하였다.
- 콜버그는 복잡성의 증가로 아동들과 어른들의 도덕 추론의 수준을 식별하였다.
- 길리간은 추론가를 자율적 사상가라고 보는 콜버그의 정의의 도덕성과 추론가와 상황 사이의 관계를 토대로 하는 돌봄 윤리를 서로 구분하였다.

44장

도덕성 발달

주요어휘

- □ 도덕성 발달(moral development)
- □ 도덕적 성장(moral growth)
- □ 윤리학자(moral philosophers)
- □ 전통적인 도덕표준(conventional moral standards)

도덕성 발달(moral development)은 거짓말, 속임수, 강도, 살인, 강간 등과 같은 행동에 대한 비난으로 이어지는 보편적 도덕 표준이 아동들에게 나타나는 것을 말한다. 이와는 대조적으로, **전통적 도덕 표준(conventional moral standards)**은 특정 집단, 종교, 문화가 믿는 신념에 모든 사람이 동의할 수 없다는 생각을 의미한다. 예를 들면, 인도의 경우 음식 금기에 대한 위반을 사람에 대한 범죄만큼이나 심각하게 여긴다. 서양 문화권에 속해 있는 사람들이 이 신념을 수용할 수는 없지만, 두 문화권 모두 살인을 범하는 행위에 대한 비난은 일치한다. 문화는 전통적인 도덕 표준에 강력한 영향을 미치기 때문에 도덕성 발달에 대한 모든 분석에서 자주 되풀이되는 주제이다.

> **도덕성 발달(moral development)**은 거짓말, 속임수, 강도, 살인, 강간 등과 같은 행동에 대한 비난으로 이어지는 보편적 도덕 표준이 아동들에게 나타나는 것을 말한다.

아동들의 도덕적 단계(moral progress)에 관한 분석을 시작할 때, 도덕적 행동이란 인지(무엇을 해야 하는지에 대한 생각), 감정(무엇을 해야 하는지 또는 무엇을 했는지에 대한 느낌), 행동(실제로 행한 일)이 복잡하게 혼합된 형태라는 사실을 기억하라.

도덕성장 패턴

피아제는 아동을 대상으로 도덕적 추론에 대해 연구하였다. 어린 아동들(출생에서부터 약 2~3세의 아동)은 부모로부터 옳고 그름에 대해 배우기 시작한다. 이러한 이른 나이에는 모델 설정이 특히 효과적이다. 인지적 교양(cognitive sophistication)이 부족하지만 부모와 좋은 관계를 형성하고 있는 어린 아동들은 보통 부모가 행하는 것을 보고 깊은 인상을 받는다.

도덕적 성장(moral growth)의 다음 단계(약 생후 2~6세)는 아동들의 인지적 성숙의 증가와 무엇이 옳고 그른지를 결정하는 능력 발달을 반영한다. 학령기에 가까워질수록 옳지 못한 일을 판단하는 하나의 기준으로 의도(intent)를 이해하게 된다(예를 들어, 접시를 깨트렸을 때 "의도적"인지, "우연"인지에 따라 판단).

> 하나의 기준으로 의도(intent)를 이해하게 된다(예를 들어, 접시를 깨트렸을 때 "의도적"인지, "우연"인지에 따라 판단).

아동들은 학령기에 접어들면서(생후 약 6~12년), 가족생활을 할 때에는 형제자매와, 교실 체험을 할 때에는 학우와, 게임이나 다른 사회 활동을 할 때에는 친구와 관계를 맺는다. 여기서, 다시 아동들은 규칙의 현실에 직면하게 된다. 하지만, 규칙은 부모의 지도에 의해 만들어지지 않는다. 결과적으로, 아동들은 규정을 만들거나 따르지 않는 아동들에 대한 통찰력을 도출해 낼 뿐만 아니라 그러한 규정을 만들거나 따르는 일을 배우게 된다. 구체적인 사고를 하는 초등학교 저학년 아동들이 옳고 그름의 절대적인 규칙을 고수하는 경향이 있는 반면, 고학년 아동

> 구체적인 사고를 하는 초등학교 저학년 아동들이 옳고 그름의 절대적인 규칙을 고수하는 경향이 있는 반면, 고학년 아동들(생후 10년~13세)은 규칙의 배후에 숨어 있는 원리를 이해하기 시작한다.

들(생후 10~13세)은 규칙의 배후에 숨어 있는 원리를 이해하기 시작한다. 예를 들어, 야구 게임을 하는 서로 다른 연령대의 아동들에 대해 생각해 보라. 9세 아동이라면 공을 칠 때까지 5세 아동을 타석에 서 있게 하는 일이 "불공평하고" "규칙을 어긴 일"이라고 주장할 수 있는 반면, 13세의 투수는 5세 아동과 9세 아동 사이의 기술의 불일치함을 보고 선수들 간에 "경쟁의 장을 공평하게" 만들기 위해 나이가 더 어린 선수에게 핸디캡을 준다.

아동이 윤리학자가 될 수 있을까?

로렌스 콜버그는 아동들이 도덕적인 사람이 될 수 있다고 믿었다. 시카고대학에서 박사학위 공부를 하던 중 아동의 도덕성 발달에 관한 연구와 피아제의 연구에 매료된 콜버그(1966)는 일련의 도덕적 딜레마를 아동들에게 제시한 다음 무엇을 할 것이고, 왜 할 것인지에 대해 아동들에게 질문을 던짐으로써 그의 사상을 발전시켜 나갔다. 여기서 딜레마는 실제 갈등이나 상상 속의 갈등에서 아동이 도덕적 추론을 기반으로 의사결정을 내리도록 하는, 즉 **윤리학자(moral philosopher)**가 되게 하는 것이었다.

콜버그는 아동들이 도덕성 발달의 3가지 수준을 통과함에 따라 약 4세가 되면 도덕적 문제에

표 44-1 콜버그의 도덕발달단계

수준 I. 전인습적(4~10세)

이 시기에 아동들은 주로 벌을 피하고 만족감을 달성하기 위해 문화적 통제(cultural control)에 반응한다. 아래와 같이 두 단계가 있다.

단계 1. 벌과 복종. 아동들은 벌을 피하기 위해 규칙과 질서를 준수한다. 도덕적 청렴성에 대해 전혀 관심이 없다.

단계 2. 순진한 도구적 행동주의. 아동들이 규칙을 준수하지만 순전히 자기의 이익을 위해서만 그렇게 한다. 타인에 대한 공정성을 희미하게나마 알고 있지만, 자기 만족감을 얻기 위해 규칙을 준수한다. 콜버그는 여기서 호혜성이라는 개념을 도입하였다. "네가 나의 등을 긁어주면 나도 너의 등을 긁어줄께."

수준 II. 인습적(10~13세)

이 시기에 아동들은 개인과 사회의 측면에서 모두 승인을 받기를 원한다. 사회의 표준에 순응할 뿐만 아니라 적극적인 지원 활동도 한다. 아래와 같이 두 단계가 있다.

단계 3. 아동들은 다른 사람의 승인을 구한다. "착한 소년-착한 소녀"의 사고방식이다. 의도에 따라 행동을 판단하기 시작한다. "그녀는 잘 하려고 했던 거야."

단계 4. 법과 질서의 사고방식이다. 아동들은 권한과 사회질서 유지에 관심이 있다. 정확한 행동은 "의무를 행하는 것"이다.

수준 III. 후인습적(13세 이상)

진정한 도덕성(내적 도덕률)을 발달시켜야 한다면 이 시기에 나타난다. 사람은 도덕적 결정을 위해 다른 사람에게 호소하지 않고, 이러한 결정은 "깨우친 양심"에 의해 내려진다. 아래와 같이 두 가지 단계가 있다.

단계 5. 사람은 법률적이고 계약적인 도덕 결정을 내린다. 즉, 최고의 가치가 법의 지지를 받는 가치이다. 법의 지배를 받는 가치를 사회 전반이 수용해 왔기 때문이다. 인간의 필요와 법 간에 충돌이 발생하면 사람은 법을 바꾸기 위해 노력해야 한다.

단계 6. 정보에 입각한 양심(informed conscience)은 무엇이 옳은지를 결정짓는다. 사람들은 두려움이나 승인, 법으로서 행동하지 않고, 옳고 그름에 대한 자체적인 내재화된 표준으로 행동한다.

출처: Based on Kohlberg, L. (1996). A cognitive-developmental analysis of children's sex-role concepts and attitudes. In E. Maccoby (Ed.), *The development of sex difference*. Stanford, CA: Stanford University Press.

관해 생각해보기 시작한다는 사실을 발견하였다. 이러한 각 수준에는 두 단계가 포함되어 있기 때문에 도덕성 발달에는 3가지 수준과 6가지 단계가 존재한다. 어른과 같은 세 번째 수준에까지 도달한 아동들조차도 항상 도덕적인 태도로 행동하는 것은 아니라는 점을 기억해야 한다. 도덕적 딜레마에 대한 올바른 해답을 안다고 해서 도덕적 행동을 보장하는 것은 아니다. 바로 이것이 우리가 아는 것, 느끼는 것, 행동하는 것을 구분하는 이유이다. 사람은 매우 똑똑할 수도 있지만, 도덕적 결여를 보일 수도 있다.

성과 도덕성 발달

길리간은 콜버그 이론이 여성에게 타당한지에 대해 의문을 제기하였다. 길리간은 콜버그의 이론이 남성성의 도덕적 속성(자율적 사고, 명확한 의사결정, 책임감있는 행동)을 강조하였지만 여성성과 연관된 도덕적 속성은 간과했다고 보았다. 예를 들면, 전통적인 “좋은 여성”(상냥함, 재치, 타인에 대한 배려, 감정의 표출)을 정의하는 특징들은 모두 도덕성이 갖는 다양한 개념에 기여한다.

길리간, 워드, & 테일러(1988)는 자아의 서로 다른 이미지가 도덕적 행동에 대한 서로 다른 해석으로 이어진다고 강하게 주장하였다. 일반적으로 애착을 바람직한 것이라고 여기는 믿음으로 길러진 소녀들은 애착의 경험(제26장 참조)을 정체성 형성의 과정과 결합시킨다.

결과적으로, 여성의 도덕적 결정은 정의의 도덕성보다는 돌봄의 윤리에 토대를 두고 있다. 따라서, 길리간은 여성에 대한 도덕성 발달의 개념을 다르게 정의해야 한다고 주장했다. 남성의 경우, 엄마로부터의 분리가 남성성의 발달에 필수적이다. 그리고 여성의 경우, 여성성은 엄마에 대한 애착에 의해 정의내려진다. 남성의 성 정체성은 애착에 의해 위협을 받는 반면, 여성의 성 정체성은 엄마로부터의 분리에 의해 위협을 받는다. 여성은 인간 관계의 맥락을 통해 스스로에 대한 정의를 내리고, 돌봄 능력을 통해 스스로를 판단한다.

건강관리자를 위한 시사점

> 많은 문화권에서 원인과 결과를 추론할 수 있고 의도를 고려할 수 있을 때인 7세 경에 아동들이 옳고 그름을 구분할 수 있다고 보고 있다.

많은 문화권에서 원인과 결과를 추론할 수 있고 의도를 고려할 수 있을 때인 7세 경에 아동들이 옳고 그름을 구분할 수 있다고 보고 있다. 거짓말, 도둑질, 속임수가 모든 아동들에게 흔하게 발생되는 유혹이며, 이를 용인해서는 안 된다. 하지만, 경우에 따라서, 심각한 행동상의 혼란을 의미할 수 있다. 부모가 일상적인 방문을 하는 동안 우려를 표출할 수 있거나 아동들이 또래에 대해 불만을 표출할 수도 있다. 도덕적 행동은 여러 가지 방식으로 학습되지만, 정직과 공정성, 행동에 대한 책임 감수를 모델로 할 때 자신의 역할을 다하게 된다.

출처

- Gilligan, C. (1982). *In a different voice*. Cambridge, MA: Harvard University Press.
- Gilligan, C., Ward, J., & Taylor, J. (1988). *Mapping the moral domain*. Cambridge, MA: Harvard University Press.
- Kohlberg, L. (1966). A cognitive–developmental analysis of children's sex–role concepts and attitudes. In E. Maccoby (Ed.), *The development of sex differences*. Stanford, CA: Stanford University Press.
- Piaget, J. (1965). *The moral judgment of the child*. New York: Free Press.

45장

언어발달

미리보기

- 언어에 있어서 매우 중요한 구성요소는 어휘습득과 문법습득이다. 다시 말하면, 언어의 내용과 구조에 관한 습득이다.
- 어휘습득은 영아기 때 시작되어 2세가 되면 극적으로 증가하고, 초등학교 1학년 때까지 1만 개의 단어를, 5학년 때까지 4만 개의 단어를 이해한다.
- 문법 습득의 민감기는 18개월부터 사춘기까지이다. 하지만, 제2언어의 문법 습득은 7세 이후 쇠퇴하기 시작한다.
- 2개 국어의 어휘와 문법을 모두 유창하게 구사하는 아동들은 3세 전에 두 언어를 모두 배웠던 아동들이다.
- 이중언어교육은 아동들에게 주제 문제를 모국어와 영어로 동시에 가르치는 것과 관련이 있는 반면, 제2언어로서의 영어(ESL: English as a Second Language) 프로그램은 영어만 따로 수업을 하는 것과 관련이 있다.

주요어휘

- □ 1988년 이중언어교육법(bilingual education act of 1988)
- □ 수렴적 의미 생성(convergent semantic production)
- □ 영어미숙자(LEP: Limited English Proficiency)
- □ 이중언어교육(bilingual education)
- □ 제2언어로서의 영어(ESL: English as a Second Language)
- □ 확산적 의미 생성(divergent semantic production)

학령기의 중간쯤이 되면 대부분의 아동들은 언어의 매우 중요한 구성요소들을 습득하게 되고, 언어의 세계에 에워싸여 있는 자신의 모습을 발견하게 된다(그림 45–1). 이 시기 동안, 어휘와 구조적 지식이 계속 확대되어간다. 초등학교 1학년쯤이 되면 약 1만 개의 단어를 이해하고, 5학년쯤이 되면 4만 개의 단어를 이해한다. 일부에서는 18개월과 사춘기 사이의 기간을 문법, 즉 언어를 사용하여 의사소통의 복잡한 구조를 완전히 습득하기 위한 민감기라고 보기도 한다. 학령기의 중반이 끝날 때쯤이 되면 언어사용이 어른과 비슷해진다. 언어장애를 경험하는 아동들은 학교에서 또래들과 다른 사람들과의 전반적인 관계에 있어서도 심각하게 불리한 위치에 놓이게 된다.

초등학교 1학년쯤이 되면 약 1만 개의 단어를 이해하고, 5학년쯤이 되면 4만 개의 단어를 이해한다.

일부에서는 18개월과 사춘기 사이의 기간을 문법, 즉 언어를 사용하여 의사소통의 복잡한 구조를 완전히 습득하기 위한 민감기라고 보기도 한다.

나이(세)	언어 성취
6	수천 개의 단어를 이용한 어휘 능력을 갖추고 있다. 복잡한 문장을 이해한다. 언어를 도구로 사용한다. 독해능력을 어느 정도 갖추고 있다.
	몇 가지 문장을 인쇄체로 쓸 수 있다. 시계를 볼 수 있다. 스펠링을 거꾸로 쓰는 일이 사라진다(예: b, d).
	인쇄체로 글을 따라 쓸 수 있을 뿐만 아니라 글을 직접 쓸 수도 있다. 단어에 한 가지 이상의 의미가 있음을 이해한다(예: bell).
	대상을 상세하게 기술한다. 글을 잘 쓴다. 단어 의미를 결정짓기 위해 문장 내용을 사용한다.
10	원인과 결과로 상황을 기술한다. 상당히 장황한 에세이를 쓴다. 미스테리와 과학 스토리를 좋아한다. 사전기술을 숙달한다. 문법을 잘 알고 있다.

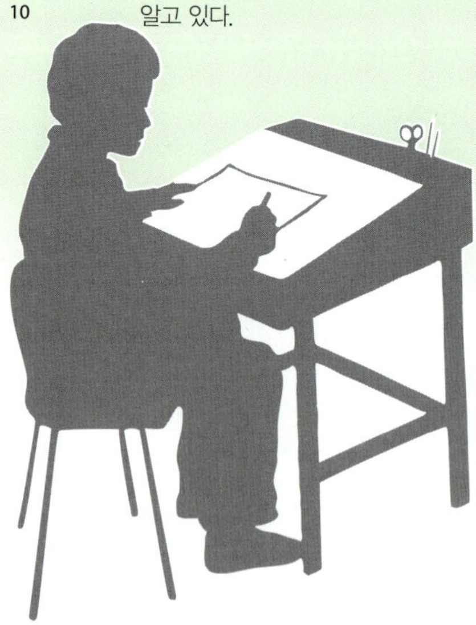

그림 45–1 일반적인 언어 달성의 시기: 6~10세

언어전문가

학령기의 중반에 해당하는 시기에 아동들은 다른 사람들과 좀 더 효율적으로 의사소통을 하고 언어가 세상과 소통하는 데 사용할 수 있는 강력한 도구임을 깨닫게 된다. 사건에 대한 정확한 설명과 스펠링을 거꾸로 쓰는 일(예: 'd'를 써야 하는데, 'b'라고 쓰는 경우)이 없어지기 때문에 시각적 구분능력의 증가가 뚜렷하게 나타난다. 원인과 결과를 감지해내는 데 있어서도 인지 능력의 증가가 눈에 띄고, 과학과 미스터리 스토리에 매력을 느끼는 데 있어서도 그러하다.

어휘능력이 계속 성장해 감에 따라, 아동들은 확산적, 수렴적 언어 능력을 보여주기 시작한다. **확산적 의미 생성(divergent semantic production)**은 어떤 주제에 대해 토론할 때 독창성과 유연성, 창의성을 사용하는 언어 능력이 다양하고 폭넓은 단어, 구와 문장에서 보여진다. **수렴적 의미 생성(convergent semantic production)**은 '뜨겁다'의 반대말은 무엇인가?"와 같은 구체적이고 제한된 질문에 대한 반응으로 아동들이 올바른 단어를 사용하게 될 때 보여진다(오웬스, 1996). 또한 아동들은 한 단어에 여러 가지 의미가 있다는 사실을 알게 되고(예: 'watch'나 'spring'), 이는 아동들이 말장난을 할 수 있는 레퍼토리의 폭을 넓혀준다.

아동들은 한 단어에 여러 가지 의미가 있다는 사실을 알게 되고(예: 'watch'나 'spring'), 이는 아동들이 말장난을 할 수 있는 레퍼토리의 폭을 넓혀준다.

1개 국어 이상의 언어를 사용할 줄 아는 아동들

4,700만 명의 미국인(미국 인구의 18%)은 가정에서 영어 이외의 다른 언어를 사용한다. 2,100만 명의 미국인(미국 인구의 8%)은 **영어미숙자(LEP: Limited English Proficiency)**이다. 아동들 중 21%가 적어도 한 명의 외국태생 부모와 함께 살고 있다. 이주민 부모를 두고 있는 아동들의 40%가 멕시코 태생이다. 모든 이민자 가정 전체 아동의 거의 절반이 영어를 유창하게 사용하고 또 다른 언어는 가정에서 사용하고 있다. 그리고 또 다른 절반은 영어가 유창하지 못하다.

학교에서 배우는 언어를 사용하지 않는 많은 아동들은 이러한 아동들을 대상으로 특별한 능력이나 훈련을 전혀 받지 않은 교사에게 배운다. 안타깝게도, 이러한 아동들 중 상당수가 잠재된 가능성을 펼칠 때까지 성취를 이루지 못하고 학교를 중퇴한다. 이러한 문제를 해결하기 위한 목적으로, **1988년 이중언어 교육법(Bilingual Education Act of 1988)**에서는 영어미숙자 학생들의 경우 영어를 사용하여 학업성취를 달성할 때까지 **이중언**

4,700만 명의 미국인(미국 인구의 18%)은 가정에서 영어 이외의 다른 언어를 사용한다. 2,100만 명의 미국인(미국 인구의 8%)은 **영어미숙자(LEP: Limited English Proficiency)**이다. 아동들 중 21%가 적어도 한 명의 외국태생 부모와 함께 살고 있다. 이주민 부모를 두고 있는 아동들의 40%가 멕시코 태생이다. 모든 이민자 가정 전체 아동의 거의 절반이 영어를 유창하게 사용하고 또 다른 언어는 가정에서 사용하고 있다. 그리고 또 다른 절반은 영어가 유창하지 못하다.

어교육(bilingual language)을 받아야 한다고 규정했다.

2개 국어를 사용하는 아동들

1개 국어 이상의 언어에서 높은 유창성을 보이는 아동들은 3세 이전에 두 개의 서로 다른 언어를 동시에 배울 수 있거나, 한 개의 언어를 배운 다음에 또 다른 언어를 다시 순서대로 배울 수 있는데, 보통 3세 이전이다. 연구에 따르면 언어와 문법 습득의 민감한 시기에 맞추어서 제2언어를 빨리 배울 수 있도록 하는 것이 더 좋다고 한다. 아시아 이민자들에 관한 연구에 따르면 미국에 도착했을 때 이주민 자녀의 나이가 미국에서 살아온 시간보다 언어 숙달, 특히 문법 숙달과 훨씬 밀접하게 관련이 있다고 한다. 이러한 연구를 통해서 보면 7세 이전에 미국에 도착한 이주민 자녀들이 결국에는 본토태생의 어른과 마찬가지로 영어 문법을 숙달하게 된다는 것을 알 수 있다. 7세 이후에 미국에 도착한 이주민 자녀들의 경우, 문법 습득능력이 급격히 쇠퇴했고, 15세 이후에 미국에 도착한 자녀들의 경우에는 숙달능력이 저조했다.

> 1개 국어 이상의 언어에서 높은 유창성을 보이는 아동들은 3세 이전에 두 개의 서로 다른 언어를 동시에 배울 수 있거나, 한 개의 언어를 배운 다음에 또 다른 언어를 다시 순서대로 배울 수 있는데, 보통 3세 이전이다. 연구에 따르면 언어와 문법 습득의 민감한 시기에 맞추어서 제2언어를 빨리 배울 수 있도록 하는 것이 더 좋다고 한다.

아동들이 모국어와 제2언어를 잘 사용할수록, 인지 능력의 성취수준도 좋아졌으며, 모국어는 제2언어에 방해가 되지 않았다. 제1언어의 음소 범주가 제2언어를 학습하는 토대가 되었기 때문이다. 제2언어를 배움에 있어서 많은 조정이 이루어진다. 언어의 습득이 인지 체계의 자연스러운 부분이라는 점을 감안하면 제1언어와 제2언어의 습득은 비슷한 원리에 따르는 것 같다. 사실, 제2언어의 습득율이 제1언어의 숙달 수준과 관련이 있는 것 같다. 이러한 점들을 염두에 두고, 이러한 아동들에게 도움이 될 수 있는 프로그램을 고안해 왔다.

2개 국어 교육프로그램

영어미숙자(LEP) 학생들에게 도움이 되는 두 가지의 서로 다른 기법이 있다.

- **제2언어로서의 영어(ESL: English as a Second Language)** 프로그램은 보통 학생들에게 일반수업을 제공하지 않고 특수영어교육을 지도한다.
- 2개 국어 사용 기법을 활용하게 되면 학생들은 일부는 영어로, 일부는 모국어로 배운다. 목적은 주제 문제를 지도함에 있어서 모국어와 영어, 두 개의 언어로 학습할 수 있도록 도움을 주기 위함이다.

2개 국어 사용 교육프로그램은 두 가지의 범주로 구분해 볼 수 있다. 첫 번째 유형의 프로그램(종종 '전환기적' 프로그램이라고 부름)은 영어의 급속한 발달을 장려하여 학생들이 가능하면 빨리 모두 영어만 사용하는 프로그램으로 전환할 수 있게 해 준다. 두 번째 유형의 프로그램(때때로 '유지관리' 프로그램이라고 부름)은 영어미숙자(LEP) 학생들이 영어실력이 유창해진 후에도 해당 프로그램을 계속 활용하도록 하는 것이다. 이러한 두 가지의 프로그램을 활용하는 이유는 학생들이 두 가지의 언어를 사용하여 성숙한 기술을 발달시키고 충분히 2개 국어를 사용할 수 있도록 하기 위함이다.

교실 수업을 할 때 두 개의 언어를 사용하는 것은 2개 국어 사용 교육이기 때문에 여러 가지 중요한 문제가 발생한다.

- 어느 정도의 수용 가능한 영어 수준이 학생들의 프로그램 참여 중단을 결정해야 할 시점인가?
- 각 언어별로 어떤 주제를 가르쳐야 하는가?
- 각 언어를 어떻게 하면 가장 효과적으로 사용할 수 있을까?(즉, 학생이 학교교과 진도를 나가게 하기 위해서 각 언어를 얼마만큼 사용해야 할까?)
- 영어를 점진적으로 도입을 해야 하는가? 아니면 학생들이 제2언어에 완전 몰입할 수 있게 해야 하는가? (여기서 논의하는 대다수의 학생들의 경우, 영어가 제2언어가 된다).

건강관리제공자들을 위한 시사점

간호사들은 영어가 주 언어가 아닌 아동들과 가족, 언어 장애가 있는 원어민 영어 사용자를 대상으로 일을 해야 하는 상황에 대해 예상하고 있어야 한다. 원어민 영어사용자들의 경우, 일반적인 아동들과는 다른 조음 장애, 발화의 흐름, 발화 사용의 문제에 대해 조심하고 언어 장애가 있는 아동들이 이용할 수 있는 자원과 가족을 연결시키는 방법을 알아야 할 것이다.

2개 국어를 사용하는 아동이 언어발달에 있어서 진전을 보이지 않게 되는 원인에는 제1언어에서 정상적인 단계의 부재, 단어 회수의 어려움, 아동이 다른 사람들과 오랜 시간 동안 말하거나 상호작용하지 않음, 학업 성취의 저조함 등이 있다. 제1언어(비-영어) 사용자들과 정기적으로 만남으로써, 그들의 언어를 배우고, 그들의 문화적 규범에 익숙해지고, 통역사 서비스를 활용하며, 해당 지역에 새로 들어오는 신참자들을 위해 다른 자원들을 파악해 낼 수 있도록 하라. 아동들에게 학교에 대해 물어보고, 지역 학교와의 관계를 발전시키도록 하여야 한다.

언어장벽이 있게 되면 종종 건강 부실로 이어진다. 영어가 미숙한 이민자 부모들은 영어를 유창하게 사용하는 부모보다 자녀의 건강상태가 보통 또는 저조할 가능성이 세 배나 높고, 보험에 들지 않을 가능성이 훨씬 높으며, 아동을 병원이나 진료소에 데리고 갈 가능성도 낮다.

출처

- Center for Social and Demographic Analysis, University at Albany, State University of New York. (2007, April 12). *News release: Children in immigrant families firmly rooted in America*. Washington, DC: The Center.
- Flores, G., Abreu, M., & Tomany-Korman, S. (2005). Limited English proficiency, primary language at home, and disparities in children's health care: How language barriers are measured matters. *Public Health Reports, 120*(4), 418–430.
- Hakuta, K., & McLaughlin, B. (1996). Bilingualism and second language learning: Seven tensions that define the research. In D. Berliner & R. Calfee (Eds.), *Handbook of educational psychology*. New York: Macmillan.
- Owens, R. (1996). *Language development: An introduction*. Needham, MA: Allyn & Bacon.
- Siegler, R., & Alibali, M. (Eds.). (2005). *Children's thinking* (4th ed.). Upper Saddle River, NJ: Prentice Hall.

미리보기

- 또래 관계에서 타협하는 법을 배우는 것은 아동기와 그 이후의 사회성 발달에서 중요하다.
- 아동의 우정에 대한 개념은 이인칭 관점이라고 부르는 다른 누군가의 관점을 취하여 그 관점이 나의 관점과 어떻게 유사한지, 다른지를 이해할 수 있게 됨에 따라 변화한다.
- 사회인지는 사회적 상황을 읽어내고 그에 따라 행동하는 능력이며, 이 갈등 해결과 같은 사회적 능력과 관련이 있다.
- 놀이터 정치라는 용어는 아동들이 협동과 신뢰뿐만 아니라 경쟁과 제휴의 전환, 갈등과 관련된 또래 집단의 복잡한 구조를 협상하는 방법을 말한다.

46장

또래와 사회성 발달

주요어휘

- □ 사회인지(social cognition)
- □ 이인칭 관점(second-person perspective)
- □ 일방적(unilateral)
- □ 자기중심적(egocentric)

또래와 사회성 발달

어린 아동들은 "세상은 내가 자유롭게 꿈을 펼칠 수 있는 곳이야"라고 믿는 반면, 학령기 아동들은 "세상은 다른 아동들이다"라고 믿는다. 따라서 또래는 아동 발달에 있어서 중심이 된다. 어른들과의 관계나 그들 자신보다 나이가 어리거나 나이가 더 많은 아동들과의 관계가 특성상 수직적이고 경험과 권한의 위계를 반영하지만, 또래와의 관계는 수평적이다. 또래는 능력이나 전문성, 또는 연령이 같지 않을 수 있다. 그럼에도 불구하고, 또래는 사회적, 도덕적 추론의 발달을 위한 맥락인 관계의 주고 받음에 있어서 대략적으로 동등한 지위에 있기 때문이다.

우정의 개념과 조망 수용

어떻게 아동들이 자기 자신뿐만 아니라 우정에 관해 생각하는가는 인지발달과 관련이 있고, 다른 누군가의 관점을 취하는 능력과도 관련이 있다(그림 46-1).

3~6세	
친구……	는 오늘 내가 함께 놀았던 사람이다. 내 장난감을 고장내지 않을 거야.
관점	자기중심적. "세상은 내가 자유롭게 꿈을 펼칠 수 있는 곳이야" 의도가 아닌 행동을 본다.
갈등	침입적, 충동적 때리기, 도망감.
느낌	느낌이 외부에 있다. 미소는 행복을 의미한다. 느낌이 사건과 연관성이 있다.
5~9세	
친구……	는 나와 똑같은 것을 좋아해. "이걸 하자."
관점	일방적. "내가 이겨." 나는 너에게 느낌과 의도가 있다는 걸 알아.
갈등	너 대 나. 이것 아니면 다른 것을 한다. "내가 말한 대로 해. 그렇지 않으면 선생님께 이를 거야."
느낌	나는 감정을 안에 숨길 수 있어. 너도 할 수 있어. 사건이 느낌을 유발시킨다.
7~12세	
친구……	가 나를 좋아하고 나와 똑같은 경험을 가지고 있다. 나를 내버려 두고 가지 않을 것이다. 비밀을 지킨다.
관점	상호호혜적, 이인칭 관점. 내가 너의 입장이 되어 보았어. 너도 나의 입장이 되어 볼 수 있어.
갈등	너와 나 사이에, 내 식으로 그것을 볼 수 있게 해줄께. 죄의식에 사로잡힌 상태, 설득.
느낌	나는 사건에 대해 한 가지 이상의 느낌이 있어. 나는 화가 난척해서 너를 속일 수 있어.
8~15세	
친구……	는 우정을 계속 유지하기 위해 일한다. 내가 누구인지 안다.
관점	상호적, 삼인칭 관점. 나는 우리의 우정을 전체의 일부로 봐.
갈등	우리들 사이에, 솔루션이 우리에게 동시에 혜택을 줄 수 있도록 해결해라.
느낌	복수의 상충되는 감정을 표출한다. 자기성찰적, 어떻게 내가 느끼고 있는지를 모른다.

그림 46-1 사회-정서발달 단계

3~6세 연령의 아동들은 다른 사람들도 감정이 있음을 알고 있지만, 다른 사람들이 하는 일에 초점을 맞추며, 주관적인 경험이나 의도에 초점을 맞추지는 않는다. 우정은 순간적인 물리적 상호작용이다. 친구는 오늘 아침에 아동들이 함께 놀았던 사람이다. 신뢰는 친구가 장난감을 고장 내지 않을 거라는 의미이다. 어린 아동들은 그들이 느끼는 감정을 다른 사람의 탓으로 돌린다. 다른 누군가에게 선물을 하기 위해 쇼핑을 할 때, 아동들은 그들이 원하는 선물을 살 것이다.

학령기 초에, 우정은 **자기중심적(egocentric)**인 경향보다는 **일방적(unilateral)**이 된다. 아동들은 타인에 대한 주관적인 경험을 알고 있지만, 자기 이익에 대한 관심이 두드러지게 나타난다. 친구도 "내가" 하고 싶은 것을 좋아한다. "그는 정정당당한 경기를 하지 않았어"라는 말은 실제로는 "그는 내가 원하는 대로 하지 않았어"라는 말이다. 집적거림(teasing)은 언어적 우월 행동의 매우 불쾌한 형태이고, 만약 그대로 놔둔다면 괴롭힘(harassment)의 형태로 바뀐다.

10세가 되면 **이인칭 관점(second-person perspective)**의 발달로 아동들이 다른 사람의 입장이 되어 보고 또 다른 사람의 관점으로 사물을 경험할 수 있다. 아동들은 다시 친구들도 자신의 입장이 되어 보기를 기대한다. 아동들은 자신이 감정이나 생각을 숨길 수 있다면 다른 사람들도 그렇게 할 수 있고, 사회적 외양은 속임수일 수 있음을 깨닫는다. 우정은 활동의 공유를 넘어서 주관적인 경험의 공유로 확장된다. 신뢰는 아동들이 친구의 감정을 상하지 않게 하고, 사람들이 좋아하거나 수용해 주기를 바라는 욕망을 이해한다는 것을 의미한다. 사람의 감정을 해치는 행위는 의도적인 행위로 간주되며, 사람들로부터 배제되는 일은 고통스러운 일임을 알게 된다.

서로 다른 관점에 대한 인식은 구체적 사상가들이 그들 자신과 다른 사람들을 비교할 수 있다는 것을 의미한다. 모든 사람이 가장 빨리 달리는 주자가 될 수 없으므로 유일한 단 한 명만이 가장 빠른 주자가 될 수 있음을 알게 된다. 나이가 많은 학령기 아동들은 자기만의 능력과 감정을 되돌아보며 매우 자기 의식적이 된다. 학령기 아동들은 좀 더 나이가 어린 아동들에게 매우 효과적인 교사와 같은 역할을 하며, 타인의 경험에 잘 맞추어지기 때문에 유능한 또래는 아니다.

사회인지

사회인지(social cognition)는 사회적 상황을 읽고 그에 따라 어떻게 행동할 것인지를 결정짓는 능력이다. 사회인지가 인지발달의 기저를 이루는 수준을 반영하는 반면, 사회적 기술은 경험과 실무, 지도와 함께 발전해 나가며, 이는 다시 자기 개념에 영향을 미친다.

취학 전 아동들은 지금 당장 무슨 일이 일어나고 있는지에 초점을 맞추기 때문에 아동들은 상황을 바꾸려고 노력함으로써 갈등을 해결한다. 즉, 아동들은 충동적으로 행하고, 장난감을 손으로 움켜쥐고, 위축되거나, 상황을 벗어나기 위해 도망을 간다던지 혹은 정서적인 기능을 멈춘다. 이에 따라 발생된 결과로 때리는 행위(hitting)는 사회적으로 수용할 수 없고 도망간다고 해서 아무 것도 해결되지 않는다는 것을 아동들에게 말해야 한다.

갈등은 학령기 초에 일방적으로 두드러지게 나타나는 현상으로 경험된다. 다시 말하면, "나는 너를 반대한다." "네가 시작했잖아." 일방적 사회적 전략의 결과는 오로지 한 명의 당사자, 즉 나에게만 유리하도록 설계되어 있다. 이러한 전략에는 언어적 명령과 위협, 피해자처럼 행동하거나 중재할 수 있는 강력한 권한을 가진 다른 사람(예: 선생님)에게 호소하는 등이 포함된다.

학령기 이후 이인칭 관점에 대한 평가를 할 수 있게 되면서 사회적 기술이 향상된다. 나는 너의 방식대로 할 수 있고, 다음 번에는 너는 나의 방식으로 할 수 있음을 이해할 수 있다. 또한 모두를 위한 방법을 찾아보기도 한다. 영향력 행사, 설득, 협상이 또래들 간의 우정과 활동을 유지하는 방법으로 사용된다.

아동들의 놀이 게임

학령기는 "놀이터 정치"의 시기이다. 그 이유는 아동들이 또래 집단의 복잡한 사회적 구조를 놓고 협상하는 법을 배우기 때문이다. 제휴도 변화한다. 유아기의 저돌적인 놀이와 물리적 공격성이 정신적, 신체적 기술의 경쟁적 게임으로 바뀐다. 학령기 아동들은 경쟁의 규칙에 관해 융통성이 없는데, 규칙이란 갈등을 해결하고 공격적인 경향을 억제하는 문명화된 방식이기 때문이다. 경쟁이 치열한 라이벌 관계를 통해 사회적, 정신적, 신체적 기술의 발달을 육성할 수 있다. 하지만, 유일한 목표가 이기는 것일 때, 경쟁은 지배적인 행동을 초래한다. 아동들은 협력과 역량 구축 활동이 필요한데, 취미와 그룹활동(걸스카우트/보이스카우트), 동아리, 아르바이트를 통한 협력과 문제해결경험이 자신감을 촉진시킨다.

건강관리자를 위한 시사점

친구가 없는 아동들은 행동과 감정의 어려움을 겪게 될 위험성이 높다. 이 아동들은 학교에 가기를 회피하거나 학교 성적도 좋지 못하다. 또한 먹는 습관, 신체 운동, 위험 감수와 같은 건강 행동에도 영향을 미친다. 건강평가를 할 때 항상 아동들에게 친구에 관한 이야기를 묻도록 해야할 것이다. 아동들에게 건강평가의 일환으로 다음과 같은 질문을 해 보도록 하자. "가장 친한 친구는 누구야? 어떤 것을 같이 하고 싶어? 함께 어울리지 않는 사람이 있어?"

> 아동들에게 건강평가의 일환으로 다음과 같은 질문을 해 보도록 하자. "가장 친한 친구는 누구야? 어떤 것을 같이 하고 싶어? 함께 어울리지 않는 사람이 있어?"

> 친구가 없는 아동들은 행동과 감정의 어려움을 겪게 될 위험성이 높다. 이 아동들은 학교에 가기를 회피하거나 학교 성적도 좋지 못하다.

출처

- Greenspan, S. (1993). *Playground politics: Understanding the emotional life of your school-age child*. Reading, MA: Addison–Wesley.
- Selman, R., & Schultz, L. (1991). *Making a friend in youth*. Chicago: University of Chicago Press.

미리보기

- 아동은 학교에서 읽기, 쓰기, 수학, 예술, 음악, 과학과 같은 기본적인 것들을 배울 뿐만 아니라 어떻게 문제를 해결하고, 그들의 사고에 어떻게 순서를 부여하는지에 대한 방법을 배운다.
- 좋은 학교는 안전하고 지지적인 정돈된 환경을 제공하는 지도자가 있고, 기대되는 교육과정을 가르치는 자격을 갖춘 교사가 있으며, 아동이 성공하기 위해 필요한 자원을 갖추고 있고, 학부모와 지역사회를 참여시킨다.

47 장

학교와 학습

주요어휘

- ☐ 교육적 지도력(instructional leadership)
- ☐ 정돈된 환경(orderly environment)

학교교육은 아동의 삶에서 어느 시기라도 중요하지만, 아동의 발달특성상 특히 학령기가 적절한 교육과 학습자료와 함께 중요하다. 아동의 재능, 즉 과학과 수학 능력, 예술적 재능, 음악적 역량, 운동 능력은 6세와 11세 사이에 명확하게 드러난다. 표 47–1은 학령기의 발달 과업을 보여준다.

> 2001년 아동 낙오 방지법(No Child Left Behind Act)(PL 107–110)은 학생의학업성취에 대한 책임을 학교에게 묻는다. 주에서는 반드시 매년 3학년부터 8학년까지 해당하는 모든 아동에 대해 읽기와 수학 능력에 대한 검사를 실시하고, 국가 기준에 따른 학생의 학업 성취 정도를 연간 보고서로 발표해야 한다.

오늘날의 미국 학교에서는 많은 것이 기대된다. 2001년 아동 낙오 방지법(No Child Left Behind Act)(PL 107–110)은 학생의 학업성취에 대한 책임을 학교에게 묻는다. 주에서는 반드시 매년 3학년부터 8학년까지 해당하는 모든 아동에 대해 읽기와 수학 능력에 대한 검사를 실시하고, 국가 기준에 따른 학생의 학업 성취 정도를 연간 보고서로 발표해야 한다. 또한 아동 낙오 방지법은 적어도 학사 학위를 소유하고 있고 주의 승인을 받은 자신이 가르치는 핵심 학문 영역에 대해 증빙할 수 있는 "매우 높은 자격을 갖춘 교사"가 학생을 교육해야 한다고 요구하고 있다. 이 법안의 결과는 현재까지 국가의 일부 지역에서 진행되고 있다. 미국의 국가 교육통계센터에서는 12학년까지 모든 학생의 수학능력에 관한 자료를 편찬한다.

학교가 차이를 만들어 낸다.

학교가 아동의 삶에서 큰 차이를 만들기도 한다. 과거 25~30년 동안, 상당히 많은 문헌에서 좋은 학교임을 보여주는 특징을 제시해 왔다. 아동 문제에 관해 국제적으로 존경받는 연구자인 마이클 러터(1979, 2002)는 그의 동료와 함께, 학교 효율성에 대해 대규모로 수행한 연구에서, 학교 간의 놀라운 차이를 발견하였다. 연구를 통해 나타난 자료에서 여러 가지 결론이 도출되었

표 47–1 학령기(middle school)의 몇 가지 발달 과업

신체 발달	게임에 필요한 신체적 기술을 배움
인지발달	건강한 자기개념의 구축 적절한 성 역할을 배움 가장 기본적인 기술인 읽기, 쓰기, 산술능력의 발달 일상생활을 위한 개념의 발달
사회 발달	다른 사람들과 어울리는 방법을 배움 적절한 성 역할을 배움 사회를 향한 수용 가능한 태도를 발전시킴
개인–정서발달	건강한 자기 개념을 구축 태도와 가치를 개발 독립성을 달성함

표 47–2 좋은 학교의 특징

1. 모든 학생에 대한 기대치가 높다.
2. 학부모와 지역사회의 지원을 보유하고 있다.
3. 교육과정이 엄격하고 평가가 공정하다.
4. 모든 학생이 학업성취를 달성하는 데 도움을 줄 수 있는 충분한 자원이 있다.
5. 학습환경이 안전하고, 건강하며, 지지적이다.
6. 학생의 지도와 학습을 위한 학교와 교실에 장비가 갖추어져 있다.
7. 모든 학급에 자격을 갖춘 교사가 있다.
8. 학교의 리더십이 모범적이다.

고, 이러한 결론은 추적 연구를 통해서도 그 타당성이 인정되었다(표 47–2).

- 아동은 교육적인 학교에 다닐 때 좋은 행동과 좋은 학업 성취도를 보일 가능성이 높다.
- 학교 간의 차이는 학교 건물의 크기나 역사가 아니라 공간의 이용 가능성에 있다.
- 학교 간의 차이는 학교의 학업적 성공에 대한 강조, 학생에 대한 교사의 기대, 과제 수행 시간, 보상과 벌의 능숙한 사용, 편안하고 따뜻한 교실 환경을 제공하는 교사, 학생 행동에 대해 책임을 강조하는 교사에 있다.

이러한 기준은 교장과 교사, 학생, 부모가 학교의 교육 목표, 방법, 내용에 동의하고 있음을 의미하는 **교육적 지도력(instructional leadership)**이 매우 중요하다는 점을 나타내는 것이다. 가정–학교 간의 협력이 좋은 리더십을 지원하고, 이는 다시 바람직한 규율과 학업적 성공, 개인적 성취를 발전시키는 **정돈된 환경**을 만들어낸다. 교사가 학부모와 학교 행정을 지원해줄 수 있는 능력이 있을 때, 그들은 학생의 성취와 적응을 촉진시키고, 교사끼리의 협력관계를 도모하며, 따뜻하면서도 흥미진진한 학교 분위기를 만들어낼 수 있다.

학교에 대해 우리는 무엇을 알고 있는가

존 케네디 대통령은 한때 인생이 불공평하다고 언급했는데, 불행하게도 실제로 문제가 있는 학교도 존재한다. 문제가 있는 학교를 방문하면 모든 주요한 의사결정자 사이의 의사소통의 부재로 충격을 받게 된다. 학생은 학교나 교사에 대한 신뢰가 부족하고, 교사는 협력이 부족하며, 문제에 대한 논의를 하지 않고, 결정은 위에서만 이루어진다. 학부모의 참여를 적극적으로 장려하지도 않는다.

이와 반대로, 성취도가 높은 학교는 다음과 같은 특징을 보인다.

- 교장은 학부모를 대상으로 의사소통 능력이 좋고 리더십이 있으며 학교 교육의 목표와 동기는 잘 정의되어 있고, 리더는 이를 달성하기 위한 능력을 갖추고 있다.

- 교장은 학생 능력을 성취하도록 돕기 위한 변화를 두려워하지 않는다. 창의적이고 현실적인 리더는 학생이 학교에 대한 긍정적인 느낌을 발전시키도록 새롭고 흥미진진한 주제를 아동이 탐구할 수 있도록 도움을 제공할 수 있다.
- 높은 성취에 관해 학교와 같은 뜻을 가지고 있는 공동체를 지니고 있으며 교장과 교사가 공동으로(학부모, 교사, 행정자) 학교 목표에 대한 필요성에 민감하다. 가정과 학교 간의 협력을 통해 아동의 성취와 적응을 더욱 높여줄 수 있다.
- 학생 성취에 대한 높은 기대치를 갖고 있는 교육적 환경이 제공되고 있으며, 아동의 성취에 대한 기대감이 높다. 아동은 자신에 대한 기대가 높다는 것을 알게 될 때, 그들의 능력 이상으로 힘든 목표에 대해서도 도전한다.
- 학생이 그들 자신의 목표를 실현하는 데 도움을 줄 수 있는 분명하게 제시된 규칙과 규제가 있다. 잘 운영되는 학교는 아동이 이해하고, 따를 수 있는 몇 가지 기본 규칙이 있다.
- 높은 학업 성취를 이끄는 정책과 프로그램을 달성하기 위해 준비된 교사, 교장, 학부모가 있다.

건강관리자를 위한 시사점

학교와 건강관리는 오랫동안 별개의 영역에서 기능해 왔다. 이 둘 사이의 관계를 이어주는 연결고리는 일반적으로 흔히 종종 보건계획(예방주사일정, 개별 학생의 특수한 건강요구)으로 제한되고 학교 보건교사였다. 양호한 건강상태가 학교 성공을 위한 열쇠이기 때문에 학교에서는 학생의 건강문제를 학문적 계획과 통합시켜야 할 필요가 있다. 영양상태가 저조하고, 학대를 받고, 우울증에 걸리고, 건강이 부실한 아동은 학교에서도 불리한 조건에 있다.

> 영양상태가 저조하고, 학대를 받고, 우울증에 걸리고, 건강이 부실한 아동은 학교에서도 불리한 조건에 있다.

출처

- Give Kids Good Schools. (n.d.). *Home*. Retrieved March 13, 2008, from www.givekidsgoodschools.org
- National Center for Educational Statistics. (n.d.). *Welcome to NCES*. Retrieved March 13, 2008, from www.nces.ed.gov
- Rutter, M., & Maughan, B. (2002). School effectiveness findings 1979 – 2002. *Journal of School Psychology, 40*(6), 451 – 475.
- Rutter, M., Maughan, B., Mortimore, P., & Ouston, J. (1979). *Fifteen thousand hours*. Cambridge, MA: Harvard University Press.
- U.S. Department of Education. (n.d.). *ED.gov*. Retrieved March 13, 2008, from www.ed.go

미리보기

- 결핍에 관한 고전 연구에는 지니(Genie)와 클로초바(Koluchova) 쌍둥이, 레바논의 고아에 관한 이야기가 포함되어 있다.
- 결핍에 관한 최근의 연구는 루마니아에서 입양된 고아에게 초점이 맞추어져 있다.
- 탄력성(resilience)은 잉글랜드의 와이트섬과 하와이의 카우아이섬에 사는 아동과, 미국의 도시, 특히 시카고에서 혜택을 못 받은 도시 젊은이를 대상으로 연구가 실시되었다.
- 탄력성의 특징은 3가지의 주요한 범주로 나뉜다. 사회기술과 같은 아동의 특징, 유능하고 계획적인 부모와 같은 가족의 특징, 아동의 수행능력에 관심을 보이는 유능한 어른을 보유한 지원적인 학교나 종교 기관과 같은 지역사회의 특징이 있다.
- 탄력성은 개인적인 캐릭터의 강인함이 아니라 시간이 지남에 따라 아동, 가족, 지역사회 간의 관계이다.

48장

아동기의 탄력성

주요어휘

□ 만성적 스트레스(chronic stress)
□ 탄력성(resilience)

탄력성(resilience)은 두 가지 이유로 간호사에게 흥미가 있다. 첫째, 발달학자들은 특정한 기준을 달성하는데 있어서 민감기(예: 애착형성)가 있다고 믿는다. 환경이 아동 발달을 방해할 때, 회복 가능성이 완전히 상실되기 전에 아동은 얼마나 정상적인 발달 경로에서 이탈할 수 있는가? 둘째, 빈곤, 학대, 질병으로 인해 **만성적 스트레스** 상태가 되는 아동의 탄력성에 어떤 요인이 기여하는지를 아는 것이 중요하다.

결핍과 외상: 정상 경로에서 얼마나 벗어나 있는가?

연구자는 결핍을 경험한 후 구조를 받은 아동을 연구함으로써 결핍이 아동 발달에 미치는 영향을 탐색하였다. 1970년대부터 시작하여 3가지의 고전적인 예는 다음과 같다.

캘리포니아에 살고 있는 소녀 지니(Genie)를 다룬 이야기가 유명하다. 지니는 2~3세에 친부로부터 문이 잠긴 밀실에 혼자 밧줄에 묶여 있었다. 먹을 음식은 남겨져 있었지만 말할 사람이 아무도 없었다. 아동은 구조되었을 때, 걸을 수도 없었고, 화장실을 사용하는 훈련도 되어 있지 않았으며, 소리도 내지 못하고, 감정도 전혀 표출하지 못했다. 돌봄을 제공받았을 때, 건강이 회복되었고, 지니는 소수의 사람에게만 반응을 보일 수 있게 되었다. 그러나 지니는 정상적인 언어 발달을 하지 못해서, 인지 능력 결핍이 지속적으로 나타났다.

체코슬로바키아에서는 쌍둥이 남자 아동이 아장아장 걸음을 걸을 나이에 감금되는 사례가 있었다. 6세의 연령에 구조되었는데, 이들을 연구한 연구자의 이름을 따서 클로초바(Koluchova) 쌍둥이라고 불린 이 두 명의 쌍둥이는 거의 말도 하지 못했고 인지 능력도 뒤쳐져 있었다. 지니와는 달리, 두려움과 경계심을 표출하였다. 좀 더 쉽게 관계를 맺을 수 있었던 어린 연령의 아동과 한 집에 있게 해 주었을 때, 입양도 되고 14세의 발달연령까지 회복되었다.

레바논에서는 고아원에 버려져서 요람에서부터 힘든 생활을 해야 하는 아동에 대해 연구하였다. 이들 중 2세 이전에 입양된 아동은 회복되었으나 4세에 입양된 아동은 잘 회복되지 못하였다. 아동기 내내 결핍에 시달린 아동은 사춘기가 될 때까지 기능상 지체를 보였다.

가장 최근에, 루마니아의 고아가 영국의 안정된 가정에 입양되었을 때 연구자는 적응 양상에 대해 좀 더 신중한 연구를 시행하였다. 생후 첫 6개월 이상 지속된 심각한 양상의 결핍을 경험한 고아는 비록 정도의 차이는 있지만 비슷한 패턴의 손상을 보이다가 6~11세에 정상적인 기능을 나타내었다. 이들에게는 애착 행동, 주의집중, 사회/또래 관계와 관련된 문제가 가장 흔

가장 최근에, 루마니아의 고아가 영국의 안정된 가정에 입양되었을 때 연구자는 적응 양상에 대해 좀 더 신중한 연구를 시행하였다. 생후 첫 6개월 이상 지속된 심각한 양상의 결핍을 경험한 고아는 비록 정도의 차이는 있지만 비슷한 양상의 손상을 보이다가 6~11세에 정상적인 기능을 나타내었다. 이들에게는 애착 행동, 주의집중, 사회/또래 관계와 관련된 문제가 가장 흔히 관찰되었다. 결핍을 6개월 미만 경험한 고아는 좀 더 정상적인 양상의 발달특성을 보였다. 6개월을 구분한 연구에서 큰 차이가 나타났다.

히 관찰되었다. 결핍을 6개월 미만 경험한 고아는 좀 더 정상적인 양상의 발달 특성을 보였다. 6개월을 구분한 연구에서 큰 차이가 나타났다.

이러한 사례를 통해 질 높은 양육이 뒤따르면 애착에 대한 민감기가 4세까지 확장되고 언어발달은 6세까지 확장될 수 있음을 의미한다. 레바논의 고아들은 클로초바(Koluchova) 쌍둥이보다 정상적인 발달 경로에서 훨씬 더 이탈되었다. 이 쌍둥이는 시련의 경험 이전에 정상적으로 발육을 하고 있었고, 그 후에 함께 감금되었지만 사회적으로 고립되지는 않았고, 나중에 최적의 치료를 받았다. 그러나 생후 6개월 이상 결핍을 경험한 루마니아 고아는 그 이후까지도 오랫동안 심각한 문제를 나타냈다.

만성적 스트레스: 위험과 보호요인

만성적 스트레스를 경험한 아동에 관한 연구에서 발달문제의 위험을 높이는 요인에는 어떤 요인이 있고, 발달문제의 위험으로부터 아동을 보호할 수 있는 요인에는 어떤 요인이 있는지를 구분하였다(표 48−1). 예를 들면, 학대를 받을 수 있는 가장 위험상태의 아동은 건강 문제가 있는 아동이었다. 특히 조산아와 3세 이전의 아동, 짜증을 내고, 반항적이며, 활동 과잉적 성격을 보이는 아동, 가난으로 만성적 스트레스를 받는 가정에서 태어난 아동을 들 수 있다. 여아의 경우 남아에 비해 성적 학대를 더 많이 경험하였는데, 추정하기로는 미국에서만 매년 2백만 명의 아동이 심각한 학대를 받고 있다고 한다.

영국 와이트섬의 연구에서는 비행과 학업장애, 정신건강 문제에 영향을 미친 4가지의 위험 요인을 확인하였다. 이는 (1) 심각한 가정 불화, (2) 부모 일탈(범죄 활동, 정신질환), (3) 낮은 사회

표 48−1 아동에게 발달문제를 나타낼 수 있는 위험 요인과 보호 요인

위험 요인	보호 요인
아동	**아동**
남아	여아
짜증을 냄, 매우 활동적	쉽게 잘 사귀는 성격
자기통제력이 약함	자기통제력이 좋음
학습 장애가 있음	탁월한 인지 능력
사회적 기술이 부족	사회적 기술이 좋음
친구를 사귀는 데 어려움이 있음	친구가 있음
가족	**가족**
가정불화/이혼	가족이 응집력이 있음
아버지의 범죄 활동	친구로 구성된 네트워크
어머니의 정신 질환	유능한 엄마
비좁은 생활 공간	종교적인 친화
4명 이상의 자녀가 있음, 출산 주기는 2년 미만	4명 미만의 자녀가 있음, 출산 주기는 2년 이상
지역사회	**지역사회**
학교환경이 열악함	학교/지역사회 프로그램
긍정적인 성인 역할 모델이 없음	성인의 지도

경제적 상태와 비좁은 생활환경, (4) 열악한 학교 환경으로 부정적인 요인이 부가되면 그 영향은 더해지는 것이 아니라 배가 된다. 다시 말해서, 두 가지의 위험 요인을 가지고 있다면 위험이 200% 증가하는 것이 아니라 400% 증가한다. 남아가 여아보다 위험 발생률이 더 높다.

하와이 카우아이 섬의 혜택을 받지 못하는 아동을 대상으로 실시한 종단적 연구에서, 30%가 예상했던 것보다 발달상태가 더 양호하였다. 탄력성이 있는 것으로 확인된 아동은 어른과 또래의 마음을 사로잡아 쉽게 사귀는 성격뿐만 아니라 탁월한 인지 및 사회 능력도 갖추고 있었고, 이는 다시 긍정적으로 영향을 미치게 되었다. 또한 낮은 사회경제적 상태에도 불구하고, 가족이 화합하여 아동을 돌보는 데 가족 구성원과 친구로 구성된 네트워크를 형성하고 있었다. 비록 교육수준이 낮았지만, 탄력성이 있는 아동을 둔 어머니는 종종 집 밖에서 일을 해서, 아동에게 유능한 역할 모델을 제공하였다.

탄력성 이론

탄력성은 "강인함" 또는 타인으로부터 "공격받지 않음"이라는 의미와 혼동해서는 안 된다. 이것은 인생에서 자녀와 사건, 사람 사이의 상호작용으로 인해 발생하는 역동적인 과정이다. 아동의 탄력성에 있어서 가장 핵심이 되는 특징은 희망, 안정을 제공할 수 있는 가족, 친구, 다른 성인들과의 유대감(connectedness)이다. 어떤 가족 환경에서는 장남/장녀로 태어나는 것이 보호 요인이고, 어떤 가족 환경에서는 위험 요인이 되기도 한다.

> 아동의 탄력성에 있어서 가장 핵심이 되는 특징은 희망, 안정을 제공할 수 있는 가족, 친구, 다른 성인들과의 유대감(connectedness)이다.

탄력성은 역경으로부터 해로운 영향을 전혀 받지 않는다는 의미가 아니다. 역경에 직면했을 때, 탄력성이 있는 아동과 가족은 더 잘 재구성을 하거나 정상적인 발달 경로에서 벗어나지 않을 수 있다.

건강관리자를 위한 시사점

오랫동안, 건강관리는 인간의 정상적인 발달에 있어서 무엇이 잘못되어 가고 있는지에 초점이 맞추어져 있었다. 위험과 탄력성에 관한 연구는 무엇이 효과가 있는지, 즉, 무엇이 올바른 방향으로 진행하는지를 알려준다. 양호한 건강상태, 좋은 학교, 아동을 양육하는 가족, 아동 복지에 투자하는 정책과 프로그램이 정상적인, 건강한 아동을 위해 도움이 된다.

> 위험과 탄력성에 관한 연구는 무엇이 효과가 있는지, 즉, 무엇이 올바른 방향으로 진행하는지를 알려준다.

출처

- Dennis, W. (1973). *Children of the creche*. New York: Appleton–Century–Crofts.
- Jana, M., Kreppner, J., Rutter, M., Beckett, C., Castle, J., Colvert, E., et al. (2007). Normality and impairment following profound early institutional deprivation: A longitudinal follow–up into early adolescence. *Developmental Psychology, 43*(4), 931 – 946.
- Koluchova, J. (1976). A report on the further development of twins after severe and prolonged deprivation. In A. M. Clarke & A. D. Clarke (Eds.), *Early experience: Myth and evidence*. London: Open Books.
- Rutter, M., Yule, B., Morton, J. & Bagley, C. (1975). Attainment and adjustment in two geographical areas. III: Some factors accounting for area differences. *British Journal of Psychiatry, 126*, 520 – 533.
- Werner, E., & Smith, R. (1992). *Overcoming the odds: High risk children from birth to adulthood*. Ithaca, NY: Cornell University Press.

미리보기

- 발달장애는 3개 영역, 즉 운동 영역, 인지 영역(언어 능력 포함), 신경행동발달 영역을 포함한다.
- 정신 지체는 평균 이하의 지능과 혼자 살지 못하거나 개인의 재무를 관리하지 못하는 능력과 같은 두 개 이상의 적응 능력이 제한적인 상태를 특징으로 한다.
- 학습 장애가 있는 아동은 정상적인 지능을 갖고 있지만, 책 읽기와 같은 특정 영역에서 평균 이하의 성취도를 보이는 아동이다.
- 장애인교육법(the individuals with disabilities education act, IDEA)은 장애아도 동일연령대의 또래와 함께 지역 학교에서 교육을 받을 수 있도록 요구하는 법안이다.

49장

장애를 가진 아동

주요어휘

- □ 기타 건강 장애(other health impaired: IDEA)
- □ 발달 장애(developmental disabilities)
- □ 발달 지연(developmental delay)
- □ 분열(dissociation)
- □ 정신 지체(mental retardation)
- □ 학습장애(learning disabilities)

인간의 발달을 살펴보면, 한 영역의 발달은 다른 영역의 발달과 연결되어 있다. 놀이 행동이 언어와 시각운동, 문제해결 능력의 통합을 보여준다. 물론, 모든 아동이 전형적인 발달 경로를 따르는 것은 아니다. 세 집단이 예외로, 이는 "특수건강관리가 필요한 발달장애, 정신 지체, 학습 장애 아동 집단"이다. 이들은 당뇨병이나 천식과 같은 만성질환, 주의력 결핍 장애(attention-deficit disorder, ADD)를 포함한 정서/행동상의 어려움이 있는 아동이다.

발달장애, 정신지체, 학습장애

발달장애(developmental disabilities)는 세 영역, 즉 운동 영역, 인지 영역, 신경행동 영역 중 한 개 이상의 영역에서 전형적으로 발달 과정의 이탈을 나타낸다(그림 49-1). "운동 영역"에는 대근육 운동, 소근육 운동, 시각운동과 협응이 포함된다. "인지 영역"에는 처리, 문제해결, 언어가 포함된다. "신경행동 영역"은 자조, 자율, 사회적 능력을 의미한다. 이러한 발달 장애는 지연이나 해리, 정상으로부터의 이탈을 특징으로 한다.

> **발달장애(developmental disabilities)**는 세 영역, 즉 운동 영역, 인지 영역, 신경행동 영역 중 한 개 이상의 영역에서 전형적으로 발달 과정의 이탈을 나타낸다.

발달 지연(developmental delay)은 기준을 충족시키는 데 있어서 상당히 뒤처져 있는 상태를 의미한다. 예를 들면, 운동 지연은 뇌성 마비를 의미한다. **분열(dissociation)**은 한 영역의 두 측면에서 발달 속도, 예를 들어, 청각 장애가 있는 아동의 표현 언어와 수용 언어 간의 차이를 말한다. 한 개 이상의 영역에서 발달 과정에서 정상으로부터 많이 이탈되었을 때, 시간이 지남에 따라 나타나는 전반적인 양상은 다양한 발달 경로가 존재함을 의미한다. 자폐증이 있는 아동의 경우, 언어 발달과 사회적 능력, 문제해결능력이 너무 편향되어 있어서 놀이 행동에서 나타나는 또래 상호작용이 정상과는 매우 다르다.

정신 지체(mental retardation)는 두 개 이상의 제한된 적응 능력(예: 학습, 의사소통, 자신의 생활방식, 사회적 기술, 여가, 일)과 더불어 "평균이하의 지적 기능"을 나타내는 것이 특징이다. 정

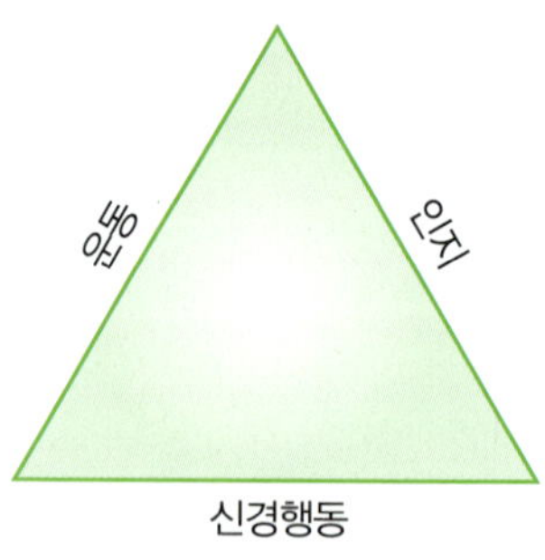

그림 49-1 발달장애의 조합

신 지체는 다운증후군, 태아기 알코올 증후군에서 특징적으로 나타난다. 정신 지체에 관한 현재의 정의는 과거에 IQ 점수에 초점을 둔 것에서 적응 능력과 기술을 포함하는 영역까지 그 폭을 넓혀서 포함한다.

학습 장애(learning disabilities)는 지능검사와 실제 성취도를 측정한 능력 간의 불일치를 특징으로 한다.

학습 장애(learning disabilities)는 지능검사와 실제 성취도를 측정한 능력 간의 불일치를 특징으로 한다. 가장 흔한 학습 장애는 언어 기능과 기억력이나 문제 해결과 같은 인지 능력과 관련이 있다. 전체 미국 전체 학령기 아동의 3~15%에게 학습 장애가 있는 것으로 추정된다.

만성질병과 만성건강문제

만성적인 건강문제는 생물학적인 것에 기반을 두고 있고, 각 신체기관의 시스템과 관련이 있으며, 최소 3~12개월 동안 지속된다. 만성적인 건강문제는 일상 기능을 위태롭게 하고 특별식과 약물, 보조 장치가 필요하거나, 평상시보다는 더 많은 건강관리가 필요하다. 미국의 경우, 21세 미만인 사람의 30%가 장애나 만성질환을 포함하는 한 가지 이상의 만성적인 건강 문제를 가지고 살아가고 있다고 한다(표 49–1). 유병율은 시골지역의 가난한 사람 사이에서 가장 높게 나타나고 있다. 청년 전체수의 약 6~15%가 만성질환이 있는데, 여기에는 당뇨병, 암, 혈우병이 포함된다. 천식은 미국 아동의 4%에서 발생한다.

발달 상태가 좋지 못한 것은 가정 불화, 구조적 문제, 낮은 사회경제적 상태, 영양공급문제와 같은 일반적인 관리와 관련된 아동 부모의 기능적 문제와 관련이 있다. 일반적으로 생각하는 것과는 다르게 질병이나 장애의 심각성만이 요인은 아니다.

만성질환과 장애가 있는 아동의 가족에게도 유사한 위험 요인과 보호 요인이 나타난다(표 49–2). 발달 상태가 좋지 못한 것은 가정 불화, 구조적 문제, 낮은 사회경제적 상태, 영양공급 문제와 같은 일반적인 관리와 관련된 아동 부모의 기능적 문제와 관련이 있다. 일반적으로 생각하는 것과는 다르게 질병이나 장애의 심각성만이 요인은 아니다.

건강 문제가 있는 아동을 보호하는 요인에는 응집력이 있고 잘 조직화되어 있으며 자율성을 도모하는 가족이 포함된다. 이러한 가족은 일반적으로 지역사회와 연결된다. 어머니의 교육수준이 높을수록, 자녀도 더 유복하게 산다. 교육수준이 높은 어머니는 신체적 건강상태가 좋지 않은 아동이 필요로 하는 자원을 능숙하게 찾고, 가족은 높은 사회경제적 위치를 차지하는 경향이 있다.

행동/정서상의 어려움

사람, 환경, 사건이 요구하는 것에 대한 반응으로 자기조절(self–regulation)이 적응 행동의 핵

표 49–1 미국 아동에게 흔히 나타나는 장애와 질병

흔한 장애	흔한 질병	알아두어야 할 법률
자폐증	천식(4.3%)	1973: 미국재활법의 504항
맹인, 시력장애	암	1975: PL 142–92 IDEA
귀머거리, 청각 장애	낭포성 섬유증	1990: ADA
뇌성마비	당뇨병	1997: IDEA의 재인증
다운증후군	혈우병	의료법(주정부별)
정신지체	소아류머티스관절염	사회보장(주정부별)
이분척추	겸상적혈구빈혈증	

표 49–2 만성질환에 적응하는 데 있어서 위험 요인과 보호 요인

위험 요인: 질병/장애	보호 요인
기능적 의존	아동: 사교능력, 문제해결능력, 스트레스 평가와 대처
뇌에 영향을 받음	사회: 응집력있는 가족, 엄마에 대한 지원, 사회 네트워크, 실용적인 자원(돈, 보험), 자녀에게 친구가 있음
인지기능손상	
장/방광의 문제	
가시적, 특히 얼굴	

심이다. 많은 아동이 가끔 어려움을 보이지만, 미국 아동 중 약 9%에게 심각한 행동장애가 있고, 4~6%가 주의력 결핍/과잉행동 장애(attention–deficit/hyperactivity disorder, ADHD)이다. 외상후 스트레스 장애(post–traumatic stress disorder, PTSD)는 종종 학대를 받은 아동에게서 나타나는 경우가 많다. 행동과 주의력 장애의 유병율은 남아인 경우와 사회경제적 지위가 낮은 집단에서 더 높게 나타난다.

> 외상후 스트레스 장애(post–traumatic stress disorder, PTSD)는 종종 학대를 받은 아동에게서 나타나는 경우가 많다. 행동과 주의력 장애의 유병율은 남아인 경우와 사회경제적 지위가 낮은 집단에서 더 높게 나타난다.

ADHD의 치료는 논란이 많다. 교실 환경을 바꾸기보다 약물인 리탈린(메틸페니데이트)을 아동에게 투여하는 것이 더 쉽다.

미국 내 아동 중 약 2%와 사춘기 청소년 중 약 5%가 임상적인 우울증을 보인다. 청년의 경우 우울증이 건강전문가에 의해 진단이 내려지지 않고 있는데, 이는 건강전문가가 우울증 증상에 대해 일시적인 현상이거나 스트레스가 많은 사건에 대한 자연스러운 반응으로 진단을 최소화시키기 때문이다. 그러나 치료를 하지 않고 그대로 방치하면 사회적 위축과 학업 실패, 자기 파괴적 행동, 자살로 이어질 수 있다.

> 미국내 아동 중 약 2%와 사춘기 청소년 중 약 5%가 임상적인 우울증을 보인다.

사회정책문제

가장 우선적으로는 아동에 주안점을 두고, 두 번째로 질병에 초점을 맞추어야 한다. 참고로 "정신지체가 있는 아동"이지 "지체 아동"은 아니다. 아동을 "암 피해자"나 "이분척추 아동"으로 명명해서는 안된다.

1975년 장애아교육법(IDEA, 1997년 의회의 재승인을 받음)에서 장애아도 폐쇄된 기관에 두기보다는 지역학교에서 교육을 받을 수 있도록 허용했다. IDEA에서는 만성질환이 있는 아동의 문제를 "기타 건강 장애"라고 명명하는 장애의 범주에 포함하였다. 1990년 미국장애인법(ADA)으로 특히 직장이나 학교에서 장애가 있는 사람에 대한 차별을 불법으로 규정하였다.

출처

- Capute, A., & Accardo, P. (Eds.). (1996). Developmental disabilities in infancy and childhood (2nd ed.). Volume I. Neurodevelopmental diagnosis and treatment. Baltimore: Paul Brookes.
- Ireys, H. (1994). Children with special health care needs: Evaluating their needs and relevant service structures. Unpublished paper. Institute of Medicine, Johns Hopkins University, Baltimore, MD.
- Kronenberger, W., & Thompson, R. (1990). Dimensions of family functioning in families with chronically ill children: A higher order factor analysis of the Family Environment Scale. Journal of Clinical Child Psychology, 19(4), 380-388.
- Parker, S., & Zuckerman, B. (Eds.). (1995). Behavioral and developmental pediatrics: A handbook for primary care. Boston: Little, Brown.

5부 • 질문

제시된 각각의 질문에 대하여 가장 적절한 하나의 답을 선택하시오.

1. 일반적으로 아동은 몇 살 쯤에 두 발 자전거를 탈 수 있는가?

a. 5살
b. 7살
c. 9살
d. 11살

2. 미국내 영양상태가 부실한 아동은 몸이 말랐다기보다 비만인 경향을 보이는데, 그 이유는 무엇인가?

a. 정크푸드를 많이 먹는다.
b. 텔레비전(TV)을 너무 많이 본다.
c. 포장 음식을 너무 많이 먹는다.
d. 위의 항목 모두 해당

3. 피아제의 "구체적 조작(concrete operations)"이란 무슨 뜻인가?

a. 아동의 사고가 인지적으로 제한되어 있다.
b. 인과 추론(causal reasoning)은 연상(association)을 기반으로 한다.
c. 아동의 사고가 매우 사실적이다.
d. 아동은 과거에 신체적으로 해야 했던 일을 정신적으로 행할 수 있다.

4. 약 9~10세의 남아는 야구 카드를 수집, 분류하는 것을 좋아한다. 구체적 사고의 어떤 특징이 이러한 활동에 기여하는가?

a. 계층적 분류 기술
b. 매트릭스형 분류 기술
c. 추상적 사고
d. 집합 속성

5. 스턴버그의 이론은 다음 중 무엇을 토대로 하는가?

a. 맥락
b. 성
c. 연령
d. 생물학

6. 가드너의 지능이론에는 몇 가지 유형의 동일 지능이 포함되는가?

a. 2
b. 4
c. 6
d. 8

7. 콜버그는 다음 중 어떤 방법을 사용하였는가?

a. 인지 구조(cognitive structuring)
b. 맥락적 결정론(contextual determinism)
c. 도덕적 딜레마(moral dilemmas)
d. 강화의 우연성(contingencies of reinforcement)

8. 길리간은 콜버그의 연구가 너무 ( )지향적이라고 생각했다.

a. 연령
b. 문화
c. 중립
d. 남성

9. LEP는 제1의 언어가 ( )인 학생들을 말한다.

a. 영어
b. 스페인어
c. 프랑스어
d. 베트남어

10. LEP 학생들을 대상으로 하는 많은 학교 시스템에서는 ESL 프로그램과 ( ) 중에 하나를 결정하려고 노력한다.

a. 개별 시스템(separate systems)
b. 이중언어교육(bilingual education)
c. 본토출신의 강사(native-born instructors)
d. 교육과정 삽입(curricular insertion)

11. 아동은 몇 살 정도에 우정의 호혜성이 발달하는가?

a. 6살
b. 8살
c. 10살
d. 12살

12. 다음 진술 중 어느 것이 학령기 아동의 게임을 가장 잘 설명하는가?

a. 아동은 경쟁 규칙에 관해 유연하게 대처한다.
b. 규칙이 공격성을 억누르는 데 도움이 된다.
c. 경쟁이 사회적, 정신적, 신체적 발육을 촉진시킬 수 있다.
d. 위의 항목 모두

13. 좋은 학교는 다음 중 무엇을 강조하는 것이 특징인가?

a. 건물 조건
b. 휴양시설
c. 연구재료의 양
d. 학업적 성공

14. 학교의 효과성에 관한 영향력 있는 연구의 저자는 다음 중 누구인가?

a. 러터(Rutter)
b. 피아제(Piaget)
c. 브루너(Bruner)
d. 스키너(Skinner)

15. 창의성은 무엇으로도 알려져 있는가?

a. 비판적 사고(critical thinking)
b. 수렴적 사고(convergent thinking)
c. 확산적 사고(divergent thinking)
d. 수직적 사고(vertical thinking)

16. 창의성의 특징 중에는 시각화, 사고 과정, 그리고 무엇이 있는가?

a. 지식(knowledge)
b. 우발성(contingency)
c. 편측성(laterality)
d. 대칭성(symmetry)

17. 언어 발달을 위한 민감기는 다음 중 어느 시기인가?

a. 2세까지
b. 4세까지
c. 6세까지
d. 8세까지

18. 위험에 처한 아동의 탄력성에 기여하는 3가지 요인은 다음 중 무엇인가?

a. 가정 불화, 낮은 사회경제적 지위, 열악한 학교 환경
b. 응집력 있는 가족, 쉽게 친해지는 성격, 다른 성인과의 유대감
c. 일하는 엄마, 아버지의 부재, 좋은 사교 능력
d. 위탁가정에서 생활, 사회복지사의 관심, 엄마와 보내는 시간

19. 발달 장애는 다음 중 어느 3가지 영역의 전형적인 발달 과정의 변경을 의미하는가?

a. 소근육 운동, 대근육 운동, 지능
b. 문제해결, 언어, 운동 협응
c. 운동, 인지, 신경행동
d. 신경행동, 지능, 대근육운동

20. 아래의 특징 중 어느 것이 영재아에 대한 설명인가?

a. 평균 이상의 IQ
b. 높은 수준의 창의성
c. 과제에 대한 높은 수준의 헌신
d. 위 항목 모두 해당

5부 • 해답

1. 답은 b이다. 학령기 아동의 중추신경계의 구성은 어른의 그것과 같아 좀 더 나은 신체적 조절(physical coordination)에 기여한다. 체중과 비례하는 근육량의 증가가 존재한다. 신체 비율이 학창 시절 동안 변화한다. 아동의 무게중심이 낮다. 다리 길이가 증가하고, 머리 크기가 감소하며, 신장과 비교하여 허리 크기가 감소한다. 이러한 변화가 모두 신체적 민첩성에 기여하기 때문에 자전거를 타거나 축구공을 차거나 산길을 도보여행하는 것이 더 쉽고 근육의 공동 작용도 더 많이 이루어진다.
2. 답은 d이다. 미국에서 영양상태가 부실한 아동은 말랐다기보다는 비만인 경향이 있다. 이는 대부분 정크 푸드로 너무 많은 지방과 당을 소비하기 때문이다. 그들의 가족도 치즈나 마카로니와 같은 고지방 저비용 포장 식품을 사용하고 신선한 과일과 야채를 적게 먹는다. 또한 하루 4시간 동안 TV를 시청하는 아동은 밖에서 놀지 않고, 에너지를 쓰지도 않으며, 근육이나 뼈도 강화시키지 않고, 유산소능력도 늘리지 않는다.
3. 답은 d이다. 학령기 아동의 구체적 조작적 사고는 과거에 신체적으로 경험을 해야 했던 것을 정신적으로 행할 수 있게 해주는 정신적 조작으로 구성된다. 행위를 마음 속으로 전개하기 때문에 취학 전보다 문제를 푸는 데 더 많은 유연성을 부여한다. 구체적 사고는 중심화의 감소, 순서의 가역성, 집합 속성, 신체적 속성의 보존, 분류 기술, 추상적으로 생각하지 못함 등을 특징으로 한다.
4. 답은 b이다. "계층적 분류"는 최하위류와 최상위류 간의 관계를 이해하는 능력을 말한다. 매트릭스형 분류 기술은 훨씬 더 복잡하다. 아동은 두 가지의 차원을 따라(예: 야구팀과 선수의 포지션) 동시에 범주화를 시킬 수 있다. 2×2 매트릭스는 팀 2줄(레드 삭스, 양키스)과 포지션 2줄(타수, 포수)로 구성될 수 있다. 이러한 매트릭스가 확장되거나 재배치되어 복수의 팀과 포지션, 연도, 선수까지 포함할 수도 있다.
5. 답은 a이다. 스턴버그는 지능이 그것이 포함된 맥락을 반영한다고 인지하였다. 다시 말하면, 서로 다른 문화권에서 서로 다른 능력에 가치를 부여하고 해당 가치를 장려한다.
6. 답은 d이다. 가드너는 우리가 더 이상 지능을 단일 개념으로 볼 수 없다고 보았다. 대신, 서로 다른 과제가 서로 다른 지능을 필요로 한다고 보았다.
7. 답은 c이다. 콜버그는 개인의 도덕성 발달 수준의 발견을 위해 도덕적 딜레마를 사용하였다. 이 방법은 대상자들로 하여금 왜 그렇게 생각했는지를 표시하게 했다.
8. 답은 d이다. 길리간은 콜버그의 남성 대상자들에 대한 의존으로 여성의 관점을 간과했다고 보았다. 길리간은 여성의 경우 도덕성 발달의 다른 경로를 걸어왔다고 주장했다.
9. 답은 a이다. LEP는 제한된 영어구사능력을 의미한다. 미국 전역을 휩쓸었던 이민자의 거대한 물결로, 미국 교실의 많은 아동이 현재 영어사용에 어려움을 겪고 있다.
10. 답은 b이다. LEP 학생을 가르치는 가장 효과적인 방법과 관련한 논쟁이 있다. 이중언어교육이 선호하는 방법으로서 인기를 얻는 것 같다.
11. 답은 c이다. 10세가 되면 이인칭 관점의 발달로 아동은 다른 사람의 입장이 되어볼 수 있고, 다른 사람의 관점에서 사물을 경험할 수 있다. 이때의 아동은 친구들도 자신의 입장이 되어 주기를 기대한다. 아동은 감정과 생각을 숨길 수 있다면 다른 사람도 그렇게 할 수 있고 사회적 외양은 속임수일 수 있음을 깨닫는다. 우정이 활동의 공유를 넘어 주관적인 경험의 공유까지도 포함할 수 있을 정도로 확장된다. 신뢰는 아동이 친구의 감정을 상하게 하지 않고, 아동이 사랑을 받거나 받아들여지기를 원하는 욕망을

이해하고 있음을 의미한다. 결과적으로, 사람의 감정에 상처를 주는 것은 의도적인 행위로 인식된다. 배제되는 것도 고통스러운 일이다.

12. 답은 d이다. 학령기는 "놀이터 정치"의 시기로, 이때 아동은 또래 집단의 복잡한 사회 구조를 협상하는 법을 배운다. 상황이 달라지면 친구의 종류도 달라지고, 제휴(alliances)가 전환되며, 비밀이 유지된다. 유아기의 거친 놀이와 신체적 공격성이 정신적 기술과 신체적 기술의 경쟁적 게임으로 변화한다. 학령기 아동은 경쟁의 규칙에 관해 유연하지가 못한데, 이러한 규칙이 갈등을 해결하고 공격적 경향성을 억누르는 문명화된 방식을 제시하기 때문이다. 경쟁은 우호적 경쟁을 통해 사회적, 정신적, 신체적 기술의 발달을 촉진시킬 수 있다. 하지만, 유일한 목표가 승리하는 것이라면 경쟁은 지배 행동(dominance behavior)을 촉발시킨다.

13. 답은 d이다. 학업적 성공에 대한 학교의 강조는 이러한 강조를 하지 않는 다른 유사한 학교와 구별된다. 다른 특성은 학업적 성공에 비하면 부수적인 것이다.

14. 답은 a이다. 러터의 연구는 학교 성공과 관련하여 널리 인용되어 사용되고 있는 연구이다. 러터의 주요한 결론은 교육적 탁월성(instructional excellence)의 중요함과 학문적 성공을 강조하였다.

15. 답은 c이다. 창의적 사고 또는 확산적 사고는 새로운 사상과 산물에 대한 추구가 특징이다. 창의적인 사람들은 관습적 경로(customary paths)에서 조금 벗어나는 것을 두려워하지 않는다.

16. 답은 a이다. 개인이 주제에 대한 지식을 갖지 않고 있다면 비록 불가능한 것은 아니지만, 확산적 사고를 하기가 어렵다.

17. 답은 c이다. 초기 결핍을 경험한 아동의 사례를 살펴본 결과 언어발달을 위한 민감기에 질 높은 양육이 뒤따른다면 6세까지 확장될 수 있음을 알 수 있었다.

18. 답은 b이다. 탄력성이 있는 아동은 쉽게 친해지는 성격뿐만 아니라 좋은 인지 및 사회적 기술도 보유하고 있다. 아동의 가족이 끈끈한 응집력을 보이는데, 규칙, 기대를 제시하는 가족 구성원과 친구들로 구성된 네트워크가 형성되어 있다. 탄력성을 보이는 아동은 다른 성인과의 유대감도 좋다.

19. 답은 c이다. 발달 장애는 3가지 영역, 즉 운동 영역, 인지 영역, 신경행동영역 중 한 개 이상의 영역에서 전형적인 발달 과정이 변경된 경우를 말한다. 운동 영역에는 대근육운동, 소근육운동, 시각운동 협응이 포함된다. 인지 영역에는 정보처리, 문제해결, 언어가 포함된다. 신경행동은 자조, 자율, 사회적 능력을 말한다. 이러한 발달 장애의 삼각형은 지연, 분열, 정상으로부터의 이탈을 특징으로 한다.

20. 답은 d이다. "영재(gifted)"에 대한 정의는 3가지의 교차하는 부분이 있다. 즉, 평균 이상의 IQ, 높은 수준의 창의성, 과제에 대한 높은 수준의 헌신이다. 재능(giftedness)은 학문분야, 창의적 사고, 리더십, 시각/행위예술, 정신운동능력에서 나타난다. 미국 아동의 약 5%를 영재로 간주할 수 있지만, 조숙(precociousness)과 혼동해서는 안 된다.

6부

청소년기

미리보기

- 사춘기(puberty)는 생식기관을 성숙하게 하고 음모와 같은 성적 특징을 담당하는 여성과 남성 호르몬 분비를 특징으로 한다.
- 태너(Tanner)의 사춘기 단계가 여전히 건강관리제공자들에게 사용되고 있다.
- 미국 소녀의 초경이 시작되는 평균 연령은 12세로, 이는 약 100년 전의 17세와 비교된다.
- 사춘기가 시작되는 시기는 남아와 여아에게 사회적인 시사점을 지닌다. 즉, 일찍 조숙해진 여아와 늦게 만숙하는 남아가 가장 큰 어려움을 경험한다.
- 조숙(precocious puberty)은 성숙의 증후가 8세 이전에 나타나는 것으로, 종양이나 지방섭취, 환경오염물질이 그 원인이 될 수 있다.

50장

신체적 성장과 발달

주요어휘

- □ 사춘기(puberty)
- □ 사춘기 이전기간(prepubescence)
- □ 사춘기 이후기간(postpubescence)
- □ 생식샘자극분비호르몬(gonadotropin-releasing hormone: GnRH)
- □ 에스트로겐(estrogen)
- □ 여포자극호르몬(follicle-stimulating hormone:FSH)
- □ 테스토스테론(testosterone)
- □ 프로게스테론(progesterone)
- □ 황체호르몬(luteinizing hormone: LH)

신체적으로, 사춘기(adolescence)는 생식기관이 신체적으로 성숙하는 기간이다. 이러한 기간의 시작과 끝은 부정확한데, 그 이유는 성숙기가 시간이 지남에 따라 단계별로 발생, 즉 10~12세(소녀)에 시작하여 18~20세(소년)에 끝나기 때문이다. 성숙기의 신체적 변화는 격동의 시기이며, 씁쓸하면서도 달콤한 인생기라는 평판을 부여해준 인지적, 사회적, 정서적 가치에 따라 다르다.

성숙기(puberty)라는 용어는 성적 성숙을 의미한다. 소녀의 경우 초경의 시작을 의미하는데, 소년의 경우에는 정의하기가 좀 더 어렵다. **사춘기 전기(prepubescence)**에는 성숙기가 시작되기 전에 발생한 2년간의 예비적 변화기를 말한다. **사춘기 후기(postpubescence)**는 성숙기를 넘어 또 다른 2년 이상으로 확장되는데, 이 시기 동안에 뼈 성장이 완성되고 생식기관이 충분히 성숙하게 된다. 성적 성숙의 단계를 태너(1990)가 기술하였는데, 그의 성적 성숙 평가척도를 소녀의 경우 유방 발달을, 소년의 경우 음경과 음낭 발달을 추적하기 위한 목적으로 건강관리제공자들이 사용하고 있다(표 50-1).

> **성숙기(puberty)**라는 용어는 성적 성숙을 의미한다. 소녀의 경우 초경의 시작을 의미하는데, 소년의 경우에는 정의하기가 좀 더 어렵다.

성장과 호르몬

성숙기는 혈류를 통해 뇌하수체로 운반되는 **생식샘자극분비호르몬(GnRH)**을 시상하부에서 만들기 시작할 때부터 시작된다. 뇌하수체에서 **황체호르몬(luteinizing hormone: LH)**을 분비하고, 이것이 남성과 여성 모두의 생식샘(난소, 고환)과 그 밖의 다른 내분비샘에 의한 성호르몬의 생성을 자극한다. 일차 성징(즉, 난소, 유방, 자궁, 음경, 고환의 성숙)이 성호르몬 생성의 결과로 생식기관에서 발달한다. 이차 성징(즉, 수염, 체모, 음모의 발달, 낮아진 목소리, 지방과 근육의 분포)은 호르몬 변화를 동반하지만, 생식에 직접적으로 관여하지는 않는다.

> 성숙기는 혈류를 통해 뇌하수체로 운반되는 **생식샘자극분비호르몬(GnRH)**을 시상하부에서 만들기 시작할 때부터 시작된다.

안드로겐이라고 불리는 남성호르몬은 고환의 라이디히세포에 의해 생성된다. 주요한 안드로겐이 **테스토스테론(testosterone)**이다. 남자 태아에서, 테스토스테론은 남성 생식기관의 발달을 담당한다. 성숙기에, 테스토스테론이 생식계의 성숙을 촉진하는 외에도 근육, 성대, 체모를 비롯한 전반적인 성장을 자극한다. 이 시기에 정액이 만들어지기 시작하고, 남자의 경우 발기와 사정을 경험할 수 있다. 소년이 잠자는 동안 정액을 사정하면 이를 "몽정(wet dreams)"이라고 한다.

여성의 경우, GnRH도 뇌하수체로부터 **여포자극호르몬(FSH)**의 분비를 자극한다. FSH와 LH가 여성의 성호르몬인 **에스트로겐**과 **프로게스테론**의 난소 생성을 담당한다. 성숙기는 난세포가 성숙하여 자궁으로 방출된 다음, 정자와의 수정이 가능한 월경 주기의 시작을 의미한다.

평균 약 28일에 해당하는 월경주기는 복잡하고 호르몬에 의해 조절된다. 이 주기는 월경이 시

표 50-1 성 성숙평가척도의 종합

단계	특징 남성의 생식기발달	남성과 여성의 음모발달	여성의 유방 발달
1	고환, 음낭, 음경이 거의 똑같은 크기이고 소아 초기와 같은 모양이다.	음모가 없다.	유두가 나오기만 한다.
2	음낭과 음경이 약간 커진다. 음낭의 피부가 붉어지고 질감이 변한다. 이 단계에는 음경이 거의 비대해지지 않는다.	음경의 기저부에서, 또는 음순을 따라, 길이가 길고, 약간 색소침착된, 황갈색의 털이, 직모로 또는 약간 곱슬거리는 형태로 듬성듬성 자란다.	유방의 봉오리가 생기는 단계이다. 유방과 유두가 작은 둔덕처럼 올라온다. 유륜의 직경이 1단계와 비교하여 더 커진다.
3	음경이 처음에는 길이가 약간 커진다. 고환과 음낭이 2단계에서 보다 더 커진다.	털이 상당히 어두운 색깔이고, 거칠며, 좀 더 곱슬하다. 음부의 위쪽으로 드문드문 나 있다.	유방과 유륜이 모두 커지고 2단계보다 좀 더 올라오지만, 윤곽이 전혀 분리되지 않는다.
4	음경이 좀 더 커지는데, 폭이 증가하고 귀두가 발달한다. 고환과 음낭이 3단계보다 더 커진다. 음낭 색이 이전 단계에서보다 어두워진다.	털의 형태는 성인과 같지만, 음모의 면적은 아직도 성인에 비교하면 상당히 작다.	유륜과 유두가 유방의 윤곽 위쪽으로 돌출되어 이차 둔덕을 만든다.
5	생식기의 크기와 형태가 성인과 같아진다.	털이 수평적으로 분포하여 양과 형태가 성인과 같다. 대퇴부의 내측 표면으로 음모가 확산된다.	성숙 단계이다. 유두가 돌출되고 유륜이 나타난다.

작되는 1일부터 시작된다. 첫 13일은 FSH가 난소의 여포의 발달을 자극하는 여포기(follicular phase)라고 부른다. 한 개의 여포가 좀 더 우세하게 되어 에스트로겐을 분비하기 시작함에 따라, 여포가 들어 있는 난세포도 성숙해진다. 에스트로겐의 증가로 자궁 내벽이 두꺼워진다. 또한 약 14일에 LH의 갑작스런 증가를 유발시킨다. 여포가 난모세포라고 불리는 난세포를 파괴하고 나팔관으로 배출되는데 이것을 배란(ovulation)이라고 부른다.

약 14~28일에 해당하는 월경주기의 후반기는 황체기(luteal phase)이다. 파열된 여포가 붕괴하여 황체(corpus leteum)를 형성하고, 이것이 프로게스테론과 소량의 에스트로겐을 분비한다. 프로게스테론이 수정된 배아의 착상에 대비하여 자궁 내벽을 성숙하게 만들고, 새로운 주기의 시작을 유발시킬 수 있는 FSH의 생성을 억제시킨다. 만약 수정이 일어나지 않는다면 황체에서 프로게스테론의 분비가 증가하여 LH의 생성을 중단시키기도 하는데, 이것이 황체 자체를 지탱하는 역할을 한다. 황체가 해체되기 시작하고 프로게스테론의 수치가 떨어짐에 따라, FSH 생성이 더 이상 억제되지 않고 다시 새로 시작된다. 프로게스테론이 없으면 자궁 내벽은 지탱할 수 없고, 월경 형태로 흘러 나오게 된다. 그러면 월경 주기가 다시 시작된다.

사춘기 시기의 원인과 결과

시상하부에서 GnRH의 성호르몬의 생성은 유전, 영양과 건강상태, 만성적 스트레스, 환경 요인에 의해 영향을 받는다. 오늘날 북아메리카 소녀들의 평균 초경은 나이가 12세로, 약 100년 전의 17세와 비교된다. 소년의 경우, 성숙이 되는 시기는 평균 14세로, 100년 전의 16세보다 내려간 연령이다.

성숙기가 시작되는 연령이 점점 빨라지는 원인은 영양상태, 특히 지방 섭취와 햇빛에 대한 노출의 증가 때문이다. 여성의 신체는 영양불량, 질병, 과도한 운동, 신경성 식욕부진 등에 의해 원인이 월경이 중단돼 체중과 지방의 갑작스러운 감소에 반응한다. 남성도 지나친 스트레스나 질병에 대한 반응으로 정자 생성이 감소될 수 있다.

성숙기가 시작되는 시기는 사회적으로 중요한 시사점을 갖는다. 이른 연령에 조숙한 여아와 늦게 만숙하는 남아가 적응에 가장 큰 어려움을 겪는다. 10~11세에 성숙기가 시작되는 여아는 같은 또래 소녀에 비해 1년 혹은 그 이상 앞서고, 평균 또래 남아에 비해 3~4년이 앞선다.

늦게 만숙하는 남아는 15~16세에도 여전히 어린 소년처럼 보인다. 이러한 남아는 스포츠나 사회적 영역에서 모두 신체적으로 성숙한 또래와 경쟁하는 데 어려움을 보여, 자신감이 약화된다. 그러나 늦게 성숙하는 만숙 남아가 이른 나이에 성숙하는 또래의 남아보다 결국에는 몸집이 더 크게 성장할 수도 있다.

건강관리자를 위한 시사점

성숙기가 너무 이른 나이에 찾아오는가? 일부 연구에서는 유방 발달이 시작되는 평균 연령이 아프리카계 미국 소녀의 경우 8.87세이고, 백인 소녀의 경우 9.96세이며, 음모 발달이 시작되는 평균 연령은 아프리카계 미국 소녀의 경우 8.78세이고, 백인 소녀의 경우 10.51세로 나타났다. 조숙(precocious puberty)은 성숙기의 신호(유방, 고환, 음모, 겨드랑이털)가 소녀의 경우 8세 이전에, 소년의 경우 9세반 이전에 나타나는 것을 의미한다. 병인(예: 종양)에 의한 경우를 제외하고, 조숙과 관련한 대부분의 원인은 확인되지 않은 상태이고, 비만, 고지방섭취, 환경 오염물질과의 관련성을 연구하고 있다.

성숙기가 너무 이른 나이에 찾아오는가? 일부 연구에서는 유방 발달이 시작되는 평균 연령이 아프리카계 미국 소녀의 경우 8.87세이고, 백인 소녀의 경우 9.96세이며, 음모 발달이 시작되는 평균 연령은 아프리카계 미국 소녀의 경우 8.78세이고, 백인 소녀의 경우 10.51세로 나타났다. 조숙(precocious puberty)은 성숙기의 신호(유방, 고환, 음모, 겨드랑이털)가 소녀의 경우 8세 이전에, 소년의 경우 9세반 이전에 나타나는 것을 의미한다. 병인(예: 종양)에 의한 경우를 제외하고, 조숙과 관련한 대부분의 원인은 확인되지 않은 상태이고, 비만, 고지방섭취, 환경 오염물질과의 관련성을 연구하고 있다.

출처

- Herman-Giddens, M. E., Slora, E., Wasserman, R. C., Bourdony, C. J., Bhapkar, M. V., Koch, G. G., et al. (1997). Secondary sexual characteristics and menses in young girls seen in office practice: A study from the pediatric research in office settings network. *Pediatrics 99*(4), 505–512.
- Tanner, J. M. (1990). *Foetus into man*. Cambridge, MA: Harvard University Press.
- University of Michigan Medical School and Health System. (2008). *Home*. Retrieved March 13, 2008, from www.med.umich.edu

미리보기

- 피아제의 형식적 조작 단계는 미래의 사건에 관한 추상적 사고와 가능성을 고려하는 능력을 반영한다.
- 청소년기는 학령기 때보다 많은 영역의 특수 지식(domain-specific knowledge)을 갖추고 있다.
- 청소년기는 학령기 때보다 정보 처리 역량이 높다.
- 청소년의 뇌는 13세와 18세 사이에 급격히 변화한다.

51장

인지발달

주요어휘

- □ 피아제의 형식적 조작 단계(Piaget's stage of formal operations)
- □ 형식적 조작기(formal operational period)

피아제의 형식적 조작 단계(Piaget's stage of formal operations)는 청소년 사고를 분석하는 데 유용하다. 피아제에 따르면 논리적, 추상적 사고가 시작되는 **형식적 조작기(formal operational period)**는 약 11~12세의 연령에 시작된다고 한다.

피아제의 형식적 조작기

청소년들은 청소년기와 형식적 조작이 발현되는 시기에 미래를 현실적으로 생각해 보고 실제로 미래를 고민해 보는 능력을 갖추게 된다. 십대들은 관계를 추구하고, 현실과 가능성을 구분하며, 문제 해결을 위한 해결책을 검증하고, 언어적 표현에 편안함을 느낀다(표 51-1).

> 피아제에 따르면 논리적, 추상적 사고가 시작되는 **형식적 조작기(formal operational period)**는 약 11~12세의 연령에 시작된다고 한다.

그러나 몇몇 청소년들은 아직도 구체적 조작기에 있거나 형식적 조작의 단계를 시작하기도 한다. 이러한 청소년들은 구체적 조작적 사고를 강화시킨 지 얼마 안 됐기 때문에 구체적 조작적 사고를 일관성 있게 계속 사용한다. 형식적 조작적 사고(예: 과학과 수학 수업)를 요하는 상황에서 자신의 모습을 찾지 못하면 계속 구체적 조작적 사고를 하게 된다. 형식적 조작적 사고를 사용하는 법을 배우는 데는 시간이 걸리기 때문에 구체적 자료와 추상적 자료를 섞어서 사용하는 연습이 필요하다.

형식적 조작기의 특징

형식적 조작적 사고(formal operational thinking)에는 몇 가지 본질적인 특징이 있다.

표 51-1 사춘기의 인지발달

사고(thinking)
• 사고가 현실적인 것뿐만 아니라 가능성에도 적용된다. • 사고가 현재뿐만 아니라 미래와도 관련이 있다. • 사고가 가설적-연역적 진술에서도 명확하게 드러난다. • 사고가 논리적 추론을 보인다. • 사고가 추상적 개념들의 사용을 보인다.
능력(ability)
• 가능성을 고려하는 능력 • 대안을 고려하는 능력 • 명제적 사고를 하는 능력 • 관련된 사실을 결합시키는 능력 • 구체적인 자료를 적용하는 능력 • 필요한 자료를 습득하는 능력 • 기존의 역량을 향상시키는 능력

- 현실과 가능성을 분리시킬 수 있는 능력이 형식적 조작적 사고를 하는 사람과 구체적 조작적 사고를 하는 사람을 구별하는 기준이다. 청소년은 모든 상황이나 문제 속에서 가능한 모든 관계를 구별하려고 노력하고, 정신적 실험과 논리적 분석을 통해 어떤 것이 진실인지를 발견해 내려고 시도한다.
- 청소년의 사고는 명제적이다. 이것은 청소년들이 구체적인 자료뿐만 아니라 구체적인 자료를 담고 있는 진술이나 명제도 사용한다는 것을 의미한다. 또한 약물 사용, 성 행위에 관한 학교 프로그램, 정치적인 문제와 같은 논란이 되는 모든 문제에 대해 좀 더 격렬하게 주장할 수 있다.
- 청소년들은 가능한 많은 정보를 수집한 다음 사용할 수 있는 변수들에 대한 모든 가능한 결합을 만들어서 문제를 공략한다. 청소년들은 다음과 같은 방법을 사용한다.

1. 청소년들은 구체적 조작적 기법을 사용하여 자료를 구성한다(분류, 연속배열).
2. 청소년들은 구체적 조작적 기법의 결과를 사용하여 진술이나 명제를 만든다.
3. 청소년들은 이러한 명제를 가능한 많이 결합시킨다.
4. 청소년들은 이러한 결합에 대해 검증을 실시하여 어느 것이 진실인지를 결정한다.

청소년 사고의 다른 특징

플레이블, 밀러, 앤 밀러(1993)는 청소년 사고의 여러 특징들을 다음과 같이 제시하였다.

- 영역별 지식의 증가: 청소년은 어린 아동과 비교했을 때 여러 주제에 대해 많은 지식을 축적하고 있다.
- 정보처리역량의 증가: 정보처리속도가 증가하여 기능적 역량이 확장된다.
- 메타인식의 발전: "사고에 관한 사고"가 청소년 사고의 중요한 부분이다. 아동은 인지 기능, 즉 정보를 처리하는 방법과 관련된 지식을 점진적으로 습득한다.
- 기존 역량의 향상: 새로운 능력(예: 명제적 사고)의 습득뿐만 아니라 이미 소유하고 있는 역량의 향상을 통해서도 구분된다(표 51-1).

청소년의 뇌

청소년의 뇌는 사춘기에 극적인 변화를 경험한다. 서로 다른 엽(lobe)들 간의 상당한 차이가 13~14세 사춘기 초기에 명확하게 드러나서, 약 17~18세에는 더 큰 차이를 보인다. 뇌 전체가 뇌세포의 전정(pruning)과 피질의 선별 과정을 거친다. 이때, 수초 형성(myelination)이 완성된다. 그 결과 뇌의 재구성이 일어난다. 미리 계획을 세우는 것과 같은 실행을 담당하는 전두엽의 정보처리 역량이 증가한다. 또한 호르몬의 감정과 불안감을 담당하는 부위인 편도체(amygdala)로 영향을 미치게 된다. 따라서, 사춘기와 연관된 기분의 변화와 불확실한 사고가 종종 몇 가지 신경학적 토대를 갖게 될 가능성은 높아진다.

신경학적 변화는 고차원적인 실행과 추상적 사고를 발달시키는 데 필요할 수 있지만, 그것만으로는 충분하지 않다. 명확한 사고, 향상된 문제 해결, 적절한 결정을 내리기 위해서는 연습이 필요하다.

신경학적 변화는 고차원적인 실행과 추상적 사고를 발달시키는 데 필요할 수 있지만, 그것만으로는 충분하지 않다. 명확한 사고, 향상된 문제 해결, 적절한 결정을 내리기 위해서는 연습이 필요하다.

건강관리자를 위한 시사점

청소년기는 급격한 변화의 시기로 청소년 발달과 관련된 학습이 요구된다. 대부분의 청소년들은 사건이나 질병이 미치는 영향에 직면했을 때, 어린아동과 같은 두려움을 갖는다. 이와 동시에, 이 시기의 특성인 허세를 용기내어 시도해 보려고 노력한다. 건강관리자들은 정직하고 질문에 충분히 응해야 하며 질문을 해야 한다. "피임약을 사용하는가?"에 대한 청소년의 대답을 듣고 비판하는 태도를 보여서는 안된다. "자살하고 싶어"와 같은 말을 자주하는 청소년은 이를 예고하는 것이다.

청소년을 대상으로 건강관리를 제공할 때는 청소년의 특성을 이해해야 한다. 청소년들이 추상적 사고를 할 수 있는 역량을 갖추고는 있지만, 특히 스트레스가 많은 상황에 직면했을 때 모든 청소년들이 이러한 특성을 나타내지는 않는다. 청소년들에게는 구체적으로 설명하며 질문에 답하거나 증상에 대해 설명할 때 이들의 반응을 관찰하고, 아래의 질문을 고려하여 접근한다.

- 청소년들이 현실과 가능성을 구분할 수 있는가? 일부의 청소년들은 어려움을 겪는다.
- 청소년들이 필요한 많은 정보를 수집하고, 이러한 정보를 결합하여 결정을 내리는가?

출처

- Elkind, D. (1994). *Understanding your child.* Boston: Allyn & Bacon.
- Flavell, F., Miller, P., & Miller, S. (1993). *Cognitive development.* Englewood Cliffs, NJ: Prentice Hall.
- Nagel, B. J., Medina, K. L., Yoshii, J., Schweinsburg, A. D., Moadab, I., & Tapert, S. F. (2006). Agerelated changes in prefrontal white matter volume across adolescence. *Developmental Neuroscience, 17*(13), 1427–1431.
- Piaget, J., & Inhelder, B. (1969). *The psychology of the child.* New York: Basic Books.
- Selekman, J. (2005). The teen brain as a work in progress: Implications for nurses. *Pediatric Nursing, 31*(2), 144–148.

52장

청소년기 사고의 특성

미리보기

- 엘킨드는 추상적으로 생각하는 능력을 "새로운 열쇠가 되는 사고(thinking in a new way)"라고 기술했다.
- 청소년들이 모든 사람들이 자신을 세심하게 살피고 있다고 생각한다면 상상적 청중에게 반응을 하고 있는 것이다.
- 개인적 우화는 청소년들로 하여금 그들 자신들이 독특하다고 생각하게 한다.
- 삼인칭 관점은 청소년들로 하여금 여러 가지 역할을 수행할 때 자기 자신의 모습을 지켜볼 수 있게 한다.

주요어휘

- □ 개인적 우화(personal fable)
- □ 사회적 도식(social schemas)
- □ 상상적 청중(imaginary audience)
- □ 조망 수용(perspective taking)

청소년들은 추상적으로 생각할 수 있다. 나이가 어린 청소년들은 시에서 은유법을 사용하는 것처럼 상징이 현실을 의미하는 것임을 안다. 나이가 많은 청소년들은 상징 체계를 조작한다. 즉, 문학의 주제를 평가하고 정의와 같은 복잡한 사고에 대해 토론한다. 시간이 지남에 따라, 청소년들의 추론하는 능력이 점점 체계화된다. 그들은 "~라면 어떨까"라는 질문을 위해 가설적 추론을 사용한다. 이러한 문제해결에 대한 접근법은 과학적 방법과 유사하다.

추상적 사고의 출현은 사회적, 심리적 발달에 몇 가지 중요한 시사점을 지닌다(표 52-1). 엘킨드(1984)는 사춘기의 인지적 처리를 "새로운 열쇠가 되는 사고(thinking in a new key)"라고 했다.

자기중심적 사고: 상상적 청중과 개인적 우화

청소년들은 사고를 하는 데 많은 시간을 소비하고 자기 중심적 사고를 한다. 청소년들은 타인 중심적이 아니라 오히려 타인이 자신이 생각하는 것처럼 자신을 바라봐야 한다고 생각하는 경향이 있다. 자기중심적인 청소년들은 다른 사람들이 그들에 대해 독특하고, 매력적이거나 끔찍하고 어리석다고 생각하고 있다고 생각한다.

자기중심적 사고가 엘킨드(1984)가 주장하는 **상상적 청중(imaginary audience)**이나 **개인적 우화(personal fable)**를 초래한다. 특히 나이가 어린 청소년들은 매우 심하게 남의 시선을 의식한다. 모든 사람들이 그들을 보고 있다고 확신한다. 그들은 상상속에 존재하는 청중을 위해 공연을 하

표 52-1 청소년 사고의 특징

특징	설명과 시사점
자기중심적 사고	다른 사람보다 자기 자신에 대해 더 많은 것을 생각한다. 청소년들은 자신에게만 몰두하게 된다.
상상적 청중	모든 사람들이 자기를 바라보고 있다고 생각한다. 청소년들은 고통스러울 정도로 남의 시선을 의식한다.
개인적 우화	자기 자신을 독특하고 강한 힘이 있다고 본다. 청소년들의 자신의 능력에 대한 믿음은 과장된 것이다.
사회적 인지	대인관계에 대해 생각하고, 다른 사람들의 행동을 이해하는 능력. 청소년들은 사회적 약속의 규칙을 조작하는 법을 배운다.
이인칭 관점	다른 누군가의 관점에서 사건을 바라보는 능력. 청소년들은 집단에서 배제되면 고의적이고 의도적으로 자신에게 피해를 주기 위한 것이라고 이해한다.
삼인칭 관점	타인과의 관계에서 사회적 상황 속 역할을 전개해 나가는 자신의 모습을 관찰할 수 있는 능력. 청소년들이 자기 자신의 모습을 면밀히 살핀다.
배신	두 당사자들 간의 이해관계가 침해 당했을 때 청소년들은 규칙이라고 생각하는 것에 따라 행동하였지만 다른 상대방이 그러한 행동을 하지 않을 때 배신감을 느낀다.
환멸	기존에 갖고 있던 사회적 도식이 거짓으로 증명되었을 때 청소년들은 그들의 우상에게도 결점이 있음을 알게 된다.

고 그러한 상상을 통해 그들의 행동에 대한 다른 사람들의 반응을 기대한다.

또한 청소년들은 모든 다른 사람들과 다르게 느낀다. 자신을 독특하다고 생각하는 믿음은 다른 사람들, 특히 나이가 많은 사람들은 그들의 생각과 감정을 이해할 수 없다고 느끼는 것을 말한다. 청소년들이 그들만의 경험 속에 있을 때, 자신에 대해 모든 막강한 힘을 가지고 있고 파괴할 수도 없는 사람으로 인지한다. 개인적 우화가 청소년들로 하여금 크고 중요한 것들을 할 수 있도록 해 준다. 또한 청소년들은 자신의 죽음을 부정한다.

자기중심적 사고가 엘킨드(1984)가 주장하는 **상상적 청중(imaginary audience)**이나 개인적 우화(personal fable)를 초래한다.

사회인지와 조망수용

사회인지에는 두 가지 측면이 있다(피스케 앤 테일러, 1984). 그것은 **사회적 도식(social schemas)**과 변화하는 방법이다. 사회적 도식은 사람들이 다양한 상황과 관계 속에서 수행하는 역할의 표상이다. 사회적 도식은 개인적인 경험과 그러한 경험을 사람들이 구성하는 방법을 기초로 하고 있고, 사람들은 경험과 성숙을 통해 변화한다.

조망 수용(perspective taking)은 사회인지와 사회적 도식의 발달에 영향을 미친다(셀만 앤 슐츠, 1991). 나이가 많은 아동과 나이가 어린 청소년들이 이인칭 관점을 취할 때, 그들은 사건을 다른 누군가의 관점에서 바라보고, 이러한 관점이 그들에게 타인의 의도와 감정에 대한 통찰력을 제시한다. 삼인칭 관점은 나이가 많은 청소년들이 자기 자신으로부터 한 걸음 물러나서 다양한 상황속에서 그들의 역할을 어떻게 보이는지를 지켜볼 수 있는 능력을 말한다. 이것은 이후의 추상적 사고와 관련이 있다.

사회인지에는 두 가지 측면이 있다 (피스케 앤 테일러, 1984). 그것은 **사회적 도식(social schemas)**과 변화하는 방법이다. 사회적 도식은 사람들이 다양한 상황과 관계 속에서 수행하는 역할의 표상이다. 사회적 도식은 개인적인 경험과 그러한 경험을 사람들이 구성하는 방법을 기초로 하고 있고, 사람들은 경험과 성숙을 통해 변화한다.

조망 수용의 두 유형이 모두 기존의 사회적 도식에 도전한다. 청소년들은 집단으로부터 배제되면 그것이 고의적인 것이고 자신에게 피해를 주기 위해 의도된 것이라고 이해한다. 청소년들은 몇몇 집단이 다른 집단에 비해 새로운 회원에게 훨씬 더 열려 있다고 본다. 어떤 집단의 구성원들은 자리를 차지하려고 다투는 법을 배운다. 십대들은 사회적 생존의 전략을 배운다. 규칙을 잘못 이해한 사람들과 다른 사람들이 따르지 않는데도 규칙을 따르는 사람들은 배신감이나 환멸을 느낀다.

청소년들은 그들의 우상에게 결점이 있다는 사실을 깨닫게 되면 환멸을 느끼게 된다. "인기 있는 남학생"이 얄팍한 사람이고, 존경하는 선생님이 알코올 의존증이 있다는 것을 알게 될 때이다. 때가 되면 그리고 더 많이 성숙하면 청소년들은 삼인칭 관점을 사용하여 자기 자신에 대해서도 면밀히 관찰한다. 청소년들은 개인적 우화를 버리고, 좀 더 현실적이지만, 여전히 이상적 인기대감으로 대체한다. 상상적 청중의 중요성이 희미해지고, 청소년들은 자신의 행동을 안내하기 위한 자기만의 기준을 만들기 시작한다. 사회적 도식의 변화가 청소년들을 더 큰 자기 이해(self–understanding)로 이끌어 준다.

주장(argument)과 논쟁(debate)

청소년들은 논쟁(debate)의 예술과 과학을 이해한다. 청소년들은 문제에 체계적으로 접근하여, 관련된 사실들을 수집하고, 그러한 사실 속에서 논리를 찾아내고, 열정을 가지고, 그리고 자신이 옳다는 흔들리지 않는 믿음을 가지고 자신이 주장하는 정당성을 입증한다. 청소년들은 새로운 인지 능력을 행사하고 신중하게 만든 전략을 가지고 기회를 활용하는 것을 좋아한다. 다시 말하면, 청소년들은 주장을 위한 주장을 한다.

청소년의 따지기 좋아하는 성격은 십대들이 자신의 인지 및 사회적 기술을 연마하는 데 도움이 될 수 있다. 성인들이 논쟁을 지적 훈련의 형태로 인식하게 되면 청소년들이 건설적인 논쟁을 하고, 토론중에 원칙에 초점을 맞추며, 감정을 진정시킬 수 있게 하는 데 도움을 줄 수 있다.

건강관리자를 위한 시사점

사춘기는 건강 문제를 보이는 가장 어려운 시기가 될 수 있다. 청소년 환자의 신체 건강에 대한 과도한 관심은 자기중심과 자의식에 반영된다. 청소년들은 스스로에 대해 또래와 다르다고 정확하게 인식할 수 있다. 사망에 대한 매우 현실적인 위협이 개인적 우화에 도전이 된다. 자신의 생각대로 사는 능력은 질병에 대해 "단순히 생각하는 것"만으로도 스트레스가 심하다는 것을 의미한다. 주장을 할 수 있는 경향에 더해 질병 경험과 관련된 좌절과 분노가 청소년들과 주위사람들의 삶을 어렵게 만들 수 있다.

출처

- Elkind, D. (1984). *All dressed up and no place to go*. Reading, MA: Addison-Wesley.
- Fiske, S., & Taylor, S. (1984). *Social cognition*. New York: Random House.
- Selman, R., & Schultz, L. (1991). *Making a friend in youth: Developmental theory and pair therapy*. Chicago: University of Chicago Press.
- Thies, K., & Walsh, M. F. (1999). A developmental analysis of cognitive appraisal of stress in children and adolescents with chronic illness. *Child Health Care, 28*(1), 15–32.

미리보기

- 에릭슨은 정체성과 정체성 위기라는 용어의 창시자였다.
- 에릭슨은 사춘기를 "정체성 대 정체성 혼미"의 시기라고 했다.
- 자기 도식은 다양한 표현을 통해 자아를 구축하는 복잡한 방법이다.
- 자존감은 힘든 노력을 통해 성공을 했을 때 발달한다.
- 정체성의 형성은 힘과 약점을 인식하고, 지지적인 성인과 소통하고, 유능한 사람이 되면서 발생한다.

53장

자아정체성 발달

주요어휘

- □ 자기 도식(self−schemas)
- □ 자존감(self−esteem)
- □ 정체성 성취(identity achievement)
- □ 정체성 유실(identity foreclosure)
- □ 정체성 유예(identity moratorium)
- □ 정체성 혼돈(identity diffusion)
- □ 정체성 혼미(identity confusion)

오랫동안, 사춘기는 엄청난 혼동의 시기로 여겨져 왔었다. 그러나 최근에, 많은 연구자들은 혼란과 동요가 사춘기의 특성이라 단정지을 수 없다고 결론내렸다. 오히려, 대부분의 청소년들은 가족과 학교, 사회의 사회화 요구에 잘 적응한다. 또한 그들은 이러한 가치를 공유하는 친구들과 사귀었다. 그럼에도 불구하고, 이러한 시기를 통과하는 과정이 모든 청소년들에게, 특히 정체성과 관련하여 긴장이 되는 시기로 소개된다.

정체성 또는 의심

약 12~18세에 해당하는 사춘기 시절은 에릭슨(1968)을 통해 설명을 통해 "정체성 대 정체성 혼미"의 시기와 동일시되었다. 2장에서 에릭슨이 성격 발달이 일련의 내적, 외적 갈등을 통해 발생하고 개개인은 보다 더 내적인 일괄성과 현명한 판단력의 증가, 그리고 개인적으로 의미있는 표준을 가지고 살아가는 성장 경향을 통해 각 위기를 극복해 간다고 제시하였다. 에릭슨(1968)은 사춘기 시절을 아동기의 끝, 성인기의 시작으로 보았다. 십대들은 다른 사람들이 그들에 대해 생각하는 것에 대해 예민한 감성을 보이고, 또래 의견이 십대들의 생각하고 있는 방식에 큰 부분을 차지한다. 만약 이 시기의 불확실성이 정체성 혼미로 이어지면 갈피를 못잡는 청년들은 위축되어, 도망가거나, 약물에 의존할 것이다. "나는 누구인가?" 라는 질문에 직면한 젊은 사람들은 이 질문에 답변하지 못할 수 있다. 도전은 새롭고, 과제는 어려우며, 대안은 그들을 당황하게 한다. 성인들은 이 시기의 청년들을 인내심을 가지고 이해해야 한다. 에릭슨은 사춘기의 주요한 발달 과제가 성인 정체성의 구축이라고 했다(표 53-1).

> 에릭슨은 사춘기의 주요한 발달 과제가 정체성의 구축이라고 했다.

정체성 대 정체성 혼미

성인들의 높은 기대와 또래 간의 융합과 신체적, 성적, 인지적 변화의 결합에 직면한 청소년들은 분명히 '나는 누구인가', '어디로 가는가'와 같이 그들 자신들에 대해 불안해한다. 사춘기가 끝날 무렵, 개인적인 위기를 해결한 청소년은 자신이 누구인지에 대한 정체감을 성취하게 될 것이다. 에릭슨이 말하는 정체성 혼돈이라는 불안전한 경험과 의식에 잠겨있는 청소년이 여전히 있다. 에릭슨의 정체성에 관한 관점은 상당한 추측과 이론, 그리고 연구를 불러왔다.

표 53-1 성인 정체성 발달요건

• 부정적인 미래의 영향을 피하기 위해 행동의 억제나 수정
• 목표를 향한 계획적이고, 지속적이며, 차례로 배열된 단계
• 강력한 감정에도 불구하고 복잡한 사회적 상황을 탐구
• 자기조절 감정과 장기적 목표를 달성하기 위한 복잡한 행동

예를 들면, 마르시아(1966, 1980)는 일련의 연구를 통해 청소년들이 아래의 네 가지 방식 중 하나의 정체성에 관한 선택(특히 경력, 종교, 정치에 관한)을 한다고 결론을 내렸다.

1. **정체성 혼돈(identity diffusion)**: 자기 스스로의 지시에 따르지 못함. 방향감각의 부재
2. **정체성 유실(identity foreclosure)**: 다른 누군가가 특정 선택에 대해 수행하기만 함. 즉, 청소년들은 위기를 파악하거나 해결하려 하지 않고, 인생의 방향에 관한 지시, 특히 부모의 지시를 수용하게 된다.
3. **정체성 유예(identity moratorium)**: 미래의 언젠가는 선택을 하겠다는 욕망이 있지만 그렇게 하지 못함. 이러한 청소년들은 정체성 위기를 적극적으로 해결하려고 하지만, 여전히 해결하지 못한다.
4. **정체성 성취(identity achievement)**: 정체성에 관한 선택을 위해 자신을 헌신하고 그러한 헌신을 모든 조건 속에서 유지하는 능력.

표 53-2는 마르시아의 정체성 위기에 관한 관점을 요약하였다.

자기도식(self-schema)과 자존감

정체성과 관련된 개념은 자기 도식의 개념이다. **자기 도식(self-schemas)**은 자아에 대한 자신과 다른 사람들의 평가를 통합한 경험의 결과로서 자아를 구축하는 복잡한 방법이다. 예를 들면, 자기 도식은 '뚱뚱하다', '말랐다', '튼튼하다', '둔하다'와 같은 신체의 개념과 관련이 있을 수 있다. 그 외의 다른 자기 도식에는 인기, 학문, 직업의식 등이 포함될 수 있다. 자기 도식이 현재의 자아를 의미하지만, 가능성 있는 자아는 미래의 소망이나 자아에 대한 기대감이다. 많은 연구에서 자기 도식이 특정 행동의 전이나 후에 오게 되는 것으로 알려져 있다. 스스로를 인기가 많다고 생각하는 젊은 십대들은 더 많은 위험을 무릅쓸 것이고, 이것이 성공적으로 실행되면 더 많은 위험 감수 행동을 불러와, 이는 다시 사춘기 중기까지 일탈적인 자기 도식으로 이어질 수 있다.

자기 도식(self-schemas)은 자아에 대한 자신과 다른 사람들의 평가를 통합한 경험의 결과로서 자아를 구축하는 복잡한 방법이다.

자존감(self-esteem)은 넓은 의미에서 자아에 대한 평가를 말한다. 반면 "자존감 부족(poor self-esteem)"은 지나치게 자주 사용되는 용어이긴 하지만 보편적인 개념은 아니다. 오히려, 여러

표 53-2 정체성 수준(identity status)

	정체성 혼미	정체성 유실	정체성 유예	정체성 성취
위기	부재	부재	존재	존재
헌신	부재	존재	부재	존재
사춘기	초기	중기	중기	후기

가지 측면들을 지니고 있고, 행동에 대한 결과가 될 수 있다. 자존감에 관한 가장 좋은 정의는 19세기 미국 철학자이자 심리학자인 윌리암 제임스(1890)의 정의일 것이다. 그가 제시한 공식은 다음과 같다.

> "자존감 부족(poor self-esteem)"이 종종 사용되는 광범위한 진술이지만, 보편적인 개념은 아니다.

$$자존감 = 성공 \div 허위$$

다시 말해서, 자존감은 성공을 허위로 나눈 값이다. 성공은 수여받은 것이 아니라 그것을 획득하려는 진정성(authenticity)과 능력(competence)을 말한다.

청소년의 정체성을 찾기 위한 도움

성인은 청소년들에게 아래의 전략을 사용하여 심리사회적 성숙을 달성하는 데 도움을 줄 수 있다.

- 청소년을 성인으로 대한다. 독립심과 자유, 존중을 하되, 청소년의 성숙을 과대평가하지 않는다.
- 청소년의 선택에 확신하고 도전한다. 현재의 선택과 활동이 미래의 목표에 맞는 것인지 확인한다.
- 역량을 발전시킬 수 있도록 도움을 제공한다. 취미, 재능, 스포츠뿐만 아니라 인지, 사회적 기술과 같은 다양한 삶의 기술과 활동에서 역량을 발휘하게 한다.
- 정체성 대 정체성 혼미와 관련된 이슈들을 다룬다. 강점과 약점을 발견할 수 있도록 도움을 제공한다.
- 부모와 교사들, 건강관리제공자들이 함께 협력해야 한다. 책임감있는 성인들의 공개적인 소통이 십대들의 순조로운 진행에 도움이 된다.
- 십대와 부모 간, 십대와 친구들 간의 소통을 지원한다. 어떻게 느끼고, 무엇을 생각하는지를 표현하고 그리고 청취하는 방법을 배움으로써, 십대들은 그들이 혼자가 아니라는 사실을 깨닫게 된다.

> 책임감있는 성인들의 공개적인 소통이 십대들의 순조로운 진행에 도움이 된다. 십대와 부모 간, 십대와 친구들 간의 소통을 지원한다.

건강관리자를 위한 시사점

오늘날의 청소년들은 그들의 생애에서 사회적 격동의 시기를 통해 성숙한다. 성, 약물, 알코올, 개인적인 관계, 진로 선택, 부모와의 상호작용이 청소년들에게 일상적인 도전이다.

아마도 십대와의 상호작용에 있어서 기억할만한 가장 중요한 전략은 그들을 "거의 성인"처럼 대하는 것이다. 다시 말해서, 청소년들은 성인이라고 취급되는 상황에 점점 더 많이 직면하지만, 이러한 상황들을 나름의 방식으로 협상하는 데 필요한 경험이 없을 수 있고, 그것을 실현하지 못할 수도 있다. 십대들의 말을 듣고 진정 그들의 말을 경청한다. 깔보는 듯한 투로 말하는 대신, 명확하고, 감정이 섞이지 않은 용어를 사용하여 문제의 특성과 차원을 설명한다. 이것이 청소년의 정체성을 결정짓는 데 중요한 영향을 미칠 수 있다.

출처

- Erikson, E. (1968). *Identity: Youth and crisis.* New York: W. W. Norton.
- James, W. (1890). *The principles of psychology.* New York: Holt, Rinehart and Winston.
- Marcia, J. E. (1966). Development and validation of ego identity status. *Journal of Personality and Social Psychology, 3*, 551–558.
- Marcia, J. E. (1980). Identity in adolescence. In J. Adelson (Ed.), *Handbook of adolescent psychology.* New York: John Wiley.

미리보기

- 동기부여는 개인으로 하여금 자신이 노력한 행동을 구성, 지시, 유지하게 한다.
- 인지이론은 개인이 발견의 즐거움에 의해 좌우된다고 가정한다.
- 귀인이론은 그들의 성공을 결정하는 데 노력, 과제, 난이도와 운과 같은 4가지 원인으로 설명한다.
- 행동이론은 사람들의 동기부여의 근원으로 외적 강화에 초점을 맞춘다.
- 내적 동기이론은 역량과 자율성을 위한 내적 욕구로부터 동기화된다고 가정한다.
- 사회인지이론은 동기화를 위한 역할 모델과 자기 효능감의 중요성을 강조한다.

54장

청소년 동기화

주요어휘

- □ 귀인이론(attribution theory)
- □ 동기부여(motivation)
- □ 사회학습이론(social learning theory)

현실적인 목표에 시각을 맞추고 그러한 목표에 도달할 수 있는 능력을 갖고 있다고 믿는 사람들은 성공으로 가는 길의 주요한 단계를 밟은 셈이다. 이것은 모든 다른 연령의 집단과 마찬가지로 청소년들에게도 적용된다. 결심, 긍정적인 태도, 유능하다고 느끼는 감정이 학업적 성취와 타인과의 좋은 관계, 부모나 교사, 다른 어른들과의 긍정적인 상호작용에 강하게 영향을 미친다. 사춘기 동안 성공적 통과에 가장 중요한 심리적인 기여요인 중 하나가 동기부여이다.

동기부여의 의미

사람들이 동기부여에 관해 질문을 할 때, 그들의 의도는 보통 무엇이 사람들을 특정한 방식으로 행동하게 하고, 상황에 관한 그들의 내적 감정은 무엇이며, 그들이 원하는 것은 무엇인가, 즉 목표가 무엇인가를 발견하는 데 있다. 단지 동기가 무엇인지를 구체화시키기는 어렵지만, 적절한, 정의는 다음과 같다. **동기부여(motivation)**는 행동을 유발, 지탱, 지시, 통합시킨다.

동기부여의 의미를 이해하는 또 다른 방법은 여러 동기부여 이론에 대해 검토해 보는 것이다(표 54-1).

인지심리학과 동기부여

인지이론가들은 사고와 같은 내적 과정이 인간 행동을 통제한다고 믿는다. 21세기 주요 인지이론가들 중의 한 명인 제롬 브루너(1966)는 무관심과 열광적인 흥분 간에는 이상적인 각성 수준이 존재한다고 믿었다.

제롬 브루너는 내적 동기를 발전시키는 수단으로서 발견의 개념에 의지하였다. 발견이 새로운 통찰력으로 이어진다고 주장한 제롬 브루너는 사람들이 환경을 좀 더 적극적으로 조작하고 문제에 대해 개인적으로 대처함으로써 상당한 만족감을 달성하는 법을 배우게 된다고 믿었다.

표 54-1 동기부여: 이론과 주제

이론가	이론	주제	핵심사상
매슬로우	인본주의 이론	욕구 위계	욕구만족
브루너	인지이론	내재적 과정	복잡한 동기
웨이너	귀인이론	행동의 원인	지각된 행동의 원인
스키너	행동주의 이론	강화	강화 계획
반두라	사회인지이론	관찰	모델링
데시 앤 라이언	내적 동기이론	자기결정	역량과 자율성

귀인이론과 동기부여

모든 사람들은 자신의 행동을 구체적인 명분으로 돌리고, 이러한 귀인들이 다시 미래의 성공이나 실패를 기대하는 안내자로서의 역할을 한다. **귀인이론(attribution theory)**은 다음에 제시하는 3가지의 기본 가정에 기초한다.

1. 사람들은 자신의 행동과 다른 사람들의 행동의 원인을 알고 싶어한다.
2. 사람들은 자신의 행동에 대한 원인이 있다고 믿는다. 오히려, 행동의 귀인이 되는 원인에 대한 논리적 설명이 존재한다고 가정한다.
3. 사람들이 자신의 행동의 탓으로 돌리는 원인은 후속 행동에 영향을 미친다.

사람들은 성과의 원인을 네 가지의 요소 중 하나에 돌리는 경향이 있다(그림 54-1).

- 능력: 능력은 보통 과거의 경험을 기초로 한다는 청소년들의 가정. 실패의 경험이 있으면 자신의 능력이 부족하다는 충격적인 추정을 내리는 경우가 많다.

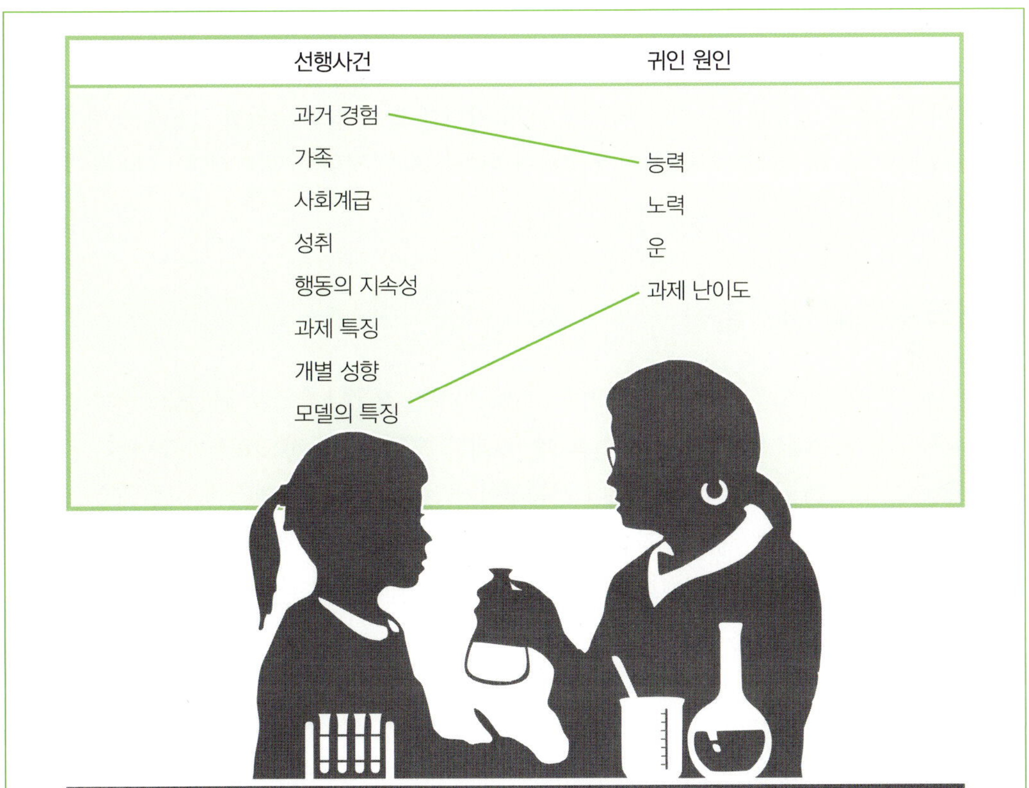

그림 54-1 수행성과의 귀인(attribution of performance)

- 노력: 청소년들(모든 다른 사람들과 같이)은 특정과제에 대해 얼마나 잘 수행하였는지를 기준으로 노력을 판단한다.
- 과제 난이도: 과제 난이도는 보통 다른 사람들의 과제에 대한 수행성과를 기준으로 판단한다. 만약 많은 사람들이 성공한다면 그 과제에 대해 쉽다고 인식하고, 그 역도 성립한다. 만약 사람들이 다른 사람들이 실패하는 과제에 대해서 지속적인 성공을 보이면 성공의 원인을 개인적 능력으로 돌린다. 하지만, 성공이 다른 사람들의 성공과 일치한다면 그때의 성공의 원인은 과제(쉬운 과제)에 있다.
- 운: 행동과 목표 달성 간의 명확한 연결관계가 존재하지 않는다면 성공의 원인을 운으로 돌리게 된다.

행동심리학과 동기부여

행동주의의 대가중 한 명인 B. F. 스키너(1971)는 사라들에게 왜 영화를 보러 가는지 물어보면 사람들이 영화보러 가는 것을 좋아한다고 대답하고, 보통의 경우에는 이러한 답변에 만족한다고 하였다. 그러나, 이전에 극장에 갔을 때 무슨 일이 일어났고, 연극에 관해 어떤 이야기를 읽었고, 그 밖의 다른 무엇이 그들을 영화관에 가도록 유도하였는지에 대해 알고 있다면 좀 더 흥미롭다고 제시하였다.

스키너에 따르면 청소년들이 특정 행동에 대한 강화를 얻게 되면 그러한 행동을 반복하는 경향을 보인다고 한다. 하지만 강화를 얻지 못하면 흥미를 잃는 경향이 있고 성과는 별다른 의미가 없게 된다.

내재적 동기와 자기결정

데시 앤 라이언(1985)은 유능하다(능력)고 느끼고자하는 요구나 스스로 환경을 조정하려는 요구에서부터(즉, 자율성) 행동이 유발되었을 때, 그러한 행동은 본능적으로 동기부여된 것이다라고 가정한다. 유능한 사람은 어떤 행동이 성공적인지를 알고, 이러한 행동을 시행 또는 최소한 시도할 수 있다고 느끼고, 새로운 경험으로부터 지속적으로 학습을 함으로써 그렇게 하기를 원한다. 내적 동기는 내부 통제, 내재화된 가치, 성공의 내재된 기쁨과 관련이 있다.

반두라와 사회인지학습

앨버트 반두라의 사회학습이론(social learning theory)은 동기부여와 특별한 관련성을 지니고 있는데, 청소년들에게 중요한 인상을 남기는 것은 무엇을 하라고 말하는 것이 아니라 오히려 그들에게 모범을 보임으로써 가능하다고 믿었기 때문이다. 이러한 모범이 제시될 때, 십대들도 자기효능감에 대한 인식을 발전시키기 시작한다. 반두라(1997)는 자기효능감을 주어진 목표 달성을 위해 필요한 행동 방향을 조직하고 실행하는 역량에 대한 믿음이라고 정의하였다. 반두라는 자기 효능감의 4가지 근원을 밝혔다: 과거의 경험("전에 해 본 적이 있어"), 역할 모델("그 여자가 그렇게 했어. 나도 할 수 있어"), 설득("친구들이 그러는데 내가 할 수 있을 거래"), 정서적 각성("나는 이걸 하는 것을 좋아해").

반두라는 자기 효능감의 4가지 근원을 밝혔다: 과거의 경험("전에 해 본 적이 있어"), 역할 모델("그 여자가 그렇게했어. 나도 할 수 있어"), 설득("친구들이 그러는데 내가 할 수 있을 거래"), 정서적 각성("나는 이걸 하는 것을 좋아해").

건강관리자를 위한 시사점

청소년에게 동기를 부여하는 것이 무엇인지에 대해 이해한다면 좀 더 효과적인 건강 교육 전략을 발전시키는 데 도움을 줄 수 있다. 세상과 자기 자신을 이해하고 유능하고 독립적인 사람이 되기 위해 내재된 동기를 활용한다. 역할 모델과 설득, 정서가 청소년들의 동기부여에 있어서 주요한 역할을 수행한다. 긍정적인 단계를 강화시키고 실수를 과소평가하지 않도록 한다. 실수를 통한 학습이 자기 결심의 열쇠가 되기 때문이다.

청소년에게 동기를 부여하는 것이 무엇인지에 대해 이해한다면 좀 더 효과적인 건강 교육 전략을 발전시키는 데 도움을 줄 수 있다.

십대들에 대한 절충적 방법이 좋은 해결책이 될 수 있다. 예를 들면, 가능할 때마다, 처방된 운동 요법을 충실하게 실행하거나 약물을 계획대로 복용하는 것과 같은 모든 긍정적인 노력을 강화시킨다. 십대들이 자신의 건강상태를 치료하거나 안 좋은 결과를 예방하기 위해 필요한 계획을 하는 일에 참여할 수 있도록, 청소년들이 왜 건강관리를 받기 위해 기관을 방문했는지 생각해 보게 한다. 더욱 중요한 것은, 십대들이 자기효능감을 개발할 수 있도록 도와주는 것이다. 청소년들은 일단 설계된 프로그램이 무엇이든 간에 성공할 수 있다는 자신의 능력에 대한 신뢰감이 생기게 되면 그들의 건강을 증진시키기 위한 더 많은 노력을 하게 된다.

출처

- Bandura, A. (1997). *Self-efficacy: The exercise of control.* New York: Freeman.
- Bruner, J. (1966). *Studies in cognitive growth.* New York: Wiley.
- Deci, E. L., & Ryan, R. M. (1985). *Intrinsic motivation and self-determination in human behavior.* New York: Plenum.
- Skinner, B. F. (1971). *Beyond freedom and dignity.* New York: Knopf.
- Weiner, B. (1980). *Human motivation.* New York: Holt, Rinehart and Winston.

미리보기

- 건강한 청소년의 성생활 발달은 신체상, 성적 흥분의 조절, 성 행동에 관한 현명한 선택과 관련되어 있다.
- 성 행동에 관한 국가청소년위험행동설문조사에서는 성교의 비율이 연령이 증가함에 따라 많아지고 콘돔의 사용은 감소한다고 발표했다. 다시 말해서, 어린 십대가 성욕이 왕성할 가능성은 낮지만, 만약 성욕이 왕성하다면 성욕에 대해 훨씬 조심스런 행동을 보였다.
- 십대 출산율과 임신율이 감소하였지만, 미국은 아직도 산업화된 국가들 중에서 출산율과 임신율이 가장 높은 편이다.
- 성욕이 왕성한 청년들 중에서 성매개감염병은 여전히 심각한 문제가 되고 있다.

55장

성 발달

주요어휘

- □ 성적 흥분(sexual arousal)
- □ 성 행동(sexual behavior)
- □ 신체상(body image)
- □ 십대 임신(teenage pregnancy)
- □ 안전한 성관계(safe sex)

사춘기에는 신체적, 사회적 요인들이 신체상과 성적 흥분의 감정, 성 행동에 관한 선택을 포함한 성 정체성의 발달에 영향을 미친다. 종교, 결혼풍습, 남성과 여성의 성 역할에 관한 태도가 청소년들이 성 정체성을 받아들이는 문화적 맥락을 설정하게 된다.

청소년 성생활의 발달과 관련한 도전과제

십대시절에 성 정체성을 구축하는 것은 정상적인 행동이다. 그러나 청소년의 성생활은 종종 "예기된 문제(problem waiting to happen)"로 여겨져 온 것도 사실이다. 부모, 건강관리제공자, 교육자들은 십대들에게 임신, 데이트 성폭행, 성매개감염병(STD)에 대해 경고를 하기도 한다. 그러나, 어떻게 건강한 성 정체성이 발달하는지에 관해서는 많은 관심을 기울이지 않았던 것도 사실이다. 브룩스-건 앤 파이코프(1993)는 청소년의 성적 행복이란 신체적, 사회적, 인지적, 정서적 요인들이 통합된 형태라고 말했다. 이들 연구자들은 4가지의 발달과 관련한 도전과제가 무엇인지를 파악하였다.

사춘기와 신체상

첫 번째의 도전과제는 성숙기의 시작과 함께 시작된다. 일찍 발육하는 소녀와 늦게 발육되는 소년이 자신의 신체에 가장 만족스러움을 보이지 않았고, 반대의 성에 대해 매력을 덜 느끼는 경향을 보였다. 또한 **신체상(body image)**에 대한 만족도 역시 문화 규범에 의해 영향을 받았다. 특히 미국의 소녀들은 체중을 의식하고 소년은 탄탄한 근육질이 되기를 원한다.

성적흥분의 조절

두 번째의 도전과제는 **성적 흥분(sexual arousal)**의 조절이다. 욕망(desire)으로 넘쳐나는 것은 정상적인 현상이지만, 십대들은 어떻게 자신의 감정을 다룰 것인지에 대해서는 혼란스러운 메시지를 받기도 한다. 소년은 시각적 자극에 의해 가장 쉽게 흥분을 느끼기 때문에 성 행위의 묘사가 노골적인 잡지에 관심을 갖는다. 그러나, 소녀의 성적 흥분은 드러내 놓고 인정하는 것이 아니라 훨씬 복잡할 수 있다. 소녀가 잘생긴 소년에게 매력을 느낄 수도 있지만, 남성의 욕망의 대상이 되는 것도 소녀를 흥분시키는 요인이 된다. 소녀의 성생활에 대한 표출과 소녀의 욕망에 대한 논의는 여전히 금기사항이다.

성 행동

세 번째 발달상의 도전과제는 **성 행동(sexual behavior)**과 관련이 있다. 이성애적 행동은 반대 성과의 성 행위를 뜻하는 말로, 손잡기(hand holding)부터 성교(intercourse)까지 그 범위가 다양하다. 동성애는 자신의 성과 같은 사람들을 성적 대상으로 좋아하는 것을 말한다. 청소년이 위험한 성 행동에 빠지지 않도록 성적 상황에 대해 학습할 필요가 있다.

안전한 성 행위

네 번째 도전과제는 **안전한 성 행위(safe sex)**를 실천하거나 성교를 삼가하여 임신과 성매개감염병의 불필요한 위험을 피하는 것과 관련이 있다(표 55-1과 표 55-2).

표 55-1 피임약 사용

방법	대상	사용율
콘돔	모든 청소년 커플	62.8%
	9학년	62.9%
	12학년	49.5%
	흑인 학생	66.1%
	백인 학생	52.5%
	히스패닉계 학생	44.4%
피임약	모든 청소년 커플	17.6%
	9학년	7.5%
	12학년	25.6%
	흑인 학생	10%
	백인 학생	22.3%
	히스패닉계 학생	9.8%

출처: Centers for Disease Control and Prevention, 2005.

표 55-2 성매개감염병

질병	원인/증상/위험	유병률
클라미디아		10~65세의 전체 여성 100,000명 중에 498명 15~19세의 여성 100,000명 중에 2,796.6명 20~24세의 여성 100,000명 중에 2,691명
임질		모든 사람 100,000명 중에 115.6명 15~19세의 여성 100,000명 중에 624.7명 20~24세의 여성 100,000명 중에 581.2명 15~19세의 남성 100,000명 중에 261.2명 20~24세의 남성 100,000명 중에 436.8명
음부 헤르페스		청소년들 중 20%가 감염되었다.
HIV/AIDS		33개 주에서 보고된 발생 사례 건수 1,255건(13~19세) 33개 주에서 보고된 발생 사례 건수 3,876건(20~24세) 33개 주에서 보고된 발생 사례 건수 32,031건(25세 이상)

출처: Centers for Disease Control and Prevention, 2005.

성 행동

청소년의 "연애"에 관한 기대는 과거 100년 동안 많은 변화를 거듭해 왔다. 여러 문화권에서, 전통적으로 성숙기의 시작은 짝짓기와 함께 하였고, 소녀는 결혼을 할 때쯤이면 숫처녀일 거라는 기대감이 존재했었다. 오늘날 특히 산업화된 국가에서는 성숙기의 시작과 결혼이 10년 이상 분리되어 있다. 청소년의 성적 욕망과 성 행동에 대한 기대감, 이러한 욕망과 발생 가능한 영향을 다룰 수 있는 심리적, 경제적 능력 간에 점점 불일치하는 부분이 증가하고 있다. 십대들은 제한 없이 가볍게 성 행위를 추구하는 영화, 음악, 광고 속의 메시지들로 넘쳐나는 세상에서 살고 있고, 다른 한편으로는 HIV/AIDS와 콘돔에 관한 공개적인 토론도 이루어지고 있다.

> 청소년의 "연애"에 관한 기대는 과거 100년 동안 많은 변화를 거듭해 왔다. 소녀는 결혼을 할 때쯤이면 숫처녀일 거라는 기대감이 존재했었다.

> 청소년들의 성적 욕망과 성 행동에 대한 기대감, 이러한 욕망과 발생 가능한 영향을 다룰 수 있는 심리적, 경제적 능력 간에 점점 불일치하는 부분이 증가하고 있다.

2005년 청소년위험행동설문조사를 통해 얻은 자료를 보면 9~12학년 학생들 중 46.8%가 한번쯤 성교를 경험한 적이 있었고, 그 비율은 나이가 들어감에 따라 증가하였지만, 콘돔의 사용은 나이가 들어감에 따라 감소하였다(표 55-1). 일반적으로, 성교의 비율은 히스패닉계 학생(57.6%/44.4%)과 백인 학생(43.2%/43.7%)보다 흑인 학생(남성 74.6%/ 여성 61.2%)이 더 높게 나타났다. 그러나, 흑인 학생들도 백인이나 히스패닉계 또래 학생보다 콘돔을 사용할 가능성은 더 높게 나타났다(표 55-1). 비록 9학년 소년이 소녀보다 성교를 더 많이 경험했지만(각각 39.3%, 29.3%), 12학년이 되면 그 수는 거의 비슷해졌다(각각 63.8%, 62.4%). 흥미롭게도, 고등학교 3학년 여학생들이 남학생들보다 한 명 이상의 파트너와 관계를 맺을 가능성이 더 높았고(각각 51.7%, 47%), 흑인 학생들(47.4%)이 백인 학생(32%)과 히스패닉계 학생(35%)보다 여러 명의 파트너와 관계할 가능성이 더 높았다. 이러한 자료를 검토할 때 고려해야 할 부분이 있다. 청소년들은 자신의 성 행동에 대해 항상 신뢰할만한 보고를 하는 것은 아니라는 점이다. 특히 어린 소년들은 허세로 성 행동에 과장을 하는 반면, 나이가 많은 십대들은 적당한 수준의 성 행위를 하는 것처럼 보이려고 성경험의 횟수를 줄일 수도 있다.

> 2005년 청소년위험행동설문조사를 통해 얻은 자료를 보면 9~12학년 학생들 중 46.8%가 한번쯤 성교를 경험한 적이 있었고, 그 비율은 나이가 들어감에 따라 증가하였지만, 콘돔의 사용은 나이가 들어감에 따라 감소하였다.

HIV/AIDS나 임신에 대한 두려움으로 인해 매체에 등장하는 가벼운 성 행위를 강조한 결과, 새로운 성적인 현상들이 청소년들 사이에서 나타났다. 그것은 "도움이 되는 친구(friends with benefits)"이다. 변치 않는 관계를 맺지 않거나 그러한 관계를 추구하지도 않는 이성애적 청소년들은 가벼운 성 행위를 위해 서로 "만나서 시간을 보내는데," 이것이 성교로 이어질 수 있고 소녀의 경우 한 명 이상의 소년에게 구강성교를 하게 될 수 있다. 국가설문조사에서는 이러한 행동에 관한 자료를 수집하지 못했지만, 신문과 잡지, 확실히 대중음악의 관심을 사로잡았다.

많은 연구조사에서 부모가 책임 있는 행동을 보이고 자녀와 성에 대해 열린 태도를 보이며, 종교적 신념에 강한 안정된 가정의 십대들이 혼전 성 관계를 가질 가능성이 낮다고 보고했다.

많은 연구조사에서 부모가 책임 있는 행동을 보이고 자녀와 성에 대해 열린 태도를 보이며, 종교적 신념에 강한 안정된 가정의 십대들이 혼전 성 관계를 가질 가능성이 낮다고 보고했다. 이른 나이에 갖는 성 행동의 위험 요인으로는 해체된 가족이거나 부모와 자녀 간의 의사소통이 원활하지 않은 가족, 청소년을 위한 미래 계획의 부재, 또래와 공동체 간의 규범 등이 있었다. 마찬가지로 이와 유사한 요인들이 피임약의 사용(표 55−1)과 십대 임신의 발생률에도 영향을 미쳤다.

십대 임신

젊은 여성의 31%가 20세의 나이에 도달하기 전에 적어도 한 번은 임신을 한 적이 있는데, 이는 1년으로 치면 약 750,000명에 달했고, 이러한 임신 사례 중 80%가 결혼하지 않은 십대에게서 나타났다.

미국은 서구 산업화된 국가 중에서 **십대 임신(teenage pregnancy)**과 출산율이 가장 높게 나타났다. 1990년 15~19세의 여성 1,000명 중 117명이 임신을 하는 높은 임신율에 도달한 이후, 2000년에는 임신율이 여성 1,000명 당 75명으로 감소하였다(임신관련 자료에는 출산, 낙태, 유산과 관련된 내용도 포함된다). 젊은 여성의 31%가 20세의 나이 전에 적어도 한 번은 임신을 한 적이 있는데, 이는 1년으로 치면 약 750,000명에 달했고, 이러한 임신 사례 중 80%가 결혼하지 않은 십대에게서 나타났다. 또한 십대 출산율은 1957년 여성 1,000명당 96.3명에서 2005년 여성 1,000명당 40명으로 감소하였다. 2004년에 출생한 410만 명의 아기들 중에서 약 34만 2천명이 15~19세의 미혼 십대 소녀에게서 태어난 아기였다. 미혼 십대 산모의 1/3만 고등학교를 마쳤고, 80%는 결국 생활보조비를 받아 생활하였다.

미국은 서구 산업화된 국가 중에서 **십대 임신(teenage pregnancy)**과 출산율이 가장 높게 나타났다. 1990년 15~19세의 여성 1,000명 중 117명이 임신을 하는 높은 임신율에 도달한 이후, 2000년에는 임신율이 여성 1,000명 당 75명으로 감소하였다(임신관련 자료에는 출산, 낙태, 유산과 관련된 내용도 포함된다).

건강관리자를 위한 시사점

이른 연령에 성 행위를 하거나 가벼운 성 행동에 빠지는 청소년들은 성매개감염병과 임신의 위험성이 높고, 이것이 자신뿐만 아니라 파트너, 가족, 임신한 자녀에게도 평생 영향을 미칠 수 있다. 많은 청소년들은 결혼 전에 위험한 성 행동에 빠지게 된다. 건강관리제공자들은 성 경험에 관한 내용을 모든 청소년 건강 심리 조사의 일부분으로 포함시킬 필요가 있다. 표 55-1은 청소년들이 나이가 들어감에 따라 스스로를 보호할 가능성이 낮아지고 있음을 보여준다.

> 건강관리제공자들은 병원 방문과 관련된 내용이 생식기 건강에 초점이 맞추어져 있을 때에만 성 경험에 관한 질문을 하기보다 성 경험에 관한 내용을 모든 청소년 건강 심리 조사의 일부분으로 포함시킬 필요가 있다.

출처

- Brooks-Gunn, J., & Paikoff, R. L. (1993). "Sex is a gamble, kissing is a game": Adolescent sexuality and health promotion. In S. Millstein, A. Petersen, & E. Nightingale (Eds.), *Promoting the health of adolescents: New directions for the twenty-first century* (pp. 180–208). New York: Oxford University Press.
- Centers for Disease Control and Prevention. (2005). *Chlamydia prevalence monitoring project annual report 2005*. Retrieved February 5, 2008, from http://www.cdc.gov/STD/Chlamydia2005/ CTSurvSupp2005Short.pdf
- Centers for Disease Control and Prevention. (2007). *YRBSS: Youth risk behavior surveillance system*. Retrieved March 13, 2008, from www.cdc.gov/HealthyYouth/yrbs/index.htm
- Denizet-Lewis, B. (2004, May 30). Friends, friends with benefits and the benefits of the local mall. *New York Times*.
- Kan, M. L., & Cares, A. C. (2006). From "friends with benefits" to "going steady": New directions in understanding romance and sex in adolescence and emerging adulthood. In A. C. Crouter & A. Booth (Eds.), *Romance and sex in adolescence and emerging adulthood: Risks and opportunities* (pp. 241–258). Mahwah, NJ: Lawrence Erlbaum Associates.
- National Center for Health Statistics. (2008). *Home*. Retrieved March 19, 2007, from www.cdc.gov/nchs
- Upchurch, D. M., Lillard, L. A., Aneshensel, C. S., & Li, N. (2002). Inconsistencies in reporting the occurrence and timing of first intercourse among adolescents. *Journal of Sex Research, 39*(3), 197–206.

미리보기

- 또래는 연령이나 신체적, 인지적, 사회적 능력이 비슷한 아동들이다.
- 이인칭 관점과 삼인칭 관점을 취하는 능력이 아동의 또래와의 관계를 형성하게 해준다.
- 아동과 십대는 친숙하다는 느낌 때문에 자기 자신과 매우 비슷한 또래 집단에게 끌리는 경우가 많다.
- 청소년은 활동과 유대를 토대로 여러 다양한 또래 집단을 사귈 수 있다.
- "또래 압력"은 긍정적일 수도 있지만 부정적일 수도 있다.

56장

또래관계

주요어휘

- □ 또래 집단(peer group)
- □ 또래(peers)
- □ 사회적 조망 수용(social perspective taking)

발달에 있어서 **또래(peers)**의 중요성과 영향력은 아무리 강조해도 지나치지 않다. 1940년대, 안나 프로이드(지그문트 프로이드의 딸)와 소피 단은 나치 독일의 가스실에서 부모가 죽은 독일 유대인 출신 고아 여섯 명을 대상으로 연구를 실시하였다. 여섯 명의 아동들은 성인들과 거의 접촉도 하지 않고 끔찍한 상황을 견뎌내면서 강제 수용소에서 함께 수년을 보내야 했다. 비록 아동들은 자신들이 경험한 역경으로 인한 몇 가지 영향, 다시 말하면 손빨기, 무서움, 초조감을 보였지만, 마음이 동요할 때 서로를 위로해주고 서로 떨어져 있으면 불안해하는 정도까지 서로에게 강한 애착을 보였다. 또래와의 지속적인 관계유지와 더불어 이후 수년 동안 아동들은 애정어린 보살핌으로 점점 정상적인 발달 양상을 보였다.

또래의 의미

연구에 따르면 많은 또래 상호작용은 12개월 이상이 된 사람과 관련이 있다고 한다.

일반적으로 우리가 보통 "또래"라는 단어를 사용할 때는 연령이 비슷한 사람, 서로 출생 간격이 12개월이 넘지 않는 사람을 가리키는 데 사용한다. 그러나, 연령이 같다고 해서 모든 것, 예를 들어, 지능, 신체 능력, 사회적 기술도 똑같은 것은 아니다. 연구에 따르면 많은 또래 상호작용은 12개월 이상이 된 사람과 관련이 있다고 한다.

대부분의 청소년들은 아직도 부모와의 관계를 가깝게 유지하고 싶어한다. 그러나, 분리와 독립의 힘이 강해지기 때문에 이는 가정 내 긴장감으로 이어질 수 있다. 또래 관계의 이끌림이 강렬해지고 "민감한 반응(sensitively responsive)"을 유지하려는 특성과 함께, 어른에게 도전하는 예민함(sensitivity)과 소속감(sense of belongingness)의 경향을 보인다. 따뜻하고, 잘 반응하며, 일관된 규칙을 강조하는 부모를 둔 청소년의 경우에는 거부적이거나 방임적인 부모를 둔 청소년에 비해 또래 관계를 잘 한다.

십대들은 사회발달에서 중요한 단계인 자신들의 관계에 대해 생각해 보게 만드는 또래들과 꼭 함께 잘 지내야 한다고 강하게 인식한다. 예를 들면, 십대들은 또래의 행동에 대해 판단을 하고 얼굴 표정과 말하는 방식을 통해 의미를 감지해 낸다.

사회적 조망 수용

셀만(1980)은 **사회적 조망 수용(social perspective taking)**의 여러 가지 수준에 대해 파악하고 청소년이 본인을 다른 사람들과 다르다고 인식하고 나름대로의 생각을 구축해 간다는 사실을 알아가게 된다는 점에 주목했다. 사춘기에 접어들 때 청소년의 관계를 바라보는 관점에는 자아와 누군가 다른 사람, 그리고 이들 둘 사이의 관계 유형을 포함한다. 이 발달시기에는 순응하려는 욕구가 중요한 부분이 된다. 셀만의 대인관계이해에 관한 5가지 수준 분석을 표 56-1에 제시하였다.

또래집단의 형성

최근 몇 년 동안 사춘기를 바라보는 관점이 변화하였다. 비록 사춘기 시기에 도전과 불안, 흥분, 심지어는 동요하는 감정까지도 생기지만, 대부분의 청소년들에게 사춘기는 엄청난 스트레스와 혼란, 불안의 시기는 아니다. 대개, **또래 집단(peer group)**이 이 시기에 긍정적인 힘이 되고 많은 긍정적인 역할을 수행한다.

아동기부터 사춘기까지의 또래집단의 특성 변화를 추적해온 브라운(1990)은 다음의 사실에 주목하였다.

- 청소년은 아동과 비교할 때 또래와 훨씬 더 많은 시간을 보내고, 특히 고등학교 시기에는 부모나 다른 성인과 함께 보내는 시간의 두 배를 또래와 시간을 보낸다.
- 청소년 또래 집단은 아동 집단과 비교해 볼 때 성인의 감시를 훨씬 적게 받는다. 이는 특히 인터넷을 통해 접속하는 집단에게도 적용된다.

청소년 또래 집단은 아동 집단과 비교해 볼 때 성인의 감시를 훨씬 적게 받는다. 이는 특히 인터넷을 통해 접속하는 집단에게도 적용된다.

- 부모와 함께하는 시간이 감소함에 따라 반대의 성을 가진 또래들과의 좀 더 빈번한 상호작용이 발생한다.
- 청소년은 자신을 특정 이익 단체(스포츠, 드라마, 음악, 모험을 추구하는 사람)와 동일시하는 경향이 있고, 흥미, 가치, 목표의 측면에서 자기 자신과 매우 흡사한 또래들과 친구를 맺는다. 그렇다 해도, 청소년은 이와 동시에 다른 친구들로 구성된 집단, 예를 들면 역사수업, 드라마 동아리, 팀, 교회청년그룹의 사람들과도 관계를 맺는다.

청소년은 자신을 특정 이익 단체(스포츠, 드라마, 음악, 모험을추구하는 사람)와 동일시하는 경향이 있고, 흥미, 가치, 목표의 측면에서 자기 자신과 매우 흡사한 또래들과 친구를 맺는다. 그렇다 해도, 청소년은 이와 동시에 다른 친구들로 구성된 집단, 예를 들면 역사수업, 드라마 동아리, 팀, 교회청년그룹의 사람들과도 관계를 맺는다.

동시에 사춘기의 생물학적, 심리적, 사회적 변화도 발생하기 때문에 상당한 불안감과 불안정을 느낄 수 있다(러너 앤 갈람보스, 1998). 그 결과, 동일한 경험을 공유하는 다른 사람들에 의

표 56–1 부모는 십대의 자녀가 무엇을 하는지 알고 있는가?

자녀가 아래의 항목들을 한다고 생각하는가?	부모의 신화	십대의 현실
자살 기도?	9%	26%
시험에서 부정행위?	37%	76%
성경험?	9%	19%
약물 중독된 친구와 어울림?	12%	36%
술이 취한 상태로 차 운전?	22%	46%

지하게 되는데, 이는 대부분의 십대에게는 자연스러운 성향이다. 십대 청소년은 부모에 대한 의존도가 줄어들고 또래에 대한 의존도가 높아진다.

또래 압력: 잘못된 통념과 현실

또래가 청소년에게 반드시 부정적인 영향만을 주는 것은 아니다. 물론, 부모는 자녀에게 좋은 영향을 주는 또래들과 어울리기를 원한다. 그렇다 하더라도, 또래들은 서로를 설득하여 위험한 행동에 빠지게 된다는 또래 압력의 통념이 사라지지 않고 있다. 여러 연구에서 문제가 그렇게 간단하지만은 않다고 했다. 청소년들은 한 집단 안에서 사회적, 개인적 권력을 높이기 위해 특정 행동과 태도를 의식적으로 사용할 수 있다. 집단은 개인들으로 구성된 사람들이 개인적으로나 짝을 지어 행하는 일보다 훨씬 더 큰 위험을 무릅쓰는 경우가 많다.

표 56-2는 또래 압력에 관한 몇 가지 신화와 현실을 보여준다.

건강관리자를 위한 시사점

> 일상적인 건강 관련 내역에는 환자의 친구와 그룹 활동에 관한 질문이 포함되어야 한다. 만약 환자의 친구가 술을 마신 후 성욕이 왕성해지며, 약물을 사용한다면 당신의 환자도 마찬가지로 그러할 가능성이 높다.

십대들을 대상으로 건강관리를 제공하는 일이 좌절감을 줄 수도 있고 만족감을 불러올 수도 있다. 청소년들이 독립적인 모습을 보여야 한다고 느낀다는 점에서 좌절감을 주고, 많은 것들을 달성할 수 있다는 자신감을 나타낸다는 점에서 만족감을 준다. 이번 장에서 논의한 청소년의 특징들을 기억한다면 십대들과 좋은 관계를 발전, 유지시키는 데 도움이 될 수 있다. 에릭슨(1968)의 연구를 다른 말로 바꾸어 표현해 보면, 청소년은 자신만의 규칙을 만들고 실수를 통해 배울 수 있는 자유도 필요하지만, 청소년이 어떤 규칙을 선택하고 실수를 하더라도 자신의 미래를 위태로운 상황으로 만들지 않을 구조도 필요하다. 건강력에는 친구나 그룹 활동에 대한 질문을 포함해야 한다. 만약 친구가 술을 마신 후 성욕이 왕성해지며, 약물을 사용한다면 그 청소년도 마찬가지로 그러할 가능성이 높다.

건강에 문제가 있는 많은 청소년들은 또래들이 어떻게 생각하는지를 고민하고, 또래들에게 자신을 "맞추기 위해" 최적의 치료 계획(therapeutic regimen)이라는 유혹을 느낄 수도 있다. 신뢰하는 친구들과 건강 상태에 대해 얘기를 해 줄 것을 또래친구들에게 부탁함으로써 청소년의 또래와의 관계를 활용하고 비슷한 건강 문제를 경험한 다른 사람들, 특히 20대의 다른 사람들과 그들을 연계시키는 노력도 해야 한다.

십대들의 또래 집단과의 관계시 도움이 되는 몇 가지를 제시하면 다음과 같다.

- 부모뿐만 아니라 십대들을 가치있게 보고 역할 모델과 지원을 제공하는 역할을 하는 책임감

표 56–2 또래, 부모, 압력

잘못된 통념	현실
부모–자녀의 관계가 또래 관계로 인해 약화된다.	부모가 여전히 대부분의 십대들에게 지원제공과 영향을 미치는 주요한 긍정적인 근원이다.
부모와 십대자녀가 논쟁을 하면 십대자녀가 또래에게 의지하기 때문에 점점 사이가 멀어진다.	십대들과 의사소통을 계속하는, 특히 갈등 상태에서 계속 소통을 하려고 하는 부모들은 좀 더 가까운 관계를 유지한다.
"그릇된 군중"을 받아들이는 십대들은 위험한 행동에 빠질 수 있는 집단에서 더 높은 지위에 있는 사람들의 압력에 굴복하게 된다.	십대들은 종종 공유된 가치와 이익을 토대로, 또는 집단 회원수가 사회적, 개인적 힘을 높여주기 때문에 집단을 선택한다. 사실, 우정은 종종 긍정적인 발달로 향하는 건강한 경로이다. 십대들이 굴복하는 것은 "집단사고(groupthink)"이지, 명확한 설득을 당하는 개인적인 사건이 아니다.

있는 성인과의 긍정적인 관계를 육성한다.

- 십대들이 여러 유형의 관계, 이성, 사회경제적 상태, 인종, 종교, 이익단체 등의 활동을 하도록 장려한다. 다양한 정체성과 여러 방법에 대한 노출이 모방 또는 거부하게 하거나 자신의 정체성의 다양한 측면들을 발전시키는 데 도움이 되고, 다양한 사람들과 어떻게 어울려야 하는지를 가르쳐준다. 이것이 인생의 좋은 기술이다.
- 십대들이 위험한 상황이 발생하기 전에 그러한 상황에서 벗어나도록 필요한 사회적, 인지 기술을 발달시키도록 도움을 준다. 예를 들면, 알코올이 제공되는 파티에 가게 되었을 경우 무엇을 말하고 어떻게 행동해야 하는가, 담배나 약물을 어떻게 거절해야 하는가, 성희롱에 대해 어떻게 저항해야 하는가 등이 있다.
- 몇 가지 또래 행동의 경우에는 그들 자신도 느낄 수 있는 불안정에 그 뿌리를 두고 있다는 점을 십대들이 알 수 있도록 도움을 준다.

출처

- Brown, B. (1990). Peer groups and peer cultures. In S. Feldman & G. Elliot (Eds.), *At the threshold: The developing adolescent* (pp. 171–196). Cambridge, MA: Harvard University Press.
- Brown, B. B., & Klute, C. (2006). Friendships, cliques and crowds. In G. R. Adams and M. D. Berzonsky (Eds.), *Blackwell handbook of adolescence* (pp. 330–348). Malden, MA: Blackwell.
- Erikson, E. (1968). *Identity: Youth and crisis*. New York: W.W. Norton.
- Freud, A., & Dann, S. (1951). An experiment in group upbringing. *Psychoanalytic Study of Child, 6*, 127–168.
- Lerner, R., & Galambos, N. (1998). Adolescent development: Challenges and opportunities for research, programs, and policies. In J. Spence, J. Darley, & D. Foss (Eds.), *Annual review of psychology*. Palo Alto, CA: Annual Reviews.
- Selman, R. (1980). *The growth of interpersonal understanding: Developmental and clinical analysis*. New York: Academic Press.
- Ungar, M. T. (2000). The myth of peer pressure. *Adolescence, 35*(137), 167–180.

미리보기

- 질병통제센터(CDC)에서는 매년 국가청소년위험행동조사(National Youth Risk Behavior Surveillance Survey)를 실시하고 있다.
- 국가청소년위험행동조사는 영양과 운동, 담배제품과 알코올, 불법 약물의 사용, 성 행동을 비롯한 여러 행동 자료를 수집하는 조사이다.
- 10년 전과 비교해 볼 때, 청소년의 과일과 야채 섭취, 운동, 폭음, 흡연은 감소한 반면, 음주운전은 증가하였다.

57장

건강행동과 위험행동

주요어휘

☐ Healthy People 2010
☐ 알코올(alcohol)
☐ 약물(drugs)
☐ 영양(nutrition)

미국보건부(U.S. Department of Health and Human Services)에서 **Healthy People 2010**이라는 '국가 건강증진과 질병예방 캠페인'을 실시하여 10개년의 목표가 설정되었다. 이와 관련하여 학령기 아동이나 청소년과 관련이 있는 사람들을 표 57-1에 나타내었다. 질병통제예방센터(CDC)에서는 9~12학년에 해당되는 10,000여명의 학생을 대상으로 전국청년위험행동조사를 정기적으로 실시하고 있다. 이번 장에 인용된 자료는 1995년과 2005년의 보고서(2007년 4월자로 갱신)를 비교한 자료이다. 특별한 언급이 없는 자료는 2005년도의 자료이다.

질병통제예방센터(CDC)에서는 9~12학년에 해당되는 10,000여명의 학생을 대상으로 전국청년위험행동조사를 정기적으로 실시하고 있다. 이번 장에 인용된 자료는 1995년과 2005년의 보고서(2007년 4월자로 갱신)를 비교한 자료이다. 특별한 언급이 없는 자료는 2005년도의 자료이다.

영양과 운동

소년의 경우 체중 대 지방조직의 비율이 더 높기 때문에 소녀에 비해 칼로리 요구가 더 높다. 급속도로 성장하는 운동선수인 15세 남아는 단순히 체중을 유지하는 목적으로만 하루에 4,000 칼로리가 필요할 수 있다. 이와는 대조적으로, 성장이 거의 완성단계에 있는 활동하지 않는 15세 여아는 체중의 증가를 예방하기 위해서는 하루에 2,000 칼로리보다 적은 양의 칼로리가 필요할 수 있다. 성인 뼈 구조의 절반이 사춘기 동안 만들어지기 때문에 하루에 1,200mg의 칼슘이 필요하다.

1995년, 전체 청소년의 27%가 24시간 동안 신선한 과일과 야채(칼슘, 철, 비타민이 풍부한 음식) 권장량의 5배 이상을 섭취한 데 비해, 2005년에는 20%만 그렇게 했다. 1995년, 소년(32%)이 소녀(22%)에 비해 많은 과일과 야채를 먹었고, 2005년에는 소년과 소녀 모두 총비율이 21.4%, 18.3%로 각각 감소하였다. 소년은 보통 음식을 더 많이 섭취하지만, 과체중(25%)이 될 거라고 생각하는 비율은 소녀가 생각하는 것(38%)보다 낮았다. 2005년에는 소년의 16%와 소녀의 10%

표 57-1 Healthy People 2010 기준과 목표(9~12학년)

	기준점(연도)	타겟 2010
담배제품		
지난달에 어떠한 담배 제품이라도 사용한 적이 있는 청소년	40%(1999)	21%
지난달에 담배를 사용한 적이 있는 청소년	35%(1999)	16%
알코올과 약물		
알코올을 한 번도 사용해 본 적이 없는 고3 학생	19%(1998)	24%
불법 약물을 한 번도 사용해 본 적이 없는 고3 학생	46%(1998)	56%
술을 마신 운전자의 차에 탄 청소년	33%(1999)	30%
지난 30일 동안 마리화나를 사용한 청소년	8.2%(2002)	0.7%
지난 2주 동안 폭음한 적이 있는 청소년	32%(1998)	11%
지난 30일 동안 알코올이나 불법 약물을 한 번도 사용해 본 적이 없는 청소년	78%(2002)	91%
운동과 영양		
중간 등급 또는 격렬한 정도의 규칙적인 활동에 참여한 적이 있는 청소년	32%(1997)	50%
과체중/비만인 청소년	16%(2002)	5%

가 과체중인 것으로 확인되었는데(BMI ≥연령과 성별에 따른 95 백분위수를 기준), 이중에서 히스패닉계 남성(21.3%)과 흑인 여성(16%)의 과체중 비율이 가장 높게 나타났다.

> 2005년에는 소년의 16%와 소녀의 10%가 과체중인 것으로 확인되었는데(BMI ≥연령과 성별에 따른 95 백분위수를 기준), 이중에서 히스패닉계 남성(21.3%)과 흑인 여성(16%)의 과체중 비율이 가장 높게 나타났다.

1995년, 십대의 63%가 일주일에 최소 3번 이상 격렬한 운동을 하였는데, 소년(74%)이 소녀(52%)에 비해 격렬한 운동을 더 많이 했고, 백인(67%)이 흑인(53%)에 비해 격렬한 운동을 더 많이 했다. 2005년, 35.8%만 일주일에 5일 동안 60분 이상 운동하였고, 남성(43.8%)이 여성(27.8%)에 비해 더 많은 활동을 한다고 보고하였으며, 백인(38.7%)이 흑인(29.5%)과 히스패닉계(32.9%)보다 더 많은 운동을 한다고 보고하였다. 가장 적게 운동한 집단은 흑인여성(21.3%)이다. 이와 동시에, 2005년 설문조사에서는 흑인 여성이 전체 청소년 중에서 가장 TV를 적게 보는 백인 여성(28.1%)과 비교해 볼 때 매일 TV를 3시간 이상(64.5%) 보는 확률이 가장 높다는 사실이 확인되었다. 일과 다른 활동이 우선시됨에 따라 모든 종류의 운동, 특히 팀 스포츠에 대한 참여는 9학년에서 12학년으로 갈수록 줄어드는 경향을 보였다.

> 1995년, 십대의 63%가 일주일에 최소 3번 이상 격렬한 운동을 하였는데, 소년(74%)이 소녀(52%)에 비해 격렬한 운동을 더 많이 했고, 백인(67%)이 흑인(53%)에 비해 격렬한 운동을 더 많이 했다. 2005년, 35.8%만 일주일에 5일 동안 60분 이상 운동하였고, 남성(43.8%)이 여성(27.8%)에 비해 더 많은 활동을 한다고 보고하였으며, 백인(38.7%)이 흑인(29.5%)과 히스패닉계(32.9%)보다 더 많은 운동을 한다고 보고하였다.

탄수화물과 지방의 함량이 높은 식사를 하고 과체중이거나 주로 앉아 있는 십대들이 마르고 활동적인 또래와 비교해 볼 때, 70세가 되기 전에 심장병, 뇌졸중, 대장암으로 사망하게 될 위험이 더 높다. 질병의 발생 위험을 줄이려는 노력은 학교에서의 건강한 점심식단과 **영양**교육, 고혈압과 콜레스테롤의 조기 검진을 포함하여 다양하다.

흡연

학생들의 연령이 증가함에 따라 흡연의 발생률과 빈도가 증가하지만, 1995년과 2005년을 비교해 볼 때, 청소년 흡연율은 감소하였다. 1995년, 9학년 학생들의 63.4%가 담배를 피우려고 시도했던 반면, 12학년 학생들은 75.8%가 그러한 시도를 하였다. 2005년에는 그러한 수치가 각각 48.7%와 60.3%로 감소하였다. 1995년에는 9학년 학생들의 9.6%가 흡연하여 12학년까지 20.9%로 증가하였고, 2005년에는 흡연율이 각각 6.9%와 13.2%로 감소하였다. 남성과 여성의 총 흡연율에는 차이가 없었지만(여성과 남성 모두 9.3%), 백인 소녀가 흡연을 하게 될

> 1995년, 9학년 학생들의 63.4%가 담배를 피우려고 시도했던 반면, 12학년 학생들은 75.8%가 그러한 시도를 하였다. 2005년에는 그러한 수치가 각각 48.7%와 60.3%로 감소하였다. 1995년에는 9학년 학생들의 9.6%가 흡연하여 12학년까지 20.9%로 증가하였고, 2005년에는 흡연율이 각각 6.9%와 13.2%로 감소하였다.

가능성이 가장 높았고(11.7%), 흑인 소녀가 흡연을 하게 될 가능성이 가장 낮았다(2.4%).

흡연 행동을 나타내는 가장 큰 예측변수는 흡연자 부모나 친구가 있는지의 여부로, 흡연 친구의 영향은 사춘기 초가 더 높았다. 광고, 특히 흡연을 깡마른 여성과 연관시키는 광고도 흡연을 증가시키는 데 영향을 미친다. 10년간의 흡연율이 감소한 원인은 학생들에게 흡연의 장기적인 위험을 알리는 교육프로그램의 제공부터 텔레비전이나 영화를 통해 흡연 행동을 보여주지 않는 것에 이르기까지 다양한 방법과 관련된 요인들이 있다. 그러나, 청소년들은 정보만을 토대로 해서 현재의 행동을 변화시키지 않는 특성이 있다. 성공적인 흡연 예방 프로그램은 담배의 위험성에 관한 정보와 사회적 능력을 향상시키고 흡연에 대한 태도를 변화시키기 노력을 기울여 왔다.

10년간의 흡연율이 감소한 원인은 학생들에게 흡연의 장기적인 위험을 알리는 교육프로그램의 제공부터 텔레비전이나 영화를 통해 흡연 행동을 보여주지 않는 것에 이르기까지 다양한 방법과 관련된 요인들이 있다.

알코올과 약물

흡연과 마찬가지로, **알코올(alcohol)**의 섭취도 연령과 함께 증가한다. 12학년까지, 학생들의 대다수(81.7%)가 최소 한 번은 알코올성 음료를 마셨고, 모든 고3 학생들의 절반(50.8%)이 지난달에 알코올을 섭취했다고 보고하였다. 2005년, 9~12학년 전체 학생들 중 43.3%가 지난 30일 동안 한번쯤 알코올을 섭취한 적이 있다고 보고하였다. 이는 1995년 51.6%보다 감소된 수치이다. 통계에 따르면 백인 학생(46.4%)과 히스패닉계 학생(46.8%)이 흑인 학생(31.2%)에 비해 음주를 할 가능성이 더 높은 것으로 보고되었다. 폭음은 12학년생들 중에서는 감소를 보였는데, 이러한 행동을 했다고 보고했던 학생 수가 1995년 39%에서 2005년 32.8%로 감소하였다. 그러나, 2005년의 경우에, 음주는 소년(43.8%)과 소녀(42.8%)에서 그 비율이 비슷하였으며 소년이 소녀에 비해 폭음을 하게 될 가능성이 더 높게 나왔다(각각 27.5%, 23.5%). 심각하게 우려할만한 연구결과는 2005년 전체 학생들 중 28.5%가 술을 마신 사람이 운전한 차에 탑승했다고 보고한 것인데, 히스패닉계 청년(36.1%)이 이러한 위험성을 감수하고도 음주운전자의 차량에 탑승할 가능성이 가장 높게 나타났다.

12학년까지, 학생들의 대다수(81.7%)가 최소 한 번은 알코올성 음료를 마셨고, 모든 고3 학생들의 절반(50.8%)이 지난달에 알코올을 섭취했다고 보고하였다.

마리화나나 이외의 다른 **약물(drugs)**의 복용은 소녀에 비해 소년들 사이에서 훨씬 두드러지게 나타났고, 백인 학생들과 흑인 학생보다 히스패닉계 학생들 사이에서 좀 더 많이 나타났다. 2005년 9~12학년 학생들 중 38.4%가 마리화나를 시도했지만, 지난달에는 소년의 22%가 마리화나를 피웠다. 소녀의 경우는 18%로 나타났다. 가장 높은 비율은 히스패닉계 남성(28%)에게서 나타

> 히스패닉계 학생의 12%가 코카인을 시도하였는데, 이는 백인 학생의 7.6%와 흑인 학생의 2.3%와 비교된다.

났다. 히스패닉계 학생의 12%가 코카인을 시도하였는데, 이는 백인 학생의 7.6%와 흑인 학생의 2.3%와 비교된다.

건강관리자를 위한 시사점

> 한 가지 위험한 행동에 탐닉하는 청소년들은 다른 행동도 탐닉할 가능성이 높아 위험성을 더욱 악화시킨다.

알코올 섭취가 약물이나 흡연, 불법적인 성생활과 같은 다른 건강하지 않은 행동과 강한 연관성을 보이고 있다. 한 가지 위험한 행동에 탐닉하는 청소년들은 다른 행동도 탐닉할 가능성이 높아 위험성을 더욱 악화시킨다. 예를 들면, 알코올과 약물을 복용하는 십대들은 이른 나이에 성욕이 왕성해져 이러한 약물을 정기적으로 섭취하지 않는 십대들과 비교해 볼 때 성적 파트너를 더 많이 갖게 되는 경향을 보였다. 보통 성 행위는 약물이나 알코올을 섭취한 상태라면 보호를 받지 못하기 때문에 청소년들을 성매개감염병(STD)이나 원하지 않는 임신을 하게 될 위험에 빠지게 만든다. 따라서 약물복용과 남용에 관한 질문 제기가 모든 청소년 건강 평가의 일부가 되어야 한다.

청소년의 약물과 알코올의 문제는 흔히 사회에 대한 가치관과 경제적 자립, 가족 구조의 문제와 연관되어 있다. 이러한 문제의 위험 요인으로는 알코올 중독의 가족력, 낮은 수준의 학업열망, 반사회적 행동이나 아동기의 사회적 고립 등이 있다. 그러나, 이와 관련된 연구에서는 위험행동과 낮은 사회경제적 수준 사이의 연관성을 너무 간과한다고 제시하고 있다. 스스로를 인기가 많다고 생각하고, 학업과 사회적으로 수행해야 할 일에 대해 압박감을 느끼거나, 지지자원이 많다는 이유로 위험 행동의 영향을 받지 않는다고 생각하는 유복한 청년들의 경우에 더 부담을 느낄 수도 있다.

제기해야 할 질문

약물복용과 남용에 관한 질문은 모든 청소년의 건강 평가에서 포함해야할 부분이다.

국가청소년위험행동설문조사에는 여기에서 인용된 자료보다 훨씬 더 많은 자료가 포함되어 있다. 또한 국가청소년위험행동설문조사는 하나의 유일한 설문조사로, 많은 다른 연구에서도 청소년 행동을 다룬 바 있고 사회경제적 지위, 가족 인구통계, 성격 요인, 좀 더 구체적인 인종 정보를 설명한 바 있다. 예를 들면, Healthy People(2010)에서는 다양한 자료를 수집하고 있다. 청소년의 위험감수와 건강관련 행동에 관한 많은 이론들이 있고, 가족과 지역사회, 또래를 대상으로 하는 많은 예방 프로그램이 시행, 평가되고 있다. 건강관리제공자들은 대상 인구집단에 대한 자료에 대해 충분히 알아두어야 한다.

출처

- Centers for Disease Control and Prevention. (2007). *YRBSS: Youth risk behavior surveillance system*. Retrieved March 13, 2008, from www.cdc.gov/HealthyYouth/yrbs/index.htm
- Centers for Disease Control and Prevention. (2008). *WONDER online databases*. Retrieved March 13, 2008, from http://wonder.cdc.gov/
- Stein, K. F., Roeser, R., & Markus, H. R. (1998). Self-schemas and possible selves as predictors and outcomes of risky behaviors in adolescents. *Nursing Research, 47*(2), 96–106.
- Suniya, L., & Latendresse, S. (2002). Pathways to positive development among diverse youth. In R. Lerner, C. Taylor, & A. von Eye (Eds.). *New directions for youth development: Theory practice research* (pp. 101–121). San Francisco: Jossey-Bass.

미리보기

- 비행, 공격성, 폭력의 원인에는 많은 것들이 있다. 즉, 신체적, 기질적, 태도적, 심리적, 사회문화적 원인이다.
- 일반적 통념과는 반대로, 테스토스테론의 증가가 자체적으로 공격성을 유발시키는 요인은 아니다.
- 집단 따돌림의 가해 집단은 가까운 관계에 있으면서도 피해자들에게 군림해야 한다고 느낀다.
- 어린 아동의 경우 자기통제력의 부재가 사춘기의 그릇된 행동의 존재를 알리는 전조가 될 수 있다.
- 긍정적인 청소년 발달이란 청소년들이 지역사회에 참여하고 유능한 또래나 어른들과 상호작용을 할 수 있는 기회가 제공되는 것을 말한다.

58장

비행과 폭력

주요어휘

☐ 비행(delinquency)
☐ 충동적 행동(impulsive behavior)

미국 사회내 폭력의 증가로 미국 국가내의 청소년 비행, 청소년 범죄조직, 무작위 공격, 약물 사용의 문제에 관심의 초점이 맞추어져 있다. 비록 대부분의 청소년들이 법 집행기관에 연루된 적이 없었지만, 청소년 범죄와 폭력의 정도에 대해서는 간과할 수 없는 일이다. 2005년 청소년위험행동설문조사에서는 미국 청소년들 중 18.5%가 무기를 소지하고 있고, 5.4%는 총을 소지하고 있으며, 6%는 두려워서 학교에 가지 못하고, 36%는 몸싸움을 경험한 적이 있다고 했다. 괴롭힘(bullying)이 공공 건강문제가 되었다. 아프리카계 미국인이나 비-백인 히스패닉계의 청소년들이 문제아 청소년의 범위에 불균형적으로 포함되어 있었다.

> 2005년 청소년위험행동설문조사에서는 미국 청소년들 중 18.5%가 무기를 소지하고 있고, 5.4%는 총을 소지하고 있으며, 6%는 두려워서 학교에 가지 못하고, 36%는 몸싸움을 경험한 적이 있다고 했다. 괴롭힘(bullying)이 공공 건강문제가 되었다. 아프리카계 미국인이나 비-백인 히스패닉계의 청소년들이 문제아 청소년들과 피해자에 불균형적으로 포함되어 있었다.

비행(delinquency)에 관한 정의는 어느 특정 시기의 일반인들이 자신들이 생각하는 최선의 이익과 상충된다고 생각하는 행동이라고 정의할 수 있다(이 정의에는 비록 법적인 제재가 있더라도 개인적으로 적응하지 못하는 부적응 행동도 포함된다). 비행의 원인은 범주화하기 어려운데, 무엇이 소년이나 소녀를 비행으로 몰고 가는지를 식별해 내기가 어렵다. 청소년 범죄의 특징 중의 하나가 폭력 경향의 증가이다.

비행, 공격성, 폭력의 근원

모든 공격성이 폭력적인 것은 아니지만, 모든 폭력은 공격적이고, 피해를 주기 위해 의도된 것이다. 공격성과 폭력적인 행동의 근원을 다루는 이론에는 인성학, 생물학, 사회학습이론, 자기통제, 발달 관련이론이 있다(표 58-1).

> 모든 공격성이 폭력적인 것은 아니지만, 모든 폭력은 공격적이고, 피해를 주기 위해 의도된 것이다.

윌슨 앤 헤른스타인(1985)은 과거와 미래의 반사회적 행동간의 긍정적인 연관성을 보여주는 명확한 증거자료를 발견하였다. 즉, 폭력을 보여주는 최상의 예측변수가 과거의 반사회적 행동이었다. 비록 폭력적인 범죄 행동의 원인이 여러 가지이고 복잡하지만, 대부분의 현대 과학자들은 죄를 저지르는 경향이 인생 초기에, 아마도 취학 전에 형성되고, 이러한 아동의 행동이 미래의 반사회적 행동에 대한 근거를 제공한다고 믿고 있었다.

비행 발생의 초기 신호를 보이는 매우 중요한 연령대가 7~12세로, 아동은 위험한 행동과 일치하는 자기 도식을 발달시키고 이러한 행동을 긍정적으로 평가해 줄 수 있는 친구들을 찾기 시작한다. 친구가 특정 집단에 소속되어 있다면 그러한 집단에 이

> 아동이 위험한 행동과 일치하는 자기 도식을 발달시키고 이러한 행동을 긍정적으로 평가해줄 수 있는 친구들을 찾기 시작한다.

표 58-1 청소년 폭력에 관한 이론

이론	주제	핵심사상
인성학	제한된 자원을 놓고 경쟁하는 데 적응	가까운 신체적 근접성이(위협)을 개시하고(피해자에 대한 공감)을 중단시키는 데 역할을 한다. 사망 이외의 신체적 공격
생물학	테스토스테론과 뇌의 역할	테스토스테론이 공격성에 필요할 수는 있지만, 공격성을 유발시키는 것은 아니다. 공포와 불안감이 소뇌의 편도체에 존재한다. 즉, 자극에 대한 충동적 반응 충동 조절이 전두엽에 존재한다. 즉, 매개된 행동
사회학습이론	행동은 역할모델을 통해 학습된다.	부모와 친구, 문화의 영향이 수용 가능한 행동의 규범을 설정하는 열쇠이다.
자기통제	충동과 욕망의 자기조절	인지적으로 자기통제력이 조정되고, 연습과 안내를 통해 학습된다.
발달관련이론	발달에 있어서 여러 개의 시스템이 미치는 역할	건강하고 생산적인 사람을 양육되고 정신적인 범주를 벗어나려고 할때는 중재가 필요하다.

끌려 갈 수도 있고, 그것이 반항의 신호일 수 있거나("엄마가 그런 아동들을 좋아하지 않지만, 나는 멋지다고 생각해") 단지 무모한 행동일 수 있다.

비행의 특징

글루엑스(1950)는 일생 동안 몇 가지 방법을 통해 비행 행위자와 그렇지 않은 사람을 몇 가지 방법을 통해 구분할 수 있다는 사실을 발견하였다.

- 신체적: 비행 행위자들은 좀 더 근육질이고 활동이 왕성하다.
- 기질적: 비행 행위자들은 가만히 있지 못하고, 활동적이며, 충동적이고, 외향적이며, 공격적이고, 파괴적이다.
- 태도적: 비행 행위자들은 적대적이고, 반항적이며, 분개하고, 완고하며, 권위에 대해 적대적이다.
- 심리적: 비행 행위자들은 추상적인 것보다 구체적인 것에 더 관심이 많고, 일반적으로 문제해결을 잘 하지 못한다.
- 사회문화적: 비행 행위자들은 이해나 애정, 안정, 도덕적 기준이 거의 없는 가정에서 양육된 경우가 많다.

집단괴롭힘

괴롭힘(bullying)은 보통 또래보다 신체적으로 힘이 센 괴롭힘의 가해자가 피해자 위에 군림해야 한다는 필요를 느끼는 공격적인 행동이다. 괴롭힘의 피해자는 또래들보다 더 불안해하고, 수동적이며, 불안정하고, 종종 외로운 경우가 많다. 흥미롭게도, 괴롭히는 사람들은 종종 리더인 경우가 많고, 그들의 공격성을 중단시킬 기회를 찾는 데 능숙하지도 않고 특히 집단 내에서 권력을 높이기 위한 목적으로 그러한 행동을 잘 한다.

괴롭힘(bullying)은 보통 또래보다 신체적으로 힘이 센 괴롭힘의 가해자가 피해자 위에 군림해야 한다는 필요를 느끼는 공격적인 행동이다.

자기통제와 충동적 행동

충동성(**충동적 행동**)은 실을 계속 꿰매는 것처럼 비행 행동으로 이어지게 한다. 충동성에 대한 연구를 할 때, 연구자들은 아동들을 대상으로 실험을 하였는데, 아동에게 즐거움을 주는 것(예를 들어, 사탕, 장난감이 제공되는 상황)에 놓고, 연구자가 돌아오기 전에 사탕을 먹거나 장난감을 가지고 놀지 않으면 사탕을 2개 받을 수 있거나 더 큰 장난감을 받을 수 있다고 말했다. 그렇게 말하고 연구자들이 나갔고, 관찰자들이 반투명 거울을 통해 아동들을 관찰하였다. 그 결과는 우리가 예상했던 대로였다. 어떤 아동들은 즉시 사탕을 먹거나 장난감을 가지고 놀았지만, 다른 아동들은 주의를 다른 곳으로 돌려 사탕을 먹지 않고 장난감을 가지고 놀지 않으려고 했다.

이 연구의 추후 연구에서 놀랄만한 결과가 나타났다. 4세 때 충동적인 행동을 보였던 아동은 청소년 때 문제아가 많았다. 친구가 적었으며 정서적 불안정을 보였고 공격적이었으며 좌절을 잘 극복하지 못하였다. 4세 때 통제적이었던 아동은 청소년 때 좌절을 잘 조절하고 장애에 부딪혔을 때 더 침착하였다.

공동체의 역할

부모와 또래가 청소년들에게 중요한 영향을 미치지만, 최근의 연구에서는 이웃과 공동체 같은 좀 더 큰 환경도 생산적인 성인이 되게 하고 반항적인 행동을 예방하는 데 중요하다고 했다. 러너, 알메리기, 테오카스, 러너(2005)의 "긍정적인 청소년 발달"에 관한 연구에서는 좋은 인격을 갖추고 다른 사람들과 연결되어 있다고 느끼는 유능하고, 자신감 넘치며, 배려하는 청소년들을 양산하는 데 도움이 되는 공동체 자원을 다루었다. 그러한 자원에는 청소년들이 자기 자신에게 부여할 수 있고 유능한 또래나 어른들과 상호작용하는 공중 도덕적인 활동에 청소년들을 참여시킬 수 있는 기회도 포함된다.

건강관리자를 위한 시사점

어린 아동을 대상으로 자기통제력이 약한지의 여부를 조사하는 검사를 시작할 필요가 있다. 어린 아동들은 종종 충동적이고, 교실과 가정에서 관리가 어려우며, 친구가 많지 않다. 이러한 상황에서 중재를 하는 것이 매우 중요하다. 사춘기에 주요한 위험 행동을 보여주는 신호에 대한 경계를 늦추면 안 된다. 즉, 이러한 신호에는 약물과 알코올 섭취, 안전하지 못한 성생활과 십대 임신, 학업성취저하, 비행, 범죄, 폭력 등이 있다. 또한 희생자화(victimization)의 신호를 주시해야 한다. 골칫거리가 되는 행동의 원인과 치료가 다면적으로 진행된다는 점을 인지해야 한다. 건강하고 생산적인 청소년으로 육성하고 문제가 있는 청소년이 성인이 되기 전에 도움을 줄 수 있는 지역사회 프로그램에 대해서도 잘 알아둘 필요가 있다.

어린 아동을 대상으로 자기통제력이 약한지의 여부를 조사하는 검사를 시작할 필요가 있다. 어린 아동들은 종종 충동적이고, 교실과 가정에서 관리가 어려우며, 친구가 많지 않다. 이러한 상황에서 중재를 하는 것이 매우 중요하다.

출처

- Bandura, A. (1997). *Self-efficacy: The exercise of control.* New York: Freeman.
- Barrett, J., & Walsh, M. E. (2005). The roots of violence and aggression. In K. Thies, & J. Travers (Eds.), *The handbook of human development for health professionals* (pp. 355–377). Sudbury, MA: Jones and Bartlett.
- Centers for Disease Control and Prevention. (2007). *YRBSS: Youth risk behavior surveillance system.* Retrieved March 13, 2008, from www.cdc.gov/HealthyYouth/yrbs/index.htm
- Glueck, S., & Glueck, E. (1950). *Unraveling juvenile delinquency.* Cambridge, MA: Harvard University Press.
- Lerner, R., Almerigi, J. B., Theokas, C., & Lerner, J. V. (2005). Positive youth development: A view on the issues. *Journal of Early Adolescence, 25*(1), 10 – 16.
- Stein, K. F., Roeser, R., & Markus, H. R. (1998). Self–schemas and possible selves as predictors of risky behaviors in adolescents. *Nursing Research, 47*(2), 96 – 106.
- Wilson, J., & Herrnstein, R. (1985). *Crime and human nature.* New York: Simon and Schuster.

미리보기

- 미국내 아동과 청소년 10명 중 1명이 정신 질환으로 고통을 겪고 있다.
- 사춘기 우울증의 위험 요인에는 소중한 것의 상실, 건강 문제, 가족력, 학대, 알코올 남용이 있다.
- 청소년들의 우울증은 정상적인 것이 아니다.
- 여학생이 남학생보다 더 자주 자살을 시도하지만, 남학생이 자살을 성공할 가능성이 5배나 높다.
- 알코올 남용, 정서적 장애, 충동적 성적 행위는 청소년 자살 행위의 예측변수이다.
- 건강관리자는 청소년에게 자살을 하고 싶은지 망설이지 말고 직접 질문한다. 자신이 얼마나 절망적인 상태에 있는지를 다른 누군가가 알아챘다는 사실만으로도 청소년들에게는 위안이 될 수 있다.

59장

정신건강문제

주요어휘

□ 우울증(depression)
□ 자살(suicide)

국립정신건강원(National Institute for Mental Health)(2006)에 따르면 현재 미국의 경우, 아동과 청소년 10명 중 1명이 심각한 기능 손상을 야기할 수 있는 심각한 정신 질환을 앓고 있다고 한다. 또한 2020년까지, 아동 신경정신병 장애가 전세계적으로 50% 이상 증가할 것으로 예상되며 청소년들 사이에서 발생하는 이환률과 사망률, 장애율의 5대 흔한 원인 중 하나가 될 것이라고 예상하고 있다.

아동, 청소년기는 성장과정 중 발달기로 **우울증(depression)**의 위험이 있는 연령 집단이다. 체형에 대한 불만족, 사랑에 대한 상실, 미래에 대한 불확실성, 성생활에 대한 불안감, 가족과의 갈등과 같은 지속적인 변화를 경험한다. 그러나, 일부 청소년들에게는, 절망감이나 무력감이 발달 사건에 비해 너무 과중한 경우도 있으며 이는 자살의 위험성을 증가시킨다.

청소년 우울증의 특징과 발병율

그림 59-1은 정신질환에 관한 진단과 통계 매뉴얼(DSM-IV1994DSM-V는 2011년에 발행되었다) 제4판에 따라 주요 우울증의 진단 기준을 제시하고 있다. 사회적/정서적 증상에는 낙담, 즐거움 상실, 사회적 위축, 통곡이 포함된다. 신체 증상에는 피로, 수면 장애, 식욕 상실이 있다. 인지 증상에는 집중의 어려움, 우유부단함, 사건과 관계에 관한 왜곡된 지각이 포함되며 인지적 어려움은 저조한 학업 성과를 초래할 수 있다. 십대들은 수면, TV, 비디오게임을 하는 등의 위축 행동도 보일 수 있다.

우울증 발생률이 연령이 증가함에 따라 많아지지만, 국립정신건강원(2001)의 메타분석에서는

A. 아래의 증상 중에서 2주 동안 5개 이상의 증상이 존재하고, 이전의 기능에 변화를 보인다. 최소한 (1) 우울 기분이거나 (2) 흥미나 즐거움의 상실 중 1개의 증상을 나타낸다.
   1. 우울 기분, 청소년의 경우 짜증나는 기분일 수 있다.
   2. 모든 활동 혹은 거의 모든 활동에 대한 흥미나 즐거움의 감소
   3. 다이어트를 하지 않았는데도 심각한 체중 감량 또는 체중의 증가(예: 한 달 만에 5%)
   4. 매일 불면증이나 과면증
   5. 거의 매일 정신운동성 흥분이나 지체
   6. 거의 매일 피로나 에너지의 상실
   7. 거의 매일 무가치함 또는 과도하거나 부적절하다는 죄의식을 느낌
   8. 거의 매일 생각하는 능력 감소, 집중하는 능력 감소, 우유부단함의 감소
   9. 반복적인 죽음에 대한 생각, 구체적인 계획이나 자살 시도, 자살을 저지르기 위한 구체적인 계획이 없는 반복적인 자살성 사고

B. 증상이 혼합된 에피소드의 기준을 충족시키지 못한다(예: 우울증과 조증).

C. 증상이 심각한 고통이나 사회적, 직업적, 그 밖의 다른 기능 영역의 손상을 유발시킨다.

D. 증상이 약물이나 의료 질환의 심리적인 영향에 기인하지 않는다.

E. 증상이 사별(bereavement)로 설명되지 않는다.

그림 59-1 주요우울장애(단일 에피소드)의 기준

우울증의 전반적인 발생률이 거의 30년 동안 일정하게 유지되는 것으로 나타났다. 13~18세의 청소년들 중, 십대의 5.6%가 우울증으로 진단을 받았으며 여자(5.9%)의 경우 남자(4.6%)보다 진단을 받는 경우가 더 많았다. 그러나, 십대의 약 28%가 슬픔이나 무기력함을 느꼈다고 보고하였는데, 여자(36.7%)가 남자(20.4%)보다 슬픔이나 무기력함을 더 많이 느꼈다고 보고하였다. 히스패닉계 여자(46.7%)가 가장 높은 위험을 안고 있었고, 아시아계, 북미 원주민과 태평양 인종이 그 뒤를 이었다(41.5%).

우울증 발생률이 연령이 증가함에 따라 많아지지만, 국립정신건강원(2001)의 메타분석에서는 우울증의 전반적인 발생률이 거의 30년 동안 일정하게 유지되는 것으로 나타났다. 13~18세의 청소년들 중, 십대의 5.6%가 우울증으로 진단을 받았으며 여자(5.9%)의 경우 남자(4.6%)보다 진단을 받는 경우가 더 많았다. 그러나, 십대의 약 28%가 슬픔이나 무기력함을 느꼈다고 보고하였는데, 여자(36.7%)가 남자(20.4%)보다 슬픔이나 무기력함을 더 많이 느꼈다고 보고하였다. 히스패닉계 여자(46.7%)가 가장 높은 위험을 안고 있었고, 아시아계, 북미 원주민과 태평양 인종이 그 뒤를 이었다(41.5%).

중간 등급의 우울증과 심한 우울증은 경미한 우울증 증상과 비교하여 단순히 "우울증의 양이 더 많다"는 것은 아니다. 주요 우울증은 자신과 미래, 인생 경험에 대해 생각하는지에 관한 방법에 있어서 유의미한, 부정적인 변화를 의미한다.

우울증의 위험 요인

사춘기의 우울증 위험 요인에는 매우 소중한 것에 대한 상실, 건강 문제, 가족력, 학대, 알코올 사용이 있다. 상실은 사랑하는 사람의 죽음이나 사랑의 거절, 희망과 꿈의 좌절을 포함할 수 있다. 심각한 건강 문제를 보이는 십대들은 건강한 또래에 비해 유의미한 우울증과 불안감을 경험할 가능성이 2.5배 높다. 학대(특히 성적 학대)의 과거력과 우울증(특히 부모)의 가족력이 이러한 위험성을 증가시킨다. 약물이나 알코올을 사용하는 청소년들도 우울증으로 진전될 가능성이 높다. 마찬가지로, 정서적, 사회적 지원의 부족이 위험 요인을 증가시킨다.

여자가 남자에 비해 우울증에 걸릴 위험이 더 높지만, 남자의 자살율이 더 높게 나타났다. 여자들은 자신의 체형에 불만족을 표시하거나 실패에 대해 스스로를 비난하게 될 가능성이 더 높았다. 여자들은 관계를 유지하는 데 책임이 있다고 느끼고, 일이 예상대로 풀리지 않을 때 더 큰 상실감과 실패를 경험할 수 있다. 그러나 여자는 자신의 감정을 내면화하고 부정적인 경험과 감정을 반추하였다. 반면 남자는 자신이 실패하면 타인을 탓하거나 운이 나쁘다고 생각하며 자신의 감정을 외면화시키고 행동을 통해, 공격성을 보이면서 표출했다.

자살과 청소년

질병통제예방센터(2007)에 따르면 2004년 미국내 10~24세의 청소년과 젊은 청년들 4,599명 사이에서 나타난 주요한 사망 원인 중 3번째에 해당하는 원인이 자살이었다. 1990년부터 2003년 사이, 10~24세의 대상자들의 자살율이 100,000명당 9.48명에서 6.78명으로 감소하였으며 2003년부터 2004년 사이, 자살율은 100,000명당 6.78명에서 7.32명으로 증가하였다. 이는 1990년부터 2004년까지의 기간 동안 단일 연도 중 가장 높은 증가였다. 10~14세와 15~19세의 여아와 15~19세의 남아가 이러한 상승추세를 보였던 대상자들이었다. 여자아동들이 남자아동들보다 더 자주 자살을 시도하지만, 남자아동들이 자살로 사망할 확률이 5배나 높았다. 자살 시도를 할 때, 여자아동들은 목을 매달거나 독약을 사용할 가능성이 더 높았고(예: 알약이나 알코올, 또는 둘 다의 과다 복용), 반면 남자아동들은 화기와 같은 좀 더 폭력적이고, 치명적인 방법에 의존하였다. 자살을 저지르는 남자아동들이 여자아동들보다 더 정서적 혼란을 겪을 수 있고, 죽겠다는 결심을 더 많이 할 수 있다.

> 질병통제예방센터(2007)에 따르면 2004년 미국내 10~24세의 청소년과 젊은 청년들 4599명 사이에서 나타난 주요한 사망 원인 중 3번째에 해당하는 원인이 자살이었다. 1990년부터 2003년 사이, 10~24세의 대상자들의 자살율이 100,000명당 9.48명에서 6.78명으로 감소하였으며 2003년부터 2004년 사이, 자살율은 100,000명당 6.78명에서 7.32명으로 증가하였다. 이는 1990년부터 2004년까지의 기간 동안 단일 연도 중 가장 높은 증가였다.

국가청소년행동설문조사(2005)에 따르면 사춘기 여학생들의 21.8%와 사춘기 남학생들의 12%가 지난 12개월 동안 자살을 진지하게 고려해 본 적이 있었고, 각각 10.8%와 6%가 실제로 자살 시도를 하였다. 히스패닉계 청소년들과 북미원주민, 아시아, 태평양 제도민과 같은 다른 배경을 가진 청소년들도, 특히 여학생들에게서 자살 위험이 가장 높게 나타났다.

자살의 위험요인

자살 위험 요인에는 정서적 또는 정신질환적 혼란, 특히 우울증이나 조울증과 같은 정동 장애의 병력이 포함된다. 자살하는 사춘기 여자아동들도 경계선 성격 장애로 발전할 가능성이 높은 반면, 남자아동들은 반사회적, 행동장애를 보였다. 자살로 사망하는 청소년들은 알코올과 다른 약물, 특히 코카인의 사용, 성 활동을 포함한 경험을 갖고 있었다. 특히 남자아동들 중에는, 동성애에 대한 관심이 자살의 위험 요인이었다.

> 자살 위험 요인에는 정서적또는 정신질환적 혼란, 특히 우울증이나 조울증과 같은 정동 장애의 병력이 포함된다.

특히 성적 행동화와 결합된 알코올 사용과 정서 장애가 동시에 존재하는 것은 자살 행동을 예측하는 강력한 예측변수였다. 그러나, 최고의 예측변수는 과거의 자살 시도였다. 자살로 사망하

1. 자살에 관한 얘기를 함. "죽어버렸으면 좋겠어." "내가 없으면 가족이 더 잘 살 거야."
2. 죽음, 음악, 예술, 시, 개인 작문에 몰두함. "존재하지 않음" 또는 "미래가 없는 것"에 대해 말함, 즉, "살아야 할 이유가 없어." "더 이상 나아지지 않을 거야. 그렇다면 무슨 쓸모가 있겠어?"
3. 식이 습관이나 수면 습관의 변화
4. 학교 학업 성적의 하락, 학교생활이나 취미생활에 대한 관심 부족
5. 소중하게 여겼던 소유물들을 버림
6. 가족이나 친구들로부터 멀어짐, 다른 사람들로부터 멀어졌다고 느낌
7. 평상시 행동의 상당한 변화(예: 수줍은 사람이 외향적인 사람이 됨.)
8. 일련의 "사건"이나 충동적인 위험감수 행동을 보임
9. 지속적인 우울함, 무기력감, 절망감

그림 59–2 청소년들의 자살을 예측하는 경고 신호

는 청소년들 중에서 거의 50%가 과거에 자살 시도를 한 적이 있었다. 그림 59–2는 청소년들에게 발생 가능한 자살을 예측하는 경고 신호를 나열하여 제시하고 있다.

건강관리자를 위한 시사점

모든 건강 심리 검사의 일환으로 우울증과 그 밖의 다른 정신건강장애에 대한 검사를 실시한다. 신체 증상이 우울증 판단에 방해가 될 수 있고, 건강관리제공자에게, 특히 학교 보건 교사에게 말할 수 있는 근거가 된다.

> 모든 건강 심리 검사의 일환으로 우울증과 그 밖의 다른 정신건강장애에 대한 검사를 실시한다. 신체 증상이 우울증 판단에 방해가 될 수 있고, 건강관리제공자에게, 특히 학교 보건 교사에게 말할 수 있는 근거가 된다.

머뭇거리지 말고 청소년들에게 자살을 하고 싶은지 질문한다. 그러한 질문을 하는 것만으로는 청소년도 자살 생각을 하게 하지 않고, 오히려 안도감을 느끼게 할 수 있다. 자살 계획이 있는지 질문한다. 그 계획이 좀 더 상세하고 실현 가능한 것일수록, 즉각적으로 발생할 위험도 더 커진다. 청소년이 자살을 하고 싶어한다는 것을 알게되면 혼자 있는 것이 좋다고 말하더라도, 청소년을 혼자 두지 않고 즉각적인 도움을 제공하라. 그러한 행동은 건강관리자가 해당 청소년을 진지하게 받아들이고 있고 최소한으로는 대화의 창구를 열어 놓고 있다는 것을 보여주는 것이다.

출처

- Centers for Disease Control and Prevention. (2007). *YRBSS: Youth risk behavior surveillance system*. Retrieved March 13, 2008, from www.cdc.gov/HealthyYouth/yrbs/index.htm

- Centers for Disease Control and Prevention. (2007, September 7). Suicide trends among youths and young adults aged 10–24 years—United States, 1990–2004. *Morbidity and Mortality Weekly Review, 56*(35), 905–908.
- Costello, J., Erkanli, E., & Angold, A. (2006). Is there an epidemic of child or adolescent depression? *Journal of Child Psychology & Psychiatry & Allied Disciplines, 47*(12), 1263–1271.
- *Diagnostic and statistical manual of mental disorders* (4th ed.). (1994). Washington, DC: American Psychiatric Association.
- National Institute of Mental Health. (2001). *Blueprint for change: Research on child and adolescent mental health*. Bethesda, MD: Author.
- Wallander, J., & Varni, J. (1992). Adjustment in children with chronic physical disorders. In A. LaGreca, L. Siegel, J. Wallander, & C. Walker (Eds.), *Stress and coping in child health* (pp. 279–298). New York: Guildford Press.

6부 • 질문

제시된 각각의 질문에 대하여 가장 적절한 하나의 답을 선택하시오.

1. 이차성징을 보여주는 예는 다음 중 어느 것인가?

a. 여자아동의 경우, 월경의 시작
b. 여자아동의 경우, 가슴(유방)의 성장
c. 남자아동의 경우, "몽정"
d. 남자아동의 경우, 얼굴 털의 성장

2. 월경 흐름의 시작을 담당하는 호르몬은?

a. 에스트로겐
b. 프로게스테론
c. 여포자극호르몬(FSH)
d. 황체형성호르몬(LH)

3. 급속하게 성장하는 사춘기 남자아동의 칼로리 요구량은?

a. 하루 1,500 칼로리
b. 하루 2,000 칼로리
c. 하루 3,000 칼로리
d. 하루 4,000 칼로리

4. 사춘기 후기 청소년들의 흡연 결정에 가장 크게 영향을 미치는 것은 다음 중 어느 것인가?

a. 연예인 흡연을 보여주는 광고
b. 흡연하는 부모
c. 흡연하는 친구
d. 좋은 사교성

5. 다음 요인 중 청소년들의 성욕 증가에 가장 영향을 미치는 것은?

a. 가족 환경
b. 성적 흥분을 관리하는 데 어려움
c. 매체의 영향
d. 또래 압력

6. '미래에 대해 생각하고 부정적인 가능성에 대해 고려할 수 있는 능력'은 피아제가 말하는 다음 중 어느 시기의 특징인가?

a. 감각 운동기
b. 전조작기
c. 구체적 조작기
d. 형식적 조작기

7. 청소년들은 아동기와 비교하였을 때 증가를 보이는 것은?

a. 탐색 능력
b. 정보 처리 능력
c. 교실 교양
d. 일방적인 방법론

8. 나이가 어린 청소년은 공공장소에서 스스로를 돌볼 수 있을 정도의 나이가 되었다고 말하면서, 쇼핑몰을 엄마와 함께 걸어가기를 거부한다. 엘킨드에 따르면 이 행동은 무엇을 보여주는 예인가?

a. 상상적 청중
b. 개인적 우화
c. 이인칭 관점
d. 사회인지

9. 청소년들의 자기 주장이 강한 이유는?

a. 주장하는 것을 좋아한다.
b. 명제적 추론을 할 수 있다.
c. 반대 의견을 가진 사람들을 전략을 통해 이기는 것을 즐긴다.
d. 위의 항목 모두 해당

10. 청소년들이 어떤 것을 직접 하고 싶어할 때, 이것은 무엇을 보여주는 예인가?

a. 끈기
b. 논리적 처리
c. 내적 동기
d. 탐색과 발견

11. 청소년들은 자신의 수행성과를 능력, 노력, 과제 난이도, 그리고 무엇의 탓으로 돌리는 경향이 있는가?

a. 운
b. 영향력
c. 근면성
d. 또래

12. "또래"는 보통 나이로 놓고 볼 때 출생 간격이 (　)개월 미만에 해당하는 사람들을 말하는가?

a. 10
b. 12
c. 18
d. 24

13. (　)의 연구는 사회적 조망 수용과 연관되어 있다.

a. 셀만
b. 스키너
c. 비고츠키
d. 프로이드

14. 청소년들이 경험할 수 있는 것에 관한 에릭슨의 유명한 말은 다음 중 무엇인가?

a. 발견 위기
b. 동화된 정체성
c. 구조화된 자아
d. 정체성 위기

15. "청소년 자아중심적 사고"라는 표현과 관련있는 인물은?

a. 피아제
b. 마르시아
c. 브루너
d. 엘킨드

16. 오늘날의 청소년비행 중 가장 혼란스러운 특징 중 하나는 (　　)의 증가이다.

a. 확산
b. 폭력
c. 숨은 특성
d. 가족 지향성

17. '만족 지연'의 연구는 아동의 어떤 특성에 대한 식별을 시도하는가?

a. 충동적
b. 지체
c. 정서적 혼란
d. 공격적인

18. 우울증은 청소년들의 기능 중 3가지의 주요한 영역에 영향을 미친다. 다음 중 사회/정서적 영역에서 나타나는 증상을 보여주는 예는?

a. 울음, 즐거움의 상실, 사회적 위축

b. 피로, 체중감소, 집중 장애

c. 성적 하락, 제대로 생각을 할 수 없음, 결정을 내릴 수 없음

d. 즐거움의 상실, 수면 장애, 집중의 어려움

19. 다음 중 청소년들의 자살을 예측하는 가장 중요한 예측변수는 무엇인가?

a. 정신 질환

b. 알코올과 약물의 남용

c. 이른 연령의 성 활동

d. 과거의 자살 시도

6부 • 해답

1. 답은 d이다. 일차성징은 성 호르몬 생성(즉, maturation of the ovaries, breasts, uterus, penis, and testes)의 결과로서 생식 기관과 관련이 있다. 이차성징은 호르몬 변화를 동반하지만, 생식에 직접적으로 관여하지 않는다. 이차성징에는 얼굴 털, 체모, 음모의 발달과 낮아진 목소리, 지방과 근육의 분포가 포함된다.
2. 답은 b이다. 프로게스테론이 수정된 배아의 착상에 대비한 자궁내벽의 성숙을 유발시키고, 새로운 주기의 시작을 촉발시킬 수 있는 FSH의 생성을 억제시킨다. 만약 수정이 발생하지 않으면 황체에서 증가한 프로게스테론의 양도 황체 자체를 지탱하는 LH의 생성을 중단시킨다. 황체가 해체되기 시작하고 프로게스테론의 수치가 떨어짐에 따라, FSH의 생성이 더 이상 억제되지 않고 새롭게 다시 시작된다. 프로게스테론이 없다면 자궁 내벽은 지탱할 수 없고, 월경 흐름의 형태로 흘러내린다. 이때 월경 주기가 다시 시작한다.
3. 답은 d이다. 남자아동들은 여자아동들보다 칼로리 요구량이 더 높다. 남자아동들이 지방 조직에 비례한 무지방 신체 질량의 비율이 더 크기 때문이다. 급속하게 성장하는 운동선수 15세 남아는 단지 체중을 유지하기 위한 목적으로 하루에 무려 4,000칼로리가 필요할 수 있다. 이와는 대조적으로, 성장이 거의 완성된 단계에 있는 활동을 잘 하지 않는 15세 여자아동은 체중이 늘어나는 것을 방지하기 위해 하루에 2,000칼로리 미만의 칼로리가 필요할 수 있다.
4. 답은 b이다. 흡연 행동을 예측하는 최상의 예측변수는 흡연한 부모가 있는지의 여부이다. 친구들이 미치는 영향은 사춘기 후기보다 사춘기 초기에 더 크게 나타난다. 광고, 특히 흡연과 여성의 메마른 체형과 연관시키는 광고도 역할을 한다. 사회성 기술이 뛰어난 청소년들이 훨씬 더 자신감이 넘치고 위험한 행동에 빠질 수 있는 또래들의 영향에 굴복하지 않을 가능성이 높다.
5. 답은 a이다. 청소년들의 왕성한 성욕에 대한 선택에 영향을 미치는 많은 요인들 중에, 가족 환경이 가장 유의미하다. 부모가 책임감 있는 행동을 보이고 자녀와 성에 관한 토론에 열린 태도를 보이는 안정된 가족의 십대들은 혼전 성관계를 가질 가능성이 낮다. 혼전 성관계를 가지는 십대들은 처음 성교를 할 때 나이가 많은 십대들이다. 가족이 가난하고, 해체되어 있으며, 여성이 남성 지배에 복종한다는 관점을 받아들인 십대들은 이른 나이에 성욕이 왕성한 경향을 보인다. 교육이나 경력과 관련한 미래에 대한 목표가 있는 청소년 여학생들도 첫 성교의 경험을 늦게 한다.
6. 답은 d이다. 가역성과 불가능해 보이는 것들을 대해 생각할 수 있는 능력이 형식적 조작적 사고를 식별하는 데 도움이 된다.
7. 답은 b이다. 대부분의 청소년들은 아동일 때와 비교하여 이 발달 단계에 자료를 처리할 수 있는 더 큰 능력을 습득한다. 예를 들면, 청소년들은 보통 더 많은 양의 정보를 기억에 저장시킬 수 있다.
8. 답은 a이다. 자기중심적 사고가 엘킨드의 "상상적 청중"을 불러온다. 특히 나이가 어린 청소년들은 매우 남의 눈을 의식하고, 모든 사람들을 자기를 보고 있다고 확신한다. 따라서, 마치 무대에서 상상속에만 존재하는 청중을 위해 공연을 하는 것과 같은 행동을 할 수 있다. 청중을 이용하여 다른 사람들이 그들의 행동에 반응할 거라고 기대할 수 있다.
9. 답은 d이다. 청소년들은 주장을 위한 주장을 한다. 명제적 추론, 다시 말해서, 명제의 논리에 대한 분석은 청소년들이 논쟁의 예술과 과학을 이해하고 있다는 것을 의미한다. 청소년들은 문제에 대해 체계적으로 접근하고, 관련된 사실들을 수집하며, 그러한 사실 속에서 논리를 찾고, 자신의 주장을 타당성을

입증해 나간다. 청소년들은 열정과 자신이 옳다는 흔들리지 않는 믿음을 가지고 자신의 주장의 발표에 투자한다. 청소년들은 새로운 인지 능력을 행사하고, 다른 관점을 보며, 추상적인 원리를 논의하고, 행동의 기저를 이루는 의도를 분석하고, 세심하게 만들어진 전략을 가지고 반대 의견을 가진 사람들을 이기고 싶어한다.

10. 답은 c이다. 직접 무언가를 하고 싶어하는 사람들은 칭찬, 인정, 유형의 것과 같은 외적인 보상을 필요로 하지 않는다. 그들은 특정한 과제를 달성하고, 남들보다 능가하며, 발견하겠다는 욕망에 의해 동기가 부여된다.
11. 답은 a이다. 운이 그들이 달성하고자 하는 모든 성공의 기초가 된다고 믿는 사람들은 일반적으로 자존감이 부족하다. 그들은 자기 손으로 통제할 수 없다고 생각한다.
12. 답은 b이다. 흥미롭게도, 12개월이 또래에 대한 연령 기준으로 여겨지고 있지만, 많은 관계가 상호간의 이익이나 호불호를 토대로 형성된다.
13. 답은 a이다. 셀만의 연구가 갖는 중요성은 심리사회 발달에 대한 통찰력에 있다. 아동과 청소년들이 타인에게도 그들만의 의견과 생각이 있다는 사실을 깨닫기 시작할 때, 그들 주변의 사람들과 그들이 관계하는 방법에도 영향을 미친다.
14. 답은 d이다. 자아에 관해 잘 모르는 십대들(즉, 정체성 위기)은 이 시기에 발생하는 개인적인 위기를 해결하는 데 어려움이 있다.
15. 답은 d이다. 엘킨드의 표현이 사춘기의 자기중심주의를 적절하게 포착하고 있다. 신체적, 정서적 변화에 포위된 청소년들은 모든 것들이 자신을 중심으로 돌아가고 있다고 생각하는 경향이 있다.
16. 답은 b이다. 비행 문제에 관심이 있는 사람들은 증가하는 폭력에 놀라움을 감추지 못한다. 변화된 사회적 조건 때문이든, 권한의 붕괴 때문이든, TV로 방송되는 공격성 때문이든, 이러한 추세에 대항하려면 새로운 종류의 중재가 필요하다.
17. 답은 a이다. 어떻게 충동성이 성취와 연결되어 있는지를 보여주는 연구에서 모든 발달 단계에서 성취가 얼마나 중요한지를 보여주었다.
18. 답은 a이다. 우울증에 관한 기준은 3가지의 주요한 기능 영역을 다룬다. 사회적/정서적 증상에 낙담, 즐거움의 상실, 사회적 위축, 통곡이 포함되고, 우울한 사람들은 틀에박힌 일상생활에 대한 관심을 상실한다. 신체 증상에는 피로, 수면 장애, 식욕 상실이 포함된다. 인지 증상에는 집중의 어려움, 우유부단함, 사건과 관계에 관한 왜곡된 지각이 포함된다.
19. 답은 d이다. 알코올 사용과 정서 장애의 동시이환은 특히 성적 행동화와 결합되어 있을 때, 자살 행동을 예측하는 강력한 예측변수이다. 하지만, 최상의 예측변수는 과거의 자살 시도이다. 자살로 사망하는 청소년들 중 거의 50%가 과거에 자살을 시도한 경험이 있었다.

7부

성인기

미리보기

- 미국내 대부분의 청장년들은 신체 건강상태가 좋다.
- 이 시기에 발달한 건강 습관이 미래 건강 상태를 예측할 수 있는 신뢰할 만한 지표이다.
- 임신과 출산이 이 시기에 신체와 관련된 매우 중요한 사건이다.
- 심혈관계와 폐 기관계의 상태는 활동 수준, 고지방 대 저지방농도, 흡연을 할 것인지 말 것인지에 대한 결정에 따라 달라진다.
- 건강한 젊은 청년들을 안전하게 보호하기 위한 예방 조치가 널리 채택되고 있다.
- 건강 증진의 목표는 건강한 생활양식의 선택을 통해 개인의 행복을 증진하는 데 있다.

60장

성인 초기: 신체건강

주요어휘

- □ 근골격계(musculoskeletal system)
- □ 심혈관계(cardiovascular system)
- □ 일차 예방(primary prevention)
- □ 폐 기관계(pulmonary system)

인간은 20세와 30세 사이에 신체발달과 수행능력이 최고조에 달한다. 주요 기관과 기관계의 폐활량(vital capacity)의 예비 보유량이 약 30세가 될 때까지 건강하게 유지되다가, 30세 이후부터는 감소율을 경험하게 된다(그림 60−1). 이 기간에 발달하는 건강 습관이 중년기와 노년기에 나타나는 신체변화와 질병을 어떻게 견뎌낼 것인지를 보여주는 예측변수이다. 그림 60−2는 양호한 건강상태와 관련된 7가지 건강 습관을 보여준다.

20대에 발달한 건강 습관이 중년기와 노년기에 나타나는 신체변화와 질병을 어떻게 견뎌낼 것인지를 보여주는 훌륭한 예측 변수이다.

생물학적 체계의 특징

체질량, 신장, 체중

미국 내 평균 여성은 키가 160cm로, 18세가 되면 키가 이정도로 성장한다. 남성은 20세에 평균 173cm 정도로 성장한다. 18세와 30세 사이의 5kg 정도의 체중 증가는 주로 근육, 뼈, 내부기관의 성숙과 지방조직의 증가 때문이다. 음식과 알코올에 대한 지나친 탐닉이 이 시기의 비만을 야기하는 주요한 원인이다.

미국 내 평균 여성은 키가 160cm로, 18세가 되면 키가 이정도로 성장한다. 남성은 20세에 평균 173cm 정도로 성장한다.

피부, 머리카락, 치아

신체의 총수분량이 감소하기 시작하고, 햇빛을 쬐는 시간이 증가되어, 피부가 건조해진다. 정수리부터 탈모가 시작되고, 유전에 의해 결정이 내려지는 남성형 대머리는 남성에게 있어서 20

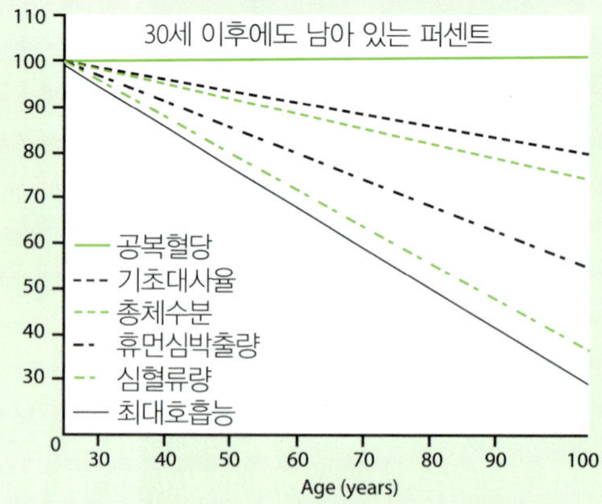

그림 60−1 기관 보유율(organ reserve)의 감소

매일 아침 식사를 한다.

가끔 간식을 먹거나 전혀 먹지 않는다.

하루에 7~8시간 수면을 취한다.

키, 나이, 성별에 맞는 정상 체중을 유지한다.

흡연을 절대 하지 않는다.

알코올 섭취를 하지 않거나 적당히 마신다.

규칙적으로 신체 활동을 한다.

그림 60–2 양호한 건강과 연관된 건강습관

대와 30대에 시작된다. 사랑니(wisdom teeth)의 문제로 사랑니를 제거하기도 한다.

근골격계

장골(긴뼈)의 골단 융합(fusion of the epiphyses of the long bones)은 근육성능의 최정점기이기도 한 18세와 25세 사이에 발생한다. 26세 이후에, 근력(muscle strength)이 쇠퇴하기 시작하고, 반응시간에 변동이 없게 된다. 근육량과 체수분함량이 감소하지만 지방조직의 증가로 이러한 사실이 가리워져서 활력(vigor)에 대한 잘못된 생각을 할 수 있다. 30세 이후 관절의 수분함량 감소가 작은 골격 변화를 일으켜 무릎, 발목, 어깨 부상의 취약성이 증가한다.

장골(긴뼈)의 골단 융합(fusion of the epiphyses of the long bones)은 근육 성능의 최정점기이기도 한 18세와 25세 사이에 발생한다.

심혈관계와 폐기관계

심장과 폐는 20대에 100%의 능력을 발휘할 수 있다. 30세 이후의 감소율은 활동 수준과 흡연상태에 따라 달라진다. 중년에 심장과 폐질환의 발생 위험성은 젊었을 때의 선택에 따라 달라진다. 장기적인 흡연, 운동 부족, 지방함량이 높은 식단, 알코올의 과다섭취가 심장병과 뇌졸중을 발생시키는 주요한 영향 요인이다.

심장과 폐는 20대에 100%의 능력을 발휘해야 할 필요가 있다면 그렇게 할 수 있다.

생식

임신과 출산이 20대와 30대의 많은 여성들에게 나타나는 신체와 관련된 주요한 사건들이다. 30세 이후에 여성의 출산율이 감소하고, 선천적 결손증과 분만중 합병증의 발생률이 증가한다.

임신이 모든 신체 체계에 여러 변화를 불러 일으킨다. 혈액량과 심박출량이 25%에서 50%로 중년에 심장과 폐질환의 발생 위험성은 젊었을 때의 선택에 따라 달라진다. 장기적인 흡연, 운동 부족, 지방함량이 높은 식단, 알코올의 과다섭취가 심장병과 뇌졸중을 발생시키는 주요한 영향 요인이다.

증가하고, 산소 소비가 20% 증가한다. 그러나, 폐의 잔기량이 20% 증가하기 때문에 흔히 피로와 숨가쁨이 나타난다. 자궁의 크기가 커져서, 속 쓰림과 변비가 나타난다. 임신 말기가 가까워 옴에 따라, 골반인대와 관절이 연화되어 출산을 촉진시키지만, 이것이 걷는 데 불편을 초래할 수 있다. 대부분의 여성들은 임신 기간 동안 적당한 운동을 하면 도움이 된다.

건강 증진

지난 반 세기 동안, 젊은 청년들의 사망률이 거의 절반으로 줄어들었다. 그러나, 안타깝게도 44세까지의 젊은 미국인 청년들의 주된 사망 이유가 사고이다. 이 시기가 바로 개인의 유전적 영향과 함께 행동 습관, 즉 식사, 흡연, 운동이 그 이후의 건강 상태를 결정짓는 데 영향을 미치는 시기이다.

안타깝게도, 44세까지의 젊은 미국인 청년들의 주된 사망 이유가 사고이다.

일차 예방(primary prevention)은 건강한 사람들의 질병과 손상을 예방하려는 노력을 말한다. 예를 들면, 예방주사, 안전벨트의 착용, 유방 자가 검진이 있다. 건강증진이 방향으로 건강한 생활양식의 선택을 통해 행복을 증진시키는 진행된다. 미국 보건후생성에서는 건강증진과 질병예방을 위한 가장 중요한 4가지 우선순위 영역으로 신체 활동과 운동, 영양상태, 흡연, 알코올 섭취를 들었다. 그 외의 중요한 범주에는 정신 건강, 가족계획, 폭력이 포함된다.

일차 예방(primary prevention)은 건강한 사람들의 질병과 손상을 예방하려는 노력을 말한다. 예를 들면, 예방주사, 안전벨트의 착용, 유방 자가 검진이 있다. 건강증진이 건강한 생활양식의 선택을 통해 행복을 증진시키는 방향으로 진행된다.

청년기는 좋은 건강습관을 형성하기에 가장 좋은 황금 시간이다. 건강 신념 모델에서는 건강과 행동 간의 관계를 다룬다. 이 모델의 첫 번째와 두 번째의 구성요소는 특정 질병에 대한 민감성 자각과 질병의 심각성 자각이고, 세 번째 구성요소는 예방 조치를 취하는 비용과 혜택에 대한 평가이다.

예를 들어, 아버지가 55세에 심장병으로 사망하셨고, 현재 대상자의 연령이 45세, 흡연중이며, 과체중이라면 가까운 미래에 심각한 질병에 걸릴 수 있다는 사실을 인지할 것이다. 체중 감량과 금연으로 인해 얻을 수 있는 장점에 대한 인지가 시간과 돈, 건강악화에 드는 비용 등에 대한 인

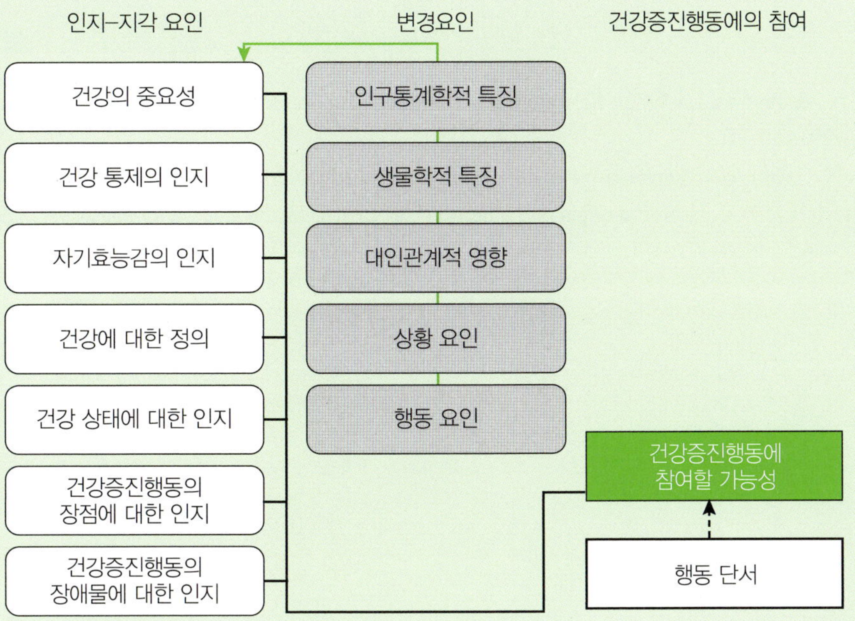

출처: Pender, Nola J., *Health Promotion in Nursing Practice*, 3rd Edition, © 1996, Pg. 52. Reprinted by permission of Pearson Education, Inc., Upper Saddle River, NJ.

그림 60-3 건강증진모델

예를 들어, 아버지가 55세에 심장병으로 사망하셨고, 현재 대상자의 연령이 45세, 흡연중이며, 과체중이라면 가까운 미래에 심각한 질병에 걸릴 수 있다는 사실을 인지할 것이다.

지보다 더 클 수 있다. 만약 개인적으로 심장병과 관련된 경험이 전혀 없고 30세 미만의 연령이라면 스스로 병에 걸릴 거라고 생각하지 않을 것이다. 이 경우에는, 먹는 식사에 주의하고 금연하는 행동의 번거로움이 이로 인해 얻을 수 있는 장점에 대한 인지보다 더 클 것이다.

건강증진모델(그림 60-3)은 건강증진행동을 채택하기로 선택할 가능성을 다룬다. 인지 지각 요인에는 자신의 건강 정도에 대한 인식, 건강에 대한 통제 정도, 습관을 바꿀 수 있다고 생각하는지의 여부, 건강 행동으로 인한 이점 등이 포함된다. 이러한 요인에는 연령, 대인간의 영향, 사회집단, 교육과 같은 요인에 의해 변경된다. 예를 들어, 살을 빼고 싶지만, 체중 문제를 유전으로 물려받았다고 생각한다면 건강에 대한 통제를 해야 한다고 인식을 하지 않을 것이고, 이러한 이유로 식사 습관을 바꾸게 될 가능성은 낮다.

인지 지각 요인에는 자신의 건강 정도에 대한 인식, 건강에 대한 통제 정도, 습관을 바꿀 수 있다고 생각하는지의 여부, 건강 행동으로 인한 이점 등이 포함된다. 이러한 요인에는 연령, 대인간의 영향, 사회집단, 교육과 같은 요인에 의해 변경된다.

출처

- Belloe, N., & Breslow, L. (1972). Relationship of physical health status and health practices. *Preventive Medicine, 1*, 409–421.
- Pender, N. (1996). *Health promotion and nursing practice* (3rd ed.). Norwalk, CT: Appleton-Century-Crofts.
- Rosenstoch, I. (1974). Historical origin of the health belief model. *Health Education Monograph, 2*, 334.

61장

성인 초기: 인지발달

미리보기

- 인생 중 성인기 초기의 단계로 이동해 감에 따라, 3가지의 변화를 경험하게 된다.
- 성인 초기의 사고의 핵심이 되는 특징 중 하나는 언어적 진술을 분석하는 경향이다.
- 피아제(Piaget)의 형식적 조작 단계가 여전히 성인 사고에 관한 모든 분석의 시작점이 되고 있다.
- 페리(Perry)는 청소년들이 청소년 사고에서 성인 사고로 전환되어 감에 따라, 다양한 의견과 타인의 여러 가지의 관점을 인지하기 시작한다는 가설을 설정하였다.
- 샤이에(Schaie)는 인간수명의 다양한 시점에서의 사고 단계와 관련이 있는 성인 인지발달 이론을 제안하였다.

주요어휘

- □ 반성적 사고(reflective thinking)
- □ 성취단계(achieving stage)
- □ 형식적 조작기(formal operational stage)
- □ 후형식적 사고(postformal thought)

사춘기에서 성인 초기로의 전환시 3가지의 변화가 나타난다.

사춘기에서 성인 초기로의 전환시 3가지의 변형이 일어난다.

1. 초기의 인지발달을 토대로 사용하는 청장년으로서의 사고 변화의 구조는 독특한 사고 방식에 의존한다.
2. 청장년들은 인생의 첫발을 내딛음에 따라 특정 분야에서 전문 지식의 습득에 집중한다.
3. 지적 발달의 경로가 성인기 동안에 비교적 안정적으로 유지되거나 급격하게 쇠퇴할 수 있다.

성인기 사고로의 전환

사춘기에 시작하여 성인 초기에 좀 더 확고하게 뿌리를 내리게 된 성인기 사고의 한 가지 주요한 특징은 언어적 표현을 분석하고 형식적 명제로서의 타당성을 평가하는 경향이다. 어떤 문제에 직면했을 때, 성인은 즉시 가능성을 탐색한다. 성인은 상황을 신중하게 조사하고, 모든 가능한 해결책들을 찾아본 다음, 선택가능한 내용들을 분석하여 어느 것이 가장 최상의 가능한 답변인지를 결정한다. 성인은 과학적 추론 단계를 따른다.

사춘기에 시작하여 성인기 초기에 좀 더 확고하게 뿌리를 내리게 된 성인 사고의 한 가지 주요한 특징은 언어적 표현을 분석하고 형식적 명제로서의 타당성을 평가하는 경향이다.

성인기 사고의 또 다른 주목할 만한 구성요소는 정보 처리를 위해 더 큰 역량과 결합된 구체적 지식의 습득이다. 이러한 두 가지의 특징에 더해 빠른 속도와 정확도는 문제 해결에 필요한 추론 능력에 기여한다. 예를 들면, 기억력이 향상된 성인은 비슷한 문제와 그러한 문제를 풀었던 방식을 기억해냄으로써 훨씬 쉽게 문제를 해결할 수 있다.

성인기 사고의 또 다른 주목할 만한 구성요소는 정보 처리를 위한 더 큰 역량과 결합된 구체적 지식의 습득이다.

성인기 사고에 대한 설명

피아제의 연구를 뛰어 넘는 성인기 사고의 변화를 설명하기 위해 여러 가지 이론들이 제안되었다. 이러한 이론적 노력들은 **반성적 사고(reflective thinking)**를 관여하는 개인의 능력 향상에 관한 조사였다. 또한 새로운 연구에서도 감정과 실무적 경험을 포함한 **후형식적 사고(post-formal thought)**의 차원에 대해 조사하였다.

이러한 이론적 노력들은 **반성적 사고(reflective thinking)**를 관여하는 개인의 능력 향상에 관한 조사였다. 또한 새로운 연구에서도 감정과 실무적 경험을 포함한 **후형식적 사고(postformal thought)**의 차원에 대해 조사하였다.

그럼에도 불구하고, 피아제의 성인기 사고에 대한 해석은 초기적 고려(initial consideration)를 요구한다. 피아제의 최종 단계, 즉, **형식적 조작기(formal operational stage)**는 청소년과 성인의 사고에 대한 그의 해석을 보여준다. 피아제는 형식적 조작적 사고에 여러 필수적인 특징들이 있다고 믿었다.

- 이 인지발달 단계에 있는 사람들은 현실과 가능성을 구분할 수 있다. 어떤 문제에서 모든 가능한 관계를 식별해내려고 노력한 다음, 정신적 실험과 논리적 분석을 통해, 어느 것이 진실인지를 발견해 낼 수 있다.
- 형식적 조작적 사고는 명제적이다. 다시 말하면, 사람들은 진술과 명제를 사용하여 결론에 도달할 수 있다.
- 형식적 조작적 사고를 하는 사람들은 모든 이용가능한 정보를 수집한 다음 가능한 많은 변수를 결합시켜 문제를 공략한다.

피아제는 형식적 조작적 사고에 여러 필수적인 특징들이 있다고 믿었다.

성인기 인지발달에 집중한 이론가들 중에는 각각 4년간의 대학생활 말에 67명의 하버드대학교와 래드클리프 대학교 학생들을 대상으로 면담을 실시하여 청장년의 사고가 청소년의 사고와 다른 여러 중요한 방식들을 발견하였던 윌리엄 페리(1970, 1981)가 있다. 어린 학생이었던 대상자들은 옳고 그름과 좋고 나쁨에 관해 엄격한 생각을 가지고 있었다. 그러나, 이러한 엄격한, 이원론적인 사고가 점점 유연해졌고, 이때 많은 문제에 관한 의견들이 타인의 의견만큼 좋다는 사실을 깨닫기 시작했다. 계속 지식을 축적하고 어떻게 그들의 가치가 사고에 영향을 미쳤는지를 더 잘 이해할 수 있게 됨에 따라, 청년들은 자신의 믿음에 확고해졌다. 다시 말해서, 다른 유효한 가능성들이 존재한다는 사실을 동시에 받아들이면서, 나름대로의 결정에 도달하였고, 그들의 신념에 충실하였다(윌리엄 페리의 사상을 평가하고 보편성을 평가할 때, 매우 선택 받은, 교육을 받은 소집단에서 그의 대상자들이 추출되었다는 사실을 기억하라).

성인 인지발달에 집중한 이론가들 중에는 각각 4년간의 대학생활 말에 67명의 하버드대학교와 래드클리프 대학교 학생들을 대상으로 인터뷰를 실시하여 청장년의 사고가 청소년의 사고와 다른 여러 중요한 방식들을 발견하였던 윌리엄 페리(1970, 1981)가 있다.

성인 초기 인지발달에 관한 또 다른 설명은 K. 워너 샤이에(1977, 1994)가 제안하였다.

성인 초기 인지발달에 관한 또 다른 설명은 K. 워너 샤이에(1977, 1994)가 제안하였다. 샤이에는 인지 능력을 사용하는 방법에 있어서 청장년들이 청소년들과 다르다고 믿었다. 청장년들이 접하는 문제가 더욱 복잡해지고, 청장년들이 직면한 상황이 훨씬 다양하며, 청장년들이 내리는 결정이 훨씬 더 중요해진다. 비록 청장년들이 구체적이고, 좀 더 제한된 분야에서 지식을 계속 습득해 나가지만, 그들의 인지적 초점은 지식의 적용까지 더 많이 연장된다.

샤이에는 성인 인지를 추적하고 설명할 수 있는 여러 단계를 구성하였다. 그는 어떻게 청장년들이 경력, 결혼, 가족과 같은 장기적 영향을 미치는 상황에 대해 그들의 인지 능력을 적용하는지를 나타내기 위해 초기 성인 단계를 **성취 단계(achieving stage)**라고 불렀다(표 61-1).

표 61-1 성인초기의 인지발달 이론
피아제: 형식적 조작적 사고
페리: 경직-유연-헌신
샤이에: 성취 단계(지식 적용)

건강관리자를 위한 시사점

청장년들은 비교적 건강한 상태를 나타내는데, 이것은 이 연령집단에게 건강관리를 제안할 때 통찰력과 창의력이 필요하다는 의미이다. 이번 장에 기술된 인지 능력을 갖추고 있는 청장년들이기에, 건강관리자가 제안하는 치료 절차를 이해할 가능성이 높다. 단과대학이나 종합대학 컴퍼스에서 이 연령집단에 해당하는 많은 사람들을 만나게 될 것이다. 결과적으로, 건강교육 구성요소를 포함한 내용이나 또래 상담 집단을 통해 긍정적인 건강 행동을 강조하는 프로그램을 실시하기 위한 노력을 해야 한다. 청장년들이 모이는 장소에서 건강 증진과 보호를 위한 가능한 많은 기회를 제공하도록 한다.

출처

- Berk, L. (2008). *Development through the lifespan*. Needham Heights, MA: Allyn & Bacon.
- Flavell, J., Miller, P., & Miller, S. (1993). *Cognitive development*. Englewood Cliffs, NJ: Prentice Hall.
- Inhelder, B., & Piaget, J. (1958). *The growth of logical thinking from childhood to adolescence*. New York: Basic Books.
- Perry, W. (1970). *Forms of intellectual and ethical development in the college years*. New York: Holt, Rinehart and Winston.
- Perry, W. (1981). Cognitive and ethical growth. In A. Chickering (Ed.), *The modern American college*. San Francisco: Jossey-Bass.
- Piaget, J. (1950). *The psychology of intelligence*. Oxon, Great Britain: Routledge and Kegan Paul.
- Piaget, J. (1971). *Biology and Knowledge*. Chicago: University of Chicago Press.
- Piaget, J., & Inhelder, B. (1969). *The psychology of the child*. New York: Basic Books.
- Schaie, K. W. (1977). Toward a stage theory of adult cognitive development. *Aging and Human Development, 8*, 129–138.
- Schaie, K. W. (1994). The course of adult intellectual development. *American Psychologist, 49*, 304–313.
- Siegler, R., & Richards, D. (1982). The development of intelligence. In R. Sternberg (Ed.), *Handbook of human intelligence*. New York: Cambridge University Press.

미리보기

- 성인 초기는 종종 "첫경험의 시기(time of firsts)"라고 불린다.
- 이 시기가 에릭슨이 주장한 "친밀감 대 고립"의 단계를 구성한다.
- 심리학자 대니얼 레빈슨은 인간 생애에 관한 연구에서 "인간의 삶의 계절"에 초점을 맞추었다.
- 성인 발달 연구는 노화 과정에 관한 수많은 통찰력을 제공하였다.

62장

성인 초기: 심리사회발달

주요어휘

- □ 고립(isolation)
- □ 삶의 계절(seasons of life)
- □ 성의 분리(gender splitting)
- □ 성인 발달 연구(study of adult development)
- □ 친밀감(intimacy)

성인 초기는 종종 "첫경험의 시기(time of firsts)"라고 불린다. 예를 들면, 직업, 결혼, 임신, 자녀, 자녀 교육, 주택 구매 등이 모두 처음 해 보는 경험들이다(표 62-1). 이 시기는 모든 사람들에게 시험기이고, 그들은 이제 비교적 독립적이고 자유롭게 실수를 저지를 수 있다. 정신과의사 조지 발리안트(1993)는 인생주기를 다룬 유명한 학자로 성인 초기의 "두 가지의 불안감"을 언급하였다. 그것은 또 다른 한 사람에 대한 헌신과 선택한 직업에서의 성공이다. 결혼은 하지 않고 동거하며 사는 커플, 게이와 레즈비언과 같은 삶의 방식, 높은 이혼율, 불안한 경제, 고용관행의 변화 등의 현상이 나타나는 현대 사회에서, 성인 초기 발달에 있어 지속적으로 동반되는 것이 변화이다.

정신과의사 조지 발리안트(1993)는 인생주기를 다룬 유명한 학자로 성인 초기의 "두 가지의 불안감"을 언급하였다.

친밀감과 고립

에릭슨(1959)의 성인 초기에 관한 해석은 인간 발달의 6단계인 **친밀감(intimacy)** 대 **고립(isolation)**, 즉 한 사람의 또 다른 사람에 대한 친밀한 헌신에서 찾아볼 수 있다. 긍정적인 친밀감은 독립심에 필요한 핵심을 동시에 보유하면서 상호의존적이고, 헌신적이며, 친밀한 태도로 또 다른 사람과 함께 한다는 의미를 내포한다. 이러한 두 가지의 반대되는 속성에 대한 조정이 에릭슨의 6단계의 기본 갈등으로 이어진다. 이 단계의 위기 해결은 내적인 영향(개인의 사랑에 대한 역량)과 외적인 영향(개인의 파트너)에 따라 달라진다.

에릭슨(1959)의 성인 초기에 관한 해석은 수명주기 단계 6 **친밀감(intimacy)** 대 **고립(isolation)**, 즉 한 사람의 또 다른 사람에 대한 친밀한 헌신에서 찾아볼 수 있다.

이 시기에, 정체성 위기는 독립적-의존적 갈등을 해결하려는 노력의 결과로서 다시 나타날 수 있다. 이러한 갈등을 해결하지 않으면 자기 자신의 모습을 파트너를 통해 정의하게 되어 자존감과 자발성이 침해된다. 그러나, 또 다른 사람과의 친밀감을 달성한 사람은 다른 관계에 있어서도 편안하다는 인식을 전달하게 되고, 혼자 있어도 아무렇지도 않은 상태가 된다.

표 62-1 성인 초기의 과제

배우자 선택하기
배우자와 사는 법 배우기
가족생활의 시작
자녀 양육
가정 관리
직업 시작
시민으로서의 책임감 수행
마음에 맞는 사회 집단 찾기

인간 삶의 계절

주요한 4가지의 **삶의 계절(seasons of life)**이 있다고 믿었던 예일대학교 심리학자 대니얼 레빈슨은 생애주기에 관한 유명한 두 차례의 연구를 실시하였다. 한 번의 연구는 1978년 남성을 대상으로 한 연구였고, 다른 한 연구는 1996년 여성을 대상으로 한 연구였다. 레빈슨의 연구에서 핵심 개념은 인생 구조에 관한 개념, 즉 어떤 주어진 시간에서든 개인의 삶의 기본 양상이나 설계이다. 삶의 구조는 스스로가 중요하다고 생각하는 것이면 무엇이든 다 된다. 예를 들어, 또 다른 사람이나 제도, 직업 등을 들 수 있다. 대부분의 사람들에게, 삶의 구조는 가족과 일을 중심으로 형성된다. 레빈슨은 성인 초기의 남성들이 아래와 같이 여러 주요한 과제에 직면한다고 믿었다.

> 주요한 4가지의 **삶의 계절(seasons of life)**이 있다고 믿었던 예일대학교 심리학자 대니얼 레빈슨은 생애주기에 관한 유명한 두 차례의 연구를 실시하였다. 한 번의 연구는 1978년 남성을 대상으로 한 연구였고, 다른 한 연구는 1996년 여성을 대상으로 한 연구였다.

- 이 시기에 남성은 활기가 넘쳐나고 앞으로 놓여진 과제에 대한 동기부여와 에너지를 제공하는 꿈이나 비전이 발달한다. 대부분의 남성들에게, 꿈은 진로선택이나 선택한 직업에서 성공하기 위한 길을 상세하게 기록한 청사진과 관련이 있다.
- 꿈을 형성하는 것은 보통 좀 더 나이가 많은 동료인 멘토와의 관계와 밀접한 관련이 있다. 그러나, 가끔은 친구나 친척이 이 역할을 해줄 수도 있다.
- 이 시기에, 남성들은 배우자를 선택하고 그 사람과의 관계의 특성과 질을 결정한다.

약 30세에, 남성들은 일반적으로 자신의 삶의 질, 즉 삶의 구조에 의심을 갖고 그러한 삶을 개선하는 방법에 대해 고민하는 전환기(transition period)를 겪는다. 성인 초기 후반에 남성들은 직업을 굳건히 하고, 조화로운 가족 관계를 수립하며, 지역사회의 문제에 더 많이 관여하는 데 초점을 맞춘다.

이 시기의 여성들의 경로는 비록 비슷하지만, 남성과는 다른 시간표를 따라 행동한다. **성의 분리(gender splitting**: 남성과 여성을 분리시키는 엄격한 구분)가 현대사회의 여성 역할에 대한 사고의 변화 때문에 쇠퇴해 왔다. 출산율 저하와 높은 이혼율 때문에 여성은 주부, 남성은 부양자라는 개념이 더 이상 가족 생활의 표준이 아니다.

삶에의 적응

1938년, 하버드대학교의 두 물리학자인 알리 복(Arlie Bock)과 클라크 히스(Clark Heath)(1945)는 건강한 인간의 삶을 연구하기 위해 독지가인 윌리엄 T. 그랜트로부터 보조금을 받았다. 그들은 **성인발달연구(Study of Adult Development)**를 위해 268명의 대학교 2학년생들을 선발하였으며 이들 중 대부분이 약 1920년에 출생하였다(연구를 진행하는 중에 2명 중 한 명이 학교를 중퇴하였다). 이 선발된 학생들에 대해 계속 추적조사를 실시하여(이들 중 일부분은 여전히 최근 2002년에도 참여하고 있었다), 직업과 가족, 신체 및 심리적 건강에 대해서도 조사하였다.

1938년, 하버드 대학교의 두 물리학자인 알리 복(Arlie Bock)과 클라크 히스(Clark Heath)(1945)는 건강한 인간의 삶을 연구하기 위해 독지가인 윌리엄 T. 그랜트로부터 보조금을 받았다. 그들은 **성인발달연구(Study of Adult Development)**를 위해 268명의 대학교 2학년생들을 선발하였다.

조지 발리안트(1977/1995)는 대부분의 남성들에 관한 전형적인 발달 경로에 대해 기술하였다. 20대와 30대에, 남성은 부모로부터 독립을 하고 자기의 가족을 꾸려나가기 시작한다. 30대와 40대의 언제쯤에는, 파트너와 원하는 친밀감을 달성한 후에, 진로 강화의 단계로 들어갔다. 다시 말하면, 남성들은 명확하게 진로 선택과 목표를 헌신과 보상, 만족, 능력을 특징으로 한다고 정의하였다. 조지 발리안트가 지적하였듯이, 이러한 4가지의 단어가 진로와 직업을 구분해 주는 말이다.

건강관리자를 위한 시사점

성인 초기는 일반적으로 건강상태가 양호한 시기이다. 그러나 점점 더 많은 젊은 청년들이 좋은 식사와 운동, 규칙적인 건강검진의 예방적 장점에 대해 인식을 하고 있다. 결과적으로, 긍정적인 건강 행동, 안전 행동, 식사, 운동, 성생활, 중독, 스트레스가 오늘날의 젊은 청년들 사이에서 널리 논의되고 있는 주제이다.

양호한 건강이 유지되는 이러한 시기를 연장시키기 위한 목적으로 설계된 실천 프로그램을 장려해야 한다. 대학수준에서는 이러한 프로그램의 기회를 장려하면서 건강 정보도 제공하는 강의와 세미나, 건강축제를 할 수 있는 자연스러운 환경이다. 비즈니스 환경에서는, 영양상태, 스트레스 관리, 혈압 모니터링, 흡연 감소, 대인 관계와 같은 주제들이 직장인에게 적절한 주제이다.

출처

- Erikson, E. (1950). *Childhood and society*. New York: W. W. Norton.
- Erikson, E. (1959). *Identify and the life cycle*. New York: International Universities Press.
- Havighurst, R. (1972). *Developmental tasks and education*. New York: McKay.
- Heath, C. W. (1945). *What people are*. Cambridge, MA: Harvard University Press.
- Levinson, D. (1978). *The seasons of a man's life*. New York: Knopf.
- Levinson, D. (1996). *The seasons of a woman's life*. New York: Knopf.
- Valliant, G. (1977/1995). *Adaptation to life*. Boston: Little, Brown & Company.
- Valliant, G. (1993). *The wisdom of the ego*. Cambridge, MA: Harvard University Press.

미리보기

- 확률이론에서는 노화가 무작위적이고, 누적되며, 미시적인 것이라고 제시한다.
- 비확률이론에서는 노화를 세포의 삶에 유전적으로 프로그램화된 것이라고 해석한다.
- 성인 중기에는 체중 증가가 흔히 나타나는 문제이다.
- 성인 중기에는 시력과 청력이 모두 감소한다.
- 심혈관계 질병이 미국 내 성인들의 주요한 사망 원인이다.
- 중년 여성들의 가장 심각한 신체 변화는 폐경이다.

63장

성인 중기: 신체건강

주요어휘

☐ 멜라닌(melanin)
☐ 비확률적(nonstochastic)
☐ 심혈관계 질병(cardiovascular disease: CVD)
☐ 유리기설(free radical theory)
☐ 치주질환(periodontal disease)
☐ 폐경(menopause)
☐ 확률적(stochastic)

노화과정

잉태하는 순간부터 생식 역량의 최정점에 도달할 때까지 자연은 생명을 가져다준다. 그 이후에는, 이러한 생명을 유지하려는 어떠한 유전적 계획도 없다. 즉, 생명은 비축된 힘으로만 달려간다. 노화는 질병이 아니다. 그러나, 질병의 발생률이 연령이 많아짐에 따라 증가하고, 질병이 좀 더 빨리 사람들을 노화로 이끈다.

노화는 질병이 아니다. 하지만, 질병의 발생률이 나이가 들어감에 따라 증가하고, 질병이 좀 더 빨리 사람들을 노화하게 만든다.

확률(stochastic) 이론은 노화 사건들이 무작위적이고, 누적되며, 미시적인 것이라고 말한다. 예를 들면, 방사선에 대한 무작위 노출이 DNA의 변형을 유발시켜, 세포의 작동 불능의 원인이 될 수 있다. 유리기(산소 신진대사의 부산물)에 의한 세포막에 대한 손상이 또 다른 확률 이론이다. **유리기설(free radical theory)**은 교차 이론 또는 결합 조직이론과 관련이 있다. 유리기설은 단백질, 핵산, 콜라겐과 같이 분리되어 있을 때 가장 최상의 효과를 발휘하는 분자 구조를 화학적 반응을 통해 결합시킬 수 있다고 제안한다. 이러한 구조가 피부, 근육, 혈관과 같은 연조직의 구성을 변화시켜, 효과를 억제시킨다. **비확률(nonstochastic)** 이론은 노화가 세포의 생명에 유전적으로 프로그램화되어있다고 제안한다. 예를 들면, 유전 시간표가 난소의 활동을 중단시켜 폐경을 유발시킨다.

확률(stochastic) 이론은 노화 사건들이 무작위적이고, 누적되며, 미시적인 것이라고 말한다. **비확률(nonstochastic)** 이론은 노화가 세포의 생명에 유전적으로 프로그램화되어 있다고 제안한다. 예를 들면, 유전 시간표가 난소의 활동을 중단시켜 폐경을 유발시킨다.

노화관련변화

체중

무지방 신체 질량(lean body mass) 대 지방(fat)의 비율이 시간이 지남에 따라서 감소한다. 제지방조직(lean tissue)의 신진대사 요구가 지방의 신진대사 요구보다 더 크기 때문에 신진대사 요구는 중년기에 감소한다. 더 적은 양의 칼로리와 지방을 섭취하고 운동을 증가시켜도 성인은 체중이 증가한다.

저지방 신체 질량(lean body mass) 대 지방(fat)의 비율이 시간이 지남에 따라 감소한다.

피부, 머리카락, 치아

햇빛, 특히 자외선에 대한 노출이 엘라스틴의 과증식과 표피 아래에 피부층인 피부 속 콜라겐의 손실을 초래한다. 주름과 처짐도 결합조직과 지방의 피하지방층이 변할 때 발생한다.

머리카락은 모낭 속 멜라노사이트라고 불리는 세포에 의해 생성된 **멜라닌(melanin)**에 의해 색깔이 만들어진다. 이러한 세포가 성인 중기에 소모되면 다시 대체되지 못한다. 그 결과, 머리카락이 색깔을 잃고 회색이나 백색으로 변한다.

치주질환(periodontal disease)은 성인 중기에 처음에는 치은염으로 나타난다. 치태(plaque)가 잇몸을 자극하여, 염증을 일으키며, 출혈이 잘 되는 잇몸으로 만든다. 치태가 축적되어 쌓여감에 따라, 잇몸도 치아에서 물러나기 시작하고, 치아 사이의 빈 공간이 나타난다(치주염). 결국, 치아가 헐거워진 상태가 되고, 잇몸은 감염된다. 최상의 예방 조치는 위생관리를 잘 하는 것이다.

시력과 청력

돋보기 안경이 필요해진다면 그것은 바로 중년을 나타내는 결정적인 표시이다. 눈의 안쪽 렌즈가 두꺼워지고, 안구가 길쭉해진다. 굴절된 이미지가 망막까지 못 미치고, 눈에서 18인치 정도의 이내의 물체들은 초점에서 벗어나게 되는데, 이것을 노안이라고 부른다. 노인성 난청은 고주파수(3,000~ 40,00 헤르츠)의 소리를 들을 수 있는 능력의 감소를 말한다. 성인 중기의 성인은 가끔 높은 범위대에서 발견되는 자음 소리를 듣지 못한다. "Bed", "bet", "vet"의 소리가 모두 똑같이 들리는데, 특히 배경소음이 들린다면 더욱 그러하다.

굴절된 이미지가 망막까지 못 미치고, 눈에서 18인치 정도의 이내의 물체들은 초점에서 벗어나게 되는데, 이것을 노안이라고 부른다.

근골격계의 변화

성인 중기가 되면 세포가 마모가 되고 이것이 대체되지 않기 때문에 골부피와 근섬유의 상당한 손실이 발생한다. 연골의 수분함량은 관절내 관절 낭액이 만들어지는 양이 줄어들기 때문에 감소한다. 이용할 수 있는 윤활유가 없으면 관절, 특히 무릎이 뻣뻣해진다. 힘과 지구력의 감소율은 개인마다 크게 다르다. 노화 하나만이 아닌 운동부족, 영양상태, 질병이 이러한 감소율에 영향을 미치는 요인이다.

심혈관계의 변화

심장과 횡격막의 세포, 즉 계속해서 사용하고 있는 두 근육은 나이가 들어도 많이 변화하지 않는다. 그러나 심장과 혈관의 탄력성은 주로 식사, 흡연, 운동부족과 관련된 다른 요인들에 의해 변화된다. 지방과 결합조직이 근육이나 심장과 좁은 동맥의 신경세포에 침투한다. 산소가 잘 공급되지 않은 혈액이 심근에 영향을 미친다. 산소가 공급된 혈액의 심근으로의 흐름의 감소와 심근내 전기전도의 변경, 심장 판막내 침입한 근육세포의 비효율성이 모두 심장의 기능을 억제시킬 수 있다.

심혈관계 질병(CVD)은 미국 내 성인들에게 나타나는 사망의 주요한 원인이다. 1948년부터, 프라밍햄심장병조사에서 수천 명의 남성과 여성들을 대상으로 모니터링을 실시하여 CVD의 주요한 위험 요인을 식별해 내고 심장병과 뇌졸중의 발생과 예방에 있어서 식사와 운동, 스트레스의 역할에 대해 설명하였다(표 63-1). 1991년, 국립보건원에서 폐경기 이후의 여성들을 대상으로 CVD에 관한 연구를 진행하기 위해 여성건강계획(Women's Health Initiative)을 시작하였다.

심혈관계 질병(CVD)은 미국내 성인들에게 나타나는 사망의 주요한 원인이다.

CVD의 유병률은 남성과 여성이 동일하다. 단, 여성은 남성보다 약 10년 늦게 이 질병이 발생한다. 여성은 폐경기 이전에 "에스트로겐 우산(estrogen umbrella)"에 의해 CVD로부터 보호를 받는 것 같다. 폐경기 이후, CVD와 골다공증의 발생 위험이 증가하여, 성인 중기 여성들의 호르몬 대체 요법이 얼마나 중요한지 그 가치에 관한 논쟁을 촉발시킨다.

생식의 변화

폐경(menopause)은 성인 중기 여성들에게 나타나는 가장 중요한 신체적 변화이다. 폐경과 관련된 증상은 에스트로겐 생성의 감소와 관련이 있다.

에스트로겐 감소 속도가 빠를수록, 증상은 훨씬 심각해진다. 예로, 과다출혈, 일과성 열감, 다한, 불면증, 흥분성 등이 있다. 담배를 많이 피우는 여성이라면 폐경기를 일찍 경험하고, 비흡연자와 비교할 때 에스트로겐의 수치가 급격하게 떨어질 수 있다.

표 63-1 심혈관계질환과 뇌졸중: 위험요인

위험요인	위험에 관한 설명
흡연[a]	폐손상 → 산소 교환이 원활하지 않음 → 주요 시스템에 산소 공급이 부족 → 심장 부하량의 증가 + 고혈압
고혈압[a] 〉160/90 mm Hg	혈관의 탄력성 감소 → 심장 부하량의 증가 + 뇌로 들어가는 혈류의 손상(→ 뇌졸중)과 심근으로 들어가는 혈류의 손상(→ 심근경색)
당뇨병(제1형)[a]	고혈당 → 혈관의 만성적 손상 → 말초혈관질환의 위험성 증가 → 심장과 폐를 통해 사지로 또는 사지에서 흘러나가는 혈류의 손상
고 콜레스테롤: 총 콜레스테롤〉200 mg/dL LDL〉180 mg/dL	플라그(plaque)의 증가 → 동맥의 직경이 좁아짐 + 동맥내 혈전 + 혈관내벽의 손상 → 고혈압 + 심장 부하량의 증가 + 심근으로 들어가는 혈류의 손상(→ 심근경색)과 뇌로 들어가는 혈류의 손상(→ 뇌졸중)
비만	고지방식 + 신체활동 부족 → 심장부하량의 증가 + 당뇨병과 고혈압의 위험성 증가
스트레스	심박동수와 혈압의 증가, 간에서 콜레스테롤과 지방산을 혈류로 방출
알코올 과다섭취	식물 칼로리 + 열악한 식습관 + 운동 부족 → 동맥 혈압을 증가시킴 → 심장의 과부하

LDL = 저밀도 지방 단백질

a. 프래밍험 심장병 연구에 따른 주요 위험 요인을 나타낸다.

미리보기

- 성인 중기에, 사람들은 자신들의 영향과 생애의 정점에 도달한다.
- 지적 수행능력의 안정성과 관련한 지식의 상당부분이 인지 검사의 사용을 통해 증명되었다.
- 결정적 지능과 유동성 지능에 대한 평가와 시애틀 종단연구와 같은 종단적 연구와 함께 지능에 관한 기본 검사가 지능의 유지와 쇠퇴에 대한 유용한 통찰력을 제공해 주었다.

64장

성인 중기: 인지발달

주요어휘

- □ 결정적 지능(crystallized intelligence)
- □ 성인용 웩슬러 지능 검사–개정판(Wechsler Adult Intelligence Scale–Revised)
- □ 스탠퍼드–비네방식(Stanford–Binet)
- □ 유동성 지능(fluid intelligence)
- □ 정상 상태(normality)

성인 중기 대부분의 남성들과 여성들은 직업과 가족, 지역사회에서 그들의 영향력이 정점에 도달한다. 이와 동시에, 배우자와 친밀한 유대관계를 수립하거나 어려운 관계를 수정 또는 해결해 나가는 단계를 취할 수도 있다. 이 시기의 신체적 변화(남성의 경우 심장 문제의 위험성 증가, 여성의 경우 유방암의 발생 위험 증가)가 자기평가, 심지어는 자기회의로 이어진다. 동시에, 외적인 압력, 즉 직업 요구, 가족 의무, 나이든 부모에 대한 봉양이 증가하여 많은 중년의 성인들이 자신의 능력에 의문을 갖게 되기도 한다.

지능검사의 움직임

지능, 즉 유능함과 무능함을 구분할 수 있는 흥미롭지만 수수께끼 같은 지능에 대한 정의는 모호해 수 년 동안 정의를 거부하였다. 일부 연구자들은 지능을 수량화시킬 수 있을 거라고 믿었다. 20세기가 도래하고 미국으로 이민자들이 유입해 들어옴에 따라, 교육을 위해, 직업을 위해, 궁극에는 군 복무를 위해 사람들을 분류시키는 몇 가지 방법들을 고안해야 할 필요가 생기게 되었다.

20세기가 도래하고 미국으로 이민자들이 유입해 들어옴에 따라, 교육을 위해, 직업을 위해, 궁극에는 군 복무를 위해 사람들을 분류시키는 몇 가지 방법들을 고안해야 할 필요가 생기게 되었다.

알프레드 비넷과 지능검사

알프레드 비넷(1857~1911)이 제시한 지능의 의미와 측정은 심리학의 역사에 있어서 중대한 사건이다. 지능을 측정하는 도구를 고안했다는 사실만으로도 알프레드 비넷이 지능에 대한 선입견을 가지고 연구를 시작했다는 것을 의미한다. 알프레드 비넷은 지능이 아래의 3가지 요소로 구성되어 있다고 보았다.

지능을 측정하는 도구를 고안했다는 사실만으로도 알프레드 비넷이 지능에 대한 선입견을 가지고 연구를 시작했다는 것을 의미한다. 알프레드 비넷은 지능이 아래의 3가지 요소로 구성되어 있다고 보았다.

- 방향성이 있는, 즉 특정 목표의 성취를 향한 방향으로 설정된 정신적 과정
- 잠정적인 해결책, 즉 목표를 향해 나아가면서 아이디어의 타당성을 검증하기 위한 해결책의 사용을 통해 적응할 수 있는 능력
- 판단을 내리고 해결책을 비판하는, 즉 해결책을 객관적으로 평가하는 능력

검사항목이 정상과 준정상을 구분짓게 될 때, 알프레드 비넷은 해당 검사항목을 보유하였다. 그러나, 어떠한 구분점도 나타나지 않으면 해당 검사항목을 버렸다. 알프레드 비넷은 **정상 상태(normality)**에 대해 같은 연령대의 다른 사람들도 보통의 경우에는 행할 수 있는 능력이라고 정의하였다. 미국의 심리학자인 루이스 터만은 결국 알프레드 비넷의 연구를 채택하여 미국인이 사용하기에 적절하게 조정하였다. **스탠퍼드-비네방식(Stanford-Binet)**이라 불렸던 이 검사는 개정을

거듭하여 널리 사용되어 왔다.

웩슬러의 지능 측정

뉴욕 벨뷰 병원의 임상 심리학자인 데이비드 웨슐러는 범죄자와 신경증 환자, 정신병 환자를 대상으로 한 조사에서 준정상을 파악해 내기 위해 신뢰할만한 방법이 필요했다. 그 결과, 웨슐러는 인생 주기에 걸쳐 지능을 측정하기 위한 목적으로 설계된 일련의 검사를 고안하였다.

성인용 웩슬러 지능 검사–개정판(Wechsler Adult Intelligence Scale-Revised)로 알려진 성인용 버전은 11개 하위검사로 구성되어, 6개 검사는 언어 척도 5개 검사는 수행능력척도를 포함한다. 그 결과, 3가지의 가능한 지능 점수가 존재한다. 즉, 언어능력, 수행능력, 총 IQ이다. 많은 임상의들은 진단을 목적으로 특별한 가치를 지닌 언어 및 수행능력 평가에 맞추어 지능 요소들이 분리되어 있음을 발견하였다.

결정적 지능과 유동성 지능

심리학자들은 오랫동안 결정적 지능과 유동성 지능의 개념에 강한 흥미를 느껴왔다(그림 64–1). **결정적 지능(crystallized intelligence)**에는 가족, 학교, 환경적 기회와 연관된 개별적인 차이가 포함된다. 따라서, 결정적 지능은 사실적 지식과 축적된 정보, 기본 기능의 습득에 방향이 맞추어져 있다. 이와는 대조적으로, **유동성 지능(fluid intelligence)**은 문제해결과 창의적인 노력을 활발히 한다. 유동성 지능이 결정적 지능에 비해 좀 더 유연하고 통찰력 있는 도구이다.

연구에 따르면 결정적 지능이 성인 후기에도 계속 증가하는 반면, 유동성 지능은 성인 초기에 감소하기 시작한다. 1956년에 시작된 시애틀 종단연구에서, 샤이에는 20~70세까지의 연령에서 5년 간격을 두어 남성 25명, 여성 25명 총 50개 과제에 대해 연구하였다. 약 5,000명의 대상자들이 연구에 참여하였다. 한 가지 긍정적인 연구결과는 성인기 내내 어떠한 인지적 파괴도 없이 나타났다. 대부분의 건강한 성인들은 60대와 70대에 유동성 지능이 어느 정도 쇠퇴하기 시작하지만, 결정적 지능은 70대가 되어서도 안정적으로 유지되거나 증가하기도 하였다.

이러한 전반적인 양상에도 불구하고, 개별적인 차이가 나타나는 것이 일반적이다. 예를 들면, 일부 대상자들의 경우 30대

결정적 지능(crystallized intelligence)에는 가족, 학교, 환경적 기회와 연관된 개별적인 차이가 포함된다.

이와는 대조적으로, 유동성 지능(fluid intelligence)은 문제해결과 창의적인 노력을 활발히 한다. 유동성 지능이 결정적 지능에 비해 좀 더 유연하고 통찰력 있는 도구이다.

1956년에 시작된 시애틀 종단연구에서, 샤이에는 20~70세까지의 연령에서 5년 간격을 두어 남성 25명, 여성 25명 총 50개 과제에 대해 연구하였다. 약 5,000명의 대상자들이 연구에 참여하였다.

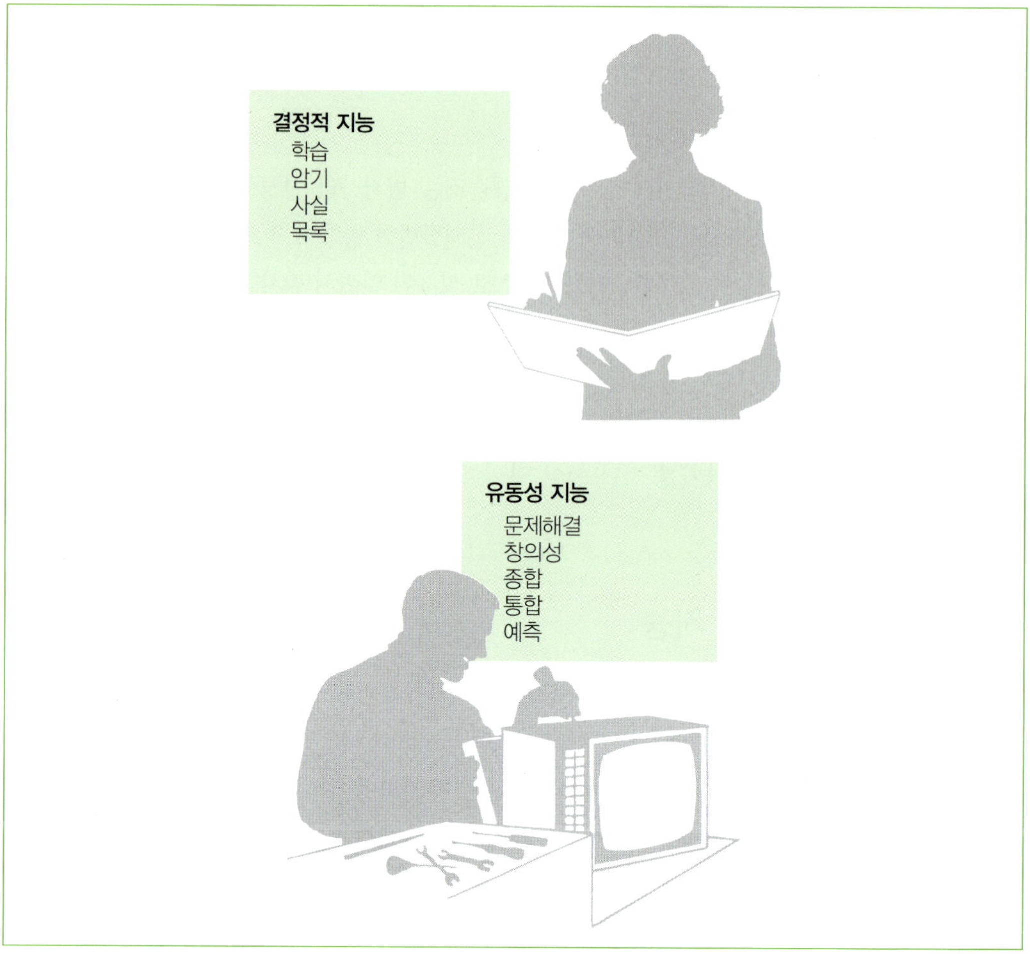

그림 64-1 성인 중기의 인지발달

초반에 쇠퇴를 보였던 반면, 어떤 사람들은 70대에도 여전히 정신적으로 기민한 상태가 유지되었다. 요약하면, 인지 능력은 성인 중기에도 쇠퇴하지 않고 잘 유지될 수 있다.

건강관리자를 위한 시사점

중년이 진행됨에 따라, 개인의 신체 상태에 대한 영향과 수 년에 걸쳐 영향을 미쳐 온 환경적인 힘, 긍정적인 또는 부정적인 인생관과 같은 성격 요인이 인지 기능을 형성하는 중요한 요인이다. 주요 질환의 부재와 만족스러운 가족 생활, 직업 만족도가 안정된 또는 정신 생활의 향상에 기여한다. 또한 중년층의 사람들은 더 어린 세대에게 관심이 많고, 종종 자식이나 어린 동료들에게 멘토 역할을 하기도 한다. 진료소, 병원, 직업 환경에서 중년의 어른들에게 건강관리를 제공할 때, 그들의 삶 속에서 긴장감이나 스트레스를 나타내는 어떠한 신호가 있는지 관찰한다.

출처

- Schaie, K. (1994). The course of adult intellectual development. *American Psychologist, 49*, 304–313.
- Sternberg, R. (1995). *Successful intelligence*. New York: Simon and Schuster.
- Weschler, D. (1939). *The measurement of adult intelligence*. Baltimore:Williams & Wilkins.
- Weschler, D. (1997). *Weschler Adult Intelligence Scale®—Third Edition (WAIS®—III)*. San Antonio, TX: Harcourt Assessment, Inc.

미리보기

- 에릭슨은 성인 중기를 생산성의 시기라고 정의하였다.
- 일반적으로 이 시기는 직업적 성취가 최고조에 달한다.
- 중년의 위기에 대한 보편성에 대해 상당한 의구심이 존재한다.
- 인성(personality)에 대한 5대 성격 요인 모델은 성격이 이 시기에 여전히 안정적임을 시사한다.
- 성인발달연구에서 건강한 노화를 예측하는 7가지 요인을 파악하였다.
- 자기효능감을 습득하는 능력이 삶의 사건들에 대한 인간 반응을 알 수 있는 통찰력 있는 도구이다.

65장

성인 중기: 심리사회발달

주요어휘

□ 5대 성격 요인 모델(five-factor model of personality)
□ 생산성(generativity)
□ 성인발달연구(study of adult development)
□ 자기 효능감(self-efficacy)
□ 중년의 위기(midlife crisis)

오늘날의 건강, 즉 식사, 운동, 수면을 고려해 볼 때, 건강한 50대 여성이 90대까지 살고, 건강한 65세 남성이 90대까지 생존 가능하다는 사실이 전혀 놀랄만한 일이 아니다. 이 연령층에 관한 종단적 연구에서 남성과 여성이 모두 실제 연령에 비해 최소 10년은 더 젊게 생각한다는 사실이 밝혀졌다.

> 오늘날의 건강, 즉 식사, 운동, 수면을 고려해 볼 때, 건강한 50대 여성이 90대까지 살고, 건강한 65세 도달한 남성이 90대까지 생존 가능하다는 사실이 전혀 놀라움으로 다가오지 않는다.

심리학적인 측면에서 말하자면, 에릭슨(1950, 1959)은 성인의 발달과업을 **생산성(generactivity)**의 달성과 침체의 회피라고 파악하였다. 생산성은 다음 세대를 안내해야 한다는 의식, 가족, 지역사회, 국가의 미래를 위한 관심의 발현을 말한다. 이와 더불어 자녀의 복지와, 좀 더 많은 지역사회와 사회적 책임을 크게 강조한다.

> 생산성은 다음 세대를 안내해야 한다는 의식, 가족, 지역사회, 국가의 미래를 위한 관심의 발현을 말한다. 이와 더불어 자녀의 복지와, 좀 더 많은 지역사회와 사회적 책임을 크게 강조한다.

이 시기에, 대부분의 남성은 생애에서 최고조에 달한다. 어떤 남성은 구조조정이라는 추세로 인해 강제로 조기 퇴직을 당할 수 있고, 다른 남성은 다양한 이유로 직장을 옮길 수 있으며, 어떤 남성은 심지어 진로를 변경할 수도 있다. 예를 들면, 힘과 속도, 평범하지 않은 운동(예: 전문적인 운동선수, 댄서, 조종사)을 요하는 직업을 선택한 사람들은 진로를 변경해야 하는 현실에 직면하게 된다. 많은 여성들은 가정 주부로서 경력단절이 된 이후 다시 취업을 하기도 한다.

> 어떤 남성은 구조조정이라는 추세로 인해 조기 퇴직을 강제로 당할 수 있고, 다른 남성은 다양한 이유로 직장을 옮길 수 있으며, 어떤 남성은 심지어 진로를 변경할 수도 있다.

코호트 차이 또는 보편적 모델?

성인 중기에 이러한 변화의 가능성을 고려해 볼 때, 최근의 연구에서는 인생 주기 동안 개인 성격의 안정성에 초점을 맞추어 왔다. 예를 들면, 코스타 앤 맥크래(1991, 1994)가 실시한 연구에서는 **중년의 위기(midlife crisis)**의 불가피성과 같은 성인 중기에 널리 수용되는 통념에 의문을 제기하였다. 연구에 따르면 이 시기의 성격은 여전히 놀라울 정도로 안정된 상태를 보인다고 한다. 코스타 앤 맥그래와 그 밖의 다른 연구자들은 **5대 성격 요인 모델**을 제시하였는데 5가지 속성이 충분한 규칙성을 보임을 시사했다(그림 65-1). 이러한 5가지 요인들이 자녀와 대학생, 성인, 그리고 남성과 여성 모두에서 일관되게 나타났다.

> 코스타 앤 맥그래와 그 밖의 다른 연구자들은 **5대 성격 요인 모델**을 제시하였는데 5가지 속성이 충분한 규칙성을 보임을 시사했다(그림 65-1). 이러한 5가지 요인이 자녀와 대학생, 성인, 그리고 남성과 여성 모두에서 일관되게 나타났다.

N 신경증(상당한 불안감, 적대감, 공격성을 보이는 사람들)
E 외향성(따뜻하고, 긍정적인 확신에 차 있고, 활동적인 사람들)
O 경험에 대한 개방성(상상력이 풍부하고, 창의적이며, 새로운 아이디어에 열린 태도를 보이는 사람들)
A 친절함(사람을 믿고, 겸손하며, 이타적인 사람들)
C 성실성(유능하고, 자기훈련을 잘 하며, 성취적인 사람들)

그림 65-1 **5대 성격 요인 모델**

인간의 기질을 다루는 이론가들은 이러한 특징들이 평생 동안 상당한 지속성을 보인다고 믿는다. 폐경이나 퇴직과 같은 경험이 대부분의 사람들에게 있어서 기본적인 성격을 바꾸어 놓는지 않는다. 개인의 성격이 수 년에 걸쳐 안정적으로 유지되어 왔다고 하더라도, 변화, 심지어 극적인 변화도 발생할 수 있다. 예를 들어, 신체 질병, 정신 질환, 비극적인 외상이 개인의 성격을 급격히 변화시킬 수 있다.

예를 들면, 코스타 앤 맥크래(1991, 1994)가 실시한 연구에서는 **중년의 위기(midlife crisis)**의 불가피성과 같은 성인 중기에 널리 수용되는 통념에 의문을 제기하였다.

중년기의 위기감

오늘날 대부분의 심리학자들은 중년의 위기의 불가피성에 대해 의문을 제기한다. 나이가 많다고 미리 예정된 위기가 앞에 드리워져 있다는 것을 의미하지는 않는다. 인간 발달의 모든 연령대에서 적용되는 것처럼, 이 시기에 흔히 나타나는 스트레스와 긴장감이 있다.

성인발달연구(study of adult development)에서, 발리안트(2002)는 건강한 노화를 예측하는 7가지 요인을 발견하였다.

- 흡연을 하지 않거나 어릴 때 담배를 끊었다.
- 적응적 대처(성숙한 방어)
- 알코올 남용을 하지 않음
- 규칙적인 운동
- 정상 체중
- 안정된 결혼생활
- 교육기간

성인발달연구(study of adult development)에서, 발리안트(2002)는 건강한 노화를 예측하는 7가지 요인을 발견하였다.

- 흡연을 하지 않거나 어릴 때 담배를 끊었다.
- 적응적 대처(성숙한 방어)
- 알코올 남용을 하지 않음
- 규칙적인 운동
- 정상 체중
- 안정된 결혼생활
- 교육기간

이러한 요인들이 긍정적인 사회망과 연결되어 있을 때, 중년의 위기를 피하고 길고 행복한 인생을 바라보려는 미래의 전망을 갖게 된다.

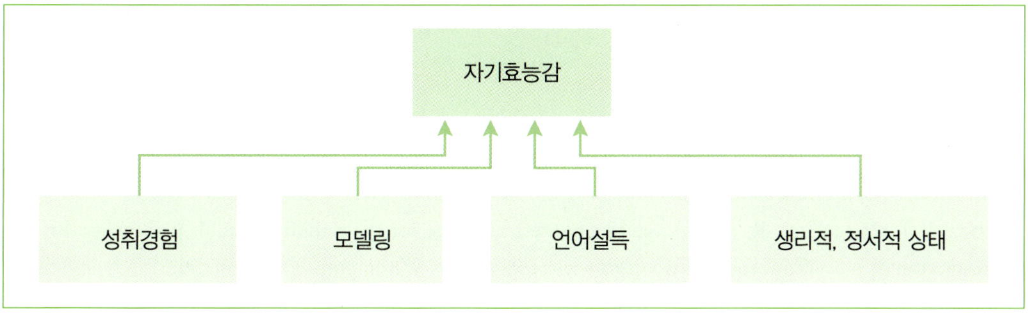

그림 65-2 **자기효능의 출처**

중년기의 자기효능

스탠포드 심리학자 앨버트 반두라(1997)는 **자기효능감(self-efficacy)**의 개념을 삶의 사건들에 대한 사람들의 반응을 이해하는 통찰력 있는 도구로 소개하였다. 사람들이 행동을 통해 원하는 결과를 얻을 수 있다는 믿음이 없으면 행동을 할 자극이 거의 없는 것이나 다름없다. 자기효능감은 성인 중기의 발생 사건들에 대한 사람들의 반응을 탐구하는 데 사용할 수 있는 훌륭한 도구이다(그림 65-2는 자기효능감의 출처를 보여준다).

> 사람들이 행동을 통해 원하는 결과를 얻을 수 있다는 믿음이 없으면 행동을 할 자극이 거의 없는 것이나 다름없다.

중년이 되면 대부분의 성인은 그들이 중요하다고 생각하는 활동에 있어서 자기효능감에 대한 현실적인 인식을 하게 된다. 반두라(1997)가 지적하였듯이, 일반적 통념에 따르면 중년기는 개인적인 성장이 정점에 달하고, 젊은 시절의 목표가 사라지며, 정적인 생활에 적응하려는 노력이 필수불가결하게 정서적 위기로 이어지는 시기라고 한다. 그 반대도 사실이다. 성숙이 대부분의 사람들의 삶에 불러오는 안정성과 통제도 결국에는 새로운 분야에 대해 탐구할 수 있는 시간과 기회를 불러오고, 이것이 자기효능감에 대한 확장된 감정으로 이어진다. 인생은 절대 정적이지 않다.

건강관리자를 위한 시사점

다양한 환경, 예를 들어, 직장내 진료소, 외래환자 진료소, 헬스클럽 환경과 같은 곳에서 건강관리를 제공할 때, 개별 상담부터 집단상담에 이르는 다양한 환경에서 위험요인(예: 직장내 안전)과 건강을 증진시키는 요인에 초점을 두어 중년의 성인이 삶의 질을 유지할 수 있도록 도움을 주어야 한다. 심장마비와 뇌졸중을 감소시키는 방법이나 식이에 대한 내용, 암과 당뇨병을 알리는 신호에 대해 정보를 제공하는 것이 가장 우선시 되어야 할 과제이다.

출처

- Bandura, A. (1997). *Self-efficacy: The exercise of control.* New York: Freeman.
- Costa, P. T., & McCrae, R. (1991). Trait psychology comes of age. In T. Sonderegger (Ed.), *Psychology and aging. Nebraska Symposium on Motivation* (pp. 169–204). Lincoln: University of Nebraska Press.
- Costa, P. T., & McCrae, R. (1994). Set like plaster? Evidence for the stability of adult personality. In T. F. Heatherton & J. L. Weinberger (Eds.), *Can personality change?* Washington, DC: American Psychological Association.
- Erikson, E. (1950). *Childhood and society.* New York: W. W. Norton.
- Erikson, E. (1959). *Identity and the life cycle.* New York: International Universities Press.
- Valliant, G. (2002). *Aging well.* Boston: Little, Brown.

미리보기

- 키와 체중은 연령이 증가함에 따라 감소한다.
- 시력과 청력이 모두 성인 후기에 쇠퇴한다.
- 골다공증은 뼈의 양과 질의 감소로 인한 것이다.
- 골다공증이 있는 사람들은 골절 발생 위험이 더 높다.
- 심혈관계의 변화가 성인 후기에 훨씬 두드러지게 나타난다.
- 신장 기능은 방광 기능의 감소와 함께 나타난다.

66장

성인 후기: 신체건강

주요어휘

- □ 골다공증(osteoporosis)
- □ 백내장(cataracts)
- □ 비뇨 생식기(genitourinary)
- □ 엘라스틴(elastin)
- □ 콜라겐(collagen)
- □ 표피(epidermal)

신체적 특징

체성분

65세가 되면 대부분의 노인은 무지방 신체질량의 46~ 60%가 감소되고 체수분의 손실을 경험한다. 세포간 물질을 전송하는 **콜라겐**과 **엘라스틴**이 서로 연결되어 있어서, 그 결과 비효율적인 결합 조직망이 초래된다. 콜라겐은 불용성이고 단단해지며, 엘라스틴은 깨지기 쉽고 탄력성이 낮다. 신장이 줄어드는 속도가 65세 이후가 되면 증가하는데, 체수분과 골부피의 손실, 근육의 약화, 추간판(spinal disks)의 악화 때문에 나타난다. 평균적으로, 키가 평생 동안 1.2cm(1.5~3.0인치) 정도 줄어드는데, 일반적으로 여성이 남성보다 키가 줄어드는 경우가 많다.

영양과 체중

노인들은 일반적으로 체중이 감소하는 경향을 나타내는데, 체수분, 지방, 순수근육부피, 골부피의 손실이 발생하기 때문이다. 체중감소의 원인도 건강문제, 자가돌봄 능력의 감소, 외로움, 빈곤이 원인일 수도 있다. 음식 섭취의 감소, 배뇨의 빈도에 관한 염려 때문에 수분 섭취의 감소, 위장관 내 연동운동의 감속, 운동 부족 모두가 영양실조, 탈수현상, 변비의 발생 위험을 증가시킬 수 있다. 영양실조는 심지어 경미한 질병에 대해서도 취약성이 증가된다. 인생 후기에 양호한 건강 상태를 증진시키는 열쇠는 영양상태이다.

노인들은 일반적으로 체중이 감소하는 경향을 나타내는데, 체수분, 지방, 순수근육부피, 골부피의 손실이 발생하기 때문이다.

영양실조는 심지어 경미한 질병에 대해서도 취약성이 증가된다. 인생 후기에 양호한 건강 상태를 증진시키는 열쇠는 영양상태이다.

피부

노인들은 젊은 사람의 20일 미만과 비교하여 30여 일에 한 번씩 표피세포가 재생된다. 피하지방과 콜라겐의 손실은 피부가 점점 얇아지고 탄력을 잃어가는 것을 의미한다. 나이가 많은 피부는 훨씬 쉽게 손상되고, 상처 치유는 중년기보다 50% 더 느리다.

노인들은 젊은 사람의 20일 미만과 비교하여 30여 일에 한 번씩 표피세포가 재생된다.

시력과 청력

시신경의 세포 손실은 동체 시력(즉, 움직이는 물체를 자세하게 구분해내는 능력)의 감소로 이어진다. 빛의 변화에 동공이 반응하는 시간이 느려져서, 어둠에 적응하기가 더욱 어려워진다. **백내장(cataracts)**은 수정체 안의 단백질에 대한 산화적 손상 때문에 눈의 수정체가 불투명해질 때 나타나는데 이 과정은 햇빛 노출로 인해 조기에 나타날 수 있다.

외이도의 위축, 중이의 뼈의 퇴행성 변화, 고막의 비대가 인생 후기 청력 손실에 영향을 미친다. 높은 주파수(자음 소리)를 감지하는 능력이 중년기에 가장 먼저 줄어들고, 낮은 주파수(모음 소리)의 상실과 시끄러운 소리를 들을 수 있는 능력의 감소, 소리의 소재를 찾는 데 어려움이 나타나게 된다.

근골격계의 변화

골다공증은 뼈의 양과 질의 감소를 의미하는 것으로, 남아 있는 뼈는 정상이다. 인생 동안, 뼈는 계속 흡수된 후 재건된다. 그러나, 연령이 증가함에 따라, 점점 더 많은 뼈가 대체되기보다는 재흡수된다. 뼈가 얇아짐에 따라, 다공성이 되어, 골절 위험이 증가한다. 작은 뼈 구조를 가진 백인 여성들이 가장 높은 위험성을 안고 있고, 15%는 엉덩이가 골절된다. 골다공증의 임상적 원인은 뼈를 대체할 때 칼슘의 활용도 감소와 관련이 있는데, 아마도 에스트로겐 결핍과 관련이 있는 것 같다. 골밀도는 에스트로겐 대체 요법을 받은 여성에서는 유지된다.

골다공증은 뼈의 양과 질의 감소를 의미하는 것으로, 남아 있는 뼈는 정상이다. 인생 동안, 뼈는 계속 흡수된 후 재건된다. 그러나, 나이가 듦에 따라, 점점 더 많은 뼈가 대체되기보다는 재흡수된다. 뼈가 얇아짐에 따라, 다공성이 되어, 골절 위험이 증가한다. 작은 뼈 구조를 가진 백인 여성들이 가장 높은 위험성을 안고 있고, 15%는 엉덩이가 골절된다. 골다공증의 임상적 원인은 뼈를 대체할 때 칼슘의 활용도 감소와 관련이 있는데, 아마도 에스트로겐 결핍과 관련이 있는 것 같다. 골밀도는 에스트로겐 대체 요법을 받은 여성에서는 유지된다.

심혈관계의 변화

성인 후기에 심근의 탄력성이 줄어들고, 판막이 두꺼워지고 단단해지는데, 결합조직과 섬유조직에 의한 침투 때문이다. 수축시간이 길어지고, 안정시 심박수가 느려진다. 산소교환도 효율적이지 못하고, 대동맥의 용량과 수축기 혈압이 이러한 변화를 보상하기 위해 상승할 수 있다. 60세가 되면 관상 동맥에서 심근으로 35% 적은 양의 혈액이 제공된다. 60세가 넘는 모든 사람들 중 절반이 결합조직이나 지방 퇴적물로 동맥벽이 두꺼워지기 때문에 관상동맥이 좁아진다. 그러나 다른 절반은 그렇지 않다. 이러한 증상을 실제로 보이는 사람들 중에, 절반이 관상동맥 질환에 걸린다.

60세가 되면 관상 동맥에서 심근으로 35% 적은 양의 혈액이 제공된다.

이러한 변화는 힘든 작업을 하거나 스트레스를 받으면 가장 두드러지게 나타난다. 나이가 많은 노인의 심장이 혈류의 증가나 산화에 대한 요구를 충족시킬 수 있을 정도로 가속화되려면 오랜 시간이 걸린다. 이러한 상태가 중단될 때 안정시 심박수로 느리게 다시 되돌아 온다. 통증이나 불안감에 대한 반응으로 예상되는 심박동수의 증가는 느려진 반응 시간 때문에 노인들에게서 나타나지 않을 수 있다.

> 이러한 변화는 힘든 작업을 하거나 스트레스를 받으면 가장 두드러지게 나타난다. 나이가 많은 노인의 심장이 혈류의 증가나 산화에 대한 요구를 충족시킬 수 있을 정도로 가속화되려면 오랜 시간이 걸린다.

비뇨생식기의 변화

성인 후기의 **비뇨생식기**의 변화에는 약물이나 혈당 제거를 지연시키는 신장 여과 속도가 50% 감소된다. 이와 동시에, 방광 용량도 감소하여 잦은 배뇨로 이어진다. 나이가 많은 여성들은 기침을 할 때 긴장성 실금을 경험할 수 있지만, 실금이 노화의 정상적인 부분이 아니기 때문에 치료가 가능하다.

> 성인 후기의 **비뇨생식기**의 변화에는 약물이나 혈당 제거의 지연을 유발시키는 신장 여과 속도가 50% 감소된다.

남성은 노화가 된 후에도 계속 정자를 생산한다. 그러나 고환의 크기는 점점 작아진다. 테스토스테론의 생성과 농도의 감소가 정자수의 감소와 전립선의 비대를 야기한다. 전립선의 비대가 소변의 흐름을 차단시켜 노인의 배뇨장애의 원인이 된다.

기능적 평가

기능적 평가는 일상생활의 기본적 활동(BADL)과 일상생활의 도구적 활동(IADL)에 관한 체계적인 평가를 말한다(그림 66−1). 신중한 평가를 실시하면 질병의 발현을 밝혀주고, 생활의 정돈을 위한 대화를 이끌어주며, 인생을 살아가는 현실적인 목표를 설정하는 데 도움이 된다.

그림 66−1에서, 일상생활의 기본적 활동(BADL)은 수행하는 순서대로 수직적으로 나열하였다(즉, 스스로 목욕하기 이전에 식사하는 것을 수행한다). 능력 상실은 역순으로 발생하기 때문에

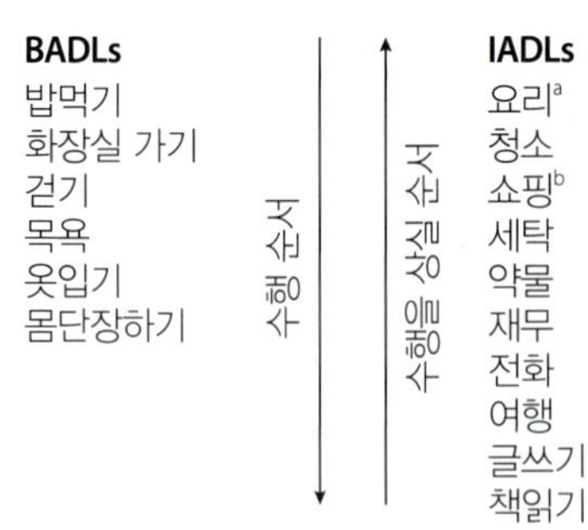

a. 가장 중요도가 낮다.
b. 상실의 진행은 이러한 두 과제와 함께 시작된다.

그림 66−1 BADL와 IADL 습득과 감소

현재의 능력 수준보다 낮지 않은 더 높은 활동들을 수행할 수 있다. 다시 말하면, 몸단장의 수행은 일반적으로 옷을 입을 수 있는 능력 후에 온다. IADL 중에서, 능력 상실은 종종 재무 관리와 함께 시작된다. 사람들은 보통 현재의 역량 수준보다 높지 않은 더 낮은 활동을 수행할 수 있다.

미리보기

- 미국 인구 중 80대와 90대까지 사는 비율이 점점 많아지고 있다.
- 인지적 성과는 이익과 손실을 모두 보여주는 많은 구성요소들을 포함한다.
- 다양한 인지 능력은 연령의 증가에 따른 변화를 보여준다.
- 인지 역학과 인지 화용론 간의 구분이 감소하는 기능과 여전히 안정된 기능을 식별하는 데 도움이 된다.
- 나이가 많은 노인의 기억은 다양한 상황에 따라 다양하다.

67 장

성인 후기: 인지발달

주요어휘

- ☐ 단기 기억(short–term memory)
- ☐ 반응 속도(speed of response)
- ☐ 인지 역할(cognitive mechanics)
- ☐ 인지 화용론(cognitive pragmatics)
- ☐ 장기 기억(long–term memory)

오늘날 65세의 노인도 80대까지 생존할 가능성이 높고, 90세까지 생존할 확률은 25%이다. 그러나, 성인 후기에 가까워져 옴에 따라 대부분의 사람들이 우려하는 것은 이 시기의 삶의 질이다. 공포 소설에 보면 60대, 70대, 80대(심지어 90대)에 인지 능력의 쇠퇴에 관한 내용으로 가득하지만, 다행스럽게도 최근의 연구(예: 시애틀 종단연구)에서는 좀 더 희망적인 내용을 제시하였다. 그들은 인지 기능 수준을 유지하는 사람들이 신중한 신문읽기를 하든, 낱말 맞추기를 하든, 새로운 도전에 직면하든(예: 컴퓨터 사용 능력 배우기, 등), 인지기능 수준을 유지한다는 것을 보고하였다.

오늘날 65세의 노인도 80대까지 생존할 가능성이 높고, 90세까지 생존할 확률은 25%이다.

인지변화: 사실 혹은 허구?

오랫동안 인간 생의 발달에 관해 신중하게 언급한 폴 볼츠(Paul Baltes)는 인생 후기에 감소하는 지적 특성과 여전히 안정된 지적 속성 간의 구분을 제안했다. 구체적으로, 그는 **인지 역학**과 **인지 화용론** 간의 분리를 제안했다. 인지 역학은 성인 후기에 쇠퇴하는 경향을 보이는 뇌의 구조나 반응속도, 시각기억, 운동기억과 같은 이러한 기능들을 통제하는 영역을 말한다. 이와 반대로, 인지 화용론(예: 언어능력, 획득기술)은 좋은 수행능력을 보유하는 경향을 보이고, 성인 후기가 되면 심지어 향상될 수 있다.

오랫동안 인간 생의 발달에 관해 신중하게 언급한 폴 볼츠(Paul Baltes)는 인생 후기에 감소하는 지적 특성과 여전히 안정된 지적 속성 간의 구분을 제안했다. 구체적으로, 그는 **인지 역학**과 **인지 화용론** 간의 분리를 제안했다. 인지 역학은 성인 후기에 쇠퇴하는 경향을 보이는 뇌의 구조나 반응속도, 시각기억, 운동기억과 같은 이러한 기능들을 통제하는 영역을 말한다. 이와 반대로, 인지 화용론(예: 언어능력, 획득기술)은 좋은 수행능력을 보유하는 경향을 보이고, 성인 후기가 되면 심지어 향상될 수 있다.

연구에 따르면 사람들이 이 시기에 접어듦에 따라, 육체적 정력, 기억력, 인지 처리가 이전에 생각했던 것 만큼이나 쇠퇴하지 않는다고 한다(시애틀 종단 연구에 관한 논의 참조). 비록 인지 기능(예: 처리 속도)의 몇 가지 측면들이 상당한 효율성을 잃고 있지만, 건강한 60대, 70대, 80대에게서 나타나는 이러한 상실은 경험이 많기 때문에 지식과 기술의 이득으로 상쇄시키고도 남는다.

지능의 명확한 쇠퇴를 보여주는 원인에 대한 분석(지능 검사를 통해 측정)은 다음과 같은 몇 가지의 결론이 내려졌다.

지능의 명확한 쇠퇴를 보여주는 원인에 대한 분석(지능 검사를 통해 측정)은 다음과 같은 몇 가지의 결론이 내려졌다.

- 육체적 건강이 여전히 양호할 때, 인지 수행능력은 약간의 감소만을 보인다.
- **반응속도(speed of response)**는 지각, 기억 추론, 운동을 통한 움직임과 같은 중추신경계(CNS)와 관련된 모든 작업을 수행하는 데 걸리는 시간을 말한다. 효율적인 인지 기능, 특히 기억력을 위한 기초이고, 나이

가 들어감에 따라 쇠퇴하는 경향을 보인다.

- 태도, 특히 검사 상황에서의 태도가 인지 수행성과에 영향을 미친다. 나이가 많은 어른이 예를 들어 낯선 상황에 놓여져 있는 자신의 모습을 발견할 때, 검사 불안증이 있으면 시험 점수가 낮게 나온다.

연구에 따르면 사람들이 이 시기에 접어듦에 따라, 육체적 정력, 기억력, 인지 처리가 이전에 생각했던 것 만큼이나 쇠퇴하지 않는다고 한다(시애틀 종단 연구에 관한 논의 참조).

지능 수준을 평가할 때, 인지 기능이 많은 구성요소들, 즉 감각식별, 주의집중, 지각예민성, 기억력, 지식의 범위, 사실의 처리, 통합, 종합 속도, 문제를 인지 및 공략하는 능력을 모두 포괄한다는 점을 기억한다. 인지 수행능력은 나이가 들어감에 따라 이득과 손실의 대상이 된다. 예를 들면, 추론, 문제 해결, 지혜가 나이가 들어감에 따라 그대로 유지되고, 심지어는 향상될 수 있다. 반응속도와 기억력은 하락되는 신호를 나타낼 수 있다.

결정적 지능 검사(단어에 대한 인지와 이해, 숫자 사용, 장기기억을 통한 단어의 회수)에서 나이가 많은 성인은 단어의 의미를 보유하고, 여전히 숫자를 적용할 수 있으며, 단어 유창성의 안정된 수준을 유지하였다. 유동성 지능 검사(원리와 규칙 파악, 머리로 물체를 회전시킴)는 더 큰 쇠퇴를 나타내었다.

이 시기에 인지적인 측면에서 발생할 수 있는 일이 무엇인지 요약하기 위해, 유동성 지능과 결정적 지능 간의 서로 다른 차이점을 기억하면서 시애틀 종단 연구를 다시 살펴보도록 하자. 결정적 지능 검사(단어에 대한 인지와 이해, 숫자 사용, 장기기억을 통한 단어의 회수)에서 나이가 많은 성인은 단어의 의미를 보유하고, 여전히 숫자를 적용할 수 있으며, 단어 유창성의 안정된 수준을 유지하였다. 유동성 지능 검사(원리와 규칙 파악, 머리로 물체를 회전시킴)는 더 큰 쇠퇴를 나타내었다.

인생후기의 기억력 변화

오늘날의 심리학자들은 기억력이 정신의 단일 구성요소라기보다 다양한 체계와 과정으로 구성되어 있다고 믿는다. 각 체계는 기억을 하는 데 있어서 전문적인 역할을 수행하는 다양한 신경망과 관련이 있다.

다음과 같이 두 가지 유형의 기억력이 존재한다.

두 가지 유형의 기억력이 존재한다.

- **단기 기억**: 작동 기억이라고 불리는 체계로 인해 사실과 정보에 대한 간략한 보유가 가능하다.
- **장기 기억**: 정보 저장이 무한정 가능하다. 장기 기억의 중요성은 생존과 적응 가치에 있다. 인간이 현대사회에서 살아가려면 엄청난 양의 정보가 필요하다.

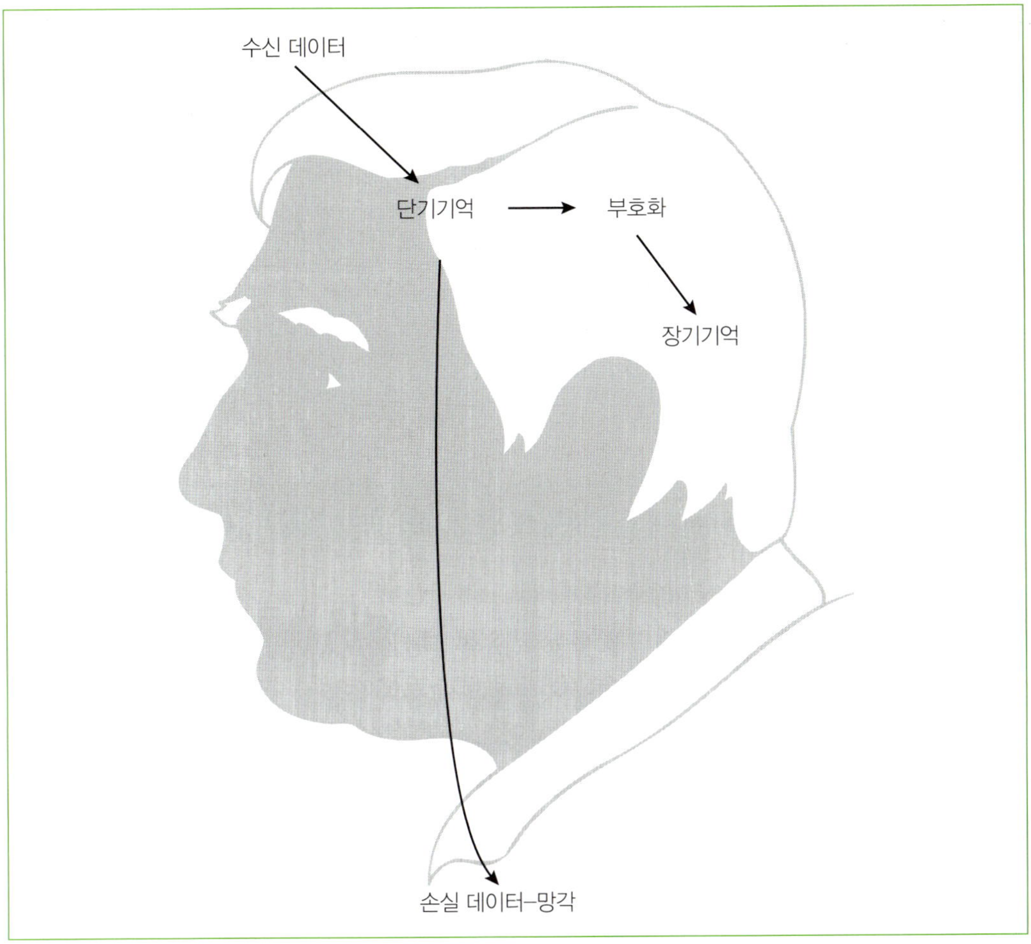

그림 67–1 성인 후기의 인지발달

기억을 시스템 네트워크나 노인들의 지능의 핵심 요소로서 분석하면 다음과 같은 결론에 도달한다. 다시 말해서, 나이가 많은 어른들의 기억력이 다양한 상황에 따라 달라지는데, 그 범위는 어떤 분야에서의 수행능력 향상부터, 다른 분야의 지속적인 성과, 여전히 다른 분야의 눈에 띄는 감소에 이르기까지 다양하게 나타난다. 예를 들면, 친숙한 단어 목록을 암기한 후에, 나이가 많은 어른들(어떤 단서도 제공하지 않음)은 그러한 단어를 기억해내는 데 어려움을 보이는 경향이 있다(자유 회상). 그러나, 많은 단어 목록을 보여주었을 때, 대학생들뿐만 아니라 원래의 목록 안에 있었던 내용(인지)도 식별해 낼 수 있다.

이러한 연구를 요약해 보면, 인간이 나이가 들어감에 따라, 지난주나 지난달에 발생했던 일에 대한 기억은 쇠퇴한다고 말할 수 있다. 나이가 많은 성인은 대부분의 최근의 경험과 관련된 상세한 내용은 거의 기억하지 않고, 친숙함이라는 일반적인 느낌에 많이 의존한다.

건강관리자를 위한 시사점

최근의 연구결과에 따르면, 정신능력의 쇠퇴가 한때 생각했던 것처럼 노인들에게 두드러지게 나타나는 현상은 아니라고 한다. 오늘날 노인들의 상당수가 높은 수준의 인지 능력을 유지해왔다. 그러나, 정보 처리 속도와 같은 인지 기능은 불가피하게 손실된다. 예를 들어, 노인들에게 약물 사용법에 관한 사항을 알려준다면 그 의미를 이해할 수 있도록 충분한 시간을 주어야 한다. 나이가 많은 사람들을 상대로 건강관리를 제공할 때는 노인들에게 독서를 권장하고, 다른 사람들과 접촉하며, 가능하면 세미나나 강좌에 참여하게 한다. 건강관리자들은 노인들이 정신능력을 가능한 활발하게 활용할 수 있도록 하는 데 목표를 두어야 한다.

출처

- Baltes, P., Smith, J., & Staudinger, U. (1992). Wisdom and successful aging. In J. Berman & T. Sonderegger (Eds.), *Psychology and aging. Nebraska Symposium on Motivation 1991* (pp. 123–168). Lincoln: University of Nebraska Press.
- Bandura, A. (1997). *Self-efficacy: The exercise of control.* New York: Freeman.
- Birren, J., & Fisher, L. (1992). Aging and slowing of behavior. In J. Berman & T. Sonderegger (Eds.), *Psychology and aging. Nebraska Symposium on Motivation 1991* (pp. 1–38). Lincoln: University of Nebraska Press.
- Papalia, D., & Olds, S. (2007). *Human development.* New York: McGraw-Hill.
- Schacter, D. (1996). *Searching for memory.* New York: Basic Books.
- Schaie, K. (1994). The course of adult intellectual development. *American Psychologist, 49*(4), 304–313.

미리보기

- 에릭슨이 주장하는 통합 대 절망의 시기는 심리사회발달 단계 중 최종 단계이다.
- 자신이 할 수 있는 것을 성취하였고 인생의 즐거움과 실망에 적응하여 살아왔다고 믿는 사람들이 통합 의식(sense of integrity)을 갖추게 된다.
- 피셔의 연구는 후기 발달에 대한 5가지 독특한 시기가 구분되어 있다: 즉, 지속성, 조기 전환, 수정된 생활 양식, 후기 전환, 최종기이다.
- 볼츠와 그의 동료들은 보상 이론으로 선택적 최적화를 제안하였다.

68장

성인 후기: 심리사회발달 I

주요어휘

☐ 보상(compensation)
☐ 선택(selection)
☐ 선택적 선택(elective selection)
☐ 최적화(optimization)
☐ 통합 대 절망(integrity versus despair)

인생 후기는 에릭슨이 주장한 삶의 주기의 최종 단계인 **자아 통합 대 절망**이다. 에릭슨이 주지하였듯이(1950), 사람과 사물을 돌본 적이 있고 인생에 동반되는 즐거움과 실망에 적응하며 살아본 적이 있는 사람들이 인생의 열매를 수확할 수 있다. 이러한 적응 능력이 부족하면 절망의 구렁텅이로 빠질 수 있다. 죽음에 대한 두려움과 관련하여 대안이 되는 삶의 선택들까지도 탐색할 수 있을 만큼의 시간이 남아 있지 않기 때문이다. 사람들은 발생했던 모든 일을 평가하고 의미를 부여하려고 노력한다. 즉, 의미있는 패턴이 있거나 잘 수행된 업무에 만족하는가? 또는 인생을 다르게 살았어야 한다는 절망감이 있는가?

인생 후기는 에릭슨이 주장한 삶의 주기의 최종 단계인 **자아 통합 대 절망**이다. 에릭슨이 주지하였듯이(1950), 사람과 사물을 돌본 적이 있고 인생에 동반되는 즐거움과 실망에 적응하며 살아본 적이 있는 사람들이 인생의 열매를 수확할 수 있다. 이러한 적응 능력이 부족하면 절망의 구렁텅이로 빠질 수 있다. 죽음에 대한 두려움과 관련하여 대안이 되는 삶의 선택들까지도 탐색할 수 있을 만큼의 시간이 남아 있지 않기 때문이다.

나이가 많은 사람들이 그들의 삶에 관해 어떻게 느끼는지를 이해하기 위해, 피셔(1993)는 60세 이상의 노인 74명을 대상으로 면담을 실시하였다. 연구 결과를 통해 피셔는 이 시기를 5가지의 별도의 시기로 구분하였다.

나이가 많은 사람들이 그들의 삶에 관해 어떻게 느끼는지를 이해하기 위해, 피셔(1993)는 60세 이상의 노인 74명을 대상으로 면담을 실시하였다. 연구 결과를 통해 피셔는 이 시기를 5가지의 별도의 시기로 구분하였다.

1. 중년기까지 이어지는 지속성: 면담을 실시한 노인들 중 상당수가 나이가 들고 퇴직을 해도 갑작스러운 변화를 하나도 느끼지 못했지만, 오히려 성인 중기의 행동과 활동이 지속되는 지속성을 인식하고 있었다. 피셔는 레저 활동에 전념할 수 있는 여분의 시간이 작업 활동을 대체하게 되었다고 믿었다.
2. 조기 전환: 변화나 전환에 대한 인식은 배우자의 사망이나 심각한 건강 문제와 함께 생긴다. 이러한 돌연한 변화로 피셔의 연구대상자들은 성인 중기의 단절과 노령기의 시작을 인식하게 되었다. 이러한 인식은 가끔씩 상실감과 슬픔으로 이어졌다.

변화나 전환에 대한 인식은 배우자의 사망이나 심각한 건강 문제와 함께 생긴다. 이러한 돌연한 변화로 피셔의 연구대상자들은 성인 중기의 단절과 노령기의 시작을 인식하게 되었다. 이러한 인식은 가끔씩 상실감과 슬픔으로 이어졌다.

3. 수정된 삶의 방식: 위의 두 번째 시기의 전환은 빈번하게도 혼자 사는 경우라면 새로운 주거지나 질병이 있다면 활동의 감소와 같은 삶의 방식에서의 변화를 초래하였다.
4. 후기 전환: 피셔의 연구에서, 나이가 많은 어른들의 상당수가 운동성의 감소와 독립성의 상실을 의미하는 심각한 질병이 있었다. 피셔의 연구 대상자 중 여러 대상자들은 자녀와 함께 또는 노인 주택 동네로 이사를 해야 했다.
5. 최종기: 이 시기의 사람들은 위의 네 번째 시기의 상황에 적응하고 새로운, 현실적인 목표

를 설정해야 했다. 그의 연구대상자들 중 대부분이 도전에 직면하며 살았지만, 쇠퇴와 사망의 불가피성을 인지하였다.

성공적인 노화

노화의 긍정적인 특징들, 즉 전문성, 지혜, 생산성, 경험 등으로 다시 되돌아가 본다면 우리는 대부분의 나이가 많은 어른들이 달성하고 싶어하는 특징들을 발견하게 된다. 그러나, 이러한 긍정적인 지표가 노화의 자연스러운 결과인가? 아니면 평생 동안의 의식적인 의사결정이나 계획된 노력의 혜택인가? 다시 말해서, 우리가 그러한 모습을 자주 보았으므로, 어떻게 사람들이 그들의 인생의 개인적인 경험을 해석하는가가 슬픔이나 실망, 만족스러운 최정점에 도달한 느낌으로 이어졌다.

폴 볼츠(1991)는 성공적인 노화를 추구할 때 나이가 많은 어른들에게 도움이 되는 다음과 같은 3가지의 전략을 식별해 냈다. 즉, 선택, 최적화, 보상이다(그림 68-1).

폴 볼츠(1991)는 성공적인 노화를 추구할 때 나이가 많은 어른들에게 도움이 되는 다음과 같은 3가지의 전략을 식별해 냈다. 즉, 선택, 최적화, 보상이다.

구성요소인 **선택**은 목표나 결과와 관련이 있다. 이 범주는 모든 나이가 많은 성인들이 경험하는 역량의 감소를 반영하고 좀 더 구체적인 목표의 선택을 초래한다. 즉, 목표를 적게 선택하고 많은 의미를 찾는다. 결과적으로, 선택은 방향성, 목표, 성과의 세부사양과 관련이 있다. 두 가지의 선택사항이 존재한다.

- **선택적 선택(elective selection)**: 자기주도적이고, 바람직하다고 여겨진다.
- **상실에 기반한 선택(loss-based selection)**: 기능 상실과 적응의 의미를 내포한다.

두 번째의 구성요소인 **최적화**는 필요한 능력을 최대한 활용하고 새로운 기술에 적응함으로써 이러한 목표나 성과를 달성하기 위한 시도이다. 폴 볼츠와 그의 동료들이 주목하였듯이, 최적화는 능동적일 수도 수동적일 수도 있고, 의식적 또는 잠재의식적일 수 있으며, 내적 또는 외적일 수 있다.

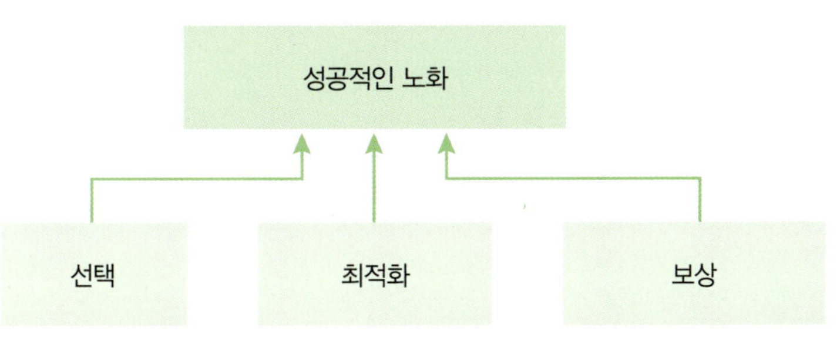

그림 68-1 성인 후기의 심리사회발달

세 번째의 구성요소인 **보상**은 목표를 달성하고 원하는 결과를 성취하는 데 있어서의 감소로 아마도 다른 의미있는 목표를 선택하는 것을 의미한다. 이렇게 사람들은 계속되는 노력과 더해진 경험을 통해 높은 수준의 수행능력을 보존한다. 성인 후기에 빈번하게 발생하는 질병이 보상의 필요성을 증가시킨다.

피아니스트 아서 루빈스타인이 80년대에 했던 텔레비전 인터뷰를 사용한 폴 볼츠와 그의 동료들은 선택과 최적화 보상이 어떻게 상호작용하는지를 삽화를 통해 설명하였다. 아서 루빈스타인은 어떻게 그가 나이가 많은 어른으로서 빠듯한 일정과 우수한 수행능력을 유지하였는지를 기술하였다. 첫째, 그는 자신이 연주하는 작품의 수를 줄였다. 이는 선택을 보여주는 예이다. 그 다음으로, 젊었을 때 그가 했던 것처럼 더 많은 연습을 하였다. 이것은 최적화를 보여주는 예이다. 마지막으로, 속도의 변화를 강조하기 위해 속도 늦추기와 같은 새로운 연주 기법을 고안하였다. 이것은 보상을 보여주는 예이다.

출처

- Baltes, P. (1991). The many faces of human aging: Toward a psychological culture of old age. *Psychological Medicine, 21*, 837–854.
- Erikson, E. (1950). *Childhood and Society*. New York: W. W. Norton.
- Fisher, J. C. (1993). A framework for describing developmental change among older adults. *Adult Education Quarterly, 43*(2), 76–89.

미리보기

- 사망에 대한 접근법의 지각이 사람들에게 다양한 방식으로 영향을 미친다.
- 사망은 더 이상 순수하게 생물학적 관점에서 분석할 수 없다.
- 퀴블러-로스의 사망에 관한 진술이 사망의 심리적 요구에 대한 대중들의 관심을 불러 일으켰다.
- 사람들은 그들의 인생에서 다양한 시간대에 다양한 방식으로 사망에 적응한다.
- 아동들에게 사망에 대한 학습과정 동안 심리적 영향을 예방하기 위해 특별한 고려가 필요하다.
- 호스피스의 도입이 임종단계의 사람들에게 가정간호(home care)를 수용하는 데 크게 기여했다.

69장

성인 후기: 심리사회발달 II

주요어휘

- ☐ 보편성(universality)
- ☐ 비가역성(irreversibility)
- ☐ 비기능(nonfunctionality)
- ☐ 인과성(causality)

사망과 임종

인생 후기는 죽음이 가까이에 왔다는 생각과 관련이 있다. 사망에 대한 지각이 다양한 사람들에게 다양한 방식으로 영향을 미친다. 어떤 사람들은 사망이라는 현실을 조용하고 신중하게 준비하면서 죽음을 맞이한다. 그들은 유언을 작성하고 자산을 처분하며, 관계를 공고히 한다. 어떤 사람들은 죽음에 관한 모든 생각에 저항하고 운명이 미리 정해져 있는지를 무시하면서 살려고 부단히 노력한다. 그러나 또 다른 사람들은 우울증과 같은 질병에 걸려 죽음에 대한 생각에 굴복한다. 상상할 수 있는 것처럼, 아무리 마지막을 잘 준비한 것 같아도, 죽음에 대한 불안감은 피할 수 없이 우리들의 몸 안에 파고든다. 어떻게 이러한 걱정을 다루고 평가할 것인가가 통합이냐 절망이냐의 상태에 결정에 영향을 미친다.

사망에 대한 지각이 다양한 사람들에게 다양한 방식으로 영향을 미친다. 어떤 사람들은 사망이라는 현실을 조용하고 신중하게 준비하면서 죽음을 맞이한다. 그들은 유언을 작성하고 자산을 처분하며, 관계를 공고히 한다. 어떤 사람들은 죽음에 관한 모든 생각에 저항하고 운명이 미리 정해져 있는지를 무시하면서 살려고 부단히 노력한다.

오늘날 사망은 복잡한 문제이다. 이는 더 이상 "숨이 멎는" 문제는 아니다. 현대 기술의 발달로 이전의 생물학적 결론에 윤리적, 법적, 종교적, 문화적인 문제도 도입되었다. 은퇴자 요양시설, 양로원, 병원이 노인의 사망을 가장 흔하게 볼 수 있는 장소이다.

오늘날 사망은 복잡한 문제이다. 이제 더 이상 "숨이 멎는" 문제는 아니다.

최근에, 인생의 마지막이 노인에게만 국한된 것이 아니라는 시각이 제기되었다. 에이즈, 약물, 다양한 폭력으로 인해 점점 더 많은 젊은이들이 사망함에 따라, 사망의 현실이 지역사회를 포함하고 있다. 호스피스 치료의 지원을 받는 가족과 건강관리종사자, 경찰, 그 외의 다른 영역의 사람들이 임종 과정에 더 많이 관여하고 있다.

엘리자베스 퀴블러로스(1969)는 임종의 심리적 과정에 관심을 집중시켰다는 노력을 했다는 이유로 널리 인정받고 있는 인물이다. 200명의 말기 환자들을 대상으로 면담을 실시한 후, 퀴블러로스는 사망을 피할 수 없다는 사실을 깨달았을 때 사람들이 경험하는 5단계를 파악하였다(표 69−1).

사망의 경우도, 생명과 마찬가지로, 개인적인 차이가 있었다. 죽어가는 사람들은 이러한 특징들을 많이 보여주었지만, 이러한 양상을 반드시 따르지는 않았다. 사람들은 자신의 인생에서 다른 일처럼, 사망에 대처하는 개인적인 기법들을 사용하였다. 또한 다양한 문화권마다 사망에 대해 다양하게 해석하였다. 예를 들어, 몇몇 북미 원주민들은 죽음이 자연의 순환의 일부이기 때문에 두려워하지 말고 오히려 엄숙하고 침착하게 죽음을 맞이하라는 가르침을 받았다. 아직도, 퀴블러로스는 죽음에 직면하는 사람들의 감정과 정서에 대해 민감하게 의식을 고취시키고 있다.

표 69-1 사망에 대한 쿠블러-로스의 5단계 모델

단계	의미
부정	사람들은 특히 자신이 여전히 건강하다고 느낄 때, 말기환자라는 사실을 믿기를 거부한다.
분노	사람들은 "사망의 부당성"에 분노하게 된다.
협상	진단의 진실을 받아들인 사람들은 "거래를 하려고" 노력한다. "만약 내가 당신이 말하는 모든 것을 하면 1년 더 살 수 있는가?"
우울증	아무 것도 효과가 없을 때, 허무의 감정이 시작된다.
수용	사망 직전에, 사람들은 피할 수 없는 것이라면 이를 받아들인다.

죽음에 대한 적응

사망은 인생 주기 동안 끊임없이 발생한다. 이것은 아동, 사춘기, 어른 모두가 죽음에 적응하는 법을 배워야 한다는 것을 의미한다. 천하무적으로 생각하고, 불멸감을 가진 청소년에게, 사망에 대한 생각은 거의 관련이 없고 마음의 뒤켠으로 던져버려야 할 생각이다. 가끔씩, 친구나 지인의 죽음이 현실을 인식하게 하지만, 청소년의 삶의 속도 때문에 청소년들은 상당히 빠르게 적응한다. 그러나 성인은 점점 자신의 죽음에 대해 인식해 가고, 죽음은 장기적인 계획의 일부가 된다.

아동들은 매우 다른 그림을 제시한다. 예를 들면, 전조작적 사고의 한계가 취학 전 아동의 사망에 대한 개념에서 잘 나타난다. 부모의 질병과 죽음을 경험한 3~17세 아동 157명을 연구한 크리스트(2000)는 3~5세 아동들이 부모의 사망을 받아들이지 못한다는 사실을 발견하였다. 수개월 동안, 아동은 부모가 언제 돌아오는지 묻는다. 아동에게는 죽음이 의미하는 것이 무엇인지에 관해 반복적이고 구체적인 설명이 필요하다.

> 아동들은 매우 다른 그림을 제시한다. 예를 들면, 전조작적 사고의 한계가 취학 전 아동의 사망에 대한 개념에서 잘 나타난다

많은 5~7세의 아동들은 죽음을 경험한다. 즉, 부모의 죽음, 조부모의 죽음, 애완동물의 죽음, 가까운 다른 누군가의 죽음 등등. 죽음에 관해 발달상 적합하게 다룬 책이 이 시기 아동들이 자신이 걱정하는 부분을 다룰 수 있도록 하는 데 도움을 줄 것이다. 그러나 인지발달과 관련하여, 아동들은 죽음의 의미를 이해하기 시작하고, 발달이 진행됨에 따라, 죽음에 대해 다양한 방식으로 직면한다.

레이놀즈 외(1995)는 죽음의 의미에 관해 충분히 이해하려면 아동들이 죽음에 대한 아래와 같은 내용을 반드시 이해해야 한다고 했다.

- **비가역성**: 죽음은 끝이고 변경할 수 없다.
- **보편성**: 인간이든, 동물이든, 식물이든 살아 있는 모든 것들은 죽는다.
- **비기능성**: 모든 살아 있는 기능들, 즉 우리의 사고, 감정, 지각이 중단된다.

- **인과성**: 사망의 실제 원인, 즉, 질병, 사고 등등에 대한 이해이다.

이러한 상호관련된 요소들은 아동의 인지발달과 성숙도 수준에 따라 다르게 발달한다. 3세 경에, 아동들은 비가역성에 대해 부정확하게 해석한 "사라짐" 또는 "깊은 잠"의 의미를 해석한다고 해도, 죽음의 의미에 대해, 어느 정도 알게 된다. 5~7세가 되면 아동들은 제한적이지만 이러한 개념의 의미를 습득한다.

레이놀즈 외.(1995)는 죽음의 의미에 관해 충분히 이해하려면 아동들이 죽음 개념에 관한 아래와 같은 구성요소들의 본질을 반드시 이해해야 한다고 했다.

사망 개념의 발달상 인지적 한계를 인식하고 있는 부모와 간호사들은 발달상 적합한 책을 읽거나 추천을 해줌으로써 아동들이 죽음의 의미를 받아들이도록 도와주어야 한다. 그러나, 주의도 필요하다. 비록 인지 능력이 향상되지만, 자기 중심주의와 같은 한계점이 있어서, 아동들은 자신이 그 죽음의 원인이라고 생각할 수도 있다.

호스피스 치료

호스피스는 더 많은 사람들이 말기환자를 위한 가정간호(home care)를 수용하게 하는 데 기여하였다. 집과 같은 분위기에서 적절한 치료를 제공한다는 것이 목표인 호스피스는 사람들이 프로그램과 목표에 친숙해짐에 따라 환자가 필요한 부분의 충족, 존엄한 죽음의 중요성, 호스피스 치료의 필요성에 대해 인식하게 되었다.

아래에 제시된 4가지의 특징이 호스피스 프로그램의 지표이다.

- 4가지의 필수 부분, 즉 "올바른 진통제, 최소한으로 필요한 양, 적절한 시간, 가장 효과적인 방식"으로 구성된 만성 통증의 조절
- 환자와 가족에 대한 심리사회적 지원을 포함한 죽음에 대한 현실성
- 죽음은 사회적 현상으로 일차적인 돌봄단위로서의 가족을 반드시 고려해야 함
- 전문성과 열정이 양립된 직원 지지 체계

건강관리자를 위한 시사점

미국에서 가장 빠르게 성장하는 연령층 중의 하나가 85세 이상에 해당하는 노인이다. 수명 주기가 길어짐에 따라, 임종에 관한 다양한 관점들이 등장하였다. 비록 성공적인 노화의 많은 긍정적인 특징들이 제시되고 있지만, 피할 수 없는 신체적, 인지적, 심리사회적 변화도 발생한다. 질병의 증가도 흔한 일이고, 건강 유지도 나이가 많은 어른들의 생활양식의 질적 측면에 있어서 중심이 되었다.

나이가 많은 어른들을 대상으로 건강관리를 제공할 때, 영양 결핍, 수면 장애, 신체 활동의 부

족에 대한 내용을 관찰한다. 대상자의 건강과 활력에 맞추어 바람직한 내용을 조절한다. 긍정적인 자기개념을 유지할 수 있도록, 독립심의 감정을 북돋워 주는 것이 중요하다(그리고 가족 구성원들에게도 그러한 감정을 갖도록 격려하는 것도 중요하다). 가장 중요하게 고려해야 할 점은 이러한 대상자들이 기능 감소와 임박한 죽음에 적응하는 데 도움이 되기 위해서는 건강관리자가 제공해 줄 수 있는 심리적 지지를 필요로 한다는 것이다.

출처

- Baltes, P., Smith, J., & Staudinger, U. (1992). Wisdom and successful aging. In T. Sonderegger (Ed.), *Psychology and aging. Nebraska Symposium on Motivation* (pp. 123–168). Lincoln: University of Nebraska Press.
- Christ, G. (2000). *Healing children's grief.* New York: Oxford University Press.
- Erikson, E. (1950). *Childhood and society*. New York: W. W. Norton.
- Fisher, J. (1993). A framework for describing developmental change among older adults. *Adult Education Quarterly, 43*, 76–89.
- Greer, S. (1991). Psychological response to cancer and survival. *Psychological Medicine, 21*, 43–49.
- Kubler–Ross, E. (1969). *On death and dying*. New York: Macmillan.
- Reynolds, L., et al. (1995). Anticipatory grief and bereavement. In M. Roberts (Ed.). *Handbook of pediatric psychology* (pp. 142–166). New York: Guilford Press.
- Thompson, R. (1992). Maturing the study of aging. In T. Sonderegger (Ed.), *Psychology and aging. Nebraska symposium on motivation* (pp. 245–260). Lincoln: University of Nebraska Press.
- Wentzel, K. (1981). *To those who need it most: Hospice means hope*. Boston: Charles River Books.

7부 • 질문

제시된 각각의 질문에 대하여 가장 적절한 하나의 답을 선택하시오.

1. 다음 중 성인 초기의 건강 증진 노력을 보여주는 예는 무엇인가?

a. 여성의 경우, 유방 자가 검진
b. 스트레스 관리
c. 안전벨트의 사용
d. B형 간염 예방을 위한 예방주사

2. 성인 초기 비만을 유발하는 주요한 원인은 무엇인가?

a. 근육과 뼈의 성숙
b. 음식과 알코올에 대한 탐닉
c. 운동 부족
d. 기초대사율의 감소

3. 성인 초기의 인지 작용을 분석한 이론가는 누구였는가?

a. 프로이드
b. 스키너
c. 반두라
d. 피아제

4. 샤이에는 성인 초기에 인지 능력을 다음 중 어떻게 한다는 점에 있어서 청소년들과 다르다고 믿었는가?

a. 암기한다
b. 간과하다
c. 분석한다
d. 적용한다

5. 성인 초기는 종종 다음 중 무엇이라고 불리는가?

a. 첫경험의 나날들(time of firsts)
b. 위기의 나날들(time of crises)
c. 불안의 나날들(time of anxiety)
d. 퇴보의 나날들(time of regression)

6. "삶의 계절(seasons of life)"이라는 개념으로 유명한 사람은 다음 중 누구인가?

a. 프로이드
b. 매슬로우
c. 레빈슨
d. 발리안트

7. 다음 중 노화의 비확률 이론을 보여주는 예는 무엇인가?

a. DNA의 변형을 유발하는 방사선에의 노출
b. 유리기에 의한 세포막의 손상
c. 유전적으로 프로그램화된 변화(예: 폐경)
d. 결합조직의 증가

8. 심혈관계 질환에 가장 의미있는 위험 요인은 다음 중 어느 것인가?

a. 흡연과 고혈압
b. 당뇨병과 고 콜레스테롤
c. 비만과 스트레스
d. 남성이라는 사실

9. 지능 검사 운동의 보급에 가장 영향을 미친 사람은 다음 중 누구인가?

a. 손다이크(Thorndike)
b. 웹스터(Webster)
c. 로르샤흐(Rorschach)
d. 비넷 (Binet)

10. 특성상 좀 더 창의적인 경향을 보이는 지능은 다음 중 무엇인가?

a. 유동성 지능
b. 결정적 지능
c. 수렴적 지능
d. 개념적 지능

11. 오랫동안 성인 중기에 피할 수 없는 것으로 여겨져 왔던 사건은 다음 중 무엇인가?

a. 결혼
b. 이혼
c. 중년의 위기
d. 건강 문제

12. 해야 할 필요가 있는 일을 행할 수 있는 능력이 자신에게 있다고 사람들이 믿게 될 때, 이는 인간의 어떤 의식을 의미하는가?

a. 자신감
b. 자기 충족 예언
c. 자기기대
d. 자기효능감

13. 골다골증을 유발하는 요인은 무엇인가?

a. 식사시 칼슘 감소
b. 칼슘의 활용 감소
c. 뼈 골절의 병력
d. 작은 뼈 구조

14. 인지 능력 중 나이가 들어감에 따라 쇠퇴하는 현상을 무엇이라고 하는가?

a. 동화
b. 처리 속도
c. 기호법 적응
d. 스키마 구조

15. 성인 후기와 관련한 인지 기능의 모든 상실은 습득된 ( )과 ( )에 의해 상쇄될 수 있다.

a. 동화, 적응
b. 인지, 감정
c. 섭취, 퇴행
d. 지식, 기술

16. 에릭슨은 성인 후기를 통합 대 ( )의 시기라고 하는가?

a. 절망
b. 전환
c. 대체
d. 합리화

17. 임종의 과정에서 나타나는 심리적 과정을 설명하여 인정받은 사람은?

a. 스키너
b. 피아제
c. 프로이드
d. 퀴블러로스

7부 • 해답

1. 답은 b이다. 일차 예방은 건강한 사람들의 질병과 부상을 예방하기 위한 노력을 말한다. 이를 보여주는 예로는 예방 주사, 안전벨트의 사용, 유방 자기 검사가 있다. 건강 증진은 부분적으로는 저지방식, 규칙적인 운동, 스트레스 관리와 같은 건강한 라이프스타일의 선택을 통해 행복을 증진시키는 방향으로 설정되어 있다.
2. 답은 b이다. 18세와 30세 사이에 10~15파운드의 체중 증가가 있다면 주로 근육, 뼈, 내장기관의 성숙과 지방 조직의 증가에 기인한다. 음식과 알코올에 대한 탐닉(기초대사율의 감소가 아님)이 이 시기의 비만의 주요한 원인이다.
3. 답은 d이다. 피아제의 인지발달 분석이 모든 연령대의 인지 능력에 새로운 빛을 비추었다. 성인 초기를 예로 들면, 형식적 조작적 사고의 특징들이 이 시기에 채택된 사고 과정을 설명하는 데 도움이 된다.
4. 답은 d이다. 좀 더 복잡한 문제에 직면한 청장년들은 청소년들보다 더 많이 지식과 인지 능력을 적용하는 경향이 있다.
5. 답은 a이다. 많은 "첫경험들"이 이 시기에 발생하기 때문에(결혼, 자녀, 직업) 이러한 명칭 부여가 자연스럽다.
6. 답은 c이다. 수명 주기 동안의 다양한 사건들을 아우르는 기법에 대한 고안을 시도한 레빈슨은 다양한 연령대에 특징적으로 나타나는 패턴이나 구조 때문에 식별할 수 있는 단계를 조사하였다.
7. 답은 c이다. 확률 이론은 노화 사건이 무작위적이고, 누적되며, 미시적인 현상이라고 제안했다. 예를 들면, 방사선에 대한 무작위 노출이 DNA의 변형을 유발시켜, 세포의 작동 오류의 원인이 된다. 자유기(산소 신진대사의 부산물)에 의한 세포막 손상의 느린 축적이 또 다른 확률 이론이다. 결합조직이론은 단백질, 핵산, 콜라겐과 같이 분리되어 있을 때 가장 큰 효과를 발휘하는 분자 구조들을 화학적 반응을 통해 결합시켜야 한다고 제안한다. 이와는 대조적으로, 비효율이론은 노화란 세포의 삶에 맞추어 유전적으로 프로그램화되어 있다고 제안한다. 예를 들면, 유전자 시간표가 난소의 생성을 억제하여, 폐경을 유발시킨다.
8. 답은 a이다. 흡연, 고혈압(고혈압 〉 160/90mm Hg), 제1형 당뇨병이 심혈관계 질환(CVD)의 주요한 3가지 위험 요인들이다. 고콜레스테롤, 비만, 스트레스, 알코올 과다섭취가 이차적인 위험 요인이다. 남성과 여성은 모두 CVD의 위험성이 동일하다. 하지만, 남성이 여성보다 거의 10년 정도 일찍 발달하고, 남성과 여성의 CVD의 발현은 서로 다르다.
9. 답은 d이다. 비넷의 사상이 지능 검사 운동의 수용과 급속한 성장의 토대가 되었다. 하지만 불행하게도, 비넷의 사상은 잘못 해석되어 지난 수십년 동안 우리가 보았던 못된 장난의 상당수를 양산했다.
10. 답은 a이다. 유동성 지능은 문제에 직면했을 때 사람들이 사용하는 것을 말한다.
11. 답은 c이다. 오늘날 불가피한 중년의 위기의 개념에 대해 상당한 회의에 직면해 있다. 비록 위기가 이 시기에 실제로 발생하지만, 어느 연령대라도 나타날 수 있는 일반적인 원인, 즉 건강 문제, 가정내 스트레스, 직업과 관련된 문제에 기인한다.
12. 답은 d이다. 자기효능감, 즉 정당화된 자신감이 모든 연령대에 중요하지만, 특히 이 시기에, 책임감이 크게 상승할 때는 중요하다.
13. 답은 b이다. 골다공증은 뼈의 양의 감소를 말한다. 남은 뼈는 정상이다. 인생 수명 내내, 뼈는 끊임없이 흡수되고 재건된다. 나이가 많아짐에 따라, 더 많은 뼈가 대체되기보다 재흡수된다. 뼈가 가늘어짐

에 따라, 좀 더 다공성이 되고 내부의 격자도 사라진다. 힘이 억제되어 골절 위험이 증가한다. 작은 뼈 구조를 가진 백인 여성이 가장 큰 위험성을 안고 있고, 15%가 엉덩이가 골절될 것이다. 골다공증의 임상적 원인은 아마도 에스트로겐 결핍의 결과로서 뼈를 대체할 때의 칼슘의 활용도 감소와 관련이 있는 것으로 여겨진다.

14. 답은 b이다. 연구에 따르면 정보를 처리하는 능력이 느려질 때, 사람의 기억력도 초기 연도에 처리 속도가 더 빨랐을 때만큼 많은 정보를 추출하지 못한다고 한다. 많은 정보가 간단히 말해서 중간에 사라진다.

15. 답은 d이다. 이 시기 동안 건강한 상태로 유지된다면 모든 인지 능력의 결핍은 필요한 더 많은 양의 경험(예: 지식과 기술)에 의해 조절될 수 있다.

16. 답은 a이다. 통증과 즐거움, 삶의 현실(또는 죽음의 현실)에 적응하지 못한 사람들에게, 이 시기에는 절망이 엄습해 온다. 어떤 의미에서, 자기 자신과의 화해의 시기이기도 하다.

17. 답은 d이다. 퀴블러로스의 연구는 방법론적인 측면에서 도전을 받고 있지만, 죽음에 직면한 사람들의 욕구를 인식해야 할 필요성을 표면화시켰다.

찾아보기

ㅊ

ㅋ

ㅌ

ㅍ

ㅎ

기타

영문

A

B

C

D

M

N

O

P

R

S

T

U

V

W

Z

대표역자

강경아 삼육대학교 **김신정** 한림대학교 **조경미** 경인여자대학교

역자소개

강양희 창신대학교
강효정 동원과학기술대학교
곽은미 경북보건대학교
권유림 안산대학교
김경남 부산여자대학교
김경하 송원대학교
김금순 경북전문대학교
김두리 건양대학교
김선영 부천대학교
김영순 부산과학기술대학교
김은영 대구과학대학교
김은희 경북전문대학교
김은희 한국국제대학교
김지숙 위덕대학교
김지영 수원여자대학교
김지현 재능대학교
노인숙 세한대학교
박광옥 순천대학교
박동영 구미대학교
박유경 춘해보건대학교
박희숙 경북과학대학교
배영순 김해대학교
변미경 송호대학교
유미옥 문경대학교
윤정아 동명대학교
이명남 강원대학교
이은숙 경남과학기술대학교
이하나 목포과학대학교
정옥분 선린대학교
정은자 서라벌대학교
정희진 김해대학교
채공주 가톨릭상지대학교

역자와의
협의로
인지생략

제 2 판

인간 성장과 발달 생애주기별 접근

발 행 일 2016년 8월 10일 초판 인쇄
2016년 8월 20일 초판 발행
역 자 강경아 김신정 조경미 외
발 행 인 김재민
발 행 처 J M K(제이엠케이)
서울특별시 마포구 백범로 104, 봉화빌딩 4층
출판등록 2011년 1월 19일 제 313-2011-35호
전 화 02)713-0421~3
팩 스 02)704-6265
전자우편 jungmunk@unitel.co.kr
홈페이지 www.jungmunkag.co.kr

정 가 **29,000원**

ISBN 979-11-85210-19-3 93510

도서출판 JMK는 정문각 출판사의 자회사입니다.